JN441693

강좌 중국의학사

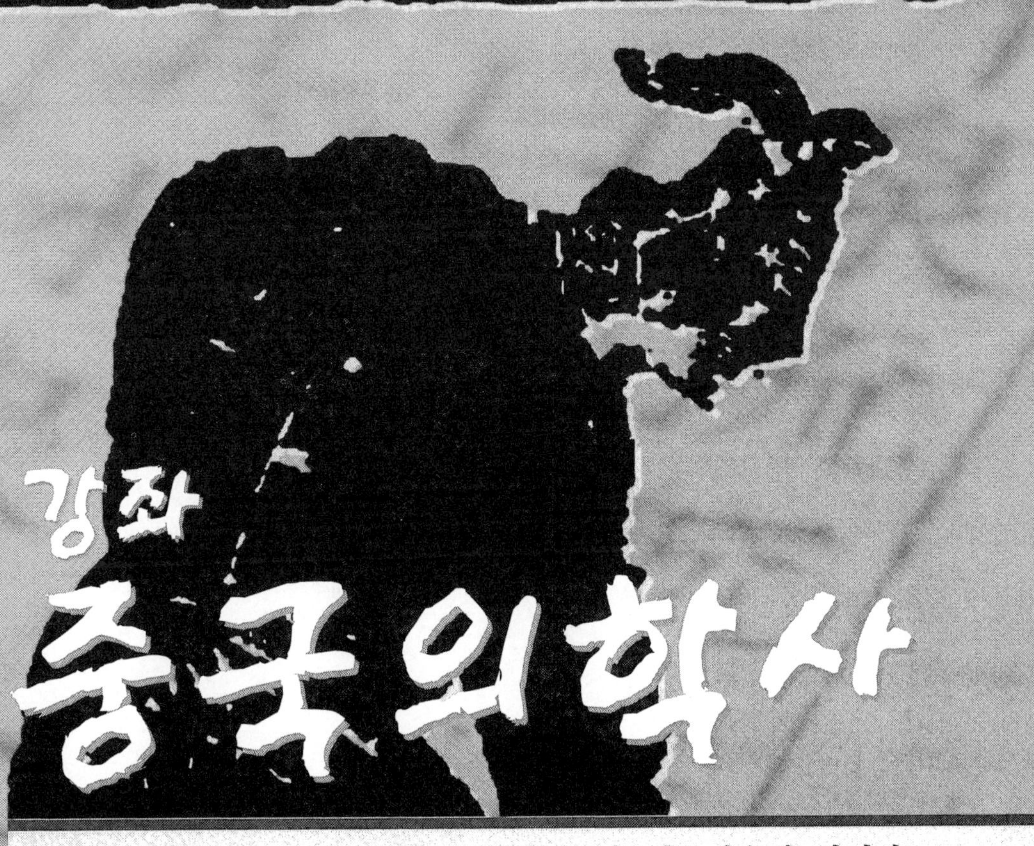

강좌 중국의학사

김기욱 김남일 김도훈 김용진 김홍균 김 훈 맹웅재 박경남
박현국 방정균 신영일 안상우 엄석기 은석민 이병욱 차웅석

대성의학사

머리말

한의과대학이 설립된 이후로 醫史學 교육의 중요성은 날로 높아져 가고 있다. 한의학의 학술적 기원의 문제에서부터 시대별 학술적 경향, 의학자들의 치료술, 학파별 학설, 의학교류, 의학문화 등 한의학 전반에 대한 지식을 제공하는 과목으로서 중요시되고 있다.

한의과대학에서 의사학은 한의학의 발전과정과 그 법칙을 연구하는 학문분야이다. 의사학 연구에서 고려되어야 할 것들은 의학자들의 학술사상, 醫書의 학술계통, 질병과 치료술의 변천과정, 의료제도의 변화 등 한의학 내적 요소들뿐 아니라 경제구조, 정치제도, 과학기술, 철학사상, 문화 등 한의학 외적 요소들을 포함한다.

의사학의 범위는 매우 넓어 몇 가지로 범주화된다. 첫째, 醫學通史이다. 여기에는 세계의학사, 국가별의학사, 시대별의학사, 민족의학사 등을 포함한다. 둘째, 專門科別醫學史이다. 여기에는 본초학사, 진단학사, 내과학사, 외과학사, 부인과학사, 소아과학사, 정신과학사, 피부과학사, 안이비인후과학사, 침구학사 등을 포함한다. 셋째, 主題別醫學史이다. 여기에는 질병사, 학술사상사, 의학인물사, 의학고고학사, 의학유물사, 의학문헌사, 의료기술사, 의학교육사, 의원발전사, 의료기구사, 의정관리사, 의사제도사, 의학단체사, 교실사 등을 포함한다. 넷째, 醫學人物 및 傳記이다. 여기에는 각 의학자들의 평생의 행적, 학술적 성과, 대표적 저작 등을 포함한다. 이와 같이 넓은 분야를 포함하는 의학사를 연구하기 위해서는 폭넓은 지식함양이 필요하다. 이 과목을 수강하기 위해서는 폭넓은 독서와 적극적인 학술토론이 필요하다.

의사학이 중요한 이유는, 첫째, 현실 인식의 중요한 준거가 되기 때문이다. 현재 발생하는 의학적 상황은 과거를 돌아봄으로부터 해결책을 마련할 수 있다. 현실은 과거로부터 이어져온 연장선의 끝점이기에 그 선을 당겨 과거로부터 현실의 문제점에 대한 해결책을 마련할 수 있을 것이다. 둘째, 미래에 대한 예측을 위하여 의사학은 중요하다. 미래의 의료상황은 현재 진행되고 있는 학술적 경향, 국가정책, 해당 의료집단의 집단적 무의식, 국민의식 등에 의해 얼마든지 변화될 수 있기 때문이다. 셋째, 한의학 교육을 위하여 필요하다. 의사학 과목에 나오는 의학자들의 정신을 역사적 교훈으로 삼는다면 인격수양에 도움을 줄 수 있을 것이고, 의사학 과목에 나오는 계통적 지식은 이론적 사유능력과 학습능력을 배양하여 지식영역을 확대하는 데에 도움이 되기 때문이다. 이러한 지식들을 더 나아가 한의학 연구의 방법론으로 활용한다면 학문연구의 엄밀성을 확보할 수 있게 될 것이다.

이번에 11개 한의과대학과 한국한의학연구원에서 의사학을 강의하고 있는 교수, 강사들이 힘을 합쳐 본 의사학교재를 만들게 된 것을 기쁘게 생각한다. 이와 같은 공통교재가 이제야 나오게 된 것은 좀 늦은 감이 있지만, 본 교재가 바탕이 되어 앞으로 모든 대학이 일치된 의사학 교육의 틀을 갖추게 되고 더 나아가 의사학 연구의 공통된 이론틀이 만들어지게 되기를 간절히 바란다. 아무쪼록 본 교재가 한국한의학의 미래를 밝혀줄 초석이 되기를 바란다.

2006년 2월

필자를 대표하여 맹웅재가 씀

차례

제 1 장 의학의 기원과 원시의료

제 2 장 商에서 春秋戰國시대까지의 의학

제 3 장 秦漢에서 三國時代(기원전 221~265)까지의 醫學

제 4 장 魏晉南北朝時代(265～960)의 醫學

제 5 장 隋唐代(960～1279)의 醫學

제 6 장 宋代(960~1279)의 醫學

제 7 장 金元代(1115～1368)의 醫學

제 8 장 明代(1368~1644)의 醫學

제 9 장 淸代(1644～1911)의 醫學

제 10 장 近代(1911~1949)의 醫學

제 11 장 중화인민공화국 성립 이후의 의학

제 1 장

의학의 기원과 원시의료

1 시대개요

인류의 역사는 문자발명과 기록 이전의 시대를 선사시대라 하며, 그 이후의 시대를 역사시대라 한다. 선사시대는 문화적 특징에 따라 구석기시대와 신석기시대로 양분된다. 중국의 구석기시대는 홍적세 중간에 해당되는 약 600만 년 전에서 150만 년 전 사이로 추정되며, 그 시대에 생존하였던 인류의 유골, 사용된 도구와 무기의 형태 및 제조기술 등에 따라 다시 前期·中期·後期로 세분된다.

1.1 구석기시대

구석기시대 전기는 元謀猿人, 藍田猿人, 北京猿人이 살았던 시대로 추정된다. 170만 년 전에 살았을 것으로 추정되는 원모원인의 유골이 1965년에 운남성 원모현에서 발견되었는데 이들은 이미 석제도구와 불을 사용하였다. 60~80만 년 전에 살았을 것으로 추정되는 남전원인의 유골이 1964년 섬서성 남전현에서 석제·골제의 도구와 함께 발견되었다. 이들은 수렵생활을 하면서 과일과 곡식을 먹었고 불을 사용하였다. 40~50만 년 전에 살았을 것으로 추정되는 북경원인의 유골은 1927년에서 1939년에 걸쳐 北京 房山縣 周口店에서 다수의 타제석기, 코끼리, 물소, 낙타 등의 동물 뼈와 함께 발견되었다. 이들은 각종의 석제석기를 제작할 줄 알았고 사냥에 종사했으며 불을 사용하였다.

구석기시대 전기의 猿人은 약 20만 년 전에 이르러 중기에 접어드는데 중기인을 古人이라고도 한다. 대표적인 고인으로는 1958년 廣東 韶關 馬壩鄉에서 발견된 馬壩人, 1956년 湖北 長陽縣에서 발견된 長陽人, 1954년 山西 襄汾縣 丁村에서 발견된 丁村人 등이 있다. 이들은 북경원인의 문화를 그대로 이어받은 흔적이 뚜렷하며 북경원인보다 발달한 두개골을 지니고 있었다. 사용한 도구로는 석기, 골기 이외에 목기가 있으며 용도에 따라 다양한 유형의 도구를 제작해 사용하였다. 수렵과 채집 이외에 어로생활도 하였다. 특히 이들은 잡혼상태를 벗어나 혈연혼인의 단계로 들어서고 혈연가정을 구성한 듯하다.

구석기시대 후기는 약 4~5만 년 전부터 1만 년 전으로 추정되며 이 시기의 인류를 新人이라고도 한다. 대표적인 신인으로 1951년 四川 資陽縣에서 발견된 資陽人, 1958년 廣西 柳江縣에서 발견된 柳江人, 1922년 內蒙 伊克昭盟 薩拉烏蘇河流域에서 발견된 河套人, 1933~1934년 北京 房山縣 周口店에서 발견된 山頂洞人 등을 들 수 있다. 이들은 猿人이나 古人이 지니고 있던 원시성을 벗어나 현대인에 매우 근접해 있고 두뇌 용량도 현대인에 가까우며 얼굴도 현대인의 모습을 하고 있다.

이들은 원인과 고인에서는 볼 수 없던 돌화살촉과 骨鍼을 사용하였는데 돌화살촉의 등장은 수렵생활의 획기적 발전을 의미하고, 골침은 동물가죽을 재료로 한 원시적인 의류생활의 가능성을 뜻하는 것으로 나체시대에서 의류생활로 접어들었음을 알 수 있다. 이때의 가족생활은 혈연혼인이 사라지고 族外婚, 즉 한 씨족의 형제들이 다른 씨족의 자매들과 혼인하는 상호 群婚의 형태가 나타나며 동일 씨족 내에서의 통혼은 금지되었다. 경제생활은 수렵, 채집, 어로생활이 중심이었지만 극히 초보적인 농경의 흔적이 나타난다.

1.2 신석기시대

구석기시대와 신석기시대를 구분하는 기준은 석기의 제조기술이 打製에서 磨製로 변한 것과 토기의 등장을 들 수 있지만 보다 중요한 구분점은 식량을 재배하고 가축을 사육함으로써 스스로 생산할 수 있게 되었다는 점이다.

중국의 신석기시대는 기원전 약 7000년경까지 소급되며 현재 약 6000여 개 이상의 신석기시대의 유적지가 전국의 각 지역에서 발견되어 발굴작업이 활발히 진행중이다. 대표적인 신석기시대의 문화로 1920년대 하남성 낙양 서쪽의 신지현에서 발견된 仰韶文化, 1930년 산동성 용산현 城子崖에서 발견된 龍山文化 등을 들 수 있다.

仰韶文化로 대표되는 초기 신석기문명의 특징을 보면, 재배작물에서 자연환경의 차이에 따라 화북과 강남의 차이가 있는데 화북지역에서는 조와 피, 수수 등을, 강남지역에서는 벼 등을 재배하였다. 신석기인들은 개와 돼지를 사육하였고, 사슴을 수렵하였으며, 어망과 낚시로 고기를 낚았고, 야생과일과 조개류를 채집하였다. 농업생산을 위한 도구로는 돌로 된 호미・가래・삽 등이, 수확용으로는 돌칼・돌낫 등이, 곡식 가곡용으로는 돌맷돌・돌절구・돌절구공이・돌방망이 등이 사용되었다. 농사짓는 방법으로는 들에 불을 놓아 경작하는 火耕農法을 이용하였다. 옷감을 만드는 도구로는 돌과 흙으로 만든 물레와 비슷한 방추차를 이용하였고, 골침으로 麻나 짐승의 가죽을 꿰매어 입었다. 주거는 平地式도 있으나 원형과 方形으로 된 움집[竪穴式]이 많다. 시체 매장방식은 여성중심의 매장법을 보이고 있다. 여성이 남성보다 부장품이 많고, 생산용구가 여성묘에서 많이 나오는 것으로 보아 여성의 사회적 지위가 남성보다 높았다는 것을 알 수 있다. 아직 父系社會가 형성되지 않은 母系社會임을 알 수 있다.

龍山文化로 대표되는 신석기후기 문화를 보면, 농기구의 경우 짐승의 뼈로 만든 호미와 더불어 목재로 된 호미도 사용하였다. 또 구멍이 2개나 있는 半月形의 돌칼, 가늘고 긴 돌도끼 등 앙소문화보다 발달된 농기구를 사용하였다. 가축의 종류도 다양해져 소, 말, 닭, 양 등의 뼈도 출토되고, 수렵에서도 호랑이, 이리 등 맹수를 사냥한 흔적이 뚜렷하여 사냥기술도 발전하였음을 알 수 있다. 주거지는 여전히 움집의 형태이나 앙소문화보다 소형가옥이 보급되고 있는 점으로 보아 一夫一妻制가 일반화되었던 것 같다. 묘의 크기와 부장품이 일정하지 않은 것으로 보아 빈부의 차이가 생기고, 사유재산제가 나타난 것을 알 수 있다. 농업생산이 증가하면서 남성의 사회적 지위가 향상되어 모계사회에서 부계사회로 넘어가는 과도기로 보인다.

1.3 三皇五帝 및 夏王朝傳說 시대

중국에는 최초의 국가형성과 출현을 암시하는 三皇五帝의 전설이 있다. 삼황오제가 구체적으로 누구를 가리키는가를 둘러싸고 아직 정설은 없지만 『史記』에 의하면, 삼황은 神農氏, 伏犧氏, 女媧氏이고 (『尙書』에서는 三皇을 燧人氏, 伏犧氏, 神農氏로 기록하고 있다.) 五帝는 黃帝, 帝嚳, 顓頊, 堯, 舜이다. 복희와 여와는 물자와 불과 혼인제도를, 신농은 농사짓는 법을 각각 창시해냈다. 황제는 무력으로 중국을 통일한 최초의 군주로 문자, 역법, 궁실, 의상, 화폐, 수레 등의 여러 문물을 창안했다. 帝嚳과 顓頊에 대하여는 잘 알려져 있지 않으며, 堯·舜은 가장 이상적인 정치를 하여 태평시대를 구가한 왕으로 알려져 있다. 堯는 인자하고 관대하였으므로 백성들의 생활은 국가의 간섭을 모를 정도로 안락하였고, 그 노년에는 어질기로 이름난 舜을 발탁하여 帝位를 물려주었는데 이것이 유명한 禪讓에 의한 제위양위방식이다. 즉 선양이란 賢者가 賢者에게 제위를 양위하는 방식으로 중국인이 가장 이상적인 제위상속법으로 여기고 있다. 이러한 삼황오제전설은 그대로 믿을 수는 없으나, 대체로 신석기시대에서 청동기시대로 또 씨족사회에서 국가성립시대로 넘어가는 과도기에 있었을 것으로 추정되는 인류문물의 발전단계와 원시국가 성립과정을 반영한다.

삼황오제전설의 뒤를 이어 국가의 성립을 암시하는 전설이 夏王朝의 건국을 보여주는 禹의 治水傳說이다. 禹는 농경사회의 근간이 되는 治水事業에 성공함으로써 舜으로부터 선양형식으로 제위를 물려받으면서 하왕조를 개국한다는 것이다. 夏는 禹에서 시작해 마지막 桀王에 이르기까지 17왕 470여 년간 존속했던 왕조(기원전 2050～기원전 1550)라고 하지만 아직은 그 실재성을 인정하기 어렵다. 왜냐하면 당시 문자가 없어 기록이 남아 있지 않은 데에다 夏代의 사실을 전하는『尙書』『詩經』『竹書紀年』『史記』 등의 문헌은 모두 후대에 편찬된 것이고 夏의 실재성을 확증해 줄 고고학적 유물도 아직은 논쟁단계에 있기 때문이다. 다만 夏를 이은 商王朝의 문명이 고도의 수준이었음을 보건대 그 전 단계로서의 夏의 실존가능성이 추측될 뿐이므로 정확한 실존여부는 고고학적 발굴성과를 기다려 볼 수밖에 없다. 현재 고고학적으로는 거대한 궁전터와 초기 청동문화가 발견된 하남성 언사현 二里頭文化, 하남성 王城崗 유적 등이 夏文化와 관련되었을 것으로 추정된다.

2 원시인의 질병과 치료

생명과 질병은 떨어질 수 없는 관계이다. 인류는 원시 자연환경 속에서 여러 가지 질병을 얻었을 것이며 그들 나름의 치료방법들을 가지고 있었다. 이들에 관해 몇 가지 고고학적 사실을 이용하여 당시의 구강질환, 외과질환, 산부인과질환, 소아질환에 대하여 추론해 볼 수 있다.

원시시대의 인류는 식물의 열매 혹은 식물 자체를 채집하거나, 어로 활동과 수렵 활동으로 식생활을 해결하였다. 이들은 익히지 않은 것들로서 단단하였기 때문에 원시인들은 적지 않은 구강질환을 앓았을 것으로 추정된다. 이에 관한 방증으로 江蘇省 邳懸의 큰 흙더미에서는 6000만 년 전의 신석기 유물과 함께 많은 人骨이 출토되었다. 여기에는 1035개의 아래턱 이빨 가운데, 66개가 충치를 앓고 있었다. 또 113개의 아래턱 가운데 46개가 齒槽膿漏를 앓고 있었다.

원시시대 유적에서 출토된 人骨들 중에는 외상성 질환을 보여주고 있는 것들도 적지 않다. 이들은 주로 물리거나 맞거나 찔려서 생긴 것들로 보인다. 廣東省 曲江懸 獅子巖에서는 제3기 更新世 중기 유적이 발굴되었는데, 여기서 발굴된 인간의 두개골에서는 동물에게 물려 생긴 이빨 자국에 남아있다. 이는 맹수를 사냥하는 과정에서 동물에게 물려 생긴 자국으로 보인다. 北京 周口店에서 발견된 7구의 두개골 화석은 1만 8000년 전의 것으로 보이는데, 그 가운데 한 구에서는 전후 15mm, 폭 13.4mm, 깊이 3.0mm의 함몰 자국이 있었다. 이는 일종의 둔기로 머리를 얻어맞아 생긴 것으로 추측된다.

3 원시의료의 기원

3.1 본초의 원시기원

西漢시기 劉安이 저술한『淮南子・修務訓』에 보면, "옛날에 백성들은 풀을 뜯어먹고 물을 마시고, 나무에 매달린 과실을 따먹었고, 소라나 조개의 살코기를 먹어서 질병이나 중독이 많이 발생하였다. 이에 신농이 처음으로 백성들에게 오곡의 파종법을 가르치고…… 백초의 맛과 샘물의 맛을 보아 백성들이 먹어도 되는 것과 먹지 말아야 할 것을 알 수 있도록 하니, 이 때에 하루에도 70여 개 약물의 맛을 보았다(古者民茹草飮水, 采樹木之實, 食蠃蛖之肉, 時多疾病毒傷之害, 於是神農乃始敎民播種五穀, …… 嘗百草之滋味, 水泉之甘苦, 令民知所辟就, 當此之時, 一日而遇七十毒)"고 설명되어 있다. 이러한 神農의 행적을 통해 당시 인류가 본초에 대해 체계적인 지식을 습득하였음을 알 수 있으며, 선사시대에 속하는 어느 기간의 어느 씨족 가운데 본초에 대한 체계적 인식을 지닌 집단이 형성되기 시작했다는 것을 의미한다.

晉代 皇甫謐의 『帝王世紀』에는 "서계를 만들어 새끼줄을 묶어 헤아리는 법을 대신하였고, 팔괘를 그어서 신명의 덕과 통하여 만물의 실정을 본떴다. 때문에 육기, 육부, 육장, 오행, 음양, 사시, 수화, 승강이 상을 얻게 되고, 모든 병의 이치를 유추할 수 있게 되었다. 염제 신농씨가 이를 바탕으로 일찍이 백약을 맛보고 아홉 가지 침을 만들어 요절하는 이들을 구제하였다(造書契, 以代結繩之政, 劃八卦以通神明之德, 以類萬物之情, 所以六氣, 六腑, 六臟, 五行, 陰陽, 四時, 水火, 升降, 得以有象, 百病之理, 得以類推, 炎帝因斯, 乃嘗味百藥而制九鍼, 以拯夭枉焉)"라고 기술되어 있으며, 또 "(黃)帝使岐伯嘗味草木 典主醫疾經方本草素問之書咸出焉"라고 되어 있어 神農에 대한 기록을 더하고 있다. 이와 비슷한 기록은 다른 서적에서도 보이는데, 『世本』 "神農和藥濟人", 『通鑒外記』 "民有疾病 未知藥石 炎帝始味草木之滋 嘗一日而遇七十毒 神而化之 遂作方書 以療民疾 而醫道立矣" 『搜神記』 "神農以赭鞭鞭百草, 盡知其平毒寒溫之性臭味所主" 『史記 · 補三皇本紀』에는 "신농씨가 붉은 회초리로 풀을 쳐서 풀의 성질을 알아내고, 처음으로 백초의 맛을 보아 비로소 의약이 있게 되었다(神農氏以赭鞭鞭草木, 始嘗百草, 始有醫藥)" 등이 그것이다. 이러한 기록들은 神農과 黃帝에 의해 의학이 시작되었으며, 특히 신농이 식물을 이용하여 질병을 치료했던 기원으로 여기고 있다.

문명화되지 않은 많은 민족이나 부족들이 주변 동식물들을 저마다의 방법으로 의학적인 목적을 위하여 이용할 줄 안다는 사실을 비추어 볼 때, 聖人의 유무와 무관하게 의학적 지식의 축적은 어느 시대에나 꾸준히 이루어졌다는 사실은 부정하기 힘들다.

본초 특성에 대한 인간들의 지식은 생산기술의 발전과 더불어 계속되었다. 농업기술의 발전, 수렵과 목축의 발달과 육류 섭취, 돌과 금속을 이용한 도구의 제작 등은 식물, 동물, 광물에 대한 인식을 확대시켰다. 농업 기술이 풍부해지면서 인간은 식물의 性味와 効能에 대한 지식을 정리하기 시작하였다. 원시 인류가 식물을 약으로 이용하면서 그 시작은 하나의 약을 위주로 하거나 몇몇 약들을 합하여 이용하는 방법이었다.

수렵으로 여러 동물의 살코기, 지방, 내장, 골수 등을 식용으로 섭취함으로써 동물들이 인간의 영양상태에 어떤 영향을 끼치는지, 어떤 독・부작용을 초래하는지를 인식하게 되었다. 게다가 동물의 사체를 관찰하면서 해부학적 지식도 습득하게 되었다. 목축을 시작하면서 사육하는 동물의 중독 증상과 인간의 질병을 통해 많은 경험적 지식들이 축적되었다.

광물에 대한 의학적인 지식은 돌을 이용하여 여러 도구를 만들면서 축적되었다. 돌을 이용하여 생산 공구와 생활 도구를 만들면서 보다 견고하고 단단하며 날카로운 재료를 찾고자 하였다. 또 금속을 이용할 수 있게 됨에 따라 광물에 대한 폭넓은 이해가 시작되었다. 식물・동물・광물에 대한 지식은 오랜 세월 축적되어 왔으며 종족이나 부족 사이에서 입에서 입으로 전해졌으며, 종족 혹은 부족 공동의 의학 지식으로 발전해 나갔다.

3.2 침뜸의 원시기원

침구의 기원이 본초의 기원보다 오래되었다는 견해는 가능성 있는 주장이지만 확실한 근거가 있는 것은 아니다. 다만 침과 뜸은 의료시술에 직접적으로 사용되는 도구들로서 본초지식의 축적이 비교적 부족했던 시기부터 사용되기 시작했을 것으로 추정한다.

鍼刺 기구의 발전 과정은 대개 砭石 → 箴石 → 箴 → 鍼 → 針 등의 순서로 추정한다. 질적으로는 砭石에서 시작하여 石鍼, 竹鍼, 木鍼, 骨鍼, 青銅鍼, 金銀鍼 등 다양한 재료로 응용되었다.

砭石은 고대에 통증에 찌르는 용도뿐만 아니라 화농된 외과질환에 응용되어 환부 절개에도 사용되었을 가능성이 더 크다. 『山海經・東山經』에 晋代 郭璞의 주석에 따르면 "잠석은 돌침을 만들어 옹종을 다스릴 수 있다(箴石, 可以爲砥鍼, 治癰腫)"고 하였다. 이에 대해 청나라의 郝懿行의 『山海經箋疏』에서는 "之는 당연히 砭자의 오기이다. 『남사 왕승유전』의 주석에서 '可以爲砭鍼'이라 한 것이 이것이다(砥當爲砭字之誤, 南史王僧儒傳引注, 作可以爲砭鍼是也)"라고 하였다. 한편, 『說文解字』의 注釋에는 "砭은 돌로 병난 곳을 찌르는 것이다(砭, 以石刺病)"라고 하여 환부를 찌르는 용도에 대하여서도 언급하고 있다. 이를 통해 보면 폄석은 고대에 화농된 염증 제거에 사용되거나 병난 곳을 찌르는 데에 사용되었으며, 오늘날 침구요법의 기원이 됨을 알 수 있다.

폄석에 대한 사실은 문헌 기록에 그치는 것이 아니다. 여러 곳의 신석기 유적에서 砭石으로 생각되는 유물들이 적지 않게 발견되고 있으며, 수십 년 전까지도 중국 일부 지역의 민간요법으로 폄석을 이용한 원시적인 의료형태가 남아 있었다.

침에 대한 전통적인 관점으로는 伏羲가 九鍼을 만들었다고 보고 있다. 『路史』에는 "복희가 …… 일찍이 백약을 맛보고 아홉 가지 침을 만들었다(伏羲 …… 乃嘗味百藥, 而制九鍼)"는 기록이 보인다. 九鍼은 침이 발전되어 용도에 따른 다양한 형태로 발전한 것으로 침이 만들어지고 나서 나중에 만들어진 것이다. 또한 폄석이 만들어져 응용된 것보다는 더욱 오랜 뒤의 사건이다. 이러한 여러 가지 기록 유적들을 근거로 본다면 폄석을 기원으로 발전한 침은 만년 이상의 역사를 가지고 있다.

한의학에서 침과 함께 중요한 것이 뜸을 이용한 치료법이다. 뜸의 기원은 문헌적인 자료나 고고학적 발견이 거의 없어 고증하기가 매우 어렵다. 다만 오늘날 응용되고 있는 뜸법 자체의 특징에 비추어 몇 가지 사실을 추리해 볼 수 있을 뿐이다.

먼저 뜸은 쑥을 원료로 艾炷 혹은 艾條를 만들어 인체의 일정 부분에 붙인 다음 불을 이용하여 태우게 된다. 불을 이용하여 뜸을 뜬다는 점을 생각할 때, 뜸의 사용은 원시 상태에서 불을 인위적으로 사용할 수 있게 되면서부터이다. 처음에는 적당한 돌을 불에 달구어 아픈 곳에 올려놓아 그 열기를 이용하였을 것으로 추측된다. 그러던 것이 보다 편리하고 효과적인 방법으로 개선되고, 여러 경험적인 지식이 축적되면서 오늘날의 뜸법으로 발전하였다. 『素問·異法方宜論』에는 "北方은 天地가 閉藏하는 지역이다. 그 땅이 높은 곳에 위치하고 있어 風寒이 차다. 그 백성은 들에 거처하면서 동물의 젖 먹기를 즐겨 寒이 모여 滿病이 생겨나니, 치료함에 뜸을 뜨고 불로 지지는 것이 마땅하다. 그러므로 뜸을 뜨고 불로 지지는 방법은 또한 북쪽을 좇아 유래한 것이다(北方者, 天地所閉藏之域也, 其地高陵居, 風寒冰冽. 其民樂野處而乳食, 藏寒生滿病, 其治宜灸焫. 故灸焫者, 亦從北方來)"라고 하여 뜸의 유래에 대하여 언급하고 있다.

3.3 外治法 및 按摩導引法의 원시기원

원시사회의 생활과 생산 수준은 낮았다. 생존을 위해서 인간은 야생의 동물들과 투쟁해야 했으며, 부족들과도 경쟁해야 했다. 이런 과정에서 외과적인 상처가 많이 발생하였다. 또 미비한 의복과 열악한 가옥 상태로 外氣에 많은 영향을 받았으며, 風濕의 영향으로 관절 질환 및 동통 질환을 앓았다. 이러한 환경과 생활조건으로 인해 인류는 이들 질환을 극복하기 위해 많은 경험들을 축적하였으며, 이들 질병을 예방하는 의식 또한 싹트게 되었다.

『呂氏春秋・古樂』에는 원시시대 인류가 기후의 음울하고 다습한 것을 없애기 위해 歌舞를 했다는 기록이 보인다.(昔陶唐之始, 陰多滯伏而湛積, 水道壅塞, 不行其原, 民氣鬱閼而滯著, 筋骨瑟縮不達, 故作爲舞以宣導之) 그 내용은 당시의 기후가 음울하고 다습하였음을 말해준다. 이런 기후 조건 때문에 四肢의 痺證이 다발하였고, 이를 예방하고 치료하기 위해 몸을 움직이는 방법으로 춤을 즐겼다는 사실 또한 알 수 있다. 오늘날 도인, 안마의 방법들은 원시시대에 행해진 이러한 춤동작과 밀접한 관계를 갖는다.

4 의학의 기원에 관한 학설

의학이 어디에서 기원하였는지에 대한 문제는 오랜 동안 논쟁을 불러일으켰으며, 학자들마다 주장이 다르고, 연구자료도 부족하여 의견이 분분하였다. 아직까지 일치된 견해가 없기는 하지만, 대략 다음과 같이 세 가지로 요약할 수 있다.

4.1 聖人起源說

복희씨, 신농씨, 황제씨, 수인씨 등과 같은 성인들로부터 의학이 시작되었다는 설이다. 성인은 보통사람보다 품격이 높고 능력이 뛰어난 사람들을 말한다. 『禮記・曲禮』의 "의사가 삼대가 아니거든 그 약을 복용하지 않는다(醫不三世, 不服其藥)"라는 인식과 관련이 깊다. 즉 성인들이 천지자연과 만물의 이치에 능통하여, 天地와 더불어 德

을 합하고 日月과 더불어 밝음을 합하고 四時와 더불어 순서를 합하여 만물을 만들어 내셨으며, 의학을 발명하여 의학이론을 세우고 처방을 만들어 醫道가 시작하였다는 주장이다.

복희씨에 관한 전설의 내용은 『帝王世紀』의 기록을 통해 알 수 있다. "서계를 만들어 새끼줄을 묶어 헤아리는 법을 대신하였고, 팔괘를 그어서 신명의 덕과 통하여 만물의 실정을 본떴다. 때문에 육기, 육부, 육장, 오행, 음양, 사시, 수화, 승강이 상을 얻게 되고, 모든 병의 이치를 유추할 수 있게 되었다. 염제 신농씨와 황제가 이를 바탕으로 일찍이 백약을 맛보고 아홉 가지 침을 만들어 요절하는 이들을 구제하였다.(造書契, 以代結繩之政, 劃八卦以通神明之德, 以類萬物之情, 所以六氣, 六腑, 六臟, 五行, 陰陽, 四時, 水火, 升降, 得以有象, 百病之理, 得以類推, 炎黃因斯, 乃嘗味百藥而制九鍼, 以拯夭枉焉)"

신농씨에 관한 전설은 『淮南子·修務訓』에 "신농이 이에 처음으로 백성들에게 오곡을 파종하는 법을 가르치고, …… 백초의 맛을 보았고, …… 이 때를 당하여 하루에도 70여 가지의 본초를 맛보았으니, 이로부터 의방이 일어나게 되었다.(神農乃始教民播種五穀,……嘗百草之滋味,……當此之時一日而遇七十毒, 由此醫方興焉)", 『史記·補三皇本紀』에는 "신농씨가 붉은 회초리로 풀을 쳐서 풀의 성질을 알아내었고, 처음으로 백초의 맛을 보아 비로소 의약이 있게 되었다(神農氏以赭鞭鞭草木, 始嘗百草, 始有醫藥)"고 나온다. 이러한 기록들은 신농씨가 본초학을 발명하였다는 주장들이다.

황제에 대한 기록들은 매우 많지만, 그 기록들은 대체로 한의학의 이론체계를 구성하는데 지대한 공헌을 한 『黃帝內經』의 저자로서 의학을 창시하였다는 데로 집약된다. 宋代 高保衡 등이 엮은 『黃帝內經素問·序』에 보면 "옛날에 황제가 임금자리에 있을 때 몸을 다스리는 실마리의 나머지로 천하를 다스렸고, 명당의 위에 앉아 기백과 더불어 위로 하늘의 기강을 탐구하고 아래로 땅의 이치를 연구하여 멀리로는 사물의 이치에서 취하고 가까이로는 몸의 이치에서 취하여 상호간에 어려운 것을 물어서 법을 드리워 만세에 복을 내리니, 이에 뇌공의 무리들이 업을 받아 전하여 『내경』이 지어졌다.(在昔黃帝之御極也, 以理身緒餘治天下, 坐於明堂之上, 乃與岐伯上窮天紀, 下極地理, 遠取諸物, 近取諸身, 更相問難, 垂法以福萬世, 於是雷公之倫, 受業傳之, 而內經作矣)"고 하였다.

燧人氏에 대해서는 『禮緯·含文嘉』에 "수인씨가 처음으로 나무를 문질러 불씨를 얻어 날 것을 구워 익혀 사람들이 속병이 없게 했다(燧人氏始鑽木取火, 炮生而熟, 令人無腹疾)"라고 하였다.

이러한 기록들은 후대인들의 첨삭으로 신화화된 것들이다. 이처럼 의학의 유래를 몇몇 성인들의 공로로 돌리는 견해는 유가들과 도가들의 입장을 의학에서 수용한 것으로 이해할 수 있다. 『淮南子 · 修務訓』에서 "세속의 사람들이 흔히 옛 것을 귀하게 여기고 지금 것을 천하게 여긴다. 그러므로 도를 추구하는 사람이라면 반드시 신농이나 황제를 가탁한 이후에 주장을 세울 수 있었다(世俗人多尊古而賤今, 故爲道者, 必托之於神農黃帝, 而後能入說)"라고 말한 것은 고대 동아시아의 학문풍토를 설명한 표현이며 이러한 현상은 의학계에만 국한된 것이 아니었다.

4.2 巫起源說

원시 농경사회는 종교와 무속이 불가분의 관계를 유지하였는데, 민족들마다 의사역할은 대부분 종교 책임자인 무당이 하였다는 학설이다. 商代의 유물인 갑골문을 보면 당시는 巫醫가 흥성한 시기였음을 알 수 있다. 기원전 1122년 商나라가 망하고 周나라가 건국하면서 巫의 세력은 점차 쇠퇴의 길을 걷게 된다. 춘추시대에 이르러 天子에 대한 위신이 흔들리고, 天文曆法이 발달하면서 미신이나 귀신에 의존하던 구태가 퇴색하면서 의사의 역할이 독립하게 되는데, 醫和, 醫緩, 扁鵲 등과 같은 전업의사들이 출현하면서 더욱 가속화되었다.

巫는 上古시대 세계 여러 지역에서 행해졌던 일종의 문화형태로서 의학의 기원과 밀접한 관련을 지니고 있다. 구석기시대 중 · 후기부터 형성되기 시작한 巫敎儀式은 점차 일정한 문화소양을 지닌 전문적인 사람들에 의해 행해졌는데, 商周시대에 이르러서는 많은 巫師들이 출현하여 鬼神과의 소통, 질병치료 등을 맡거나 국가의 정사에 관여하기도 하였다. 이처럼 이 시기의 巫師들은 사회로부터 부여된 높은 권위를 바탕으로 卜筮, 祭祀 등의 활동에 참가하는 한편 여러 형태의 巫術을 행하였다.

이들이 행했던 巫術 중에는 의술과 관련된 것들이 많았으며, 점차 비교적 전문적인 巫醫들이 활동하기 시작했는데, 『周禮 · 大聚』에서 "鄕立巫醫, 具百藥, 以備疾灾"라고 한 것은 당시의 이런 상황을 잘 보여주는 예이다. 巫醫들은 주로 巫術을 통해 환자들에 대한 일종의 심리요법 치료를 행했으며, 본초나 기타 보조요법들을 쓰기도 하였다. 巫術을 통한 의료가 행해질 수 있었던 바탕에는 질병의 발생과 관련하여 鬼神의 존재나 또는 上帝가 병을 내린다는 등의 믿음이 깔려 있었으며, 그 치료방식도 초자연적인 힘에 의지하는 것이 주가 되었다. 이처럼 질병의 발생이 鬼神의 의지와 관련되어 있다는 전제에서는 鬼神에 대한 기도가 질병을 면하는 최선의 방법이었으며, 적어도 商代까지는 기본적으로 의술이 巫術의 형태를 벗어나지 못했다고 할 수 있다.

그러나 시대의 변화에 따라 巫醫들의 활동은 점차 위축되기 시작했는데, 그 원인들은 다음과 같다. 첫째, 사회생산력의 지속적인 발전에 따라 자연현상에 대한 사람들의 인지능력이 점차 높아졌으며, 이로 인해 이성적인 사고가 싹트기 시작했다. 西周 말에 이르러서는 陰陽의 두 기운으로 자연현상을 해석하기 시작했는데, 이와 같은 사고는 鬼神을 숭배하던 전대의 관념에 대한 중대한 충격이라고 할 수 있다. 둘째, 의술이 주로 巫術의 형식으로 행해지던 때에는 질병치료의 힘이 巫術의 영험함에 있다고 믿어졌으나, 점차 의술과 巫術의 효능에 대한 비교는 의학이 巫術의 권위에 도전하는 계기가 되었다. 셋째, 巫術이 행해질 수 있었던 정치, 사회적 바탕이었던 "君權神授"적 관념과 鬼神의 의지에 대한 믿음은 점차 사람들의 정치적 행동 및 일상생활 속에서 그 기반이 흔들리기 시작했으며, 당연히 "巫醫一體"적 의료행위도 그 권위가 약해질 수밖에 없었다.

이상과 같은 원인들로 西周시대에 이르러서는 의학의 영역에서 중대한 변화들이 일어났다. 鬼神을 숭배하던 관념들은 점차 줄어들었고, 질병의 치료에 巫가 차지했던 지위들도 점차 醫로 대체되기 시작했다. 이와 같이 의학은 점차 鬼神을 숭배하던 굴레에서 벗어나 전에 없던 많은 발전을 이루게 되었는데, 春秋시대 초기에 쓰여진 『周官・冢宰・醫師』의 내용을 보면 당시에 이미 의료행정을 맡은 관원, 즉 '醫師'가 있었으며, 그 아래에는 食醫, 疾醫, 瘍醫, 獸醫 등을 비롯한 체계적인 의료체계가 자리잡고 있었음을 알 수 있다. 이들은 周 왕실의 식생활과 의료를 담당하였고, 엄격한 제도적 관리로 그 질적인 면을 유지하였다. 이로부터 당시의 의정제도 및 의료체계가 이미 상당한 수준에 올라선 것으로 볼 수 있다.

결국 巫는 의학발전의 초기역사에서 의료의 주축을 담당하면서 의학지식의 축적과 아울러 의학이 점차 전문적인 분야로 자리잡는 데 많은 영향을 끼쳤으며, 의학은 巫術

로부터 기원하여 발전하는 과정에서 점차 巫術의 틀을 깨고 자신의 독립적인 지위를 확립해 나갔다고 볼 수 있다.

4.3 原始本能起源說

원시시대부터 인간이 자연의 災害, 猛獸, 疾病 등과의 투쟁 속에서 의료보건활동을 시작하였다는 주장이다. 생산력과 생산수단이 점차 발달함에 따라 점차 질병치료에 사용하는 약물도 발전하게 되었고, 차츰 鍼砭과 같은 초기적 형태의 의료기구를 사용할 수 있게 되었다.

5 원시적 의료기술의 계승과정

5.1 집단에서의 계승과정

원시 인류는 식물을 식량으로 섭취하면서 본초에 대한 지식을 쌓아가게 되는데, 어떤 식물은 병에 효과가 있고 어떤 식물은 중독의 증상을 일으킨다는 경험들이 그것이다. 이로써 식물 가운데 본초가 분화되게 된다. 식물 가운데 본초가 분화되는 과정은 원시 농업사회의 생산활동과 밀접한 관계를 지니고 있다. 또 동물성 본초가 분화되는 과정은 원시 어로, 수렵, 목축 활동과 밀접한 관련을 가지고 있다. 원시사회에서 의약경험들이 계속 축적되었지만, 당시의 문자는 오늘날의 문자와 같이 계통을 가지고 있기보다 하나의 부호에 가까운 수준이었다. 따라서 이러한 경험들은 주로 민간의 풍속으로 계승되었다. 실제로 중국의 여러 소수민족들은 문자의 기록이 없이도 의약 경험들을 민속에서 계승, 이용하고 있다.

5.2 원시 巫教를 통한 계승

원시시대의 유적을 살펴보면, 죽은 이를 땅에 매장하면서 귀중품, 장신구, 생활용품 등을 함께 매장하고 있는 것을 볼 수 있다. 이것은 죽은 자의 영혼에 대하여 회고하고 의탁하기 위한 것이다. 원시시대에 무교적 의식이 이미 생겨났음을 보여준다.

巫敎의 시작은 泛神論이다. 범신론은 세상 모든 것이 모두 영혼을 가지고 있다고 생각한다. 고대의 인류는 식량의 생산과 자손의 증대를 중요하게 생각하였으나, 기술력이 발달하지 못한 탓에 인간의 바람을 신령한 힘에 의지하고자 했다. 이 때문에 신령한 세계와 인간의 세계를 연결하는 끈으로서 무당, 즉 巫師가 출연하게 되었다. 무사는 원시사회에서 巫敎 활동을 주관하였을 뿐만 아니라 문화지식 또한 가지고 있었다. 그들은 인간의 질병을 예방하거나 치료하는 역할도 하였는데, 그들의 치료에는 약을 먹이거나 외부적인 자극을 주는 것 이외에 주문을 외거나 춤을 추는 등의 행위도 포함되었다. 이러한 무사의 의료활동은 무교적 전통 안에서 이어져, 오늘날까지도 전해지고 있다.

5.3 신화, 전설을 통한 전승

인류는 먼저 언어를 사용하기 시작하였으며, 문명 단계로 진입하면서 문자가 출현하게 되었다. 언어는 문자에 비해 공간적 시간적으로 지식을 전달하는 데에 한계가 있다. 문자가 출현하기 전에 인류는 여러 가지 지식들을 언어로 전달해야 했다. 언어로 지식을 전달하고 보존하려는 많은 노력에도 불구하고 오랜 시간이 지나면서 당시의 지식은 잊혀지거나 불분명한 상태로 전승되었다.

예로부터 내려오는 신화는 잊혀진 고대의 생활과 역사를 알기 위한 중요한 도구이다. 이 안에는 의학에 관련된 내용 또한 담겨 있는 경우가 있는데, 이를 통해 당시의 의학적 사실을 알 수 있다. 생활환경과 의학사실을 알려주는 신화로는 有巢氏가 나무를 얽어매어 집을 만들고, 燧人氏가 나무를 마찰시켜 불을 만든 것, 伏羲氏가 九鍼을 만들고 神農氏가 百草를 맛보았다는 것, 黃帝에 이르러 醫學이 창제되었다는 것 등을 들 수 있다. 이들은 모두 신화일 뿐이지만 역사시대 이전의 의학경험을 알려주는 중요한 자료들이다. 의학사상에 대한 맹아는 역사 이전 사회 속에서 탄생, 발전하였다. 문자 출현 이후에 일부 의약지식과 경험은 기록되어 후대에 전해지게 되었으며, 또 다른 지식과 경험들은 민간의 풍속을 통해 전승, 발전되어 왔다.

6 주요 의학 인물

6.1 伏羲氏

일명 疱羲氏라고 한다. 이름은 太昊이고, 성은 風으로 木德의 왕이다. 『帝王世紀』를 살펴보면 "서계를 만들어 새끼줄을 묶어 헤아리는 법을 대신하였고, 팔괘를 그어서 신명의 덕과 통하여 만물의 실정을 본떴다. 때문에 육기, 육부, 육장, 오행, 음양, 사시, 수화, 승강이 상을 얻게 되고, 모든 병의 이치를 유추할 수 있게 되었다. 염제 신농씨가 이를 바탕으로 일찍이 백약을 맛보고 아홉 가지 침을 만들어 요절하는 이들을 구제하였다(造書契, 以代結繩之政, 劃八卦以通神明之德, 以類萬物之情, 所以六氣, 六腑, 六臟, 五行, 陰陽, 四時, 水火, 升降, 得以有象, 百病之理, 得以類推, 炎帝因斯, 乃嘗味百藥而制九鍼, 以拯夭枉焉)"는 기록이 있으니, 복희씨가 주역의 이치를 만들어 신농씨로 하여금 본초와 침을 만들어낼 수 있도록 원리를 제공하여 주었다는 내용이다.

6.2 神農氏

신농씨에 관한 전설은 대체로 본초에 관한 내용에 집약되어 있다. 『淮南子・修務訓』에 "신농이 이에 처음으로 백성들에게 오곡을 파종하는 법을 가르치고, …… 백초의 맛을 보았고, …… 이 때를 당하여 하루에도 70여 가지의 본초를 맛보았으니, 이로부터 의방이 일어나게 되었다"는 기록이 있으며, 『史記・補三皇本紀』에는 "신농씨가 붉은 회초리로 풀을 쳐서 풀의 성질을 알아내고, 처음으로 백초의 맛을 보아 비로소 의약이 있게 되었다"는 등의 기록이 있으니, 이를 통해 신농씨로부터 본초학이 시작되었다고 할 수 있다.

6.3 黃帝

성은 公孫이고, 이름은 軒轅이다. 姬水에서 성장하였으므로 姬를 성으로 하기도 한다. 황제에 대한 기록들은 매우 많지만, 그 기록들은 대체로 황제가 한의학의 이론체계의 구성에 지대한 공헌을 한 『黃帝內經』의 저자로서 의학을 창시하였다는 데로 집약된다. 『帝王世紀』에 보면, "용안에 성덕을 띠고 있어 가히 하늘이 내린 스스로 그러한 할 만하다. 오히려 가만히 앉아서 도를 얻을 수 없어서 지황원년 정월 갑자에 명산을 돌면서 신선이 되기를 구하였는데, 몸을 진찰하는 원칙을 뇌공, 기백, 백고, 소유의 무리들에게 물어, 갖추어 경맥을 논하였고, 더불어 어려운 것을 물어 통달하여 경전의 가르침으로 삼아 구침을 제조하고, 내외경 18권을 저술하였다(龍顏有聖德, 可謂天授自然之體. 猶不能坐而得道, 故以地黃元年正月甲子, 遊名山以求神仙, 著體診則問對雷公, 岐伯, 伯高, 少俞之倫, 備論經脈, 傍通問難, 以爲經敎, 制九鍼, 著內外術經十八卷)"는 기록이 있으며, 宋代 高保衡 등이 엮은 『黃帝內經素問·序』에는 "옛날에 황제가 임금자리에 있을 때 몸을 먼저 다스리고 그 이치를 미루어 천하를 다스렸으니, 명당의 위에 앉아서 기백과 더불어 위로 하늘의 이치를 깊이 연구하고, 아래로 땅의 이치를 깊이 추구함에 멀리는 사물에서 그 이치를 취하였고 가까이는 몸에서 그 이치를 취하여 서로 어려운 것을 물어 법을 드리워 만세에 복을 주니 이에 뇌공의 무리들이 업을 받아 전달하여 『내경』이 지어지게 되었다(在昔黃帝之御極也, 以理身緒餘治天下, 坐於明堂之上, 乃與岐伯上窮天紀, 下極地理, 遠取諸物, 近取諸身, 更相問難, 垂法以福萬世, 於是雷公之倫, 受業傳之, 而內經作矣)"는 기록이 있다.

6.4 僦貸季

전설에 최고의 의사로 알려져 있다. 『素問·移精變氣論』에 보면 "色脈은 上帝께서도 貴하게 여기신 바이고 先師께서 傳해주신 바이다. 上古에 僦貸季로 하여금 色脈을 다스리고 神明에 通하여 金木水火土에 合하여 四時八風六合이 常에서 벗어나지 않으니, 變化가 相移하여 그 妙를 보아 要道를 알 수 있다. 그 要道를 알고자 한다면 곧 色脈이 이것이다(色脈者, 上帝之所貴也, 先師之所傳也. 上古使僦貸季, 理色脈而通神明, 合之金木水火土, 四時八風六合, 不離其常, 變化相移, 以觀其妙, 以知其要. 欲知其要, 則色脈是矣)"는 문장이 있다.

6.5 兪跗

兪跗의 행적에 대해서는 『史記』『說苑』『韓詩外傳』 등에 기록이 남아 있는데, 乳腐는 질병 치료에 약이나 침, 안마 등의 방법을 사용하지 않고서도 인체 내부 오장수혈의 분포상황을 훤히 알아서 질병을 치료하였다고 한다.

6.6 岐伯, 伯高, 少兪

黃帝의 신하들로, 黃帝와 더불어 醫學의 이치에 대해 토론하였다. 이들이 黃帝와 문답을 주고받으며 토론한 내용이 『黃帝內經』이다. 『黃帝鍼灸甲乙經 · 序』에 보면, "黃帝가 岐伯, 伯高, 少兪의 무리들에게 자문을 구하여, 안으로는 五臟六腑를 살피고 밖으로는 經絡, 血氣, 色候를 종합하여 天地의 이치를 참고하고 人物에 증험하되 性命을 근본으로 삼아서 神妙한 이치를 窮究하여 變化의 이치를 다하니 鍼道가 생겨났다(黃帝咨訪岐伯,伯高,少兪之徒, 內考五臟六腑, 外綜經絡,血氣,色候, 參之天地, 驗之人物, 本之性命, 窮神極變, 而鍼道生焉)"고 하였다.

6.7 桐君

黃帝의 신하로, 『藥對』 4권과 『采藥錄』을 지었다고 한다. 이 책들은 지금 전해지지 않지만 形色과 본초의 君臣佐使, 相須 등을 논한 것으로 생각된다.

6.8 雷公

黃帝와 더불어 의학에 대해 토론한 내용이 『內經』의 여러 편에 실려 있는데, 『素問』의 「著至教論」「示從容論」「疏五過論」「徵四失論」「陰陽類論」「方盛衰論」「解精微論」 및 『靈樞』의 「禁服篇」 등에서 찾아볼 수 있다. 一說에는 『素問』「著至教論」 이후 七篇이 雷公의 저작이라 하기도 하며, 一說에는 『著至教論』과 『藥性炮制』를 지어 세상에 전해진다고 하기도 한다.

제 2 장

商에서 春秋戰國시대까지의 의학

1 시대개요

1.1 商王朝

商王朝(商왕조를 가리켜 殷왕조라고도 한다)는 중국에서 고고학적으로나 문헌학적으로 그 실존이 증명되는 최초의 국가로서, 20세기 초에 마지막 도읍지였던 殷墟가 발굴되기 전까지는 그 실재성이 부정되었다. 그러나 殷墟에서 갑골문자가 출토되면서 동아시아의 고대사는 크게 바뀌게 되었다. 商의 개국은 14代 湯王이 夏의 마지막 폭군인 桀王을 물리침으로써 시작되었는데, 이후 商의 역사가 분명히 나타나는 것은 19代 盤庚이 부족을 이끌고 殷墟에 천도한 이후부터 마지막 紂王까지의 273년 간의 시기이다. 商代에는 역사기술의 중요 요건인 문자와 曆法이 모두 겸비되어 있었으며 고도로 발달된 문명을 누리고 있었다.

商代에 天文과 曆法이 놀라울 정도로 발달하였다는 것은 갑골문으로 알 수 있다. 당시는 농업을 기반으로 한 농업사회였기 때문에 파종과 수확의 정확한 시기를 알기 위해 天文과 曆法의 발전은 필연적인 것이었다. 商代는 또한 청동기문화가 고도로 발달한 시대였다. 청동기문화의 시작은 商代 초기로 추정되는데 주로 무기, 祭器, 식기, 장식품에 이용되었다. 청동기에는 여러 종류의 동물문양이나 글자가 새겨져 있는데, 그 수법이 아주 정교하고 세련되어 제조기술이 르네상스시대보다 뛰어나다고 평가된다.

1.2 周王朝

商왕조는 말기에 여러 복속한 연맹국가 및 변경의 독립국가들과 끊임없이 전투를 계속하였다. 이 시기에는 마지막 왕인 紂의 실정으로 백성의 부담이 가중되어 불만이 고조될 대로 고조되어 있었다. 이때 周 武王의 기병이 두 차례에 걸쳐 쳐들어가 商을 정복하고 새로이 鎬京에 수도를 정하여 周왕조를 개국하였는데 이를 殷周革命이라 한다. 이때로부터 북방의 이민족인 犬戎族의 침략으로 수도를 洛邑으로 옮기기 이전까지를 西周시대(기원전 11세기~기원전 771)라 하며 그 이후를 東周시대라 한다. 東周시대는 다시 春秋時代(기원전 770~기원전 403)와 戰國時代(기원전 403~기원전 221)로 나뉜다. 春秋라는 말은 孔子가 편찬했다는 魯나라의 연대기인 『春秋』에서 유래하였고, 戰國時代의 명칭도 그 시대의 사실을 적은 『戰國策』에서 유래한다.

1.3 春秋戰國時代

春秋時代란 봉건제후들에 대한 西周 왕실의 통제력이 약화되어 제후국이 상호 공방을 하며 통합되던 시기이다. 이 시기에는 200여 개에 달했던 제후국이 점차 몇 개의 국가로 통합되었는데 晉, 齊, 楚, 吳, 越(春秋五覇)이 가장 강력하였다. 이들 제후국은 비록 독립국가로 발전하며 상호대립, 항쟁하였지만 형식적으로나마 周왕실을 받들고 오랑캐를 물리친다(尊王攘夷)고 하는 대의명분을 내세웠다. 戰國時代란 春秋五覇 가운데 하나인 晉이 다시 魏, 趙, 韓의 3국으로 분열되고 周왕실로부터 공인되는 기원전 403년부터 秦이 중국을 통일하는 기원전 221년까지를 가리킨다. 戰國時代에 들어서면 봉건제도가 붕괴되고 周왕실은 낙양 근처만 차지하는 소국으로 전락한다. 대다수의 약소국이 겸병을 통해 정리되고 소수의 강국만이 남아 실제적으로 독립국가의 형태를 띠게 되었는데 魏, 趙, 韓, 燕, 楚, 齊, 秦의 戰國七雄이 그들이다. 이들 강국은 새로 정벌한 영토에 대해 봉건제 대신 중앙집권적 군현제도를 실시한다.

1.4 諸子百家

종래 소수귀족에게만 독점되었던 지식과 학문이 일반 서민층에까지 확대되면서 春秋時代 말기에서 戰國時代에 걸쳐 각기 독자적인 사상을 가진 사상가들이 배출되었는데 이들을 諸子百家라 한다. 諸子란 '여러 선생'이란 뜻이고, 百家란 '일가를 이룬 수많은 파벌'을 의미하는데 이들의 등장으로 오늘날 우리가 '중국적'이라고 하는 중국 문화와 사상의 기본골격이 완성되게 된다.

당시 학문의 관심은 治國과 治民의 효과적인 방법에 치중되어 있어, 인간의 존재와 우주의 실체에 관한 철학적인 물음보다는 정치적, 사회적 존재로서의 인간이 주된 탐구대상이었다.

諸子百家가 출현하게 된 배경은 첫째, 학문과 지식이 일반 서민에게까지 확대되면서 지식을 이용해 신분을 상승시키려는 강력한 사회적 욕구가 일반서민의 문화창조의 의지로 나타나게 되었다.

둘째, 당시에 학자를 우대했던 분위기를 들 수 있다. 각국 간의 경쟁은 자연히 부국강병을 추진하게 하였고, 이에 따라 능력 있는 학자[士人]를 우대하는 풍조가 팽배하게 되었다. 이에 학자들은 經世齊家의 뜻을 품고 각국을 돌아다니며 군주로부터 우대를 받아 하루아침에 재상으로 발탁되기도 하였다.

셋째, 각 국의 분립이라는 형세가 사상의 다양화에 크게 기여하였다. 정치적으로 통일된 시대에는 강력한 국가권력이 사상과 학문을 통제하기 때문에 다양한 사상이 발달하기 어렵다. 그러나 각 국이 분립된 춘추전국시대에는 각파의 학설이 그대로 용인되었을 뿐 아니라 사실상 하나로 통일하는 것은 불가능한 상황이었다. 그리하여 당시의 정치적 혼란이 오히려 사상의 자유를 누리며 자신의 사상을 자유로이 발표할 수 있는 사회적 분위기를 마련하여 여러 사상이 나타나게 되었다.

諸子百家는 漢代 이래 전통적으로 儒家, 墨家, 法家, 道家, 名家, 兵家, 縱橫家, 雜家 등으로 분류된다. 이중 학파로서 성공한 것은 儒家, 墨家, 法家, 道家이다.

2 의학발전의 개요

노예사회시기에 생산이 발전하고 과학문화가 진보하면서 의약지식에 대한 경험이 축적되었다. 그 대표적인 것을 들어보면, 먼저 질병들에 대한 인식이 풍부해져 질병이 일어나는 것이 외부 기운에 의한 것이라는 '六氣致病說'이 대두되었다. 이는 이전까지 귀신의 조화 등으로 질병에 걸린다는 미신적인 생각에서 탈피한 것이다. 둘째, 약재에 대한 지식이 쌓이면서 사용할 수 있는 약재가 증가했고, 약재의 작용에 대한 인식이 풍부해졌다. 또한 술로 빚거나 새로이 만든 탕액까지도 있었으니, 질병을 치료한다는 면에서나 약물학에서도 대단히 발전된 것이었다. 셋째, 초보적인 의학이론의 발전이 있었다. 예를 들면 氣, 陰陽, 五行, 天人相應 등과 같은 철학사상이 의학이론에 접목됨으로써 의학이 이론적으로 발달하는 초보단계에 접어들었다. 넷째, 사회생활과 문화생활이 개선됨으로써 예방의학에 대한 개념이 생겨났다. 이미 발생한 질병을 치료하는 것에서 한 걸음 나아가 질병을 미리 예방하여 건강을 유지한다는 생각을 하게 되었다. 다섯째, 의약위생에 대한 인식이 높아지고 사회가 발달함에 따라 국가에서 관리하는 의료제도가 정비되기 시작하였으며, 민간에서는 이미 의업을 전문으로 하는 사람들이 출현하기 시작하였다.

3 갑골문에 반영되어 있는 의학

갑골이란 주로 거북의 배껍질(腹甲)이나 소·양·돼지 등의 어깨뼈나 넓적다리뼈 등을 말한다. 점치는 방법은 석제 또는 금속제의 끌로 뼈에 몇 개의 구멍을 관통되지 않게 뚫은 후 吉日을 택해 단상에 올려놓고 제사를 지낸 다음 骨面을 불로 지지면 뼈의 뒷면에 균열(兆文 혹은 卜兆라 함)이 생기는데, 貞人이 이를 보고 신의 뜻을 판독하게 된다. 이때 貞人은 균열의 수, 형태 및 주변 색깔 등을 참조해 종합적인 판단을 한 후 그 뼈의 주변에 점을 친 날짜와 점을 친 사람의 이름, 점친 내용과 결과 등을 새겨 넣는데 그 글을 가리켜 甲骨文이라 한다. 갑골문자는 1899년 학질의 한방재료로 쓰이던 '龍骨'에서 우연히 발견되었다. 이후 계속 수집, 정리가 진행된 결과 갑골문에 사용된 글자 수 약 4500자 가운데 1700여 자 정도가 해독되었다. 갑골문은 하남성 안양현 소둔천(은허)에서 많이 발굴되었는데 현재 발굴된 17만여 조각을 분석해보면, 내용이 주로 제사, 군사, 수렵, 여행, 길흉, 풍년, 병 등을 점친 것들이다. 그 중 병명이 기록된 것은 323片, 415辭 정도이다. 질병에 대한 명칭만 하더라도 대략 20여 종의 기록이 있으니, 疾을 [illegible] 등으로 표현하였다.

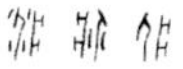

① 병을 앓는 부위에 따른 명명

疾首(머리병) 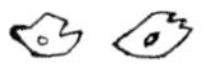
疾目(눈병) 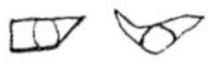
疾耳(귀병) 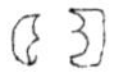
疾自(코병) 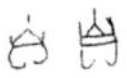
疾口(입병)
疾齒(치아병) 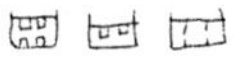
疾舌(혀병) 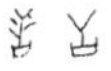
疾胸(가슴병)
疾腹(속병) 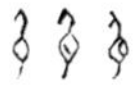
疾手(손병)
疾肘(팔꿈치병)
疾脛(종아리병)
疾止(발병) 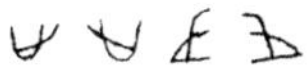
疾骨(뼈병) 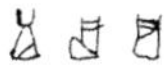
疾子(소아병)
疾育(부인병)

② 질병의 주된 특징에 따른 명명

瘧(학질), 疥(부스럼), 蠱(기생충), 齲(충치).

③ 생리기능 실조에 대한 명명으로 '疾言'이라는 표현이 있다. 이는 인후에 병이 들어서 나타나는 언어장애나 발음곤란을 표현한 말이다. 갑골문에는 '疾言'에 관계된 갑골문이 많이 보이는데, 상왕 무정이 일찍이 이 병을 앓았다고 한다. 또한 질병 증상과 관계되는 표현으로 耳鳴, 下痢, 失眠 등과 관계되는 기록도 있다.

④ 역병과 관련된 기록으로 疾年, 雨疾, 降疾 등의 표현들이 있는데, 주목할 만한 것은 유행병에 대한 최초의 기록이라고 할 수 있다.

⑤ 또한 갑골문자 가운데 [illegible] 字가 있는데, 이는 心臟의 모양을 본떠서 만든 글자이다. 이것으로 볼 때 이미 商代에 인체해부를 하였고, 심장의 형상을 관찰하기가 어렵지 않았음을 알 수 있으니, 이는 장부의 모양에 대한 최초의 인식이라고 할 수 있다.

⑥ 이 외에도 도구를 이용하여 형벌을 가한 내용이 나오는데, 이 또한 의학과 밀접한 관련이 있다. 즉 형벌을 가한 후 휴유증을 치료하는 어떤 의료체계가 있었음을 알 수 있는 내용이다. 예를 들면 [illegible]는 생식기를 잘랐음을 나타내는 글자이며, [illegible]는 발에 족쇄를 채웠음을 나타내는 글자이다. 이런 가혹한 형별이 존재했다는 것은 또 한편으로 약재를 이용한 止血이나 止痛, 상처를 빨리 아물게 하는 쪽으로의 연구가 있었음을 알 수 있다.

⑦ 약재를 이용하여 질병을 치료한 기록도 있다. 예를 들면 물고기를 이용하여 어혈을 없애는 방법이라던가 대추를 써서 학질을 치료하는 방법에 대한 기록 등이 그것이다.

⑧ 또한 '小病臣'이라는 의학에 관련된 관직이 보이는데, 이는 의약업무를 전문적으로 담당한 관직이 있었음을 알 수 있다.

4 초기 의학관련 기록

4.1 질병의 인식과 병명

西周 이래 의료경험이 누적되면서 질병에 대한 관찰을 세밀하게 하였으며, 그 결과 질병에 대한 인식이 매우 높아졌다. 『詩經』『尙書』『周易』 등과 같은 서적에 이미 熱病, 昏迷, 浮腫, 順產, 逆產, 不姙 등에 대한 기록이 나온다. 『周禮』『詩經』 등에서는 寄生蟲病과 沙蜮病에 대한 기록이 있으니, 예를 들면, 『周禮 · 秋官』에는 "庶氏掌除毒蠱"라 하였으며, 『詩經 · 巧言六章』에는 "爲鬼爲蜮, 則不可得"이라는 말이 나온다. 통계에 의하면 『詩經』에 나오는 병명만 하더라도 대략 40여 종이나 되고, 浮腫이나 狂噎 등에 대한 질병의 증후를 묘사해 놓은 내용도 보인다.

『山海經』에는 더욱 발전하여 질병의 특징에 따라 고정된 병명까지도 열거하고 있다. 대략 38여 종의 질병을 분석해 볼 때, 고정된 병명으로 부르는 것으로는 瘕, 癭, 痔, 癰, 疽, 痹, 風, 瘧, 狂, 暍痸, 瘻, 痺, 疣, 蠱, 癘, 惑, 厥, 眯, 眴目, 疫疾 등이 있다. 그 중 전염병에 해당하는 질병으로는 癘, 疫, 蠱, 瘧, 勞, 風 등이 있으며, 소화기 질환에 해당하는 질병으로는 痺, 瘕 등이 있다. 또한 신경정신과 질환에 해당하는 질병으로는 狂, 痴, 痸 등이 있으며, 심신증에 해당하는 胕에 대한 기록도 있다. 癰疽, 腫, 疥, 痤, 疣, 痔, 瘻, 癬 등과 같이 외과질환에 대한 기록도 있으며, 기타 腹痛, 嗌痛, 心痛, 嘔 등에 대한 대략적인 서술도 찾아볼 수 있다.

같은 시대에 쓰여진 『左傳』에도 몇 가지 병명을 찾아볼 수 있으니, 예를 들면 骨折, 遠視, 佝僂病 등에 대한 내용들이 있으며, 『旬子』에는 駝背, 遠視, 禮記에는 瘖, 聾, 侏儒 등과 관련된 기록이 있다. 이러한 내용들은 甲骨文에 기록되어 있는 것과 비교해 볼 때 疾病에 대한 인식이라던가 질병의 명칭에 있어서 대단한 발전이라고 할 수 있다.

4.2 자연환경과 질병의 관계

天文, 曆法이 발전함에 따라 사람들은 날씨, 절기, 기후 등의 변화가 농사를 짓고 곡식을 거두어들이는 데 영향을 끼친다는 사실을 유심히 관찰하였으며, 사람과 자연환경의 관계에 대하여도 이해하기 시작하였다. 즉 계절과 기후의 변화가 특정한 지역의 자연조건과 인간의 건강과 질병에 영향을 끼친다는 사실을 인식하기 시작하였다.

『周禮 · 天官 · 冢宰下』를 살펴보면 계절에 따라 자주 발생하는 질병에 대한 기록이 있다. "四時에 모두 전염성 질환이 있으니, 봄에는 痟首疾에 잘 걸리고, 여름에는 痒疥疾에 잘 걸리고, 가을에는 瘧寒疾에 잘 걸리고, 겨울에는 漱上氣疾에 잘 걸린다.(四時皆有癘疾, 春時有痟首疾, 夏時有痒疥疾, 秋時有瘧寒疾, 冬時有漱上氣疾)"

『禮記 · 月令』을 살펴보면 이상기후에 의한 유행병이나 전염성 질환에 대한 기록이 있다. "늦봄에 …… 가을의 令이 행해지면 사람들이 疫病을 앓고 …… 초봄에 …… 여름의 令이 행해지면 사람들이 疫病을 많이 앓으며 …… 한여름에 …… 가을의 令이 행해지면 …… 사람들이 疫病으로 일찍 죽는다.(孟春 …… 行秋令, 則其民大疫 …… 季春 …… 行夏令, 則民多疾疫 …… 仲夏之月 …… 行秋令 …… 民殃於疫)"

『呂氏春秋 · 盡數』를 살펴보면 풍토병에 대한 기록이 있다. "輕水가 나는 곳에는 사람들이 대머리와 벙어리들이 많고, 重水가 나는 곳에는 절뚝거리는 사람들이 많고, 甘水가 나는 곳에는 잘생긴 사람들이 많고, 辛水가 나는 곳에는 뾰루지가 난 사람들이 많고, 苦水가 나는 곳에는 곱사등이가 많다.(輕水所 多禿與癭人, 重水所 多尰與躄人, 甘水所 多好與美人, 辛水所 多疽與痤人, 苦水所 多尫與傴人)"

4.3 病因病機學說의 형성

『左傳 · 昭公元年』에 보면 周景王 4年(기원전 541년)에 秦나라의 의사 醫和가 晋侯의 질병을 진찰하면서 나눈 대화내용을 실어놓았다. "晋나라 제후가 秦나라에 의사를 수소문하였다. 이에 秦伯이 醫和로 하여금 가서 보게 하였는데 醫和가 가서 보고 말하기를, '이 병은 어찌할 수 없습니다. 이 병은 자주 여자를 가까이 해서 생긴 것이라고 해서 『주역』에 나오는 蠱卦와 같은 모습을 띤 질병입니다.' …… 하늘에는 六氣가 있어 내려와 五味를 낳고 발하여 五色 · 五音이 되는데, 침범되면 여섯 가지 질병이 생깁니다. 육기는 陰, 陽, 風, 雨, 晦, 明입니다. 나뉘어 四時가 되고 차례대로 하면 五節이 되는데 지나치면 재앙이 됩니다. 陰氣가 침범하면 寒疾이고, 陽氣가 침범하면

熱疾이고, 風氣가 침범하면 末疾이고, 雨氣가 침범하면 腹疾이고, 晦氣가 침범하면 惑疾이고, 明氣가 침범하면 心疾입니다. 여자는 陽에 속하는 존재이고 또 晦時를 만나 교접을 하였으니, 陽氣와 晦氣가 한꺼번에 쳐들어오면 안에 열이 생기고 미혹되는 병이 생깁니다. 지금 군께서 절도가 없고 때를 가리지 않으니 이러한 병이 생기지 않겠습니까? …… 조맹이 '도대체 蠱라는 것이 무엇인가?' 하고 물었다. 이에 醫和가 대답하기를 '음란함에 빠져 미혹되어 어지러워져서 생기는 질병으로 …… 『周易』에서 여자가 남자를 홀리는 것과 바람이 산을 무너뜨리는 것이 蠱卦의 의미라고 하였는데, 이 병과 같은 것입니다(晋侯求醫于秦, 秦伯使醫和視之. 曰疾不可爲也. 是謂近女室, 疾如蠱 …… 天有六氣, 降生五味, 發爲五色, 徵爲五音, 淫生六疾. 六氣曰陰陽風雨晦明也. 分爲四時, 序爲五節, 過則爲災; 陰淫寒疾, 陽淫熱疾, 風淫末疾, 雨淫腹疾, 晦淫惑疾, 明淫心疾. 女陽物而晦時, 淫則生內熱蠱惑之疾. 今君不節不時, 能無得此乎 …… 趙孟曰何謂蠱, 對曰淫溺惑亂之所生也. …… 在周易女惑男, 風落山, 謂之蠱, 皆同物也)"라고 하는 내용이 나오는데, 여기에서 몇 가지 의학과 관련된 특기할 만한 사항들이 있다.

① 四時, 五節, 六氣 등과 같은 계절이나 기후의 변화가 주요한 病因이라는 인식이 이미 형성되어 있으며, 이것은 곧 '귀신원인설'이라는 종래의 주장이 이미 흔들리고 있다는 증거이다.

② "陰淫寒疾, 陽淫熱疾"이라는 내용은 후세의 "陽盛則熱, 陰盛則寒"의 논리에 이어졌고, "風淫末疾, 雨淫腹疾"은 후세에 風病은 四肢痛을 유발하고 濕病은 복통설사를 유발한다는 이론의 바탕이 되었다.

③ 五味, 五色, 五聲 등과 관련된 개념들은 후세 진단학과 본초학이 발전하는데 영향을 주었다.

이 외에 『周禮』에도 또한 사시 기후변화와 질병발생의 관계에 대한 기록이 나오는데, 덧붙여 사람의 정서변화와 건강의 관계를 언급하면서 정서의 변화가 지나치면 건강을 해쳐 질병을 일으킨다는 기록이 있다.

4.4 예방의학사상

질병에 대한 인식이 풍부해지면서, 한편으로는 기후변화에 적응하거나 자신의 심신을 잘 수양함으로써 질병을 예방한다는 예방의학사상이 싹트기 시작하였다.

① 『周禮・天官』과 『左傳・昭公四年』에 "藏冰", "變火"에 대한 기록이 있는데, 이는 大自然의 氣候를 바꿀 수 없는 상황이라면, 사람이 처한 주변상황을 바꾸어서 겨울에 寒邪에 상하거나 여름에 暑邪에 맞아 질병에 걸리는 것을 막아보고자 한 내용이 나온다. 예를 들면, 추운 날씨에 불을 피워서 따뜻함을 취하고, 더운 여름날 얼음을 얼려 더위를 식히는 등의 방법을 설명하고 있다.

② 『莊子・刻意』에 보면 "숨을 내쉬고 들이쉬는 호흡을 해주어 묵은 것을 내뱉고, 새로운 것을 받아들이며, 곰과 같이 목을 돌려주고, 새와 같이 팔을 펴주면 수명을 다할 수 있다(吹呴呼吸, 吐故納新, 熊經鳥伸, 爲壽而已矣)"는 기록이 있다. 즉 호흡을 조절하고 동물의 동작을 모방하여 신체를 단련함으로써 건강을 회복하고 장수를 누릴 수 있음을 설명하였다.

5 질병의 진단과 치료

5.1 진단술

춘추전국시대에 이미 진단의 필요성과 방법에 대한 초보적인 지식이 형성되었다.

① 『墨子・兼愛 上篇』을 살펴보면 질병을 다스리기 위해서는 먼저 어디에서부터 병이 생겼는지를 알아야 한다는 내용이 있다. "聖人께서 天下를 다스리시는 것에 전념하시니, 마치 醫師가 사람의 疾病을 다스리는 것과 같다. 그러나 반드시 疾病이 어디에서부터 일어나는지를 알아야 능히 다스릴 수 있으니, 疾病이 어디에서부터 일어

나는지를 알지 못하면 질병을 다스릴 수가 없다.(聖人以治天下爲所事也. 如醫之攻人之疾者, 然必知疾之所自起焉能攻之. 不知疾之所自起, 則弗能攻)"

② 『周禮・天官・疾醫』에서는 좀더 자세히 환자를 살피는 방법에 대해 서술하고 있다. "환자의 五氣, 五聲, 五色을 살펴서 죽고 사는 때를 알아낸다. 재삼 九竅와 九藏의 變動을 살펴서 죽고 사는 때를 알아낸다(以五氣, 五聲, 五色視其死生. 兩之以九竅之變, 參之以九藏之動)"고 하였다.

5.2 치료방법

질병을 진단하는 방법에서뿐만 아니라 치료방면에서도 상당한 발전이 이루어졌다. 음식이나 약재, 酒劑를 통해 질병을 치료하기도 하였으며, 鍼이나 뜸을 이용하는 방법이 이미 널리 사용되었다.

① 『周禮・天官』을 살펴보면, "무릇 종기를 다스리는 것은 五毒으로써 치고, 五氣로써 기르고, 五藥으로써 다스리고, 五味로써 調節한다. 무릇 藥은 酸味로써 骨을 기르고, 辛味로써 筋을 기르고, 鹹味로써 脈을 기르고, 甘味로써 肉을 기르고, 滑味로써 九竅를 기른다.(凡療瘍, 以五毒攻之, 以五氣養之, 以五藥療之, 以五味節之. 凡藥, 以酸養骨, 以辛養筋, 以鹹養脈, 以甘養肉, 以滑養竅)" 이런 내용만 보더라도 이미 당시에 각종 음식물에 대한 五味를 감별하였으며, 오미를 이용하여 질병을 치료하였음을 알 수 있다.

이 외에도 甲骨文에 "鬱其酒"와 관련된 내용이 있으며, 周禮에 消毒을 통해 腐蝕을 방지하는 "浴尸"라는 내용이 있으며, 『史記・扁鵲倉公列傳』에 "在腸胃, 酒醪之所及"이라는 등의 기록이 있는 것으로 보아, 당시에 이미 술이 질병을 치료하거나 보건위생에 상당히 광범위하게 사용되었음을 알 수 있다.

② 『黃帝內經』을 비롯한 여러 서적을 통해 이미 당시에 침과 뜸을 사용하여 질병을 치료하였음을 알 수 있다. 갑골문 가운데 이미 砭石을 써서 질병을 치료하고, 안마를 통해 腹疾을 다스리고, 뜸을 떠서 질병을 치료하고 통증을 가라앉히고 뼈를 다시

이어지게 하였다는 내용이 있다. 『左傳·襄公二十年』을 보면 "맛 좋은 것이 악석만 못하다(美疢不如惡石)"는 기록이 있는데, 이 문장의 의미는 맛좋은 음식이 도리어 병을 일으키고, 藥石은 맛은 쓰지만 오히려 병을 낫게 한다는 것이다. 東漢의 服虔은 이에 대해 "석은 폄석을 말한다(石, 砭石也)"고 주석을 붙였다.

③ 『山海經·東山經』에 "고씨의 산은 위쪽은 옥이 많고, 그 아래쪽은 잠석이 많다(高氏之山, 其上多玉, 其下多箴石)"는 기록이 있는데, 여기에서 잠석은 침을 말한다. 晋나라의 郭璞은 이에 대해 "잠석은 돌침을 만들어 옹종을 다스릴 수 있다(箴石, 可以爲砥鍼, 治癰腫)"고 하였다. 청나라의 郝懿行의 『山海經箋疏』에서는 "지는 당연히 폄자의 오기이다. 『남사·왕승유전』의 주석에서 '可以爲砭鍼'이라 한 것이 이것이다(砥當爲砭字之誤, 南史王僧儒傳引注, 作可以爲砭鍼是也)"라고 하였는데, 왕승유는 "옛날 사람들은 당연히 돌로 침을 만들었지 반드시 철을 쓴 것은 아니었다(古人當以石爲鍼, 必不用鐵)"라고 말하고 있다.

④ 『素問·異法方宜論』에는 "동방의 지역은 …… 그 병은 모두 옹양으로 그 치료는 폄석으로 하였다(東方之域 …… 其病皆爲癰瘍, 其治宜砭石)"는 기록이 있는데, 여기에서 폄석은 침을 말한다. 왕빙은 "폄석은 돌로 침을 만든 것이다(砭石, 謂以石爲鍼也)"라고 주석을 붙였다. 이 외에도 『素問·病能論』에서 "무릇 기가 융성하여 피가 뭉쳐 있으면 마땅히 돌침으로 빼내야 한다(夫氣盛血聚者, 宜石而瀉之)", 『素問·血氣形志』에서 "병이 기육에 생기면 침석으로 치료한다(病生於肉, 治之以鍼石)"는 기록도 있다.

⑤ 『韓非子·六反』에는 "뾰루지를 짜내는 일은 고통스럽고, 약을 먹을 때는 입이 쓰다(夫彈痤, 飮藥者苦)"는 기록이 있고, 『韓非子·外儲說』에는 "큰 종기가 생겨서 아픈 것은 만일 석침으로 깊이 찔러 치료하지 않는다면 초조함에 견딜 수 없을 것이다(夫痤疽之痛也, 非刺骨髓, 則煩心不可支也)"는 기록이 있으니, 여기에서 뾰루지를 짜내는 것이나 종기를 치료하는 수단은 『한비자』의 전후문장을 살펴보면 돌침을 말하고 있는 것을 알 수 있다.

⑥『靈樞・玉版』에도 "그러므로 그 이미 고름피가 잡힌 경우에는 오직 폄석이나 피침, 봉침으로 다스릴 것이다(故其已成膿血者, 其惟砭石鈹鋒之所取也)"는 내용이 나온다.

⑦『說文解字』에는 "폄은 돌침으로 병소를 찌르는 것이다(砭, 以石刺病也)"는 내용이 있으며,『曲禮・內側』에는 "옛날에는 돌로 침을 만들어 병에 시술하였다(古者以石爲鍼, 所以刺病)"는 내용이 나온다.

⑧『淮南子・說山訓』에는 "의사가 침석을 이용하였다(醫之用鍼石)"는 기록이 있으며,『說苑』에는 "병이 기부에 있는 것은 침석이 미칠 바이다(病在肌膚, 鍼石之所及也)"는 기록이 있다.

⑨『素問・寶命全形論』에는 "넷째는 砭石의 크고 작은 것을 만드는 것이다(四曰制砭石小大)"라고 하였으며, 왕빙은 이에 대하여 "옛날 사람들은 폄석을 침으로 하였으므로 구침을 들지 않고 오로지 폄석만을 말하였다(古者以砭石爲鍼, 故不擧九鍼, 但言砭石爾)"고 주석을 붙였다. 또 全元起는 "폄석은 옛날에 외과적 치료에 사용한 방법으로써 이름이 세 가지가 있다. 첫째는 鍼石이고, 둘째는 砭石이고, 셋째는 鑱石이라고 하는데 사실은 하나이다(砭石者, 是古外治之法, 有三名, 一鍼石, 二砭石, 三鑱石, 其實一也)"라고 말하였다.

은허에서 발굴된 유물을 통해서 이미 당시에 청동기로 만들어진 도구를 사용하였으며, 도구를 사용하는 기술과 종류는 철기도구를 만들어 사용하면서 더욱 발전하였고, 의료에서도 砭石에서 철제침구를 만들어 사용하는 변화가 일어났다.

5.3 초기 본초학의 형성

5.3.1 본초학에 관한 초기인식

사람들의 오랜 생산활동과 의료에 대한 지식이 풍부해지면서 점차로 본초에 대한 지식도 풍성해졌다. 이러한 본초지식은, 처음에는 구전을 통해 전수되었지만 문자를 사용하면서부터는 더욱 그 응용범위가 넓어져서, 약재의 채취시기, 산지, 모양 및 쓰임

등을 기록으로 남기기 시작하였다. 1973년 河北省 藁城縣 台西村에 있는 商代유적지에서 30여 종의 식물종자가 발견되었는데, 그 중에 桃仁과 郁李仁이 발견되었다. 桃仁은 껍질이 벗겨진 상태에서 비교적 완전한 형태로 남아있는데, 당시에 식용보다는 질병치료용으로 더 많이 사용되었음이 밝혀졌다.

『周禮·天官』에는 "五味, 五穀, 五藥으로써 환자를 調養한다(以五味, 五穀, 五藥養其病)"는 기록이 있고, "무릇 종기를 다스릴 때에는 …… 五藥으로써 다스리고, 五味로써 調節한다(凡療瘍 …… 以五藥療之, 以五味節之)"는 기록이 있는데, 漢代 鄭玄이 注를 달기를, "五藥은 풀, 나무, 곤충, 돌가루, 곡식 다섯 가지를 말한다"고 하였으니, 약재를 분류하는 초보적인 단계였음을 알 수 있다. 본초지식에 대한 내용이 풍부해지면서 어떤 약재에 대해서는 부작용이 있다는 것도 인식하였으며, 심지어는 약재의 유독성분을 이용하여 사람을 해치는 데 사용하기도 하였다. 이러한 지식이 쌓이면서 점점 약재의 취사선택, 채집, 약재를 저장하는 시기, 약재의 효능 등을 중요하게 여겼다.

5.3.2 고대문헌에서의 본초와 방제에 관한 기록

① 阜陽漢簡『萬物』

『萬物』은 출토된 문헌으로 70여 종의 약재가 실려있다. 내용이 간략하며 소박하다.

玉石部 理石, 黃土, 圈土, 鹽, 鼠壤 등

草部 石韋, 石番, 貝母, 烏喙, 半夏, 葵, 艾葉, 細辛, 薑葉, 蘭, 芒硝 등

木部 茱萸, 蜀椒, 芫根 등

獸部 犀, 牛膽, 羊, 久膏 등

禽部 宿烏, 燕矢 등

蟲魚部 魚, 牡蠣, 密, 螻, 蜘蛛 등

果部 매실, 杏核 등

米穀部 糟, 黍, 菽 등

菜部 瓜實, 藍 등

기타 약재 莫盜, 鼠亨, 羊頭, 大發 등

② 마왕퇴백서『五十二病方』

마왕퇴에서 출토된 문헌중의 하나인『五十二病方』은 임상치료를 기록한 책으로 새로운 약재들이 많이 등장한다. 문헌의 기록이 분명하지 않고 현재 약재로 쓰이지 않는 것들이 많이 포함되어 있기 때문에 명확하지는 않지만 백서를 정리한 사람들의 보고에 의하면 247종의 약재가 실려있다고 한다. 식물약이 위주이고 동물약, 광물약 순으로 실려있다. 현재 약재로 분류하기 어려운 것들이 다수 사용되었다.

石類 硝石, 恒石, 澡石 등 21종

草類 甘草, 黃芩, 牛膝, 芍藥 蒺藜 등 51종

菜類 薑, 葱, 芥 등 10종

木類 菌桂, 辛夷, 蜀椒, 茱萸, 厚朴 등 29종

果類 隱夫木, 棠根 등 5종

人部 人友, 小童溺, 頭脂, 乳汁 등 9종

獸類 羊肉, 羊矢, 犬膽 등 23종

魚類 鮒魚, 鯈魚 등 3종

蟲類 蠶卵, 蜂卵 등 16종

기타 物品類, 分類外 藥材 등 50여 종

③『山海經』

『山海經』의 저작시기는 불분명하지만, 특정시기 특정한 사람에 의한 책이 아니라고 보고 있다. 이 책은 주로 춘추전국시대의 사상을 반영하고 있으며 춘추전국시기의 가장 뛰어난 책으로 여겨진다.『山海經』은 약재의 자생지역과 생산시기에 대해 설명하고 있으며 동물, 식물, 광물약을 포함해 100여 종이 있다. 이 100여 종의 약재에 대한 설명에는 다소 신화적 색채가 있기도 하지만 합리적인 내용도 많으며 당시 약재지식을 광범위하게 표현하고 있다.

『산해경』에는 먹으면 힘이 나는 것, 머리를 좋게 해주는 것, 아이를 낳게 해주는 것, 아름다워지고 미인의 얼굴을 갖게 하는 것, 역병에 걸리지 않는 것, 역병을 치료하는 것, 중독증상을 치료하는 것, 사람을 죽일 수 있는 것, 벌레를 죽일 수 있는 것, 소나 말의 병을 치료하는 것 등 다양한 작용을 가진 약재들의 명칭과 그 효과가 기술되어 있다. 대략 그 효능을 나누어 보면 補養藥, 生育藥, 避孕藥, 美容藥, 豫防藥, 毒藥, 解毒藥, 殺蟲藥, 興奮藥, 獸用藥 등이다.

『山海經』에 기록된 약재는 대개가 한 가지 약재가 한 가지 병을 치료하는 방식이다. 아니면 하나의 약재가 비슷한 병을 치료하거나 비슷한 약이 같은 병을 치료하기도 한다. 눈 질병을 치료하는 7종의 약재, 풍병을 치료하는 약재 6종, 피부병에 사용하는 약재 5종, 심장병을 치료하는 약재 5종, 신경쇠약을 다루는 약재 5종, 치질이나 부스럼에 쓰는 약재 4종이 있다.

④『詩經』

詩經은 西周時代에 지어진 책으로 알려져 있다. 그 가운데는 商代 사료에 대한 내용도 많이 기록되어 있다. 동식물에 관련된 기록이 매우 많은데 그중 약재와 관련된 기록만 해도 대략 50여 종에 달한다. 어떤 약재에 대해서는 산지와 식용효과에 대해서도 간략하게 서술하였다.『詩經』에는 어떤 식물이 명확하게 어떤 질병을 치료한다는 내용이 보이지 않지만, 대다수가 후대 질병치료용으로 사용되고 있기 때문에 당시에도 질병 치료에 쓰였을 것이라는 추측을 할 수 있다.

⑤『管子』

춘추전국시대 제나라 재상인 관중이 편찬한 책이라고 전해지지만, 실제로는 여러 시대 여러 사람에 의해 저술된 것으로 관중의 이름을 가탁한 것이다. 서한시대 말에 劉向이 86편으로 정리하였고 후대에 전해져오다 10편이 소실되어 지금은 76편이 존재한다. 그 내용은 경제, 정치, 군사, 철학, 자연과학 등 각종 영역에 달한다.

『관자』의 「地員」에서는 토양과 식물 관계를 다루었는데, 토양의 성질이나 지세가 다르면 생장하는 식물이나 작물에 차이가 생김을 언급했고, 조그마한 땅에서 생장한 식물에도 그 생장에는 수준 차가 있음을 12가지 식물을 예로 들었다. 또 토양의 성질과 작물의 생산시기에 대하여서도 적지 않은 약재를 다루었는데, 지세의 높고 낮음과 조습과 토질의 비옥도가 다르기 때문에 생장하는 식물 역시 각각 다르다고 보았다.

⑥『離騷』

『離騷』은 전국시대 초나라 사람 굴원(기원전 340~278)의 대표저작이다. 방향성 있는 풀[香草]이나 누린내 나는 풀[蕕草]에 대한 기록이 있다. 송나라 사람 吳杰曾이 편찬한 『離騷草木疏』의 통계에 따르면 『離騷』에는 초목 55종, 방향성 있는 초목이 44종, 별도로 11종의 蕕草가 기재되어 있다. 방향성 있는 초목으로는 芝蘭, 蕙, 두충, 女蘿[토사자] 등이 실려있으며, 누린내 나는 풀로는 艾, 葛, 茅 등과 같은 약재 등이 있다.

⑦『呂氏春秋』

진나라 재상 여불위가 문객으로 하여금 견문을 쓰게 하고 여러 학설과 설화를 모은 일종의 백과사전으로 진왕정 8년(기원전 239년)에 편찬되었다. 이 책에 수록된 의약에 관한 내용으로는「本生」「重己」「貴生」「情欲」「盡類」「達郁」등의 편에 양생보건과 의약에 관련된 내용이 있다. 그 중「盡類」는 음식의 오미와 건강의 관계에 대해 설명하고 있으며「任志」「辨土」「審時」등을 농업에 관련된 내용인데 약재의 재배와 수집에 대해 기록되어 있다.

⑧『禮記』

『禮記·月令』에서 춘하추동 사계절 각 월별로 천문, 기상특징, 제왕의 제사, 군사 등과 함께 농사와 생산에 관한 구체적인 내용까지 담고 있다. 그중 孟夏之月에 "聚蓄百藥"한다는 등, 약재의 채집과 생장에 관한 설명이 있다. 鹿角, 蟬蛻, 半夏 등의 약재에 관해 수록되어 있다.

⑨『爾雅』

『爾雅』는 현존하는 가장 오래된 훈고학서로 漢代의 훈고학 형성과 문자학의 발달에 모태가 된 중요 자료이다. 또한 훈고학서로 고전을 이해하고 고대의 언어와 문화를 연구하는 데 필요한 책이다. 이 책의「釋草」「釋木」「釋蟲」「釋魚」「釋鳥」「釋獸」「釋畜」등 7편은 많은 양의 식물과 동물에 대해 기록되어 있다. 그중 약용 동식물이 상당수 차지한다.

5.4 탕액의 운용과 술의 의학적 응용

5.4.1 탕액에 관한 기록

개개의 약재를 섞어서 처방을 만들어 사용한 방제의 기록에 대하여는, 周나라 시대 伊尹이라는 재상이 지은 『湯液經』을 들 수 있는데, 『鍼灸甲乙經 · 序』에는 "伊尹이 聖人에 버금가는 재주를 가지고 神農本草經을 이용해서 『湯液經』을 지었다. …… 張仲景이 伊尹의 『湯液經』을 넓혀서 數十卷을 만들었는데, 사용하여 보니 효과가 좋았다고 하였다(伊尹以亞聖之才, 撰用神農本草以爲湯液. …… 仲景論廣伊尹湯液爲數十卷, 用之多驗 『鍼灸甲乙經 · 序』)"는 기록이 있어, 이미 주대에 처방을 응용하는 방법이 개발되었음을 보여주고 있다.

5.4.2 술의 의학적 운용

술이 발명되어 병의 치료에 쓰이게 된 것은 의학사에서 매우 중요한 사건이다. 술은 가장 오래된 흥분제이면서 동시에 마취제이다. 한의학적으로 술은 血脈을 通暢시키고, 脾氣를 기르며, 腸胃를 두터이 하고, 皮膚를 윤택하게 하며, 寒氣를 내쫓는 등의 효과를 가지고 있으며, 藥劑를 만들 때에 보료로서도 중요하게 사용된다.

夏나라 우왕 때 술[酒]이 발명되었다고 전하는데 『神農本草經』에 기록되어 있지는 않다. 『黃帝內經』에는 "湯液醪醴"를 언급하면서 "邪氣가 때때로 이르렀을 때, 복용하면 모두 낫게 된다(邪氣時至服之萬全)"고 하였다. 또 "疾病이 腸胃에 있으면 술이 다다를 수 있다(疾在腸胃, 酒醴之所及)"고 하여 병을 치료하는데 술의 힘을 빌려 약재로서 효과를 나타내게 하였다.

한편, 의학의 '醫'자에서도 의학과 술과의 관계를 찾아 볼 수 있다. 醫는 漢代 許愼의 『說文解字』에서 "醫는 병을 치료하는 일이다. '酉'字를 좇아 만들어졌다(醫, 治病工也 …… 從酉)", "殹는 병앓는 소리이다. 술이 병을 치료하는 바 된다.(殹, 病聲, 酒所以治病也)" 또 말하기를 "酉는 팔월에 기장이 익으면 술을 담그는 것이다.(酉 八月黍成可以酢酒)"라고 하였다. 酉는 술을 담그는 용기를 표시한 상형 문자이다. 殹는 병이 들어 나는 소리이다. 이 두 가지 글자가 합쳐져 병을 치료하는 醫의 모습이 되었다.

이러한 여러 정황들은 고대 의학에서 술을 사용하였으며, 이를 통해 의학의 큰 진보가 이루어졌음을 알 수 있다. 이 때문에 세상에는 "술은 모든 약 가운데 으뜸이다(酒爲百藥之長)"라는 말이 생겨나게 되었다.

6 의학의 전문화와 周代의 의사제도

사회가 발달하면서 의료에 대해서도 전문화와 분업화가 나타났는데, 醫和나 醫緩과 같은 유명한 專業醫가 출현하였다. 醫療는 더욱 전문화되고, 巫術이나 迷信은 날로 쇠퇴하면서 서로 독자적인 길을 걷기 시작하였다. 춘추시대 이래로 醫와 巫는 점점 더 分業化되어 醫官과 巫官이 각기 맡은 바 임무가 있었으며, 醫官은 전문적으로 醫療를 담당하기 시작하였다.

『周禮』를 보면 巫와 祝과 관련된 관직들을 "春官大宗伯"이라고 하였고, 職官 중에 의학과 관련된 관직들을 "天官冢宰"의 관할에 두어 각각의 업무를 관장하도록 하였다. 周代의 의술은 殷商代에 비하면 현저하게 발전하여서, 문화와 학술은 모두 왕에게로 집중되었고, 의정제도 또한 엄격하게 확립되었다. 『周禮・天官冢宰』에 나와 있는 기록을 살펴보면 "醫師는 上士 二人, 下士 四人, 府 二人, 史 二人, 徒 二十人이며, 食醫는 中士 二人이며, 疾醫는 中士 八人이며, 瘍醫는 中士 八人이며, 獸醫는 下士 四人이다(醫師, 上士二人, 下士四人, 府二人, 史二人, 徒二十人. 食醫, 中士二人. 疾醫, 中士八人. 瘍醫, 中士八人. 獸醫, 下士四人)"고 하여, 이미 醫師, 食醫, 疾醫, 瘍醫, 獸醫 등의 구분이 있었으며, 직책에 따라 하는 일이 구분되어 있었다.

醫療에 관계된 모든 일을 관장하였으며, 毒藥을 관장하여 醫療에 종사하는 사람들에게 나누어주었다. 무릇 나라에 疾病이 있거나 부스럼이 있는 자가 생기면 醫師가 나누어 다스리게 하였다. 일년을 마치면 의료인들의 醫事를 살펴서 俸祿에 차등을 두었으니, 열 명의 환자 중에 열 명을 모두 고친 사람은 최상의 의사가 되었으며, 열에 아홉을 고친 사람이 그 다음이며, 열에 여덟을 고친 사람이 그 다음이며, 열에 일곱을 고친 사람이 그 다음이며, 열에 여섯을 고친 사람이 가장 아래가 되었다.

醫師, 掌醫之政令, 聚毒藥以共醫事. 凡邦之有疾病者有疕瘍者造焉, 則使醫分而治之. 歲終, 則稽其醫事以制其食, 十全爲上, 十失一次之, 十失二次之, 十失三次之, 十失四爲下

食醫는 임금의 六食, 六飮, 六膳, 百羞, 百醬, 八珍이 제대로 맞는지를 관장하였다. 무릇 穀食은 봄에 맞게 하였으며, 국은 여름에 맞게 하였으며, 醬은 가을에 맞게 하였으며, 飮水는 겨울에 맞게 하였다. 또한 봄에는 酸味를 많이 하고, 여름에는 苦味를 많이 하고, 가을에는 辛味를 많이 하고, 겨울에는 鹹味를 많이 하면서, 전체적으로는 윤택하고 달콤하게 하였다. 무릇 반찬과 곡식의 조화는 쇠고기와 찰벼, 양고기와 기장(黍), 돼지고기와 메기장, 개고기와 기장(粱), 거위고기와 보리, 물고기와 줄나물로 맞추었다. 諸侯들의 飮食도 항상 이와 같은 방법을 따랐다.

食醫, 掌和王之六食, 六飮, 六膳, 百羞, 百醬, 八珍之齊. 凡食齊視春時, 羹齊視夏時, 醬齊視秋時, 飮齊視冬時. 凡和, 春多酸, 夏多苦, 秋多辛, 冬多鹹, 調以滑甘. 凡會膳食之宜, 牛宜稌, 羊宜黍, 豕宜稷, 犬宜粱, 雁宜麥, 魚宜苽. 凡君子之食, 恒放焉

疾醫는 백성들의 疾病을 관장하여 다스렸다. 四時에 모두 癘疾이 있어서, 봄에는 痟首疾, 여름에는 痒疥疾, 가을에는 瘧寒疾, 겨울에는 咳嗽와 上氣疾患이 유행하였는데, 五味, 五穀, 五藥으로써 환자의 건강을 기르고, 五氣, 五聲, 五色을 살펴 환자의 死生을 보았다. 재삼 九竅와 九藏의 變動을 살핌으로써 환자의 사생을 살폈다. 무릇 백성들 가운데 질병을 앓는 자가 있으면 나누어 치료하고, 만약 환자가 죽으면 각각 그 사망한 원인을 적어서 醫師에게 제출하였다.

疾醫, 掌養萬民之疾病. 四時皆有癘疾, 春時有痟首疾, 夏時有痒疥疾, 秋時有瘧寒疾, 冬時有嗽, 上氣疾. 以五味, 五穀, 五藥養其病. 以五氣, 五聲, 五色視其死生. 兩之以九竅之變, 參之以九藏之動. 凡民之有疾病者, 分而治之, 死終, 則各書其所以而入於醫師

瘍醫는 腫瘍, 潰瘍, 金瘍, 折瘍 등의 부스럼을 짜고 째는 것을 관장하였다. 무릇 부스럼을 다스림에는 五毒으로써 치고, 五氣로써 환자의 상태를 기르고, 五藥으로써 질병을 치료하고, 五味로써 조절해준다. 무릇 藥物은 酸味로써 骨을 기르고, 辛味로써 筋을 기르고, 鹹味로써 脈을 기르고, 苦味로써 氣를 기르고, 甘味로써 肌肉을 기르고, 滑味로써 九竅를 기른다. 무릇 종기가 있는 사람은 자신에게 맞은 藥을 복용해야 한다.

瘍醫, 掌腫瘍, 潰瘍, 金瘍, 折瘍之祝藥劀殺之齊. 凡療瘍, 以五毒攻之, 以五氣養之, 以五藥療之, 以五味節之. 凡藥, 以酸養骨, 以辛養筋, 以鹹養脈, 以苦養氣, 以甘養肉, 以滑養竅. 凡有瘍者, 受其藥焉

獸醫는 가축의 질병이나 종기를 다스리는 일을 관장한다. 무릇 가축의 질병을 치료할 때는 물을 대어 흐르게 함으로써 조절하여 氣를 움직이고, 그 發病하는 바를 보아서 길러준다. 무릇 가축의 종기를 치료할 때는 물을 대어 굳은살을 깎아냄으로써 惡毒을 빼내고, 그런 다음에 약을 쓰고 調養을 시키고 飮食을 먹인다. 무릇 가축이 질병이 있거나 종기가 있는 경우에는 치료를 하는데, 죽으면 그 숫자를 헤아려 보고하게 하였다.

獸醫, 掌療獸病, 療獸瘍. 凡療獸病, 灌而行之以節之, 以動其氣, 觀其所發而養之. 凡療獸瘍, 灌而劀之以發其惡, 然後藥之, 養之, 食之. 凡獸之有病者, 有瘍者, 使療之, 死則計其數以進退之

이상에서 몇 가지 주목할 것은, 의료가 점점 전문화되면서 각기 맡은 임무가 정해졌다는 것과, 또 하나는 환자를 분류하고 진찰한 기록을 자료로 남기고 사망자가 발생하였을 경우에는 사망원인을 기록으로 남겨 후대에 이를 근거로 돌이켜 볼 수 있는 자료를 남겼다는 점이다. 이처럼 전업의가 생기고 의사제도가 정비됨으로써 한층 의료경험과 지식이 축적되었으며, 의료기술은 한층 발전하였다.

7 주요 의학인물

7.1 伊尹

商나라 莘國 사람으로 姓은 姒이다. 요리솜씨가 좋아서 湯王에게 등용되어 후에 宰相이 되었는데, 『史記 · 湯本記』를 보면 다음과 같은 기록이 있다. "이윤의 이름은 아형이다. …… 솥을 짊어지고 요리를 잘한다는 것으로써 탕왕을 도와 탕왕으로 하여금 왕도정치를 행하게 하였다.(伊尹名阿衡 …… 負鼎俎以滋味說湯, 致于王道)" 그는 요리에 능숙해서, 음식물의 질병치료작용에 대해 해박한 지식을 갖추었다. 『呂氏春秋』에 탕왕과 이윤의 문답에 대한 내용이 실려 있는데, "탕왕이 오래 살 수 있는 방법에 대해 물으니, 이윤이 대답하기를, 새로운 것을 쓰고 낡은 것은 버려서, 肌肉이 通暢하게 되면 정기는 날로 새로워지고 사기는 모두 없어져서 천년을 누릴 수 있다"고 하였다. 『通鑒』을 살펴보면, "伊尹이 湯王을 도와 桀을 벌하였으며, 백성들의 질병을 걱정하여 『湯液本草』를 지었으니, 寒熱溫凉, 酸苦甘辛鹹, 輕淸重濁, 陰陽升降, 十二經絡의 歸經 등 약재의 性味를 훤히 알았다. 지금 의사들이 藥性을 말하는 것은 모두 伊尹으로부터 시작한 것이다"고 하는 기록이 있다.

7.2 醫緩

醫緩은 춘추시대 秦나라의 의학자인데, 『春秋左氏傳 · 成公十年』의 기록을 살펴보면 다음과 같은 일화가 있다. "진후가 꿈을 꾸었는데 몸집이 큰 여귀가 머리를 풀어 헤쳐서 땅에 질질 끌면서 주먹으로 가슴을 치고 발을 구르면서 말하기를, '너는 죄 없는 내 손자를 죽이는 불의한 짓을 했다. 나는 상제께 청해서 허락을 얻었다' 하고 대문을 부수고 중문으로 돌입했다. 진후가 두려워하며 방으로 들어왔는데 여귀도 따라 들어오면서 방문을 부수는 꿈을 꾸었다. 공은 꿈에서 깨어나 상전의 무당을 불렀다. 진후가 꿈을 말하기도 전에 무당이 꿈에 나타났던 귀신의 노여움을 말하는데, 꿈을 꾼 것과 똑같았다. 진후가 묻기를 '그렇다면, 어떻게 하면 되겠는가' 무당이 말하기를 '햇보리를 먹지 말아야 합니다' 하였다.

진후가 질병에 걸려서 진나라에서 유명한 의사를 구하자 진백이 의완을 보내서 치료하게 하였다. 의완이 아직 이르기 전에 진후가 또 꿈을 꾸었는데, 진후가 앓고 있는데 두 동자가 나타나서 말하기를 '그는 대단한 의사이다. 우리를 다치게 할까 두렵다. 어디로 달아날까?' 그 중의 한 동자가 말하기를 '격막 위와 명치 아래에 있으면 우리를 어떻게 하겠는가.' 의완이 이르러서 진찰한 다음 말하기를 '이 질병은 다스릴 수가 없습니다. 격막 위 명치 아래에 들어 있기 때문에 뜸으로도 고칠 수 없고 침으로도 어찌하지 못하며 약으로도 통하지 못합니다. 방법이 없습니다'라고 했다. 진후가 말하기를 '과연 대단한 의사이다'라고 하였다.(晋侯夢大癘披髮及地, 搏膺而踊曰, 殺余孫不義, 余得請于帝矣. 壞大門及寢門而入. 公懼, 入于室, 又壞戶. 公覺召桑田巫. 巫言如夢. 公曰, 何如.

曰. 不食新矣. 公疾病, 求醫于秦. 秦伯使醫緩爲之, 未至, 公夢疾爲二竪子, 曰, 彼良醫也, 懼傷我, 焉逃之. 其一曰, 居肓之上, 膏之下, 若我何. 醫至, 曰, 疾不可爲也, 在肓之上, 膏之下, 攻之不可, 達之不及, 藥不至焉, 不可爲也. 公曰, 良醫也)"

의완은 진단을 통해 격막 위 명치 아래에 있는 병은 치료할 수 없으므로, 어떤 치료법으로도 치료할 수 없다는 것을 알아냈다. 후대에 치료하기 어려운 질병을 일컬어 병이 膏肓에 들었다고 하는 것은 모두 여기에 기원하여 말하는 것이다. 위의 기록을 통해 춘추시대에 이미 침과 뜸이 보편적으로 사용되고 있었고, 또 침과 뜸을 이용한 치료법을 가장 훌륭한 치료법으로 인식하고 있었다는 것도 알 수 있다. 또한 이 당시에는 귀신으로 인해 질병에 걸린다는 "귀신치병설"도 있었음을 알 수 있다.

7.3 醫和

晋나라 昭公 원년에 다음과 같은 일화가 있다. "晋나라 제후가 秦나라에 의사를 수소문하였더니, 秦伯이 醫和로 하여금 가서 보게 하였다. 의화가 가서 보고 말하기를, '이 병은 어찌할 수 없습니다. 이 병은 자주 여자를 가까이 해서 생긴 것이라고 해서 『주역』에 나오는 蠱卦와 같은 모습을 띤 질병입니다.' …… 하늘에는 육기가 있어 내려와 오미를 낳고 발하여 오색이 되고 드러나서 오음이 되는데, 침범되면 여섯 가지 질병이 생깁니다. 육기는 陰 陽 風 雨 晦 明입니다. 나뉘어 사시가 되고 차례대로 하면 오절이 되는데 지나치면 재앙이 됩니다. 陰氣가 침범하면 寒疾이고, 陽氣가 침범하면 熱疾이고, 風氣가 침범하면 末疾이고, 雨氣가 침범하면 腹疾이고, 晦氣가 침범하면 惑疾이고, 明氣가 침범하면 心疾입니다. 여자는 양에 속하는 존재이고 또 晦時를 만나 교접을 하였으니, 陽氣와 晦氣가 한꺼번에 쳐들어오면 안에 열이 생기고 미혹되는 병이 생깁니다. 지금 군께서 절도가 없고 '때를 가리지 않으니' 이러한 병이 생기지 않겠습니까? …… 조맹이 '도대체 蠱라는 것이 무엇인가?' 하고 물었다. 이에 의화가 대답하기를 '음란함에 빠져 미혹되어 어지러워져서 생기는 질병으로 『周易』에서 여자가 남자를 홀리는 것과 바람이 산을 무너뜨리는 것이 蠱卦의 의미라고 하였는데, 이 병과 같은 것입니다. 옛 문장에 그릇 속에 있는 벌레를 蠱라 하기도 하고, 곡식 속에 날아다니는 벌레를 蠱라 하기도 합니다. 『周易』에서 여자가 남자를 홀리는 것이나, 바람이 산을 무너뜨리는 것을 일러 山風蠱卦의 의미라고 하였는데, 모두 같은 이치입니다.' 조맹이 말하기를, '훌륭하신 의사입니다' 하고서, 禮를 극진히 하여 대접하고 돌려보냈다.(晋侯求醫于秦, 秦伯使醫和視之. 曰疾不可爲也. 是謂近女室, 疾如蠱, 非鬼非食, 惑以喪志 …… 天有六氣, 降生五味, 發爲五色, 徵爲五音, 淫生六疾, 六氣曰陰陽風雨晦明也, 分爲四時, 序爲五節, 過則爲災, 陰淫寒疾, 陽淫熱疾, 風淫末疾, 雨淫腹疾, 晦淫惑疾, 明淫心疾, 女陽物而晦時, 淫則生內熱蠱惑之疾, 今君不節不時, 能無得此乎 …… 趙孟曰何謂蠱, 對曰淫溺惑亂之所生也, 於文皿蟲爲蠱, 穀之飛亦爲蠱. 在周易女惑男, 風落山, 謂之蠱, 皆同物也. 趙盟曰良醫也, 厚其禮而歸之)"

7.4 文摯

文摯는 춘추시대 송나라의 유명한 의사이다. 張杲의 『醫說 · 卷一』에 보면, "醫道를 훤히 알았으며 또한 奇異한 術手도 갖추고 있었다. 龍叔子가 이르기를, '그대의 의술은 매우 미묘하다고 들었다. 내 일찍이 질병을 앓는 게 있는데 그대는 능히 고칠 수 있는가?' 文摯가 龍叔에게 밝은 곳을 등지고 서게 하고서 자신은 龍叔의 뒤에서 밝은 곳을 향하여 선 채로 龍叔을 훤히 들여다 볼 수 있었다. 文摯가 말하기를, '오호라! 내 당신의 염통을 볼 수 있으니, 方寸의 넓이가 비어 있어서 어찌 聖人이라고 할 수 있겠는가? 당신의 염통은 여섯 구멍은 뚫려 있지만, 한 구멍이 막혀 있기 때문에 지금 앓고 있는 질병은 바로 이것 때문이다' 하고서 치료를 하니 드디어 병이 나았다.(洞明醫道, 亦兼異術. 龍叔子謂之曰, 子之術微矣. 吾有疾, 子能已之乎. 文摯則命龍叔背明而立, 文摯從後向明而熟視之, 曰, 嘻, 吾見子之心矣, 方寸之地虛矣, 幾聖人也. 子心六孔流通, 一孔不達, 今聖智爲疾惑由此乎, 治之遂愈)"

제 3 장

秦漢에서 三國時代(기원전 221~265)까지의 醫學

1 시대개요

戰國時代 후기에 이르러 秦始皇은 당시 생산력의 향상에 부합하기 위해 莊園制度(井田制)를 폐지하고 雇役佃耕制를 시행하였다. 이런 제도는 당시 신흥봉건지주들의 지지를 얻어 秦나라의 경제는 빠르게 발전하였고, 농업생산기술도 또한 앞 시대에 비해 크게 발전하였다.

기원전 221년에 이르러서는 800여 년의 분열국면이 대략적으로 끝나고, 전제 봉건적인 '大統一'의 국면이 전개되어 중국의 봉건제도가 크게 발전하였다. 秦나라는 불합리한 제도들을 타파하면서 구귀족들의 문화사상을 철저하게 없애기 위해 '분서갱유'라는 수단을 썼는데, 예외적으로 의학, 천문학, 농학 등의 서적들은 없애지 않았다. 그리하여 의학서적들은 계속 전해질 수 있었다.

동시에 계속적인 진시황은 개혁을 통해 정치, 경제 및 문화에서도 통일에 필요한 사업들을 벌여 나갔다. 예를 들어 분봉제를 폐지하고 군현제를 실시했으며, 문자와 도량형, 화폐, 법률, 도로, 복장, 역법 등을 통일했는데, 이런 사업들은 경제, 문화의 발전에 유리하게 작용하였다. 秦나라의 통치자들은 백성들의 고통을 생각하지 않고, 쉴 새 없이 백성을 동원하여 궁전과 별장, 능묘 등을 크게 지었다. 게다가 백성들을 잔혹하게 착취하여 나라의 멸망을 앞당겼다.

秦이 멸망한 후, 기원전 202년에 劉邦은 長安(지금의 西安)에서 지주계급이 통치하는 새로운 정권을 세웠는데, 이 나라가 바로 漢(前漢, 西漢)이다. 劉邦은 경제를 회복시키기 위한 많은 조치를 통해 계속된 전쟁으로 대폭 감소한 생산력을 크게 높였다. 그리하여 사회, 경제, 문화 등의 각 분야에서 많은 발전이 있었다.

董仲舒는 王權神授說, 天人感應說을 제창하였고, 陰陽五行學說과 儒家의 '經書'를 서로 결합하여 讖緯說을 만들어 냈다. 이런 학설은 일시에 널리 퍼져 醫學에도 영향을 끼쳤다. 한편으로 桓譚, 王充 등은 유물론적 사상을 펴면서 이 시기의 의학발전에 많은 영향을 끼쳤다.

한편 漢代 제지술의 발명은 문화의 발전에 큰 공헌을 하였다. 이로부터 종이는 竹簡과 木簡을 대체하면서 의학지식의 전파에 도움을 주었다.

秦漢時代에는 봉건제도의 확립으로 생산력과 과학문화가 모두 상당한 발전을 이루었고, 醫學에서도 예외가 아니었다. 이 시기의 醫學은 현저한 진보를 이루어 淳于意, 張仲景, 華佗 등과 같은 醫家들이 출현하여 『診籍』『神農本草經』『傷寒雜病論』『難經』『中藏經』등의 醫學著作들이 나오게 되었다. 나아가 辨證施治의 기본원칙이 확립되었다.

2 의학발전 개요

漢代 한의학의 일반적인 추세는『內經』의 기본이론을 경험을 통해 충실하게 하고 발전시켜, 이론과 실제를 점차적으로 결합시킴으로써 임상치료에 더욱 효과적으로 응용할 수 있도록 하는 것이었다.『內經』의 의학이론이 비록 이미 기본적으로 완전한 체계를 이루었다 할지라도 임상치료법에 대한 내용은 많은 부분에서 부족하였는데 특히 약물치료는 그 경험에 대한 기록이 매우 적었다. 그래서 기본이론과 임상실제 사이의 긴밀한 연계가 어려웠고, 이론이 임상실전을 이끌어 가는 데 어려운 점이 많았다. 예를 들면, 이론적으로는 각종 질병의 기본 병변으로 虛實寒熱이 있고 이에 따른 補虛, 寫實, 淸熱, 溫寒의 원칙으로 치료해야 된다는 것은 인식하였지만, 무슨 약물과

무슨 처방이 적절한지에 대해서는 구체적이고 장기적인 기술 정보가 없었다.

그래서 漢代 한의학의 특징은 이러한 현실적인 문제를 해결하는 방향으로 진행되었다. 본초학의 발전으로 임상응용의 수단을 확보하고 방제학의 발전으로 치료기술을 정교한 형태로 만들어가면서 동시에 辨證施治의 원칙을 확립해감으로써 이론과 임상의 괴리라는 문제를 점차적으로 해결할 수 있게 되었다.

3 本草學의 발전

本草學은 秦漢 이래로 새로운 발전이 있었다. 내외의 교통이 날로 발전하면서 犀角, 羚羊角, 琥珀, 麝香과 大蒜, 胡桃 및 남해의 龍眼, 荔枝 등이 점차 醫家들에게 사용되었고, 동남아 등지의 약재들도 계속하여 수입되어 약재에 대한 인식이 풍부해졌다.

西漢 초기에는 이미 本草學 전문서적이 민간에 전해졌는데, 公乘陽慶이 淳于意에게 『藥論』을 전해주었다고 하며, 『漢書・郊祀志』 중에 '本草待詔'이라는 관직이름이 있고, 『漢書・平帝紀』에 일찍이 元始 5년(서기 5년)에 天文, 曆算, 方術, 本草 등을 가르친 사람들이 京師에 왔다는 기록이 있다. 東漢時代에는 藥物에 정통한 의사들과 전문적으로 약재를 판매하는 사람들이 많이 등장하였는데, 『後漢書・費長房傳』 중에는 한 나이 든 사람이 시장에서 호리병박을 걸어 놓고 사람들의 병을 보아주고 藥을 판매했다는 기록이 있어, 후세에 개업한 의사를 '懸壺'라고 부르게 되었다. 당시의 長安에는 韓康이라 불린 사람이 있었는데, 그는 30여 년 동안 진료를 하면서 "藥不二價"로서 이름을 얻었다. 馬王堆에서 출토된 것들(예로 『五十二病方』 『治百病方』) 중에는 비록 本草를 전문적으로 다룬 저작이 없지만, 그 가운데 사용된 본초는 243종에 달한다. 이것은 西漢 이전에 이미 本草學 지식이 풍부했다는 것을 뒷받침해 주고 있으며, 이런 바탕 위에 『神農本草經』이 탄생하여 후세 本草學의 발전에 기초를 마련해 주었다. 三國時代 華佗의 제자인 吳普와 李當之는 일찍이 『吳普本草』 『藥錄』을 지었지만, 나중에 없어졌고 지금은 『本草綱目』 중에 약간의 내용이 전하고 있다.

4 方劑學의 발전

方劑의 응용과 본초의 발전은 서로 밀접한 관계가 있다. 戰國時代에는 方劑가 비록 이미 생겨났다고 하지만, 일반적인 치료에서는 여전히 鍼石 등의 外治法이 주류를 이루고 있었으며, 西漢 초기에 이르러서야 方劑로 병을 치료하는 것이 주요 치료수단으로 자리잡았다. 『史記 · 倉公列傳』에는 倉公이 병을 치료한 일이 기록되어 있는데, 方劑를 위주로 했을 뿐 아니라 많은 方劑들이 이미 고유한 처방이름을 지니고 있다. '下氣湯', '火齊(劑)湯', '苦參湯' 등이 그 예이다.

『漢書 · 藝文志』에는 또한 11家 274卷의 方書가 기록되어 있다. 아울러 醫書를 '醫經'과 '經方'의 두 부류로 크게 구분했다. 그래서 西漢時代의 方劑는 이미 상당히 풍부해진 상태였다. 東漢時代에 이르러서는 국가 기관에 전문적으로 方劑를 담당하는 '方丞'이라는 직위를 두었다.

東漢時代의 方劑學은 더욱 현저한 발전을 이루었다. 『傷寒論』에는 113首의 처방이 실려 있고, 『金匱要略』에는 262首의 처방이 실려 있으며, 그 가운데 사용된 본초는 214종에 달한다. 당시에 사용된 劑型의 종류도 매우 다양하여 湯劑, 丸劑, 散劑, 煎劑, 酒劑, 醋劑, 洗劑, 浴劑, 熏劑, 滴耳劑, 灌鼻劑, 軟膏劑 등이 있었다.

5 辨證施治 원칙의 확립

辨證施治는 한의학의 진단기준이자 기본원칙이다. 이런 원칙은 張仲景이 『傷寒雜病論』에서 확립하였다. '辨證施治'는 바로 病機, 病變을 찾아내어 치료를 진행하는 일종의 임상이론으로서, 病變의 陰陽, 表裏, 寒熱, 虛實 등을 근거로 하여 치료의 원칙을 결정하는 것이다. 예를 들어 表證에는 汗法을 쓰고, 裏證에는 下法을 쓰며, 虛證에는 補法을 쓰고, 實證에는 瀉法을 쓰며, 熱證에는 淸法을 쓰고, 寒證에는 溫法을 쓰는 것이다. 이런 원칙은 『內經』에 이미 형성되어 있었다. 張仲景은 고전의 이론을 기초로 하여 辨證施治를 운용하여 外感病과 기타 雜病을 치료하는 이론과 치료법을 더욱 발전시켰다. 이러한 내용은 張仲景이 그의 『傷寒雜病論』 序言 중에서 이미 설명했는데, 『素問』 9卷, 『八十一難』 『陰陽大論』 『胎臚藥錄』 등 당대의 醫家 및 자신의 장기간의 임상경험을 결합하여 『傷寒雜病論』을 펴냈다고 하였다.

『傷寒論』은 『素問·熱論』을 기초로 모든 外感病의 발전변화과정을 病邪가 침범한 경로, 臟腑의 盛衰, 환자의 正氣의 强弱에 의거하여 發病의 규율을 찾아 새로운 견해를 내놓은 것으로, 三陽三陰의 여섯 유형으로 귀납한 것이다. 즉 六經으로 傷寒을 논하여 각종 상황에 따른 치료원칙을 밝힌 것이다.

이른바 傷寒六經은 太陽, 陽明, 少陽의 三陽과 太陰, 少陰, 厥陰의 三陰이다. 三陽病은 熱證, 實證에 속하는 경우가 많으며, 三陰病은 虛證, 寒證에 속하는 경우가 많다. 手足經絡의 이름이 같기 때문에 六經은 실제로는 十二經과 모든 臟腑에 속하며, 이로 인해 臟腑, 經絡은 질병의 변화과정에 서로 관계가 있게 된다. 張仲景은 바로 經絡이 소속된 臟腑를 辨證의 근거로 삼아 傷寒傳經의 경로를 밝혔다. 證候의 변화에 대해서는 또한 表裏, 寒熱과 虛實을 나누었으며, 그 가운데 陰陽을 總綱으로 삼았는데, 이것은 바로 후세의 八綱辨證에 기초를 마련해 준 것이었다.

張仲景의 『金匱要略』에서 설명한 雜病은 臟腑經絡學說을 이론적 근거로 삼은 것이다. 이 책에서는 臟腑相關의 전체적인 관념으로 雜病의 傳變을 논술했고, 臟腑를 중심으로 하여 證候의 유형을 구분했으며, 또한 臟腑經絡病變으로 雜病의 발병원리를 설명하여 內科의 발전에 큰 공헌을 하였다. 이 책은 內科雜病 40여 종을 주로 설명하였지만, 外科와 婦人科 등의 病證도 다루고 있다. 이 외에 急救卒死, 飮食禁忌 등도 기술하고 있다. 이 책으로 漢代 이전의 다양한 임상경험이 정리되어 辨證論治와 方藥配伍의 기본원칙이 확립되었다.

결론적으로, 『傷寒雜病論』이 醫學에 공헌한 바는 실로 크다. 『傷寒雜病論』은 漢代 이전의 急性熱病 및 雜病의 診斷에 대한 다양한 의학적 노하우를 종합했을 뿐 아니라, 실제 임상에서도 理, 法, 方, 藥이라는 辨證施治의 원칙을 운용함으로써 醫學理論과 치료방법을 풍부하게 하여 후세의 醫學發展에 이론적 기초를 마련하였다. 이로 인해 『傷寒雜病論』은 1700여 년 간 줄곧 역대 醫家들에게 辨證施治의 모범으로 자리잡았고, 지금도 여전히 임상의 표준으로 자리하고 있다.

6 馬王堆 帛書

마왕퇴 백서는 1973년 말 長沙 馬王堆 漢墓에서 출토된 수장품 중에서 비단과 죽간으로 된 20여 종의 서적을 말하며 약 12만 자로 구성되어 있다. 이 서적들은 『黃帝內經』이 정립되기 이전의 의학상을 확인할 수 있는 중요한 사료이다.

①『足臂十一脈灸經』

이 책은 원시침구의서로서, 여기에 나타난 11개 맥의 순행방향은 모두 求心性이며, 灸法만을 사용하고 있다. 또한 여기에는 穴名과 鍼法에 대한 기록이 전혀 보이지 않고, 증상에 관한 설명한 내용도 다소 원시적인 형태를 띠고 있다.(足泰陽脈, 足少陽脈, 足陽明脈, 足少陰脈, 足泰陰脈, 足帣陰脈, 臂泰陰脈, 臂少陰脈, 臂泰陽脈, 臂少陽脈, 臂陽明脈)

②『陰陽十一脈灸經』(甲本)

이것은 11개의 경락에 관한 설명이다. 文體는『足臂十一脈灸經』과 같아서 모두 먼저 각 맥의 순행부위를 논한 후에 주관하는 病과 灸法을 말하고 있지만,『陰陽十一脈灸經』이 내용면에서 훨씬 풍부해졌다.『陰陽十一脈灸經』의 특징을 3가지로 정리해보자면, 첫째, 經脈이라는 모양의 글자는 출현하지 않고 있지만, "䀇"이라는 글자를 "脈"이라고 고쳐서 써놓았다. 둘째, 脈의 순행방향이『足臂十一脈灸經』은 모두 구심성인데 반하여,『陰陽十一脈灸經』은 원심적 순행으로 되어 있는 맥이 보인다. 肩脈의 경우에 "起於耳後", "乘手北(背)"의 순서이고, 太陰脈은 "被胃"로 시작하여 끝에 "出內踝之上廉"으로 끝난다. 셋째, 주관하는 병증은『足臂十一脈灸經』은 78개였던 것이 여기에서는 147개로 증가되어 거의 두 배에 달한다. 그리고 是動病과 所生病에 관한 기록이 보이는데 이것은 현존하는 의서들 가운데 가장 빠른 기록이다.『陰陽十一脈灸經』은『足臂十一脈灸經』보다 진보된 것이 분명하므로 그 성서 연대도 늦을 것은 의심의 여지가 없다. 그러나 手三陽脈의 경우에 肩脈, 耳脈, 齒脈 등 원시적인 명칭이 존재하고 있는데, 이것은 당시에 존재한 서로 다른 학파의 서로 다른 傳本이기 때문일 것이다.

※『足臂十一脈灸經』『陰陽十一脈灸經』『靈樞·經脈』의 차이

마왕퇴백서에 기술되어 있는『足臂十一脈灸經』과『陰陽十一脈灸經』은 經脈에 관한 같은 내용이면서도 몇 가지 다른 특징을 보이고 있다. 학계에서는 이 시기가 經脈의 체계가 정형화되는 과정이었고,『靈樞·經脈』에서 경맥의 체계가 완성되었다고 본다. 우선 맥을 의미하는 글자에 차이가 있다. 즉,『足臂十一脈灸經』은 "温"으로 되어 있고,『陰陽十一脈灸經』은 "脈",『靈樞·經脈篇』은 "脈"으로 되어 있다.

그리고 경맥의 순행부위가 다르다.『足臂十一脈灸經』은 구심성이며『陰陽十一脈灸經』은 일부 경맥이 원심성이고,『靈樞·經脈』에서는 네 가지 유형의 순행원칙에 따라 체계적으로 구성되어 훨씬 체계적이다.『足臂十一脈灸經』『陰陽十一脈灸經』경맥들은 유기적으로 연결되어 있지 않지만,『靈樞·經脈』에서는 三陰三陽을 從胸走手, 從手走頭, 從頭走足, 從足走胸의 원칙에 따라 상호 연계시키고 있다.

『足臂十一脈灸經』의 경우 해당 맥의 증상에 대한 체계적인 분류가 덜 되어 있어 단순한 느낌을 주지만,『陰陽十一脈灸經』과『靈樞·經脈』에서는 是動病과 所產病 혹은 所生病이라는 범주로 자세히 설명하고 있다. 다만 그 내용에서는『靈樞·經脈』이 더 자세하다.

『足臂十一脈灸經』과『陰陽十一脈灸經』에서는 치료법으로써 灸法만을 언급하고 鍼法에 관한 언급은 보이지 않지만,『靈樞·經脈』에서는 鍼法에 대한 언급이 보인다. 결론적으로, 이 세 脈書는『足臂十一脈灸經』『陰陽十一脈灸經』『靈樞·經脈』의 순서로 만들어진 것으로 보인다.

③『脈法』

이것은 스승이 제자에게 脈法에 관하여 전수한 내용을 정리한 것으로서 虛實補瀉의 개념이 나오며, 灸法과 砭石에 대한 내용이 보인다. 그러나 훼손정도가 매우 심하여 자세한 내용은 알아보기 어렵다.

④『陰陽脈死候』

이 백서에 三陽脈死와 三陰脈死에 대한 내용이 있어서 이것을 근거로 백서의 정리자들이『陰陽脈死候』라고 명명하였다. 이 백서에는 五死(肉, 骨, 氣, 血, 筋)에 대한 언

급이 있다. 그것은 『靈樞 · 經脈篇』의 五死와 『素問 · 上古天眞論』의 三陽脈死에 관한 내용의 원시적인 형태로 추정한다.

⑤ 『五十二病方』

이 백서의 표제에 '凡五十二'라는 기록이 보이는데, 이를 근거로 백서 정리자들이 『五十二病方』이라고 명명하였다. 표제는 52개라고 되어 있지만 실제는 45종의 분류로 되어 있고, 세부 질병의 종류는 총 103종이다. 283개의 처방을 사용하고 있으며 약재는 247종이다. 이것은 현존하는 最古의 醫方書이다.

⑥ 『却穀食氣』

이 백서의 원문에 있는 '去穀', '食石韋', '食質'라는 표현에 근거하여, 백서 정리자들이 『却穀食氣』라 명명한 것이다. 도인기공의 방법과 사시에 따른 음식금기를 설명하고 있다.

⑦ 『陰陽十一脈灸經』(乙本)

이 백서는 '却穀食氣'의 필체와 일치하며 『陰陽十一脈灸經』 甲本의 내용과 같다. 乙本은 隷書體에 가깝고 甲本은 小篆字體이므로 시대적으로는 甲本이 앞선 것으로 본다. 鉅陽脈의 '鉅'字가 '巨'字로 되어 있다.

⑧ 『導引圖』

이것은 44개의 각기 다른 자세의 인물전신상을 그린 인물채색 백서이다. 채색그림 중간중간에 인물의 자세를 설명하는 듯한 引頹, 引聾, 引溫病 등의 기록이 있다. 의료기공법의 일종으로 추정한다. 그 외에 맨손체조, 기계체조, 行氣吐納, 명상 등의 자세가 있다. 글자체로 보아 漢初의 것으로 추정된다.

⑨ 『養生方』

이것은 한 권의 백서로 되어 있으며 백서 정리자들이 명명하였다. 이 백서는 본문이 앞에 있고 목록이 뒤에 있는 방식을 취하고 있다. 글자체는 篆書와 隷書의 중간이므로 秦漢의 사이로 추정된다. 내용은 房中術, 補益, 藥熨法, 생식기 단련법, 정력감퇴(用少) 등을 설명하고 있다.

⑩『雜療方』

한 권의 백서로 되어 있으며 백서 정리자들이 명명하였다.『雜療方』은 남녀의 성기를 강화하는 방법으로 내복약, 외용약, 안마 도인법을 제시하였고, 산후 조리, 보익, 延年益壽 등을 위한 약물 복용법, 뱀 등의 벌레에 물리는 것을 예방하는 방법과 치료법 등을 기술하고 있다.

⑪『胎産書』

이 백서는「禹藏埋胞圖」와「人字圖」와 함께 1권의 백서로 되어 있다.「禹藏埋胞圖」의 표제는 원래 그림표제에는 '南方禹藏'이라고 되어 있었는데, 雜療方 중에 '禹藏埋胞圖法'이라는 표현을 근거로 다시 이름 붙인 것이다.「人字圖」는 睡虎地秦墓竹簡의 그림과 거의 유사한데, 그 그림의 제목이 '人字'인 것을 근거로 하여 명명하였다. 주요 내용은 養胎法이라 하여 交接時期에 따른 性別의 차이, 달의 변화에 따른 태아의 발육, 임산부의 음식기거에 관한 금기 등이고, 임신 3개월이 되기 전에 성별을 조절할 수 있는 방법, 불임치료법, 臨産時와 出産後의 處置, 태반의 埋葬法 등이 나온다.

⑫『十問』

이 백서에 10종의 대화기록이 나오므로 이것을 백서 정리자들이 '十問'이라고 명명했다.(黃帝問於天師曰, 黃帝問於大成曰, 黃帝問於曹熬曰, 黃帝問於容成曰, 堯問於舜曰, 王子巧父問於彭祖曰, 帝盤庚問於耈老曰, 禹問於師癸曰, 文執見齊威王曰, 王期見秦昭王曰) 그 문답의 내용은 만물의 변화, 생명현상, 정기의 허실, 음양변화, 신의 작용, 백성의 질병, 인간의 수명에 관한 것 등 의학적으로 심오한 내용들이 다수 기록되어 있다.

⑬『合陰陽』

이 백서의 명칭은 '將合陰陽之方'이라는 본문의 기록에 근거하여 백서 정리자들이 명명하였다. 그 내용은 방중술에 관한 것이다. 그 방법은 양생서에 나오는 房中術의 방법과 일치하는 내용들이 많다.

⑭『雜禁方』

이 백서의 명칭은 본문의 내용을 보고 백서 정리자들이 명명한 것이다. 부적과 주술에 관한 여러 방법을 기술하고 있다.

⑮『天下至道談』

이 백서의 명칭은 본문 중에 '天下至道談'이라는 기록에 근거하여 백서 정리자들이 명명한 것이다. 黃帝問於左臣曰로 시작하며『素問·陰陽應象大論』의 七損八益과 유사한 형태의 문장이 있지만 쓰임은 다르다. (七損: 閉, 泄, 渴, 勿, 煩, 絶, 費. 八益: 治氣, 致沫, 知時, 蓄氣, 和沫, 竊氣, 寺贏, 定頃)

※ 「陰陽應象大論」의 유사문장과 비교

『馬王堆帛書』: 氣有八益, ○有七孫(損). 不能用八益去七孫(損), 則行年四十而陰氣自半也. 五十而起居衰, 六十而耳目不葱明, 七十下枯上涗, 陰氣不用 ……

『素問·陰陽應象大論』: 帝曰: 調此二者, 奈何? 岐伯曰: 能知七損八益, 則二者可調. 不知用此, 則早衰之節也. 年四十, 而陰氣自半也. 起居衰矣. 年五十, 體重, 耳目不聰明矣. 年六十, 陰痿, 氣大衰, 九竅不利, 下虛上實, 涕泣俱出矣. 故曰, 知之則强, 不知則老, 故同出而名異耳. 智者察同, 愚者察異, 愚者不足, 智者有餘. 有餘則耳目聰明, 身體輕强, 老者復壯, 壯者益治. 是以聖人爲無爲之事, 樂恬憺之能, 從欲快志於虛無之守, 故壽命無窮, 與天地終. 此聖人之治身也

7 『傷寒雜病論』

7.1 『傷寒雜病論』의 저자와 개요

한의학에서 傷寒이라는 개념은 원래 惡寒發熱을 주증상으로 하는 전염성질환을 지칭하는 것으로부터 출발하였다. 이 전염성이 강하고 치사율이 높은 질병을 다스리기 위하여 역대의 의가들은 六經이라는 변증개념을 사용하였다. 이 변증개념은 『黃帝內經』에 이미 그 원형이 제시되고 있지만, 이것을 진정한 변증치료개념으로 확립한 의학자는 후한 말의 張仲景이다. 張仲景은 이름이 機이며, 東漢時代 南陽郡 涅陽(지금의 河南 南陽) 사람이다. 대략 東漢 桓帝 和平 元年(150)에 태어나 東漢 獻帝 建安 24년(219)에 세상을 떠났으며, 華佗보다는 약간 연배가 앞선 사람이다.

東漢 후기에는 정치가 매우 혼란스러워 각지의 군벌들이 해를 거듭해 다투는 데다가 기근이 끊이지 않고 疫病이 크게 번졌는데, 그 가운데 특히 傷寒으로 인한 사망률이 가장 높았다. 이 시기에 仲景의 가족 중에는 傷寒을 앓은 사람이 약 7/10에 달했고, 이런 참담한 상황은 그를 크게 자극하여 醫學 연구에 몰두하도록 만들었다. 仲景은 『內經』과 『本草』 등의 저작들을 연구하고 앞 시대의 귀중한 경험들을 흡수하는 동시에 민간에 전해지는 의학기술을 광범위하게 수집했으며, 여러 의학자들의 경험과 자신의 임상경험을 결합하여 다년간의 노력 끝에 傷寒病을 치료하는 방법이 담긴 『傷寒論』을 완성하게 되었다.

『漢書・藝文志』에 따르면, 漢代 이전에 이미 의학에 두 개의 의학유파가 존재했는데, 醫經學派(醫經七家)와 經方學派(經方十一家)이다. 醫經學派는 基礎理論 연구를 위주로 했고, 經方學派는 經驗方을 수집, 정리, 운용하여 병을 치료하는 것을 주로 하였다. 張仲景의 『傷寒雜病論』은 바로 이 두 학파의 장점을 취합하고 이를 집대성하여 辨證論治의 이론체계를 확립하였다. 그러나 東漢 말년에 쓰여진 이 名著는 사회적 혼란과 전란 속에서 약탈되어 原書가 散失되어 온전한 판본이 없어지게 되어서 사용될 수 없게 되었다.

그 후, 魏晋시대에 王叔和가 이 책 가운데 傷寒 부분을 수집, 정리, 재배열하여 『傷寒論』을 편집하여 이 책이 후세에 전해질 수 있게 하였다. 다만 이 책이 仲景의 原著

가 아니라는 이유로 인해, 오래도록 끊임없는 논쟁의 불씨를 묻어두게 되었다. 歷代로 醫家들은 이 책을 끊임없이 연구, 정리하여 註釋을 붙이고 여기에 자신의 의견을 발표하여 이 책은 한층 더 크게 이론적 의의와 임상적 가치를 갖게 되었다.

7.2 『傷寒論』의 版本

현재의 『傷寒雜病論』이라는 명칭은 唐代 이후에 비로소 나타난다. 즉, 『傷寒論』의 저술 직후 전란으로 소실되었다가 西晉의 王叔和가 다시 자료를 수집하고 편찬하여 『仲景方論』 36권을 지었는데 역시 전해지지 않는다. 史書의 기록을 살펴보면 장중경 및 상한론과 관련이 깊은 책들이 다양하게 전해졌음을 알 수 있다.

주요 史書에 수록된 고대 『傷寒論』 관련 의서목록

출전	『傷寒論』 관련 의서 목록
『隋書』	『張仲景療婦人方』
『隋志』	『張仲景辨傷寒』『張仲景評病要方』
『舊唐書』	『張仲景藥方』
『新唐書』	『張仲景藥方』『傷寒卒病論』
『宋史・藝文志』	『傷寒雜病論』『金匱要略』
『外臺秘要』	『張仲景傷寒論』

현재 전해지고 있는 판본은 宋代 1065년에 林億 등이 의서를 교정하면서 『傷寒雜病論』 중에서 상한부분만을 따로 뽑아서 10卷 12篇으로 만든 것이며, 이것을 宋本 『傷寒論』(宋版本)이라고 한다. 그 외에 宋代에는 成無己가 『傷寒論』에 주를 달아 『注解傷寒論』이라는 책을 저술하였다. 이것을 成本 『傷寒論』(成注本)이라고 한다. 명대에 趙開美가 성무기의 『注解傷寒論』을 다시 간행하면서 宋本 『傷寒論』을 참고하였는데 이것이 趙開美本의 『傷寒論』(趙刻本)으로 宋本 『傷寒論』과 가장 유사한 것으로 보고 있다.

한편 일본에서는 1936년에 1060년에 필사한 것으로 추정되는 『傷寒論』이 발견되었는데, 宋代 校正醫書局의 교정을 거치지 않는 것으로 『傷寒論』의 연구에 새로운 전기를 제공하였다.

7.3 『傷寒論』에서 傷寒의 개념과 이론

『傷寒論』에 나오는 상한의 개념은 넓은 의미의 상한과 좁은 의미의 상한이 있다. 넓은 의미의 상한은 당시의 외감성 열병을 총칭하는 개념이며, 좁은 의미의 상한과 中風, 中寒, 風濕, 溫病, 濕, 暍, 痙, 蓄血, 水逆 등의 증상을 포괄하고 있다. 『傷寒論』에서는 六經辨證의 원칙에 따라 각 증상에 대해 구체적인 변화양상과 치료원칙 처방들을 제시하고 있다.

『傷寒論』의 학술적 연원은 장중경이 서문에서 밝혔듯이 『黃帝內經』과 『八十一難經』 등의 의서를 참조하여 『傷寒雜病論』 16권을 만든 것이다. 즉 장중경은 『內經』과 『難經』의 의학적인 내용을 깊이 연구하고, 거기에 자신의 傷寒病 치료경험을 더하여 『傷寒雜病論』을 저술한 것이다. 다만 장중경은 『內經』에서 처음 제시된 三陰三陽의 명칭은 그대로 채용하되, 三陰三陽의 도식적인 변화에서 벗어나 다양한 전변 규율과 경로를 나름의 경험과 임상현실을 토대로 재구성하였다. 그리고 『黃帝內經』에서 말한 正氣를 위주로 하는 의학사상을 계승하여, 질병이 생기기 전에 체내의 정기를 보전하는 것이 중요하다고 역설하였으며, 질병이 생긴 후에도 정기의 강약에 따라 질병의 예후는 달라진다는 것을 여러 임상례를 통해 보여주고 있다.

즉 장중경은 상한이라는 질병에 대해 『黃帝內經』과 『難經』에 나온 외감에 관한 내용과 陰陽表裏寒熱虛實 등 변증의 다양한 방법을 이용해 자신의 의학이론의 근간으로 삼았으면서도, 기존의 의서에서 제시하지 못한 구체적인 질병의 예후, 치료 원칙, 치료 처방을 종합하여 한 권의 의서로 집약시켰다. 장중경의 『傷寒論』은 후대 한의학의 영역에 가장 많은 영향을 끼친 의서로서, 傷寒學派라는 전문 연구학파를 형성하였다. 『傷寒論』은 역대로 모든 의학자들이 반드시 숙지해야 할 내용으로 중요한 텍스트로 자리매김하였으며, 장중경도 후에 亞聖이라고까지 칭송받게 되었다.

7.4 三陰三陽과 변증체계

『傷寒論』 중의 三陰三陽은 經絡과 臟腑와 八綱과 밀접하게 연결된 개념이며, 이를 통해 장중경은 상한이라는 외감성 질병을 모두 6단계의 질병군으로 대별하였다. 三陰三陽은 단계마다 특징적인 증후표현과 변화양상과 치료원칙을 가지고 있다. 三陽病에 속하는 세 개의 단계는 대개 表證, 實證, 熱證의 형태를 띄고 있으며 체내의 정기와 외부의 사기가 만나 서로 치열하게 대립하고 있는 양상을 의미하는 단계이다. 이 단계의 치료원칙의 큰 방향은 사기를 몰아내는 것이다. 그리고 三陰病에 속하는 세 개의 단계는 대개 裏證, 虛證, 寒證의 형태를 띄고 있으며 체내의 정기가 이미 손상된 병리변화를 보여주고 있다. 이 단계의 치료의 큰 방향은 체내의 정기를 북돋는 것이다.

① 太陽病

外邪가 체표를 통하여 침입하면 正氣가 邪氣와 항쟁하게 되는데, 이 때에 가장 먼저 발현되는 증상들을 太陽病 또는 表證이라고 하였다. 태양병은 惡寒發熱을 대표증상으로 한다. 태양병의 대표적인 증상유형에는 中風, 傷寒, 溫病 등이 있다.

② 陽明病

陽明病은 外感病의 과정 중에서 邪熱이 가장 극성한 단계로서 '裏實證'의 증후성질을 갖는다. 증상은 열이 극심한 형태로서, 發熱惡熱, 昏到, 便秘 등이다.

③ 少陽病

太陽이 表를 주관하고 陽明이 裏를 주관하는 데 반해서 少陽은 半表半裏를 주관하는 것으로, 소양의 역할은 正氣가 外表에서 작용할 것인가 아니면 內裏에서 작용할 것인가를 판단하는 기능체계이다. 따라서 少陽病은 太陽과 陽明에서 전변되어 오기도 하고 自經에서 스스로 발현하기도 한다. 증상은 寒熱往來, 口苦, 咽乾, 目眩 등이다.

④ 太陰病

太陰病 이하의 三陰病은 正氣가 극도로 약해져서 인체에 陽化能力이 떨어지는 현

상이다. 太陰은 陽明과 더불어 表裏가 되며 穀氣의 소화에 관여하는데, 脾胃의 陽氣가 떨어지면 食不化(消化不良), 泄瀉, 腹痛 등의 증상이 나타난다.

⑤ 少陰病

少陰病은 正氣의 부족에 따른 陽化能力의 저하가 전신적으로 오는 경우를 말한다. 따라서 증상도 脈微細, 但欲寐 등의 증상이 나타난다. 한편 소음증에는 전신 虛寒證狀 외에 陰虛陽亢證과 陰虛水熱相搏 등의 假熱 증상이 나타나기도 한다.

⑥ 厥陰病

厥陰病은 寒熱錯雜證에 속하는 것으로, 熱證과 寒證이 섞여서 나타난다.

이상은 『傷寒論』에 나온 三陰三陽의 전형적인 질병의 양상이다. 장중경은 여기에 덧붙여, 三陰三陽의 증상표현과 변화양상이 반드시 원칙을 따르지는 않음을 보여주고 있다. 그 이유는 체질적 차이, 邪氣의 경중, 치료 시기 등의 변수가 작용하기 때문이며, 이에 따라 증상의 양상도 전형적이지 않게 나타날 수 있다는 것이다. 그렇기 때문에 장중경은 三陰三陽이라는 육경의 원칙에 더하여 陰陽, 表裏, 寒熱, 虛實 같은 별도의 변증기준을 동시에 활용하는 다양한 예를 설명하고 있다.

7.5 『傷寒論』의 病因病機

『傷寒論』에서는 風寒濕溫 모두 포괄하고 있지만 특히 寒邪에 치중하여 논술하고 있다. 그리고 外邪에 의한 原發性 질병만큼이나 의사의 誤治에 의한 질병의 전변을 중시하고 있다. 전변을 다루고 있는 조문은 전체 조문의 40% 정도(총 397개 조문에서 163개 조문)에 해당한다.(誤汗(55), 誤吐(15), 誤火(19), 誤下(71), 誤淸(2), 誤冷(1))

病機에서도 장중경은 특히 正邪相爭을 통한 정기와 사기의 성쇠변화와 음양실조를 중시하여 질병의 경과와 예후를 판단하였다. 이러한 正邪의 관점에 의한 질병의 인식은 이미 『內經』의 논술에서 보이지만, 『傷寒論』에서는 이에 대한 임상적 실례를 다양하게 제시하고 있다.

7.6 『傷寒論』의 진단

脈診은 『傷寒論』에서 병정의 변화를 분석하는 중요한 진단방법의 하나로, 『傷寒論』에는 25종의 맥상과 맥증과 관련된 조문이 148개가 있다. 맥진은 『內經』에서부터 기원하였으나 『內經』의 脈診法은 다양하고 복잡하기 때문에 『傷寒論』에서는 『難經』의 獨取寸口의 방법을 사용하고 있다.

舌診은 『內經』에서 시작하였는데, 『傷寒論』에서 크게 舌體, 舌苔, 舌覺으로 나누어 질병을 설명하고 예후를 판단하고 있다. 『傷寒論』에서는 설진을 맥진보다는 덜 중요시하고 있는데, 이것은 후대 온병학이 발전하면서 현대 舌診의 대강으로 완성되게 된다.

腹診法도 『內經』과 『難經』에서 이미 시작되고 있으나 『傷寒論』에 이르러서 다양하게 임상에 활용되게 되었다. 『傷寒論』에는 腹診에 관련된 조문이 총 102개이다. 『傷寒論』에는 腹診을 心下痞, 心下痞硬, 脇下痞硬, 胸脇苦滿, 脇下痛, 動悸, 腹滿, 少腹急結, 裏急, 心下支結 등의 진단에 활용하고 있다.

7.7 『傷寒論』의 三陰三陽에 대한 논쟁

『傷寒論』에서 말한 三陰三陽의 六經病變은 六經經絡 자체의 病變, 六經과 관계된 臟腑의 病變, 六經氣化의 病變 등을 모두 포괄하는 복합적인 개념이다. 이러한 『傷寒論』의 六經의 實質에 대해서는 歷代醫家들의 논쟁이 끊이지 않아 각자의 견해를 밝혀 왔다. 그 주요 관점들을 나누어 보면 다음과 같다.

① 六經과 臟腑經絡說

朱肱은 六經을 경락으로 인식하고 경락의 순행으로 六經病證을 해석하였다. 李時珍이나 高學山 등은 오장육부를 중심으로 해석했다. 또 柯琴은 六經地面說을 주장하면서 경락을 그 경계로 삼았다. 이들이 말하는 六經은 단순한 經絡流注만을 말하는 것이 아니라 인체의 관련 장부나 각 경락이 가지고 있는 기능적 특성까지도 포괄하는 개념이다. 즉 경락이 인체 각부를 종횡으로 연결하여 臟腑에서 皮膚, 肌肉, 筋骨을 관통합으로써 인체 내에서 하나의 통일적 종합체를 구성한다는 인식을 바탕에 깔고 있는 것이다.

② 六經과 六經氣化說

張志聰은, 六經과 六氣는 같은 것으로 天에 六氣가 있음에 사람에도 그에 상응하는 六氣가 있다고 인식하였다. 또 傷寒六經은 이 六經의 氣化作用의 실조로 인해 병이 된 것이라고 했다. 이 과정에서 그는 經絡을 완전히 배제하지는 못했다. 黃元御도 또한 六氣와 六經이 상합함을 논하면서 '天人同氣'라 하여 天의 六氣와 인체의 六經이 상응한다고 주장했다. 여기서의 經脈은 단순한 기혈의 순환통로로서의 經脈이 아니라 天의 六氣에 상응하는 氣運상의 특성을 포괄하는 개념이다. 그리고 陳修園은 이러한 인식에 더하여 開闔樞理論으로 傷寒六經의 전변 규율을 설명하였다.

③ 六經과 部位의 관계

張志聰은 六經에 각각의 고유한 분포영역이 있다고 주장하였다.(太陽을 등에, 陽明을 가슴에, 少陽을 옆구리에, 太陰을 배에, 少陰을 배꼽 아래에, 厥陰을 옆구리와 아랫배 사이에 배속하였다) 方有執은 인체의 표리를 각각 3층으로 분류하여 六經을 배속시켰다.(太陽을 皮膚, 陽明을 肌肉, 少陽을 軀殼之內, 三陰을 각 藏에 배속) 또한 柯琴은 六經을 인체의 여섯 개의 부위로 인식하고 관련된 臟腑 肌表 經絡 組織 등을 분별하여 유기적으로 연계시켰다.

④ 六經과 병증 분류방법

『傷寒論』을 연구하는 역대 의가들은 傷寒六經에 대하여 단순한 外感病의 분류라는 인식을 확대하여, 각각 陰陽表裏寒熱虛實의 각종 증후를 포괄하고 病邪의 質이나 量, 人體正氣의 盛衰, 치료의 합당여부에 따라 상호 전변될 수 있다고 인식하였다. 한편 祝味菊이나 陸淵雷 등은 正邪의 消長에 따라 六經을 분류하였으며 丹波元堅이나 惲鐵樵 등은 陰陽表裏寒熱虛實의 八綱에 따라 六經을 분류하였다.

⑤ 六經과 開闔樞

開闔樞理論은 『素問 · 陰陽離合論』에 처음 보이는데 이는 六經의 각각 위치에 따라 분류한 것이다. 그러나 이 開闔樞理論은 후세에 이르러 인체의 정상생리기능을 포괄하는 폭넓은 개념으로 확대되었다. 개합추는 三陽을 각각 개합추에, 三陰도 각각 개합추에 배속하여 그 기능의 연계성을 강조한 이론으로 『傷寒論』에서도 육경의 개념을 사용하고 있으므로 후대의 많은 의가들은 傷寒六經의 병증에 開闔樞理論을 적용하였다. 대표적인 醫家로는 柯琴과 陳修園이 있다.

7.8 『傷寒論』의 치법과 치료

『傷寒論』의 치법은 扶正祛邪의 원칙 아래 八法(汗, 吐, 下, 和, 溫, 淸, 補, 消(利))을 적절히 운용하고 있으며 攻補兼治(예: 白虎加人蔘湯)의 방법도 아울러 사용하고 있다. 이를 살펴보면 다음과 같다.

『傷寒論』의 八法과 처방

八法	효능	처방
汗法	辛溫解表	麻黃湯, 桂枝湯類
	辛凉解表	麻黃杏仁甘草石膏湯
	溫經解表	麻黃附子細辛湯
吐法	催吐	瓜蒂散
下法	峻下	承氣湯類
	緩下	麻子仁丸
和法	和解表裏	柴胡湯類
溫法	溫經散寒	四逆湯, 附子湯類
淸法	淸熱瀉火	白虎湯類
補法	助陽益氣	炙甘草湯
消法	消導積滯	瀉心湯類

『傷寒論』의 방제는 총 113종이며 사용되는 약재는 90여 종이다. 이 중 70여 개가 『神農本草經』에 나오며 약재의 효능도 비슷한 것으로 보아, 장중경이 『神農本草經』을 참고한 것은 거의 확실한 것으로 보인다. 이들 방제는 모두 君臣佐使의 원칙을 따르고 있으며, 병정의 변화에 따라 약물을 약효의 특성에 맞게 가감하고 있다. 劑型은 湯, 丸, 散, 酒, 洗, 浴, 薰, 滴耳, 灌鼻, 軟膏, 肛門栓劑 등이다. 침구치료와 관련해서, 『傷寒論』에는 침구치료에 대한 언급이 거의 보이지 않는다. 침구치료에 대하여 "先刺風池風府"라는 조문이 나오는데, 약으로 치료하기 전에 간단히 사용해 볼 수 있는 치법으로 언급하고 있다.

7.9 『傷寒論』의 歷代研究

『傷寒論』이 저술된 이후 『傷寒論』은 한동안 완전히 전해지지는 않았다. 晋代에 王叔和가 『傷寒雜病論』을 정리하였음에도 불구하고 王燾의 『外臺秘要』와 孫思邈의 『千金方』에는 仲景의 논술이 50조에 불과하며, 손사막은 "仲景의 要方이 不傳한다"라고 한 것을 보면 唐代까지만 해도 『傷寒論』이 의학계에 미친 영향은 별로 크지 않은 것으로 보인다.

『傷寒論』을 연구하는 학문을 흔히 傷寒學이라고 하는데, 상한학은 그 발전과정에 따라 3단계로 나누어 볼 수 있다. 첫째, 왕숙화를 필두로 하는 상한조문의 수집정리 과정이다. 왕숙화는 魏의 太醫令을 지냈으며 3세기 전반에 활동했을 것으로 추정된다. 그는 「傷寒例」에서 "이제 중경의 口論을 채집하여 그 證候와 診脈과 聲色과 病에 대해 신묘한 효험이 있는 眞方을 수록함으로써 세상의 急病을 막고자 한다"라고 하여 脈證治方을 기준으로 『傷寒論』이 지금의 모습으로 편제되어 있는 것은 왕숙화의 功임을 짐작할 수 있다. 그러나 이러한 왕숙화의 업적은 후대 연구자들의 끊임 없는 褒貶의 대상이 되어 왔다. 대체로 成無己(宋), 嚴器之(宋), 張志聰(淸), 陳修園(淸) 등은 사장될 뻔했던 중경의 방론을 발굴한 것에 대해 치하하는 입장이고, 劉完素(金), 方有執(明), 喩嘉言(淸) 등은 중경의 본의를 훼손하였다 하여 혹평하는 입장이다.

둘째, 宋金元代는 상한에 대한 연구가 심화되고 독자적인 학파가 형성되는 단계이다. 이때에는 傷寒六大家의 활동이 두드러진다. 龐安時는 『傷寒總病論』에서 병인과 발병에 대하여 중점적으로 논술하였고, 朱肱은 『南陽活人書』를 지어 三陰三陽의 본질이 경락임을 처음으로 주장하였다. 許叔微는 『傷寒九十論』, 『傷寒百證歌』, 『傷寒發微論』 『普濟本事方』 등을 지어 임상경험을 통하여 陰陽寒熱虛實들의 이론을 발휘하였고, 韓祗和는 『傷寒微旨』를 지어 脈證을 분석하는데 맥으로 우선으로 하였으며, 郭雍은 『傷寒補亡論』을 지어 세간에 떠도는 『傷寒論』의 학설을 채록하여 보충하였다. 成無己는 『註解傷寒論』을 지어 주해로써 『傷寒論』을 연구하는 선단을 열었고, 『傷寒明理論』에서는 『傷寒論』의 병증을 『傷寒論』에 입각한 理法方藥으로 설명해 상한의 증상 감별 분야에서도 효시가 되었다.

셋째, 明淸시대에 걸쳐 『傷寒論』의 편차와 주석, 연구방법, 六經의 본질, 傳變規律 등 『傷寒論』의 연구과정에서 파생되는 제반문제들에 대해 수많은 논쟁이 벌어지며 이들을 정리하는 과정에서 여러 학파들이 등장하게 되는 과정이다. 여러 학파들을 크게 세 부류로 나눈다면 古經(成注本)의 편차에 대한 강한 의구심을 갖는 학파(方有執, 喩嘉言)와 古經을 숭상하는 학파(張志聰, 陳修園), 그리고 『傷寒論』의 실용성을 부각하는 학파(柯琴)로 대별할 수 있다.

8 『黃帝內經』

8.1 『黃帝內經』에 대하여

한의학 최고의 경전으로 알려져 있는 『黃帝內經』은 『素問』 81편과 『靈樞』 81편으로 구성되어 있다. 한의학의 기본이론과 예방, 질병의 변화, 진단, 치료, 양생 등 모든 분야에 대해 원칙과 운용을 제시하고 있다. 즉 『黃帝內經』은 漢代 이전까지의 모든 의학경험 중에서 이론에 관한 것을 망라하였다. 『黃帝內經』에 관한 최초의 기록은 『漢書・藝文志』에 나온다. 『漢書・藝文志』는 漢代 班固(39~92)가 지은 『漢書』 篇目의 하나로 당시 존재하던 典籍의 목록을 기록하였다. 『漢書・藝文志』는 劉歆(?~23)이 지은 『七略』에 기초한 것으로 현존하는 最古의 文獻目錄이다. 한편, 기원전 97년에 사마천이 완성한 『史記』에는 『黃帝內經』이라는 책이 보이지 않는다. 따라서

『黃帝內經』은 기원을 전후한 1세기 사이에 어느 누군가에 의해 한 권으로 만들어졌을 것이다. 『黃帝內經』은 어느 한 사람, 어느 한 시대에 완성된 책으로는 볼 수 없다. 『黃帝內經』의 저술연대는 크게 전국시대에서 유흠이 『七略』을 완성한 1세기경까지를 1차 저술시기로 본다. 다음은 『黃帝內經』에서 戰國時代와 前漢代에 이루어진 것으로 보이는 것들에 대한 연대추정근거들이다.

※ 『黃帝內經』의 저술연대를 추정할 수 있는 근거들

① 『素問』의 「金匱眞言論」「藏氣法時論」에 하루 중의 시간을 나타내는 '平旦', '下晡', '夜半', '日昳', '日出' 등은 秦나라 이전에 사용되던 용어들이다.

② 『素問 · 寶命全形論』에 나오는 '黔首'라는 용어는 전국시대 및 秦代에 '국민'이라는 뜻으로 사용되었다.

③ 『黃帝內經』에 나오는 '豆'자는 모두 예외 없이 콩의 의미로 사용되고 있다. 그러나 秦 이전에는 문헌상 '豆'자가 콩의 의미로 사용된 예가 없으며, 모두 음식물을 담아 놓는 그릇의 의미로 사용되고 있다.

④ 『靈樞 · 經脈』의 經絡에 대한 내용은 馬王堆 帛書의 『足臂十一脈灸經』이나 『陰陽十一脈灸經』보다 발전된 수준의 의학내용이다. 따라서 기원전 168년에 매장된 것으로 보이는 마왕퇴백서 보다 뒤에 저술된 것으로 보인다.

⑤ 秦代 이전에 쓰인 책들은 거의 韻이 맞추어져 있는데 「上古天眞論」「四氣調神大論」「生氣通天論」, 「陰陽應象大論」「脈要精微論」「三部九候論」「寶命全形論」「八正神明論」「離合眞邪論」「調經論」 등은 운이 맞추어져 있다.

⑥ 『素問 · 脈解』에 "正月, 太陽寅, 寅, 太陽也"라는 문장이 나오는데 寅月을 正月로 삼은 것은 後漢 光武帝이후이다.

⑦ 『黃帝內經』에 나오는 음양오행배속은 『今文尙書』의 설을 따르고 있다. 『今文尙書』는 전한대에 유행하였고 『古文尙書』는 후한대에 유행하였다.

2차 저술시기는 『七略』이 편찬된 이후에 唐代 王冰이 『黃帝內經』를 재편집하였을 때까지이다. 이때 저술된 것으로 보이는 『內經』 편은 『素問 · 靈蘭秘典論』이다. 여기에서는 오장육부를 설명하면서 相傳, 州都, 中正 등의 魏의 관직명을 사용하고 있다.

3차 저술시기는 唐代 王冰이 『素問』을 모아 24권으로 재편한 때이다. 『素問』의 「天元紀大論」 「五運行大論」 「六微旨大論」 「氣交變大論」 「五常政大論」 「六元正紀大論」 「至眞要大論」(運氣七篇)은 왕빙이 보입한 것으로 본다. 新校正에서는 이것을 『陰陽大論』의 문장이라고 보았지만 丹波元簡은 『陰陽大論』의 문장이 아니라고 하였다.

4차 저술시기는 宋代 校正醫書局에서 『內經』을 교정할 때이다. 당시 校正官들은 『黃帝內經』의 원문을 복원하면서 王冰이 재편한 『素問』을 주로 삼고 全元起의 註解本과 皇甫謐의 『鍼灸甲乙經』을 참고로 하였다. 한편 『靈樞』의 교정은 『素問』이 교정된 후(1057) 고려에서 헌상한 『黃帝鍼經』을 교정하여 『靈樞』로 출판하였다.(1093)

8.2 『黃帝內經』의 명칭의 유래

黃帝는 道家에서 老子와 더불어 성인으로 추앙받는 전설 속의 인물이다. 도가는 전국시대에 老子와 莊子에 의하여 그 체계가 이루어진 것으로 노자와 장자는 황제와 무관하다. 그러나 前漢代에 와서 도가가 융성하면서 도학의 연구자들은 황제를 노자와 같은 성인의 반열에 두기 시작하였으며, 도가를 '黃老之學'이라고 하는 것도 이때부터이다. 『黃帝內經』이 前漢代에 한 권의 책으로 엮어졌기 때문에 당시 조류를 따라 황제를 가탁한 것으로 여겨진다. 한편 음양오행설을 주장한 鄒衍도 황제를 숭상하고 있고, 『黃帝內經』이 음양오행설을 바탕으로 저술된 책이기 때문에 『黃帝內經』이라고 명명되었을 것이라는 설도 있다.

8.3 『黃帝內經』의 주석본

『黃帝內經』에 대한 최초의 주석은 隋代(梁代)의 全元起로 알려져 있다. 『南宋・王僧儒傳』에 의하면 전원기는 『黃帝內經』의 注本을 지었고 『內經訓解』를 저술했다고 하였는데 『內經訓解』가 바로 『黃帝內經』의 주석본인지는 설이 분분하다. 이 책은 宋이 남쪽으로 천도하면서 없어졌다고 한다. 그리고 隋代 楊上善은 『黃帝太素』에 註를 달았다. 唐代에 와서는 王冰이 『黃帝內經・素問』 전체에 주석을 달았는데, 이것이 현존하는 最古의 內經注本이다. 이에 근거하여 宋代 校正醫書局에서 교정하여 전국적으로 유통시켰는데 이것이 『重光補注黃帝內經素問』이다. 이 『重光補注黃帝內經素問』은 王冰의 注文과 新校正의 注文이 함께 있는 것으로 그 후 수 차례 재간행되었다. 이 밖에 『重光補注黃帝內經素問』에 있는 『內經』의 원문을 근거로 수많은 의가들의 注釋本이 간행되었다.*

8.4 『黃帝內經』의 내용

8.4.1 기본철학체계

『黃帝內經』의 이론적 근간이 되는 학설은 천인상응설과 음양오행학설이다. 『內經』에서는 사람이 자연계 생물의 일종이며, 시시각각 자연환경과 접촉하고 있으므로 양자는 불가분의 관계가 있음을 여러 편에 걸쳐 설명하고 있다. 우주의 구성원리와 인체구성원리를 동일하게 취급하고 있는 것이 특징이며, 우주의 자연법칙에 준하여 생리·병리·약리 및 치료규정을 마련하였다. 음양오행학설은 대립적인 사물의 속성을 사물의 양상에 따라 유기적으로 표현하는 방법이며, 오행은 운동의 발전단계를 木, 火, 土, 金, 水 5개로 구분하여 사물의 운동변화를 강조한 개념으로 고대 동아시아인들의 자연현상을 이해하는 중요한 인식체계의 하나였다. 이상의 천인상응설과 음양오행학설은 의학에서만의 전문적인 개념이라기보다는 당시 자연과 인간 및 사회를 이해하는 포괄적인 세계관이었으며, 그러한 세계관이 의학으로 자연스럽게 응용된 것이다.

8.4.2 생리활동 구성요소

『內經』에서는 이러한 사유체계에 더하여 인간의 주요 생리활동 구성요소를 精, 神, 氣, 血, 津液 등으로 설정하였다.

精은 인간 생명활동의 근원적인 힘을 말하는데, 사람이 생겨날 때 가장 먼저 생겨나는 것이며 그 精의 작용을 통해 인체의 주요 기관과 조직 등의 기본골격을 형성한다.(夫精者 生之本也) 따라서 『內經』에서의 精의 개념은 단순한 氣의 정미로운 상태만을 의미하는 것이 아니다. 그리고 그 精은 다시 후대를 생식하는 기초로 작용한다.

* 이상 『黃帝內經』의 서지학에 있는 내용은 박찬국 主編, 『懸吐黃帝內經講義』, 경희대학교 출판국, 1998에 있는 「黃帝內經의 서지학적 고찰」의 내용을 참고함.

즉 精은 인체를 구성하며 유지하는 가장 근원적인 에너지이면서도 동시에 후대의 생식을 위한 기본물질이다. 그렇기 때문에 『內經』에서는 節慾貯精을 양생의 기본으로 삼았다.

神은 인간의 독립적 활동을 가능하게 하는 의식체계를 포괄하는 것으로 『內經』에서는 氣의 일종으로 파악하였다. 주로 血 중에서 활동하며 오곡이 정화하여 생긴 것이다. 神의 작용은 3가지로 크게 구분하는데, 첫째는 영양공급으로 인체의 각 조직에 생명의 활력을 부여하고, 둘째는 정신활동을 주관하며, 셋째는 전신의 각 장부의 활동을 주재하고 조절하는 역할을 한다.

氣와 血은 神의 작용에 따라 인체내부에서 일어나는 有無形의 움직임을 대행하는 요소이다. 氣에 대해서는 명칭만도 精氣, 眞氣, 宗氣, 營氣, 衛氣, 藏氣, 經氣 등으로 구분하지만 그 근원은 2가지이다. 하나는 위 속에서 소화된 음식물이 변하여 된 것이며, 또 하나는 폐로 들어온 대기가 변하여 된 것이다. 음식물을 地氣라고 하고 대기를 天氣라고도 하기 때문에, 인체는 천기와 지기를 융합하여 인체에 필요한 기의 원천을 만들며 여기에서도 천인상응의 이치가 드러난다. 『內經』에서 말하는 인체의 생리구성요소인 정, 신, 기, 혈, 진액 등은 모두 이 氣가 변하여 생긴, 즉 氣化로 만들어지는 것이다. 血은 營氣가 변해서 생긴 것으로 전신에 영양을 공급하며 그 血 중에는 神氣의 작용도 함께 갖추고 있다고 보았다. 神이 인체에 생명의 활력을 불어넣는 것은 혈에 담겨진 영양물질을 전신으로 적재적소에 배분한다는 의미이다.

8.4.3 인체의 구조

『內經』에서 소개하는 인체구조의 기능 및 작용에 대한 기술은 비교적 자세하며, 생명현상의 전체적인 인식과 연관하여 하나의 완전한 이론체계를 형성해 한의학 생리, 병리, 진단 등의 이론적 기초가 되었다.

① 藏腑

장부는 五臟六腑와 奇恒之腑가 있다. 五臟은 肝, 心, 脾, 肺, 神이다. 『內經』에서는 이것이 가장 중요한 장기라고 했다. 五臟이 특별히 중요한 것은 첫째, 생명활동의 중요한 요소인 정, 기, 신, 혈의 저장소로서 생명활동의 근본이 된다는 것이다. 둘째는 오장의 가장 큰 역할로서 藏神하는 기능을 설정하고 있다. 藏神의 기능은 우리 몸을 주재하는 神氣 활동의 이 오장을 통해서 이루어진다는 것을 말한다. 그래서 오장은 전신의 기타 장기조직과 정신활동의 주재자요 지배자로서 외계환경인 기후변화 등에 밀접하게 연관되어 개체를 적응시키고 유지하는 중추적인 역할을 한다.

오장 각각의 기능에 대해 간략하게 설명하면 다음과 같다. 心의 주요 기능은 藏神과 主血脈이다. 心은 君主之官으로 오장 중에서도 가장 주도적인 역할을 담당한다. 肺는 전신의 氣의 활동을 주관하는 장기이며 대기를 받아들이고, 胃中에서 올라온 地氣와 융합시켜 만든 人氣를 전신으로 유포하는 역할을 담당한다. 肝은 將軍之官이며 藏血하는 기능을 담당한다. 脾는『內經』에서 항상 위, 소장, 대장과 함께 음식물의 소화흡수에 관여하는 역할을 하며 전신에 津液을 輸布한다. 腎은 오장이 만든 정기를 마지막으로 저장하는 곳이며 동시에 생식을 주관하는 역할을 한다.

六腑는 胃, 小腸, 大腸, 膀胱, 膽, 三焦를 말한다. 위, 소장, 대장, 방광, 담은 각각 비, 심, 폐, 신, 간에 형제장기로 배속되어 오장의 활동을 보조하는 역할을 하며, 三焦는 역대로 유형 무형에 대해 논쟁이 많은 장기 중의 하나로서 전신의 기능을 上焦, 中焦, 下焦의 3개의 기능권역으로 나누어 통합적으로 조절하는 역할을 한다. 이외에도 腦, 髓, 骨, 脈, 膽, 女子胞를 奇恒之腑라 하여 오장육부의 기능을 보조하는 장기를 설정하였다 .

② 經絡

경락학설은 한의학의 체계에서 중요한 부분이다. 경락은 본래 혈맥을 말한 것으로 주된 줄기를 經脈, 그 가지를 絡脈이라고 하였고 이를 합해 經絡이라고 하였다. 그러나『內經』의 경락 작용은 혈액순환의 통로로서만 보지 않고, 체내외 및 각 장부조직을 그물망처럼 연결하는 구조로서 질병의 진단과 치료에 광범위하게 응용되는 체계이다.『內經』에는 전신에 주요 경락 12개가 분포한다고 하였다. 12개 중에 6개는 陽經이며, 6개는 陰經이다. 陽經과 陰經 중의 3개는 상지에 분포하며 3개는 하지에 분포한다. 그래서 手三陽, 手三陰, 足三陽, 足三陰으로 구분한다. 三陽의 명칭은 太陽, 少陽, 陽明이며 三陰의 명칭은 太陰, 少陰, 厥陰이다. 12개의 경락은 내부의 주요 장기와 연결되어 다음과 같이 명명하였다. 手太陰肺經, 手陽明大腸經, 足陽明胃經, 足太

陰脾經, 手少陰心經, 手太陽小腸經, 足太陽膀胱經, 足少陰腎經, 手厥陰心包經, 手少陽三焦經, 足少陽膽經, 足厥陰肝經이다. 이 경락은 서로 연결되어 있으며 인체 경락의 氣는 주기적으로 이 경락을 순차적으로 순행한다.

8.4.4 질병의 원인

『內經』에서는 질병이 발생하는 요인을 정신활동, 생활습관, 환경기후 등 세 가지로 구분하였다. 정신활동은 인간의 느끼는 감정요소를 五志(努, 喜, 思, 憂, 恐) 또는 七情(喜, 努, 憂, 思, 悲, 驚, 恐)으로 세분하여 각각의 감정상태가 인체 장부기관의 활동에 영향을 주어 질병을 유발한다고 보았다. 그리고 생활습관과 관련해서는 음식을 지나치게 많이 섭취하는 것, 五味의 균형이 어그러진 것, 음주, 방로, 과로, 기거 등이 생명활동의 불균형을 초래하는 기전에 대해 여러 편에 걸쳐 설명하였다. 환경기후의 변화가 질병을 유발하는 기전에 대해서는 기후적인 요소를 風, 寒, 暑, 濕, 燥로 구분하였고, 사계절과 연관시켜 봄에는 風, 여름에는 暑, 長夏에는 濕, 가을에는 燥, 겨울에는 寒에 상하기 쉽다고 설명하였다. 그러나 실제로 질병의 원인을 말할 때에는 風, 寒, 暑, 濕의 사기를 가장 중요하게 보았으며 그 중에서도 風을 '百病之長'이라 하여 다양한 질병을 일으키는 중요한 요인으로 지목하였다.

그리고 『內經』에서 질병이 발생하는 요인으로 다양한 외부적인 요인을 들고 있지만, 가장 중요한 것은 인체 내부에서 질병이 발생하는 내재조건을 설정하였다는 점이다. "邪氣所湊, 其氣必虛"라고 하여 인체 내부에서 외부 사기를 방어할 충분한 능력, 즉 正氣라고도 표현되는 방어력을 갖추고 있으면 어떠한 사기도 영향을 끼치지 못한다고 보았다.

8.4.5 病機와 病變

病機란 질병발생의 기전을 말하는데, 즉 질병변화를 일으키는 직접요소이며, 또한 병인이 인체에 작용하여 일어나는 일차적인 반응양상이다. 『內經』에서는 질병의 발생기전을 주로 3부분으로 구분하였다. 첫째는 정기의 부족이나 울체한 것, 둘째는 사기의 침입이 정기의 운행을 방해한 것, 셋째는 인체의 음양활동이 어느 한쪽으로 치우친 것이다. 정기의 부족은 '虛'의 병변을 일으키며 사기의 침입과 관련해서는 '實'의 병변을 일으킨다. 음양의 偏盛偏衰는 '寒'과 '熱'의 병변으로 일으킨다. 이렇게 형성된 인체의 虛實寒熱은 각종 질병의 가장 기본적인 병리변화이다.

8.4.6 전변과 예후

『內經』에서는 외부의 사기가 침입하면 表에서 裏로, 淺에서 深으로 병사가 전변된다고 보았다. 먼저 皮毛에 침입하면 피모에서 經脈으로, 경맥에서 최후에 筋骨로 들어가며, 어떤 경우는 경맥에서 兪穴로 들어가고 수혈에서 다시 衝脈으로 들어간다. 또 경맥에서 육부를 거쳐 오장으로 진행하는 경우, 피모에서 바로 폐로 들어가는 경우 등 다양한 전변경로가 있다. 전변되는 과정이 얕은 곳에서 깊은 곳으로 들어가고 시일이 오래될수록 질병의 치료는 어려워진다고 보았기 때문에 한의학에서는 질병의 조기발견, 조기치료를 강조한다.

한편 외부의 사기가 오장으로 전변된 경우, 오장 내에서의 순환경로도 설명하고 있다. 이것은 오장의 相生相克 관계에 따라 전변되는 것으로 간에서 시작한 병사가 심, 비, 폐, 신으로 진행하는 相生傳의 경우에는 예후를 양호하다고 보았고 비, 신, 심, 폐로 진행하는 相克傳의 경우에는 예후를 좋지 않게 보았다. 그리고 오장의 질병이 운기의 변화에 따라 경중을 달리한다는 내용도 다양하게 기술되어 있다.

8.4.7 질병의 인식

『內經』에서는 200종 이상의 질병 명칭이 등장한다. 이러한 다양한 질병에 대해 질병의 병인, 병기, 병변 심지어 질병의 변화 및 예후까지도 자세하게 기술하고 있다. 어떤 질병은 질병의 각 단계, 증상마다 이론적인 설명까지 붙인 경우도 있다. 그만큼 『內經』에서의 질병에 관한 인식과 기술은 상당한 수준이었음을 보여주고 있다. 『內經』의 질병 인식은 크게 3가지로 구분된다.

첫째로 장부, 경락, 기혈, 진액 등 생리구조체계에 따른 질병인식이다. 이렇게 해서 명명된 질병으로는 肝病, 肝氣虛, 肝風, 肝痺, 肝咳, 肝瘧과 같은 오장과 관련된 질병 명칭이 가장 많으며 氣上, 氣緩, 氣消, 氣下, 氣收, 氣泄 등 氣의 병변특징을 표현하는 질병명도 다수 기술되어 있다. 이 외에도 太陽經病, 少陽病, 胃病, 胃泄 등의 질병명칭이 여기에 속한다. 둘째로는 하나는 풍, 한, 서, 습 등 외부요인에 의한 질병인식이다.

이중에서 肝風, 心風, 內風, 腸風 漏風 등 風과 관련된 질병명칭이 가장 많다. 『內經』에서는 이 風病에 대해 별도의 편을 설정하여 자세하고 구체적으로 묘사하고 있을 정도로 풍병을 중요하게 다루고 있다. 마지막으로는 질병이 나타내는 증상의 특징에 따른 질병인식이다. 단순히 증상으로 명명한 便血, 泄, 咽腫, 臚 등도 있고 질병의 특징에 따라 熱病, 瘧病, 水病 등으로 명명한 것 등 다양한 질병 명칭이 등장하며 咳病, 脹病, 腰痛, 瘧病 등에 대해서는 별도의 편을 구성하여 전문적으로 기술하였다. 특히 熱病에 관해서는 『素問』의 「熱論」「評熱病論」「刺熱論」, 『靈樞』의 「熱病」「寒熱病」「寒熱」 등 여러 편에서 전문적으로 기술하고 있다. 당대 의학자들이 熱病의 발생과 치료에 대해 비상한 관심을 갖고 있었음을 알 수 있다.

8.4.8 진단기술

『內經』에는 이미 한의학의 기본 진단법인 望聞問切의 四診이 모두 등장한다. 다만 진단법이 일목요연하거나 체계적이지 않고 다양한 진단법이 혼용되어 있다. 四診 중에서도 望診에 대한 내용이 가장 자세하다. 얼굴과 눈의 오색변화와 명암, 색택 등을 살피는 것이며 구역을 나누어 보는 방법도 기술되어 있다. 問診과 聞診에 대해서는 극히 소략하다. 그리고 사진 중에서 切診의 기술은 복잡하며 다양하다. 『內經』에서는 당시 절진에 관한 방법이 정형화되지 못한 정황을 그대로 반영하고 있다. 맥진의 부위에 대해서도 전신의 12경맥을 모두 절진하는 循經 진단법, 인체를 9구역으로 구분하여 요점이 되는 곳을 파악하여 종합하는 三部九候 진단법, 목과 손목의 박동처만을 진단하는 人迎氣口 진단법, 손목만을 진단하는 獨取寸口法, 맥의 변화와 尺膚의 피부 변화를 서로 대조하여 보는 방법 등이 혼재해 있다. 그리고 『內經』에서는 浮, 沈, 遲, 數, 堅, 緩, 急, 實, 代, 細, 弱, 橫, 喘, 弦, 鉤, 毛, 石, 營 등 20종의 맥상의 구분이 있음을 설명하고 있다.

8.4.9 치료와 예방

『內經』에 기재된 치료방법은 毒藥, 九鍼, 砭石, 灸焫, 導引, 按蹻, 熨法 등이 있다. 『內經』에서는 기본적으로는 내부의 병은 毒藥으로 치료하고 외부의 병은 鍼灸와 砭石으로 치료한다고 하였다. 이외에 『素問・異法方宜論』에는 동방은 砭石을 많이 쓰고, 서방은 毒藥을 많이 쓰며, 북방은 灸焫을 남방은 九鍼을 많이 쓴다고 하여, 지방과 병정에 따라 치료법이 달라질 수 있다는 점도 강조하였다. 『內經』에서는 대부분 침자법을 사용하였기 때문에 침자에 관한 기록은 상당히 상세한 편이다. 특히 兪穴과 刺法, 刺禁 등에 대해서 자세히 기술하고 있다. 그러나 약물치료에 관한 기술은 11곳에 불과하다. 한편 『內經』에서는 "不治已病治未病"이라 하여 질병의 예방에 대해서도 중요하게 언급하였으며 질병이 발생한 다음에도 조기치료를 강조하였다. 그리고 질병의 치료에서도 표본선후를 구분하여 "治病必求於本"할 것을 주장하였다.

8.4.10 운기학설

『黃帝內經』에서 운기학설에 관하여 기술하고 있는 부분은 運氣七篇이라고하는 「天元紀大論」 「五運行大論」 「六微旨大論」 「氣交變大論」 「五常政大論」 「六元正紀大論」 「至眞要大論」 등이다. 편수는 7편이지만, 분량으로 본다면 『黃帝內經・素問』 전체의 약 1/3가량을 차지하는 방대한 분량으로 기본 개념에서 응용에 이르기까지 비교적 자세하게 기술되어 있다. 운기학설은 자연계의 천시기후의 변화 및 그 변화가 우주의 만물 특히 인체에 미치는 영향을 분석한 이론방법이다. 이는 음양오행을 핵심으로 하는데, 천인상응 정체관념의 기초 위에 체계적인 학설로 정립되었다. 운기학설의 내용은 天地人의 삼자의 종합으로 논술하게 되며, 의학에서 운기를 연구하는 목적은 주로 천시, 기후의 변화규율을 파악하여 육음외감이 질병을 야기하는 요인을 밝히기 위해서이다. 동시에 매년, 각 계절의 기후변화와 질병의 정황을 추정하여 진단과 치료에 응용하여 왔다.

9 『神農本草經』

『神農本草經』은 東漢 이전에 형성된 풍부한 약재에 관한 지식을 바탕으로 탄생된 것으로, 현존하는 가장 오래된 본초학 전문서적이다. 이 책은 대략 서기 1세기 무렵에 출현했으며, 결코 한 사람에 의해 쓰인 것이 아니라 많은 의가들이 정리하여 만든 것이다. 서명에 '神農'이란 두 글자가 있는 것은 『內經』에서 '黃帝'라는 이름을 가탁한 것과 같은 것으로, 바로 『淮南子 · 修務訓』에서 "世俗之人, 多尊古而賤今, 故爲道者, 必托之於神農黃帝而後能入說"이라 한 바와 같다.

『神農本草經』에 있는 약재는 365종에 달하는데, 그 가운데 植物이 가장 많아 252종이고, 動物이 67종, 鑛物이 46종이다. 이 책은 약재의 藥性과 효능의 차이에 따라 上, 中, 下의 3品으로 구분하였다. 上品 120종은 일반적으로 독성이 적거나 없는 것으로 補養類에 많이 속하는 약재들이다. 中品 120종은 어떤 것은 독이 있고 어떤 것은 독이 없으며 補養과 함께 질병을 攻治하는 작용을 겸하는 약재들이 많다. 下品 125종은 대다수가 독성이 있어 전적으로 질병을 攻治하는 데 사용하는 약재들이다.

이것은 중국 본초학에서 약물분류방법 가운데 가장 빠른 것이다. 이 책에서는 君臣佐使와 七情, 四氣, 五味 등의 藥物理論을 간략하게 서술했고, 아울러 각종 약재의 이름, 별명, 산지, 효능, 채취시기, 포제 및 저장방법 등을 기록하였다.

이 책에서 제기한 主治病證의 명칭에는 대략 170여 종이 있는데, 그 중에는 內科, 外科, 婦人科 및 五官科 등의 질병이 포함되어 있다. 그 藥物들의 약효는 대다수가 정확한 것인데, 예를 들어 麻黃治喘, 常山截瘧, 白頭翁黃連止痢, 海藻療癭, 當歸調經, 大黃芒硝通便 등으로 기록된 치료효과는 모두 정확하다.

『神農本草經』이 만들어진 이후 이 책은 500여 년 동안 사용되었는데, 원서는 실전되었지만 그 주요 내용은 역대 本草著作들에 남아 있다. 현재 통용되는 판본은 明淸 이래로 수집되어 정리된 것이다.

10 『難經』

10.1 저자 및 완성연대

『難經』의 저자에 대해서는, 『隋書 · 經籍志』에 지은이는 扁鵲이며 책이름은 『黃帝八十一難經』이라고 한 것이 최초의 기록이다. 初唐四傑의 한 사람이었던 王勃은 이 『難經』에 대해 "醫經之秘錄"이라고 정의하고 이 책의 전수 계통을 기록하였다. 그에 따르면 기백이 황제에게 전한 후, 9인의 선생을 거쳐 伊尹에게 전달되고, 이윤은 湯에게 전하고, 6인의 선생을 거쳐 진월인에게 전달되어 진월인이 그 문장을 구성하여 책을 내었다는 것이다. 이 책이 만들어진 시기에 대해서 일본학자 丹波元簡은 "한나라 시대 사람이 지었다(漢人所撰)"라고 하였고 같은 집안 출신의 학자인 丹波元胤은 후한 때 지어졌다고 하였다. 그리고 그 이유에 대해서는 『難經』이 『素問』이나 『靈樞』보다 어기가 약하여 한나라가 동쪽으로 수도를 옮긴 이후에 나온 것 같다는 것이다. 이 책에 나오는 "元氣"라는 단어는 당시 董仲舒가 지은 『春秋繁露』와 揚雄이 지은 『解嘲』에 보이므로 이 시대와 연관성이 많다는 것이다. 그리고 19難에 보이는 "남자는 인에서 생겨난다(男子生於寅)", "여자는 신에서 생겨난다(女子生於申)" 등의 논의는 『說文解字』에 대한 包字注, 高誘의 『淮南子』에 대한 주석과 『離騷章句』 속에 모두 기록되어 있다. 이 외에도 木이 물에 잠기고 金이 물에 뜬다는 논의는 『白虎通』에 보이고, 金은 巳에서 생기고 水는 申에서 생기며 남방의 화를 사하고 북방의 수를 보한다는 등의 논리는 모두 五行緯說家들의 말이다. 이러한 증거들을 대면서 丹波元胤은 "절대로 서쪽에 도읍하였을 때 즉 서한시대의 문장이 아니라는 것을 알 수 있다"라고 주장한다.

10.2 『難經』의 내용

『難經』의 내용은 81개의 문답으로 구성되어 있다. 이에 대해 청대 徐大椿은 "『難經』은 經이 아니다. 『靈樞』와 『素問』에 있는 미묘한 말과 오묘한 뜻을 다 밝히지 못한 것들을 실마리를 끌어 증명한 것이니, 문답의 형식을 빌려서 그 뜻을 드러내었다"라고 하였다. 81개의 문답을 주제별로 묶어 질문내용을 정리하면 다음과 같다.

1난부터 20난까지는 脈에 관한 내용이며, 21난부터 29난까지는 經絡에 관한 내용, 30난부터 43난까지는 臟腑에 관한 내용, 44난은 七衝門에 관한 내용, 45난은 八會穴에 관한 내용, 46난 47난은 氣血陰陽에 관한 내용, 48난부터 61난까지는 질병과 진단에 관한 내용, 62난부터 68난까지는 兪穴에 관한 내용, 69난부터 81난까지는 刺法과 取穴에 관한 내용이다. 주로 맥법과 침자에 관한 내용이 많다.

11 주요 의학인물

11.1 淳于意

淳于意는 齊나라 臨菑(지금의 山東省 臨淄) 사람으로, 대략 기원전 205년에 태어났다. 일찍이 齊나라의 太倉長을 지낸 까닭에 후인들이 '太倉公' 혹은 '倉公'이라고 불렀다. 『史記』에는 그가 淄川의 公孫光으로부터 醫學을 배웠고, 또 公乘陽慶으로부터 黃帝, 扁鵲의 脈書와 辨證審脈, 治病의 경험들을 배웠다고 기록되어 있다. 『史記·扁鵲倉公傳』에는 淳于意가 25가지 病例를 치료한 일이 기록되어 있는데, 이를 '診籍'이라 하니 곧 醫案을 말하는 것이다. 그 안에는 환자의 성명, 주소, 직업과 병리, 변증, 치료, 예후 등이 자세히 기록되어 있는데, 淳于意가 질병을 치료하면서 성공한 경험과 실패한 교훈들이 생생하게 기록되어 있다. 이를 통해 淳于意가 望色과 切脈을 특히 중시했다는 것을 알 수 있다.

11.2 程高

程高는 東漢時代의 鍼灸 전문의사이며 涪翁의 제자이자 郭玉의 스승이다. 程高는 醫學에 정진하고자 마음을 먹던 중 涪翁의 침술이 고명하다는 사실을 듣고 涪水에 이르러 涪翁을 찾아가 자신을 제자로 삼아 달라고 청하였다. 그러나 涪翁은 바로 허락하지 않고 몇 년 동안 程高를 지켜보면서, 程高가 의술을 배우고자 하는 동기가 名利를 탐하고자 함이 아니라는 것을 알고 자신의 의술을 모두 程高에게 전수해 주었다. 程高는 醫學을 다 공부한 후에 涪翁과 마찬가지로 민중의 건강을 돌보는 데 힘썼다. 후에 程高는 그의 의술을 郭玉에게 전수해 주었다.

11.3 郭玉

郭玉은 東漢時代의 鍼灸學者이며 廣漢(지금의 四川省 廣漢) 사람이다. 그는 程高의 제자로서 鍼灸와 脈學에 뛰어났고, 후에 漢 和帝의 太醫丞을 지냈다. 郭玉은 봉건귀족들이 무당을 믿으면서 長生不老를 추구하는 허황된 생활을 하는 것에 반대하였다. 당시의 통치계급은 교만하고 전횡을 일삼으며 의사들을 믿지 않아 郭玉이 통치계급의 병을 치료할 때에는 치료효과가 그다지 좋지 않았다. 반면에 일반백성들의 질병을 치료할 때에는 치료효과가 매우 좋았는데, 후에 漢 和帝가 郭玉에게 그 이유가 무엇인가고 물었다. 郭玉은 "무릇 귀한 자들은 높은 자리에 처해 저를 맞으니 제가 두려움을 안고 치료할 수밖에 없습니다. 그 치료함에 있어 네 가지 어려움이 있는데, 自用意而不任臣(의사의 말을 듣지 않고 자기 마음대로 생각함)이 첫째 어려움이요, 將身不謹(몸을 조섭해야 함을 알지 못함)이 둘째 어려움이요, 骨節不强不能使藥(근골이 연약하여 약을 쓸 수 없음)이 셋째 어려움이요, 好逸惡勞(안일함을 좋아하고 노동하는 것을 싫어함)이 넷째 어려움입니다"라고 하였다.

11.4 華佗

華佗는 字가 元化이며 東漢 末年 沛나라 譙縣(지금의 安徽省 亳縣) 사람으로, 대략 漢 仲帝 永嘉 元年(145)부터 漢 獻帝 建安 8년(203)간에 생존했다. 華佗는 의술에 정통하여 內科, 外科, 婦人科, 鍼灸에 모두 뛰어났으며, 질병의 진단과 치료 및 養生에서도 탁월한 업적을 남겼다. 그는 봉건적인 禮敎의 속박을 벗어나 外科手術을 통한 치료를 제창했는데, 이로 인해 그는 세계에서 최초로 마취를 하여 복강수술을 한 의사가 되었다.

華佗는 지금의 江蘇, 山東, 安徽, 河南 등의 지역에서 두루 백성들의 존경을 받았다. 『襄陽府志記』의 기록에 의하면, 어떤 해에는 襄陽을 지키고 있던 蜀의 장수 관우가 전투에서 독화살을 맞아 팔 전체가 붉게 부어오르고 통증이 극심하여 華佗에게 치료를 부탁하자, 華佗는 뼈를 긁어 독을 제거하는 치료법을 써서 결국 관우의 목숨을 구해주었다고 하였다. 華佗의 外科手術은 매우 뛰어난 것이었는데, 『後漢書』의 기록에 의하면 華佗는 方藥에 정통하여 처방이 불과 몇 종류에 지나지 않고 鍼灸도 단지 몇 곳에만 시술하였다고 한다. 華佗가 만든 麻沸散은 후에 실전되었지만 추측되는 처방으로 두 종류가 있다. 하나는 蔓陀羅花(洋金花), 生草烏, 香白芷, 當歸, 川芎 각 4돈, 南星 1돈의 여섯 가지 약으로 만드는 것이다. 다른 하나는 羊躑躅 3돈, 茉莉花根 1돈, 當歸

3냥, 菖蒲 3푼으로 만드는 것이다. 華佗는 뛰어난 의술로 백성들의 질병을 성실히 치료해 주었기 때문에 백성들 사이에서 신망이 두터웠다. 당시 曹操가 편두통을 앓았는데 그 동안의 치료가 효과가 없던 중 華佗의 의술이 뛰어나다는 말을 듣고 華佗에게 치료를 부탁했다. 華佗가 한 차례 침을 시술하자 두통이 바로 멈추었다. 曹操는 華佗를 머물게 하여 侍醫로 삼으려 하였으나 華佗가 단호하게 거절하자 크게 화가 나 편두통이 재발하였다. 그래서 다시 華佗에게 치료를 부탁하였는데, 華佗는 근본적인 치료를 위해 수술을 해야 한다고 하였다. 曹操는 이 말을 듣고 크게 성내면서 華佗가 자신을 해치려 한다고 여기고, '持能厭事'의 죄명으로 華佗를 옥에 가두었다. 華佗는 생명의 위협을 느끼자 자신의 귀중한 기록물들을 세상에 남기고자 옥리에게 전하여 주려 하였으나, 옥리는 죄를 물을까 두려워 받으려 하지 않았고 결국은 모두 불에 타 없어지고 말았다. 그 후 華佗는 결국 曹操에 의해 목숨을 잃었다. 華佗의 저작은 史書나 醫書 가운데 약간 비치기는 하나 내용은 대부분이 사라지고 없는 상태이다.

華佗는 몸의 단련을 특히 중시했다. 제자인 吳普에게 사람은 몸을 움직여야만 튼튼해질 수 있으니 "戶樞不蠹, 流水不腐"라고 말한 것이 바로 그런 뜻이라고 하였다. 華佗는 몸을 움직이는 것이 소화를 돕고 血脈을 유통시켜 질병을 예방함으로써 장수하게 할 수 있다고 여겼다. 그는 전 시대의 導引法의 정수를 흡수하고 호랑이, 사슴, 곰, 원숭이, 새 등 동물의 동작을 모방하여 '五禽戲'라는 체조를 창안해 냈다. 첫째 자세는 호랑이 앞다리의 동작을 본뜬 것이고, 둘째 자세는 사슴이 머리와 목을 펴는 동작을 본뜬 것이고, 셋째 자세는 곰이 누워 있는 자세를 본뜬 것이고, 넷째 자세는 원숭이가 발끝으로 뛰어다니는 동작을 본뜬 것이고, 다섯째 자세는 새가 날개를 펴고 날아오르는 동작을 본뜬 것이다. 이 다섯 가지 자세를 연결시켜 부단히 연습하면 건강에 매우 큰 도움이 될 수 있다. 華佗는 이와 같은 신체의 단련을 의학적인 치료와 관련지어 생각했던 것이다.

華佗의 제자로서는 吳普, 樊阿, 李當之 등이 있는데 모두 당시의 명의였다. 樊阿는 침술에 뛰어났고, 吳普, 李當之는 모두 藥物에 관한 저작을 남겼는데 아깝게도 전해지지 않고 있다.

11.5 張仲景

張仲景은 이름이 機이며, 東漢時代 南陽郡 涅陽(지금의 河南 南陽) 사람이다. 대략 東漢 桓帝 和平 元年(150)에 태어나 東漢 獻帝 建安 24년(219)에 세상을 떠났으며, 仲景은 같은 郡 사람인 張伯祖에게서 醫學을 배웠으며, 다년간의 공부를 통해 뛰어난 의학자가 되었다. 한편 仲景은 그의 晩年이었던 建安시대(196~219)에 湖南 長沙의 太守가 되었다고 전해지고 있다.

東漢 후기에는 정치가 매우 혼란스러워 각지의 군벌들이 해를 거듭해 다투는 데다가 기근이 끊이지 않고 疫病이 크게 번졌는데, 그 가운데 특히 傷寒으로 인한 사망률이 가장 높았다. 이 시기에 仲景의 가족 중에는 傷寒을 앓은 사람이 약 7/10에 달했고, 이런 참담한 상황은 그를 크게 자극하여 醫學의 연구에 몰두하도록 만들었다. 仲景은 『內經』과 本草 등의 저작들을 연구하고 앞 시대의 귀중한 경험들을 흡수하는 동시에 민간에 전해지는 方藥들을 널리 수집했으며, 여러 醫家들의 경험과 자신의 임상경험을 결합하여 다년간의 노력 끝에 傷寒病을 치료하는 방법이 담긴 『傷寒論』을 완성하게 되었다.

仲景은 '經方'을 운용하여 병을 치료하는 데에 뛰어났다. '經方'이란 앞 시대의 사람들이 남긴 경험방으로서 藥味가 간단하면서도 치료효과는 매우 뛰어났는데, 다만 여러 곳에 흩어져 있어 구해 보기가 쉽지 않았다. 仲景은 다년간의 수집을 거쳐 이 經方을 치료에 사용했으며, 이로 인해 사람들로부터 '經方大師'라고 불렸고 후대에 이르러서는 '醫聖', '醫方之祖'로 추앙받게 되었다.

仲景의 診斷은 매우 뛰어난 것이었다. 『何顒別傳』의 기록에 의하면, 仲景이 修武縣에서 의술을 행하고 있을 때 王仲宣이라는 젊은 문인을 만나게 되었는데, 仲景은 王仲宣의 神色이 좋지 않음을 보고 그에게 바로 五石湯을 복용할 것을 권하였다. 또한 제때에 치료하지 않으면 40세 무렵에 眉毛가 탈락하게 되고, 그 반년 후에는 생명이 위태롭게 된다고 하였다. 당시 겨우 20살이었던 王仲宣은 이런 말을 듣고 기분이 나빠져 仲景이 자신의 의술을 자랑하는 것에 불과하다고 여기고 그의 말을 듣지 않았다. 얼마 후 王仲宣을 다시 만난 仲景은 藥을 복용했는가를 물었으나 王仲宣은 藥을 복용했다고 거짓으로 말하였다. 仲景은 王仲宣의 神色을 살피고서 藥을 복용하지 않은 것을 알고 생명을 경시하지 말라고 다그쳤으나, 王仲宣은 여전히 말을 듣지 않았다. 그 후 王仲宣은 40세가 되자 과연 眉毛가 탈락하였고 다시 반 년 후에 결국 죽고 말았다. 王仲宣이 앓은 병은 痲瘋病으로 생각된다. 이 병은 잠복기가 매우 긴 만성적인 질병으로서 쉽게 진단되지 않으며 치료하기도 어려운 병이다. 仲景은 당시에 이런 위중한 만성병을 조기에 발견할 수 있었으며, 또한 조기에 치료할 것을 주장했는데, 이런 사실은 그의 의술이 대단히 깊은 경지였음을 말해준다.

仲景은 임상에서의 치료경험이 풍부했을 뿐 아니라 학문이 깊었다. 史書에 의하면 많은 醫書들이 그의 저작으로 기록되어 있는데, 『張仲景方』 15卷, 『黃素藥方』 25卷, 『辨傷寒』 10卷, 『療傷寒身驗方』 1卷, 『評病要方』 1卷, 『療婦人方』 2卷, 『五臟論』 1卷, 『口齒論』 1卷, 『脈經』 1卷 등이 있다. 그러나 안타깝게도 『傷寒雜病論』 이외의 나머지 저작들은 전해져 오지 않고 있다.

제4장

魏晉南北朝時代(265~960)의 醫學

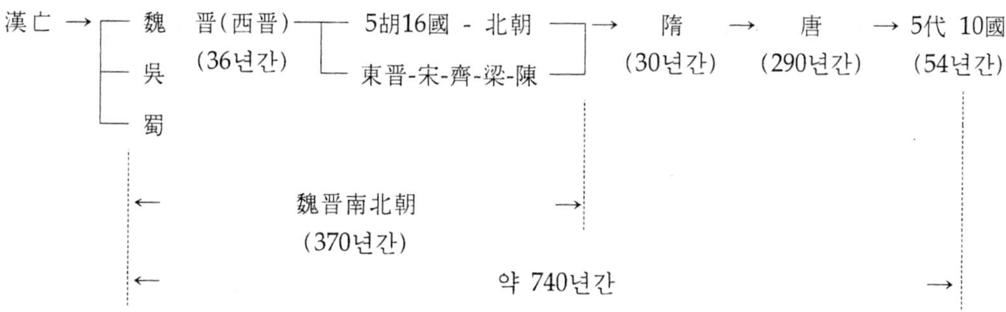

1 시대개요

서기 265년 司馬炎이 西晋을 건립한 이후 三國이 병립하던 국면이 끝나고 전국이 일시적으로 통일되었다. 그러나 북방민족들이 끊임없이 중원으로 쳐들어 와 각 민족의 통치계급들이 서로 다투면서 혼란해지자, 晋은 남쪽의 建康(지금의 南京)으로 옮겨가게 되었다. 사람들이 남쪽으로 옮겨가면서 생산기술도 따라서 남쪽으로 전해져 문화의 중심이 황하유역에서 장강유역으로 옮겨졌다. 남쪽의 경제 발전과 인구 증가는 학문과 문화의 발전을 불러일으켰다. 581년 隋의 통치자인 楊堅은 北周의 정권을 탈취해 隋를 건립하여 중국을 통일했다. 이 때에 비로소 東晋 이래 270여 년 간의 남북분열국면이 끝나게 된다.

魏晋南北朝時代는 중국역사상 왕조의 교체가 가장 심하여, 정치적으로 매우 어지러웠고 사회적으로도 많은 혼란이 있었던 시기였다. 하지만 사상적으로는 儒教, 佛教, 道教가 모두 골고루 발전하였으며, 葛洪같이 儒教와 道教의 사상을 융합하려 하거나 陶弘景같이 佛教와 道教의 사상을 서로 융합하려는 사람들도 나타났다. 한편, 竹林七賢 같은 隱遁主義者들이 나타나 사회의 구속을 거부하고 淸談하는 풍습이 유행하기도 하였다.

특히 이 시기는 아시아에서도 민족이동의 시대라고 할 수 있을 정도로 많은 외래민족들이 중원에 들어와 살게 되었다. 北朝의 외래민족들은 漢문화의 흡수에 힘을 기울였고 그 까닭에 사상적으로는 유교사상과 관련된 訓古學의 학풍이 꾸준히 유지되었다. 문화적으로는 南朝를 중심으로 문화・예술이 크게 발달하였으며, 특히 불교문화가 많이 발달하였다. 자연과학 방면으로는 지리, 식물학, 광물학, 기계 등의 자연과학 기술이 다양하게 발전하였던 시기이다.

의학분야에서도 先秦시대의 초보적인 의학이론체계를 바탕으로 풍부한 의료경험을 축적하는 한편 새로운 의료방법들을 탐색하였는데, 당시 사상적 흐름의 변화에 적지 않은 영향을 받았다. 魏晋時代 전반기와 北朝에서는 漢代 이후 사상적 주류로 자리잡고 있던 訓古學의 영향으로 醫學經典에 대한 교정과 주석을 위주로 하는 저작활동이 있었다. 그 결과 『鍼灸甲乙經』과 같이 불교나 도교의 영향을 비교적 적게 받은 의서가 저술되었다.

南朝에서는 도교와 불교의 사상이 집권세력의 비호아래 사상적 주류를 형성하여, 煉丹과 관련된 藥物學이 발전하게 되었다. 불교의 유입과 함께 들어온 인도의학의 영향으로 약물의 종류가 늘어나고, 불경의 번역과 편찬 과정 중에 나타난 요약형식의 문체와 저술방식에 영향을 받은 저작도 나타나게 되었다. 뿐만 아니라 葛洪의 『抱朴子』와 같이 養生에 대하여 본격적으로 연구한 저작도 출현하기 시작하였다. 이 시대 활동했던 저명한 의가들은 대부분 道家 계통의 인물이거나 道家思想에 일정 부분 영향을 받은 인물들이다.

이러한 두 사상의 영향을 비교적 많이 받은 저술로는 『肘後方』 『小品方』 『名醫別錄』 『神農本草經集注』와 같은 저서가 있다. 그리고 이 외에도 『脈經』 『玉函方』 『效驗方』 『集藥訣』 등이 저술되었으나, 현재까지 원본이 보존되거나 혹은 輯校本의 형식으로나마 그 내용을 알 수 있는 것은 『鍼灸甲乙經』 『脈經』 『小品方』 『肘後方』 『名醫別錄』 『本草經集注』가 있다. 그러나 이 시기에 출현한 의학저작들은 개인의 능력에 전적으로 의존한 것들로서 지역적 국한성을 극복하지 못했다는 평가를 받기도 한다.

2 본초학의 발전

2.1 본초서의 저술

위진남북조시대에는 藥理의 연구와 약제의 제제 및 가공 분야에 발전이 있었다. 이 시기의 가장 대표적 본초저작으로 『本草經集注』를 들 수 있다.

『神農本草經』이 세상에 나온 이후 藥物의 품종이 계속 증가하여 藥物의 효능에 대한 새로운 지식들이 쌓이게 되었다. 위진남북조시대에 이르러 이런 지식들을 종합해야 할 필요가 생겨났다. 이에 漢, 魏時代에 끊임없이 새로운 本草著作들이 나오게 되고, 南北朝時代에 이르러서는 陶弘景(452~536)이 『本草經集注』를 지어 本草를 전체적으로 정리하였다. 『本草經集注』의 중요한 성과로는 다음과 같다.

『神農本草經』에 실려 있는 365종의 藥物들을 정리하고 새롭게 발견된 365종의 藥物을 보충하여 모두 730종을 기록했는데, 새롭게 보충하여 넣은 부분을 『名醫別錄』이라 한다. 『本草經集注』에서는 기존에 上品, 中品, 下品의 세 가지로 藥物을 분류하던 방법을 바꾸어 玉石, 草木, 蟲獸, 果, 菜, 米食, 有名未用 등의 7종으로 분류하였다. 또 藥物의 성미, 산지, 채집, 형태와 감별 등에 대해 모두 상당한 발전을 이루었으며, 藥性을 더욱 상세하게 나누어 寒, 微寒, 大寒, 平, 溫, 微溫, 大溫, 大熱 등의 8종으로 구분하였다. 뿐만 아니라 80여 종의 질병에 통용되는 藥物을 분류하고 나열하였는데, 예를 들어 治風의 通用藥物로 防風, 防己, 秦艽, 川芎 등을 나열했고, 黃疸의 通用藥

物로 茵陳, 梔子, 紫草 등을 나열하여 임상에 편리하도록 하였다. 『本草經集注』의 원본은 이미 실전되어 없고, 현존하는 것으로 敦煌殘卷本이 있다.

한편, 『本草經集注』에 앞서 저술된 것으로 陶弘景의 『名醫別錄』이 있다. 이 책은 魏晋 이래의 吳普, 李當之 등이 기록한 藥物을 選集해서 만들었으며, 그 내용은 藥物의 正式名稱, 性味, 主治, 異名, 產地, 採集時期, 用法 등으로 구성되어 있다. 그러므로 魏晋 이래 南北朝 前半期의 本草에 관한 지식의 정도를 가늠할 수 있다.

이 책의 저자 陶弘景은 丹陽 秣稜人으로서 452年(南朝 宋 元嘉 29年)에 태어나 536년(梁 大同 2年) 85세에 사망하였다. 字는 通明이며, 自號를 華陽隱居라 하였다. 그는 葛洪이 『抱朴子』에서 朱砂, 黃金을 위주로 하는 광물이나 금속류, 그리고 무기물 등의 약물로 만든 金丹을 복용하면 사람의 육체를 편안히 하고 수명을 연장할 수 있으며, 元神에 올라 아래위를 두루 유람할 수 있고, 온갖 영령들을 부릴 수 있고, 몸에 털과 깃을 돋게 한다고 주장한 것에 많은 영향을 받았다. 그의 『名醫別錄』에도 不老長生에 관한 염원이 많이 반영되어 있어, 당시 의학의 중요한 특징을 엿볼 수 있다. 또 그는 藥物分類에 독창적인 견해를 펼쳤는데, 약물의 來源에 근거하여 玉石, 草木, 蟲魚, 果菜, 穀食 및 有名無用으로 분류하였다.

『名醫別錄』의 원본은 이미 소실되었고, 지금의 『名醫別錄』은 후대에 복원된 『本草經集注』의 내용을 근거로 다시 만들어졌다. 『本草經集注』또한 앞에서 밝힌 바와 같이 일찍이 소실되었는데, 지금의 『本草經集注』은 唐代 『新修本草』에 삽입된 『本草經集注』의 내용, 吐魯番에서 출토된 『本草經集注』의 殘卷, 敦煌에서 出土된 『本草經集注』 序錄 등을 바탕으로 복원된 판본이다. 현존 『本草經集注』에는 『神農本草經』을 붉은 글씨로, 『名醫別錄』을 검은색 글씨로, 陶弘景의 註釋를 잔글씨로 구분하고 있는데, 현존하는 『名醫別錄』은 이를 근거로 다시 구성된 판본이다.

그 밖의 본초저작으로 『吳普本草』와 『藥對』가 있다. 『吳普本草』는 魏나라 吳普가 편찬한 본초서로 모두 6권으로 되어 있다. 이 책의 존재는 『隋書 · 經籍誌』에 보이며, 현재 원서는 전하지 않고 淸나라의 焦理堂이 『證類本草』 『太平御覽』 등의 책에서 뽑아 모은 판본이 전해지고 있다. 『藥對』 2卷은 北齊의 徐之才가 펴낸 것으로 『雷公藥對』를 기초로 만들어졌다. 이 책은 藥物의 君臣佐使, 畏惡宜忌 및 主治와 분류에 중점을 두어 기록함으로써 藥物의 쓰임에 대하여 상세하게 설명하고 있다.

2.2 본초 가공기술의 발달

약물의 가공법은 의학의 발전과 더불어 지속적으로 발달되었다. 西晋 이전의 많은 의학 저작들 중에도 이 내용을 종합적으로 다룬 전문저작이 있었다. 南朝 宋(劉宋)의 雷斅는 이 분야의 경험을 종합하여 『雷公炮炙論』 3卷을 지었는데, 약 5세기의 일이다. 이 저작에는 300여 종의 약물에 대해 그 가공법이 자세히 기록되어 있는데 煮, 蒸, 焙, 浸, 醋浸, 酒浸, 炙, 炒, 制, 水飛 등이 그것이다. 이런 방법들은 지금까지도 사용되고 있는 것으로 후세의 약물제법에 기초를 마련해 주었다. 원본은 일찍 실전되었으며, 내용의 일부가 『證類本草』 『雷公炙藥性賦解』 『本草綱目』 등의 저작에 실려 있다.

3 煉丹術과 制藥學

동서양을 막론하고 고대나 중세에 연금술, 연단술은 당시의 최첨단 과학기술 분야다. 이것은 후대에 많은 영향을 끼쳐 과학기술 발달의 한 토대가 되기도 하였다. 연금술이나 연단술은 어떠한 물질을 화학적 반응으로 인위적으로 만들고자 한 것인데, 서양에서 쉽게 구할 수 있는 금속으로 金을 합성하고자 하는 것이 주목적이었다면, 동양에서는 不老長生藥을 얻는 것이 목적이었다.

漢代에 神仙思想이 道家思想과 결합되면서 不老長生하여 神仙이 될 수 있는 仙藥을 구하고자 하였는데, 당시 道家의 주된 논의내용이 되었다. 이러한 내용이 결집된 것이 바로 後漢 魏伯陽의 『參同契』나 東晋 葛洪의 『抱朴子』이다. 여기에는 神仙이 되는 다양하고 복잡한 여러 仙藥들이 기술되어 있다. 이 가운데 가장 큰 줄거리는 朱砂(丹砂, 辰砂)를 이용하여 還丹을 제조하는 것이었다. 朱砂는 水銀과 硫黃의 화합물질(HgS)로 반투명의 붉은색 광물질이다. 이 朱砂를 공기 중에 가열하면 Hg와 SO_2로 분리되고, 이 Hg을 다시 공기 중에서 가열하면 HgO(산화수은)이 되며, 이를 다시 가열하면 Hg와 O_2가 분리된다. 반복하여 가열할 때에 이 가역반응이 되풀이된다. 여기에 HgO(산화수은)은 원래 朱砂(HgS)와 비슷한 붉은색을 띠기 때문에, 이 가역반응

중에 붉은색과 은색이 반복되어 나타난다. 이에 따라 丹砂는 원상태로 되돌아가는 성질이 있어 不滅이라고 생각하고, HgO(산화수은)을 還丹이라 칭하여 仙藥으로 간주했다.(九轉之丹)

이러한 還丹이나 金, 그 밖의 광물질 등을 복용하면 인체도 이것의 힘으로 불멸할 것으로 생각한 것인데, 대부분 수은이나 납과 같은 중금속을 포함하고 있어 장기간 복용하면 여러 부작용이 나타났다. 광물을 이용한 연단술의 폐단이 드러나자 나중에는 외부의 물질을 복용하는 外丹보다는 인체내의 精氣를 운용하여 丹을 만들어 내는 이른바 內丹으로 전환된다. 宋代 이후에 丹田으로 氣를 되돌리는 것을 중심으로 한 內丹이 주류를 이루게 된다. 한의학 처방의 명칭 가운데 '丹'字가 들어가는 것은 劑形에 따라 명명한 것이기도 하지만, 道家의 영향을 받았다는 하나의 반증이기도 하며, 長生不死의 염원이 내포된 것으로도 생각해 볼 수 있다.

煉丹術의 기원은 매우 오래 되었다. 西漢 초의『淮南子·人間訓』중에 이미 납이 丹으로 변할 수 있다고 기록되어 있다. 東漢 말년에는 煉丹術이 이미 성행하였다. 晋代에 이르러서는 저명한 煉丹家인 葛洪이 앞 시대의 이론을 이어받아 당시까지의 煉丹의 경험을 종합한『抱朴子』를 저술했다. 그 가운데 內篇 20권의「金丹」「仙藥」「黃白」등 신선술 내용은 煉丹에 대해 중점적으로 설명하고 있다. 丹藥을 만드는 내용을 살펴보면,『抱朴子·金丹第四』에서 "단사를 연소시키면 수은이 되고, 변화가 계속되어 다시 단사가 된다(丹砂燒之成水銀, 積變之還成丹砂)"라고 하여 황화수은이 분해되어 수은이 생기고, 수은과 유황을 계속 가열하여 다시 황화수은이 되는 현상을 설명하고 있다. 당시 煉丹에 사용된 재료들로는 雄黃, 雌黃, 曾靑, 硝石, 礬石, 丹礬, 雲母, 磁石, 鐵, 食鹽, 錫 등이 있다. 葛洪의 煉丹術은 藥物의 응용범위를 확대하고 약물제조기술의 발전을 촉진하였다. 梁의 陶弘景도 煉丹에 능하여 本草學, 制藥學 등에 적지 않은 공헌을 하였다.

이를 바탕으로 唐代에는 煉丹術이 더욱 발전하여 白砒 등의 원료가 더해졌다. 나아가 紅升丹이 제조되어 拔毒封口하는 데 쓰였고, 輕粉이 癬疥를 치료하는 데 쓰였으며, 白降丹이 瘡疽를 치료하는 데 쓰였다. 이런 藥들은 지금까지도 外科에서 상용되고 있다.

4 脈學의 발전

脈은 診斷의 중요한 일부분이다. 고대에는 오랜 임상경험으로 脈을 통한 診斷法이 점차 발전하였다. 脈診은 흔히 扁鵲이 그 효시가 된다고 말한다(이것은 『史記 · 扁鵲倉公列傳』의 "至今天下言脈者, 由扁鵲也"라는 말에 기인한다) 그러나 『內經』과 『難經』 등에 모두 脈을 살피는 방법이 설명되어 있는 것을 볼 수 있다. 扁鵲, 華佗, 淳于意, 張仲景 등과 같은 고대의 醫家들도 모두 脈學을 깊이 연구한 사람들이다.

『內經』에는 三部九候脈法, 人迎氣口脈, 尺部診斷法 등과 함께 氣口脈으로 五臟六腑의 病變을 살필 수 있다고 언급하고 있다. 그러나 『內經』에는 氣口脈法에 대한 자세한 내용을 수록해 놓고 있지는 않다. 『難經』에 이르러서 『內經』의 三部九候를 寸關尺의 三部와 浮中沈의 九候로 해석하면서 寸關尺의 臟腑配屬의 근거를 최초로 제시하기 시작하였다. 『脈經』은 『難經』을 계승하여 寸關尺의 五臟六腑配屬을 구체적으로 제시하여 이후 氣口脈만으로 臟腑病變을 살피는 기초를 형성하게 되었다. 그러나 『傷寒論』에서는 寸關尺을 三部로 인식하였으나 左右의 구별이나 臟腑配屬을 언급하지는 않았고, 氣血陰陽, 病證의 虛實을 구별하는 진단법으로 인식하였다.

특히 『脈經』 10卷은 晋代 太醫令 王叔和의 저작으로, 脈에 관한 앞 시대의 기록을 모으고 여기에 자신과 당대의 임상경험을 결합하여 저술하였다. 『脈經』 안에는 脈象의 변별방법이 자세히 설명되어 있는데, 각 종의 脈象이 24가지(浮, 洪, 滑, 數, 促, 弦, 緊, 沈, 伏, 革, 實, 微, 澁, 細, 軟, 弱, 虛, 散, 緩, 遲, 結, 代, 動)로 귀납되어 있으며, 유사한 脈象을 대비시켜 이해하기 쉽도록 하였다. 후세에는 27脈, 28脈, 심지어는 30여 종의 脈象으로 발전하기까지 이르렀지만, 가장 자주 보이는 脈象은 『脈經』의 24脈의 범위를 벗어나지 않는다.

『脈經』에는 寸, 關, 尺 三部脈의 診斷을 정리하였다. 앞 시대에는 본래 遍診法과 三部診法의 구분이 있었는데, 王叔和는 과거로부터 전해 온 '肺朝百脈', '脈會太淵'의 설명에 근거하여 太淵 부위가 寸口에 해당하고 寸口가 五臟六腑의 상태를 반영하여 몸 전체의 증상이 모두 寸口에 반영되어 나타난다고 생각했다. 이로 인해 그는 먼저 寸口診法을 정했는데, 즉 左手寸部는 心과 小腸을 주관하고, 關部는 肝과 膽, 右手寸部는 肺와 大腸, 關部는 脾와 胃, 兩手의 尺部는 모두 腎과 膀胱을 주관한다고 보았다. 이런 방법은 현재에도 통용되고 있다.

결론적으로『脈經』은 3세기 이전까지의 脈學을 종합한 것으로, 魏晋時代까지의 脈學이 정리된 저작이다.『脈經』의 뒤를 이어 南北朝時代에는 黃公興의『脈經』, 秦承祖의『脈經』, 康普思의『脈經』 등이 쓰여졌다. 五代에는 高陽生이『王叔和脈訣』을 펴냈는데, 외우기 쉽고 사용이 편리해 널리 쓰였다.

①『內經』

【十二經診法】十二經脈 중 脈動이 잘 나타나는 穴處에서 脈의 動靜을 살피는 診脈法.

예) 手太陰肺 / 太淵, 手陽明大腸 / 陽谿(合谷上)

【三部九候脈法】

上 天・太陽穴 근처(頭角之氣)
地・巨(口齒之氣)
人・耳門(耳目之氣)

中 天・寸口(肺)
地・合谷(胸中之氣)
人・神門(心)

下 天・五里太衝(婦)(肝)
地・太谿(腎)
人・箕門(脾胃之氣)

【人迎氣口脈法】人迎脈과 氣口脈의 相應관계로 陰陽의 有餘 不足, 平不平을 살펴보는 脈法.

【氣口脈法】氣口에서 五臟六腑之氣가 드러나므로 獨取寸口하여 死生결정, 虛實판별, 病證 진단을 함.

【尺膚觸診法】尺膚의 緩急大小滑堅脆를 통해 진단.

②『難經』

• 『內經』의 三部九候를 寸口 한 곳에 집중함. 즉, 三部를 上中下의 寸關尺 三部

로. 九候를 浮中沈으로 나누어 살피는 것이라 함.

• 三部에 대한 臟腑配屬을 직접 거론하지는 않았지만 經脈에 대한 배속을 말하고 있어 寸關尺臟腑配屬의 진단법이 최초로 제시된 것으로 볼 수 있음

③『傷寒論』

• 三部를 寸關尺으로 인식하였으나 九候에 대해서는 언급하지 않았고, 또한 左手와 右手의 구별도 없음.

•『傷寒論』의 氣口脈診法은『內經』과 같이 질병의 진단을 의미하며 浮中沈에 따른 臟腑配屬을 말하고 있지 않다. 단지 寸脈에서 氣陽의 상태를, 尺脈에서 血陰의 상태를 살필 수 있다고 인식함. 左右구별, 臟腑배속.

④『脈經』

• 寸關尺을 左右로 나눠 五臟六腑의 脈診部位를 처음으로 제시함.

5 鍼灸學의 발전

이 시기는 鍼灸學이 많이 발전하였다. 수많은 전란과 질병의 유행으로 민간에서는 간편한 치료법이 필요하게 되었고 이에 따라 鍼灸學에 대한 사회적 수요가 폭발적으로 증대하였다. 이에 침구학 전문서적과 經絡圖 등이 다수 나오게 되었다. 晋의 皇甫謐은 鍼灸를 깊이 연구하여『素問』『靈樞』『明堂孔穴鍼灸治要』의 세 저작을 근거로 하고 여기에 자신의 경험을 결합시켜『鍼灸甲乙經』을 저술하였다.

皇甫謐은 215년(東漢 建安 20년)에 태어나 282년(西晋 太康 3년) 68세로 사망하였다. 字는 士安이며, 號는 玄晏先生이다. 그는 20세부터 책을 탐독하기 시작하였으며, 42世 때 風痺症을 얻어 半身不隋가 되었다. 그는 醫學을 배우기 시작하여 후에『鍼灸甲乙經』과『寒石散論』一卷을 저술하였으나 후자는 전하지 않는다.

『鍼灸甲乙經』은 현존하는 가장 오래된 침구전문서적으로, 지금은 전해지지 않는 고대의 鍼灸 자료를 많이 포함하고 있어 매우 중요한 문헌이다. 그 내용은 주로『素問』

『靈樞』『明堂孔穴鍼灸治要』에서 뽑아놓은 것인데, 이 세 권의 책들은 晋代 이전의 의학기초이론과 침구치료의 내용을 총괄하는 의서들로서 이론지식과 실천경험을 풍부하게 싣고 있다. 이론지식 분야에 대한 내용은 인체의 經脈, 骨度, 腸度 및 胃腸所收, 兪穴主治, 診法, 鍼度뿐만 아니라 生理病理 등에 대하여서도 논술하고 있다. 임상적으로는 內科, 外科, 婦人科, 小兒科 各科 등 각과를 모두 포괄하고 있다.

皇甫謐은 앞에서 말한 세 권의 책 내용에서 중요한 내용을 뽑아 이를 더욱 계통적이면서 실용적으로 편집하여 12권으로 정리하였다. 이때 비로소 침구학 기초이론이 확립되고 침구학이라는 하나의 전문학과가 개척되었으니, 침구학의 현저한 발전이 있었던 시기라고 할 수 있다. 『甲乙經』은 후세의 鍼灸學 발전에 커다란 영향을 끼쳤는데, 晋으로부터 宋에 이르기까지의 저명한 鍼灸學 저작들은 모두 『甲乙經』의 기초 위에서 발전한 것이다.

한편 葛洪은 당시의 灸法에 대한 성과를 수집하여 이를 『肘後備急方』에 총결하였다.

6 醫論과 方書

兩晋, 南北朝時代에는 여러 종류의 醫論과 醫方書들이 쏟아져 方劑學의 풍부한 성과들을 정리하였다. 『四海類聚方』과 같은 방대한 方書는 모두 2600권에 달하는데, 아깝게도 실전되었다. 현존하는 몇 종의 중요한 저작들을 소개한다.

6.1 『肘後救卒方』

『肘後救卒方』은 『肘後方』이라고 간칭하며, 晋代 葛洪의 저작이다. 葛洪의 字는 稚川이고, 自號는 抱朴子로 3~4세기 무렵에 생존하였다. 갈홍은 도교를 위주로 한 儒道合一論者였다. 그는 먼저 『金藥方』 100권(실전되었음)을 저술했는데, 휴대하기에 간편하도록 하기 위해 『金藥方』 중의 救急, 常見, 簡便, 實用의 부분을 정리하여 『肘後救卒方』 3권을 펴냈다. 『肘後救卒方』은 원래 86篇으로 구성되었으나, 후에 陶弘景이 79篇으로 정리를 하고, 자신이 22篇을 增補하여 모두 101篇으로 만들어 『肘後百一

方』이라고 이름을 붙였다. 陶弘景은 『肘後百一方』을 '臟腑經絡, 因邪生疾의 內病', '四肢九竅, 內外交의 外發病', '假爲他物橫來傷害의 他犯病'의 3가지로 구성하였다.

金代 楊用道가 이를 다시 증보하여 『附廣肘後備急方』 8권을 펴냈는데 이것이 현존하는 『肘後備急方』이다.

현존하는 『肘後備急方』은 8卷 73篇으로 이루어져 있다. 책 내용은 1卷~4卷은 內病, 5卷~6卷은 外發病, 7卷은 他犯病, 8卷은 百病備急丸·散·膏 등의 각종 劑型 藥物 및 牛馬六畜疾疫의 防治 등으로 구성되어 있으며, 질병의 病因, 症狀과 治法에 대하여 매우 상세히 설명하고 있다. 수록된 藥들은 대부분 쉽게 얻을 수 있고 값이 싸며 사용이 간편하고 효과가 뛰어난 약들이다. 또한 熱療, 蠟療 등 쉽게 할 수 있는 물리요법이 사람들의 환영을 받았다. 그 밖에도 민간단방, 비방, 경험방 및 간편한 치료법들이 많이 수록되어 있다.

6.2 『劉涓子鬼遺方』

晋代에는 外科 분야에서 이미 丹毒, 癰疽, 乳癰 등에 대해 깊은 인식을 갖고 있었고, 치료 면에서도 膏藥을 사용하는 치료법이 확립되었다. 479년에서 502년 사이에 南齊 사람인 慶宣은 『劉涓子鬼遺方』을 저술했는데, 현존하는 外科醫書로서는 가장 오래된 저작이다. 『劉涓子鬼遺方』에서는 金瘡, 癰疽, 瘡癤 및 기타 피부병에 대한 치료 경험들과 아울러 內外治法에 쓰이는 140여 종의 처방이 실려 있다. 外科의 치료에서 止血, 收斂, 止痛, 鎭痛, 解毒 등의 治法을 중요하게 생각했다. 癰疽를 치료할 때에는 黃連, 黃芩, 雄黃, 水銀, 丹砂 등과 같은 殺菌藥物들을 사용했으며, 여러 종의 藥物을 배합하여 軟膏와 膏藥을 만들었다. 『劉涓子鬼遺方』에서 水銀을 사용하여 피부병을 치료한 것은 가장 오래된 기록이다.

6.3 『中藏經』

3권으로 된 의서로 표제에는 漢나라 華佗가 저술한 것으로 되어 있다. 이 책은 후대에 화타의 이름을 빌려 저술한 것으로 생각된다. 그러나 문장이 오래된 것으로 보아 화타의 제자들이 화타가 남긴 유고를 중심으로 정리한 것이거나 후대 사람이 이를 베낀 것이 아닌가 추측되기도 한다.

이 책은 전래된 지 오래되었으나, 권수는 지금과 같지 않다. 『宋史·藝文志』에는 1권으로 되어 있고 명나라 吳勉學의『醫統正脈』에는 8권으로 되어있다. 청나라 嘉慶 5년(1800)에 저술된 『經籍訪古志』에는 2권으로 적혀 있다. 지금의 3권본은 청나라 嘉慶 13년 孫星衍이 몇몇 판본을 모아 3권으로 간행한 것이다.

『中藏經』의 상권과 중권은 모두 49편의 의론을 담고 있으며, 마지막 하권에는 치료처방 60道(123가지)를 싣고 있다. 구체적인 내용은 陰陽, 寒熱, 虛實, 脈法, 臟腑, 辨證, 傳尸, 痺症, 中風, 癰疽, 水腫, 諸淋 등 內科雜病을 중심으로 기술하고 있다. 각각의 病症에 대하여서는 病源, 病理, 診斷 및 治療에 대하여 설명하고 있다.

책은 전체적으로 臟腑辨證을 중심으로 하여 이를 『內經』, 『難經』에 나타난 生理, 病理 내용과 연결시키고 있다. 脈과 證을 중심으로 五臟六腑의 寒熱虛實을 나누어 설명하는 방식은 후대 臟腑辨證 이론형성에 지대한 영향을 끼치게 되었다.

6.4 『褚氏遺書』

한 권으로 된 의서로 표제에는 南齊 사람 褚澄(?~499)이 저술한 것으로 되어 있다. 성립연대는 알려져 있지 않고 『宋史』에 처음 보인다. 『褚氏遺書』에는 5代10國 시대의 後唐 淸泰 2년(935) 蕭淵의 序文이 있는데, 序에 의하면 黃巢의 難 시기에 무덤 속 석판에 새겨져 있던 것이라고 한다. 이 때문에 蕭淵가 褚氏를 가탁하여 저술한 것이 아닌가 추측하는 사람도 있다. 『四庫全書』 또한 이 책이 宋代 의학 이론에 정통한 의가에 의해 저술된 것이 아닌가 의심하였다.

이 책은 受形, 本氣, 津潤 分體, 精血, 除疾, 審微, 辨書, 問子 등 10개의 편으로 구성되어 있으며, 醫學理論에 중심을 두고 있다. 저자는 인체의 氣血陰陽에 주목하여, 『黃帝內經』의 뜻을 더욱 밝히고 있다.

陰陽에 대하여, 인체에는 陰陽 두 가지 기운이 있어 낮과 밤으로 순행하는데, 한쪽으로 치우치게 되면 疾이 생겨나게 된다고 설명하였다. 또 인체를 '耳目鼻口陰尻'의 竅와, '臂股指趾'의 肢, '雙乳外腎'의 關, '齒髮爪甲'의 餘, '枝肢旁趾'의 附 등 '五體'

로 되어 있다고 보았다. 脈에 대하여서는 寸關尺 3부분의 좌우상하의 위치와 장부배속을 전통적인 설과 상반되게 논의하고 있다.

치료에 대하여서는 사람에 따라 치료해야 하며 한 가지 방법에 구속되어서는 안 됨을 강조하였다. 처방 구성은 간략함을 중요시하여, "한 가지 약을 쓰는 것이 가장 좋고, 두 가지 약을 쓰는 것이 그 다음이다. 여러 약을 사용하는 것은 좋지 않다"고 하였다. 精血에 관하여서는 精血을 지켜야함을 강조하였다. 이 때문에 늦게 결혼할 것을 주장하였는데, 인체의 陰陽의 氣가 충만할 때에 결혼을 해야 자손을 잘 낳고 건강하게 오래 살 수 있기 때문이라고 하였다.

이러한 논의 이외에도 과부와 비구니의 병이 보통 부인의 병과 다르다는 등 이전에 없었던 중요한 의론들이 설명되어 있어 李時珍, 王肯堂 등 후대 의가들에 의해 많이 이용되었다.

6.5 『小品方』

『小品方』은 『經方小品』이라고도 하며, 陳延之의 저작이다. 그와 그의 저작에 대한 정확한 史料는 없으나 『小品方』 自序에 인용된 書目을 바탕으로 成書年代를 연구한 학자들을 통하여 成書年代와 작자의 生存年代를 어느 정도 짐작할 수 있다. 成書年代에 대해서는 473년부터 陶弘景이 『肘後百一方』 중에 『小品方』의 내용을 補入시켰던 500년 이전까지라고 보고 있다. 生存年代는 東晉末期부터 南朝齊初期까지로 추측된다.

『小品方』이라는 명칭이 지니는 의미를 보면 小品은 經典과 같은 大作에 비하여 상대적으로 간략하다는 의미에서 이름붙여진 것이다. 당시 유행하던 저작들에 비하여 그 권수는 많지 않지만, 간략한 가운데에도 病因病機에 관하여 비교적 다양한 내용을 담고 있다. 『小品方』은 비록 일찍이 소실되어 그 전체의 내용을 직접 볼 수 없었던 까닭에 많은 연구가 이루어지지 못해왔지만, 唐代에는 律令에서까지 의학을 배우는 자들이 반드시 배워야할 책이라고 했고, 또 그 내용들을 살펴보면 外感溫熱病에 관한 論說과 治療法을 많이 포함하고 있으며, 각종 救急狀況에 대한 藥物과 鍼灸治療法들을 다양하게 싣고 있었다. 그 내용은 陶弘景, 孫思邈, 王燾 등의 方書에 대량으로 포함될 정도로 높이 평가받고 있었으며, 그 중에는 『小品方』의 가치를 仲景의 『傷寒論』에 비유할 정도로 중시한 경우도 있었다.

7 임상의학

위진남북조시기의 醫學은 날로 발전하여 임상에서는 각과가 전문적으로 체계화되어 갔다. 魏晋 이후로 임상 각과의 새로운 성과들과 전문적인 저작들이 부단히 출현하였는데, 상술한 내용 이외의 임상의학의 성과를 살펴보면 다음과 같다.

婦人科, 產科의 성과로 姙娠, 胎產 중의 치료에 대해서는 漢代 이전부터 이미 성과가 있었다. 馬王堆 漢墓 중에서 출토된 문물 중에 胎產書가 있는데, 이 책 안에 임신부의 養生에 대한 내용이 기록되어 있는 것을 볼 수 있다. 南北朝時代에는 姙娠 중의 여러 징후 및 病證에 대해 모두 진일보한 기록이 있다. 北齊의 徐之才는 十月養胎法에 대한 연구를 통해 태아를 보호하고 유산을 방지하는 법을 기록했다.

兩晋, 南北朝時代에는 小兒科에서도 많은 발전이 있었는데, 문헌에 기록된 바에 의하면 당시의 小兒科 저작은 대략 십수 종에 달하지만 모두 전해지지 않는다.

한편, 按摩는 고대 導引按蹻의 기초 위에 발전한 것이다. 藥과 기구를 사용하지 않고 전적으로 의사의 手技法으로 질병을 치료하는 것으로서 推拿라고 불리기도 한다. 按摩에 대해서는 일찍이 『內經』에서 그 기록을 찾아볼 수 있다. 2000여 년 전에 扁鵲은 按摩療法으로 병을 치료하기도 하였다. 秦漢時代에 이르러서는 按摩가 이미 중요한 치료수단이 되었다. 『漢書・藝文志』에는 按摩에 관한 전문저작으로 『黃帝岐伯按摩』 10卷이 실려 있다.

8 주요 의학인물

8.1 王叔和

王叔和는 이름이 熙이며 高平縣 사람이다. 魏晋時代에 살았고, 3세기(약 265~316년)에 太醫令(최고국가의원 원장)을 지냈다. 王叔和에 대해 後魏의 高湛은 『養生論』에서 "博好經方, 洞識攝生之道, 常謂人曰, 食不欲雜, 雜或有所犯"이라고 하였다. 唐의 甘伯宗은 『名醫傳』에서 "性度沈靜, 通經史, 窮研方脈, 精意診切, 洞識修養之道"라고 평하였다. 王叔和는 脈을 중시하여 앞 시대의 문헌을 수집하고 여기에 자신의 임상경험을 결합시켜 脈象을 24종으로 나누고 『脈經』 10권을 펴냄으로써 脈學을 체계적으로 정리하였다. 『脈經』은 중국에 현존하는 脈學 관련 저작들 가운데 가장 오래된 것이다. 王叔和는 張仲景의 『傷寒雜病論』을 정리하여 후대에 남긴 공로자이기도 하다.

8.2 皇甫謐

皇甫謐은 字가 士安이고 어릴 때 이름은 靜이며, 만년에는 自號를 玄晏先生이라 했다. 西晋 安定의 朝那(지금의 甘肅省 靈臺의 朝那鎭) 사람이다. 東漢 建安 20년(215)에 태어나 西晋 太康 3년 68세의 나이로 세상을 떠났다.

皇甫謐은 20세 무렵부터 학업에 매진하였는데, 집안이 빈궁한 탓으로 농사일을 도우면서 어렵게 공부하였다. 어려운 환경에서도 열심히 노력한 皇甫謐은 마침내 각가의 학설에 두루 정통하여 유명한 학자가 되었다.

皇甫謐은 중년(42세 무렵)에 이르러 寒食散을 잘못 복용하여 심한 風痺證(風濕病)을 앓게 되었다. 이 때의 질병으로 皇甫謐은 醫學의 중요함을 깨닫게 되었다. 그 후 皇甫謐은 醫學의 연구에 매진하였고, 특히 鍼灸에 깊이 몰두하여 『甲乙經』이라는 중국 최초의 鍼灸學 전문저작을 내놓게 되었다. 『甲乙經』은 모두 12권에 걸쳐 128편으로 되어 있으며, 『素問』 『鍼經』 『明堂孔穴鍼灸治法』의 세 저작에 근거하여 중복된 부분을 없애고 정리한 것이다. 穴道의 총수와 單穴, 雙穴을 정하고, 고대의 鍼灸조작

방법을 소개하여 晋代 이전의 鍼灸學을 종합하였다.

皇甫謐은 농촌출신으로서 부나 명예를 추구하지 않고 독서와 밭일을 함께 하는 한적한 생활을 원하였다. 그는 당시의 부패한 정치로 인해 백성들이 받는 고통을 보면서 매우 안타깝게 생각했는데, 그가 저술한 『帝王世紀』에는 이런 침통한 심정이 잘 나타나 있다. 皇甫謐은 魏나라의 지방관이 벼슬하기를 청했어도 응하지 않았고, 司馬炎이 魏나라를 찬탈한 후 여러 차례 관직을 주려 했지만 계속 거절하고 은거하면서 저술에 몰두하였다. 皇甫謐의 저작으로는 『甲乙經』 외에 『寒食散論』 1권이 있는데, 전해오고 있지는 않으나 『巢氏病源』 중에서 그 내용의 일부를 찾아볼 수 있다. 그 밖에도 史學 분야의 저작으로 『帝王世紀』 『高士傳』 『逸世傳』 『列女傳』 『玄晏春秋』 등이 있다.

8.3 葛洪

葛洪은 字가 稚川이고 號는 抱朴子이며, 丹陽郡 句容(지금의 江蘇省 句容縣) 사람이다. 대략 西晋 武帝 太康 5년(284)에 태어나 東晋 哀帝 興寧 2년(364) 81세의 나이로 세상을 떠났다.

葛洪은 어려서부터 학업에 매진하여 각고의 노력으로 經書, 史書, 百家之言을 모두 섭렵하였다. 저술이 매우 많아 모두 220권에 이르는데, 주요 저작으로는 『抱朴子』 『金藥方』 『肘後備急方』과 『西京雜記』 등이 있다.

『抱朴子』는 모두 70권이며, 그 가운데 內篇이 20권으로 戰國時代 이래의 神仙家의 이론을 담고 있는데, 內篇 중 「金丹」 「仙藥」 「黃白」의 세 권에는 煉丹에 관한 많은 방법들이 실려 있다. 外篇 50권은 주로 政論에 관한 것이다.

葛洪은 煉丹에 관한 지식이 깊은 한편, 醫學에 대해서도 많은 연구를 하였다. 그는 煉丹에 관한 오랜 관찰경험을 통해 많은 藥物들의 효능과 용도를 이해하고 있었다. 『抱朴子』를 보면 많은 藥物들의 효능이 기록되어 있는데, 예를 들어 常山은 疾을 치료하고, 麻黃은 咳喘을 치료하며, 大黃은 瀉下시키고, 密陀僧은 防腐작용이 있으며, 赤石脂는 收斂시키고, 松節油는 관절통을 치료하며, 雄黃과 艾草는 소독작용이 있다는 것 등이다.

葛洪은 많은 질병들에 대해 앞 시대에 비해 진보된 인식을 갖고 있었는데, 『肘後方』에서 볼 수 있듯이 그는 천연두를 기록으로 남긴 최초의 사람이다.

葛洪은 『肘後備急方』에서 광견병을 치료하는 방법에 대해 기록했는데, "療犬咬傷, 仍殺所咬犬, 取腦敷之, 後不復發"이라 하였다. 葛洪은 馬鼻疽가 전염병이라는 것도 발견했다. 또한 『肘後方』에는 肺癆(폐결핵)의 전염성에 대해서도 기록하고 있다. 당시에는 이미 肺를 앓는 환자는 오랜 시간이 지난 후에야 사망한다는 것과 사후에도 전염성을 지니고 있다는 것을 알고 있었으며, 葛洪은 이런 병을 尸注라고 불렀다. 注는 전염의 의미이다.

葛洪은 內丹術에 대해서도 연구했다. 內丹은 運氣를 위주로 하는 일종의 신체단련법으로서 吐納術, 導引術이라고도 하며, 현대 氣功療法의 기원이 된다.

8.4 陶弘景

陶弘景은 字가 通明이고 만년에는 號를 華陽隱居라고 했으며, 丹陽 秣稜(지금의 南京 동남쪽) 사람이다. 452년(宋 元嘉 29년)에 태어나 536년(梁 武帝 大同 2년) 85세의 나이로 세상을 떠났다.

陶弘景은 어릴 때부터 매우 총명하여 만여 권의 책을 읽었다고 한다. 天文, 曆法, 地理, 數學, 醫術, 本草 등에 모두 정통했으며, 葛洪의 『神仙傳』을 읽고 神仙思想을 가슴에 품게 되었다고 한다. 그는 청년 시절에 재상인 蕭道成(나중에 齊 高帝가 됨)에 의해 王의 侍讀으로 초빙되어 궁중에 머무르며, 19세부터 관직을 하다가 41세 때 葛洪의 고향인 丹陽 荀容의 茅山(지금의 江蘇省)에 은거하여 天文, 歷算 및 醫藥方面에 대하여 많은 연구를 하였으며, 道敎를 중심으로 한 佛道合一論者로서 道家의 茅山派 敎主가 되었다. 그는 道敎의 敎主로서 健身術과 煉丹術에 대하여 많은 관심이 있었고 이러한 관심은 『養性延命錄』에서 가장 먼저 일련의 방법을 전면적으로 총괄하고 神秘化했다. 健身術에 대하여 그는 氣를 기르고 정신을 편안히 하고, 사리사욕 없이 마음을 비우고 고요 속에 침잠하면서, 마음을 맑게 하고 욕심을 없애야 한다는 哲理뿐만 아니라 고기요리를 적게 먹고 곡기를 많이 섭취할 것, 養氣의 금기사항 및 들이마시고 내뱉는 방법, 장생술과 안마법, 심지어는 여자를 다루는 법 등에 이르기까지 설명하였다.

그는 저술을 좋아하여 陰陽五行, 天文曆算, 山川地理, 本草醫藥, 冶金煉丹 등의 모든 분야에서 저술을 냈고, 그 중에서도 天文曆算과 醫學에 관한 저술이 매우 뛰어났다. 陶弘景은 『神農本草經』이 나온 후 발전된 수백년 간의 藥物 지식을 종합하여 『本草經集注』 7권을 저술했다. 陶弘景의 저작은 매우 많아 모두 44종에 달하는데, 그 가운데 醫學에 관계된 저작으로는 『本草經集注』 7권, 『肘後百一方』 3권이 있다. 기타 『效驗施用藥方』 5권, 『集金丹藥百要方』 1권,『服雲母諸石藥消化三十六水法』 1권, 『服草木雜藥法』 1권, 『斷穀秘方』 1권, 『靈方秘奧』 1권이 있다. 原本은 모두 散失되었고 『名醫別錄』과 『本草經集注』만이 최근 輯校本의 형식으로 간행되었다.

제 5 장

隋唐代(960~1279)의 醫學

1 시대개요

隋는 581년 北周의 장군이었던 楊堅이 정권을 탈취하여 건국한 나라이다. 그는 사회경제와 정치를 안정시키는 정책을 시행하여 隋 왕조 20여 년 동안에는 정치적인 안정과 경제적인 번영을 구가하였다. 그러나 煬帝가 즉위한 이후 사치와 방종에 빠지고, 궁궐과 운하를 수리하는 등의 사업을 시행하였으며, 고구려와 전쟁을 일으켜 도처에서 농민들이 봉기하였다. 이로 인하여 수 왕조는 단지 두 황제를 거친 37년 만에 멸망하였다.

唐은 618년 關隴 귀족 출신인 李淵이 恭帝를 폐위시키고 건국한 나라이다. 李淵은 626년에 그의 아들 李世民에게 왕위를 물려주었는데 역사적으로 유명한 당태종이다. 그는 균전제와 조용조제를 추진하고, 隋의 三省六部制를 계승하여 권력을 황제에게 집중시켰으며, 과거제도를 실시하여 서민 출신의 지식인이 관리에 등용되는 길을 열어주는 등의 정책을 실시하여 사회를 안정시키고 계층 사이의 모순을 완화시켰다. 그의 재위기간에 사회경제가 번영하고 국력이 강성해져 "貞觀之治"라는 명성을 얻었다. 그러나 唐 중기 이후에는 통치집단이 날로 부패하고 均田制가 무너지고, 募兵制는 府兵制로 대체되어 군사적으로 중앙의 통치가 약화되었다. 지방의 절도사는 군대를 장악하고 할거하면서 자신의 세력을 팽창시켜 마침내 安史의 亂이 일어나 唐은 쇠퇴의 길로 접어들게 되었다. 藩鎭이 할거한 이러한 국면은 唐朝가 멸망할 때까지 계속되었다.

2 의학발전 개요

隋唐 통일시기에는 국내외 민족 사이의 왕래가 빈번하여 신라, 일본, 인도, 파키스탄, 아프카니스탄, 이란, 아랍 등 여러 국가와 정치·경제적으로 광범하게 교류하여 경제·문화적인 교류뿐만 아니라 의학의 교류도 촉진되었다. 隋唐의 통치자들은 의학에 적극적인 관심을 기울이고 의학발전을 촉진시키는 일련의 정책과 조치를 취하였다. 정부에서는 太醫署를 설치하여 학생들을 가르쳤는데, 太醫署에는 醫學, 藥學의 두 부분을 두어 行政, 敎學, 醫療, 藥工 등의 인원을 조직하였다. 의학교육은 네 분과로 나뉘었는데 醫科, 鍼科, 按摩科, 呪禁科가 그것이다. 이 가운데 醫科가 가장 규모가 컸는데, 먼저 『素問』『神農本草經』『脈經』『鍼灸甲乙經』 등의 이론을 공부한 후에 임상각과를 익혔다. 학생들은 매달, 각 계절 그리고 해마다 시험을 치르며, 9년 동안 공부하면서 합격하지 못하는 사람은 퇴학시켰다.

藥學에 대해서는 京城에 藥園을 두고 일정한 수의 학생을 藥園生으로 두었다. 이외에 藥童, 主藥 등을 두어 藥物栽培, 採集, 制劑 등의 기술을 배우도록 하였다. 唐代에는 중앙에 설치된 의학교육기관 이외에 지방에도 교육기관이 설치되어 있었다. 그러나 당시에 醫學을 교육한 방법은 여전히 家傳이나 徒弟의 형식이었다.

한편 太醫署는 醫書의 編修를 주관하였다. 이에 隋煬帝 때에는 『四海類聚方』 2600권(이미 없어져 전해지지 않음)이 編修되었고, 巢元方 등의 『諸病源候論』 50권이 조정의 주도로 편찬되었다. 唐高宗 顯慶 연간(656~660)에는 蘇敬 등 23인에게 명하여 본초를 다시 編修하게 하여 『新修本草』 54권을 편찬하는 등의 성과가 있었다.

이러한 시대적 배경의 영향으로 수당시대 의학은 불교의학의 침투, 대형의서의 편찬, 의학경전의 주석, 질병에 대한 전문적인 연구, 의학교육 체계의 형성과 같은 특징을 지니게 되었다.

3 『內經』의 정리와 주석

3.1 『黃帝內經太素』

隋나라 때 太醫侍御를 역임한 楊上善은 산만한 『內經』을 정리한다는 취지로 皇甫謐의 『鍼灸甲乙經』을 본받아 經文을 개편하여 각각 귀류시켰다. 내용구성은 攝生, 陰陽, 人合, 臟腑 등 20類로 분류하고 있으며, 긴 내용의 문장을 먼저 싣고 짧은 내용의 문장을 뒤에 붙였다. 또한 당시의 『內經』의 문구를 자의적으로 수정하지 않고 보존하였기 때문에 문장의 뜻을 많이 밝히면서도 次注의 결점을 보충하기 때문에 『內經』 연구에 참고 가치가 있다.

『黃帝內經太素』는 『素問』『靈樞』의 162篇을 해체하여 그 내용에 따라 攝生, 陰陽, 人合, 臟腑, 經脈, 腧穴, 營衛氣, 身度, 診候, 証候, 設方, (缺佚不詳), 九鍼, 補養, 傷寒, 寒熱, 邪論, 風論, 氣論, 雜病 등 20類로 귀납시키고, 각 類를 다시 小類로 나누었다. 이와 같이 綱目을 나누어 章句의 질서를 정연하게 정리하여 原書의 계통성을 강화시켰다. 이는 『鍼灸甲乙經』에서 사용한 『內經』의 분류 연구방법을 『內經』 전체에 대하여 적용시킨 것으로써, 『內經』 연구에 좋은 방법을 제시하였다.

楊上善의 주석은 전통적인 訓古學의 경전인 『爾雅』『說文』『廣韻』 등에 의거하였다. 예를 들면 "舌焦脣槁臘"에 대하여 "臘, 肉乾也"라 주해하였다. 이는 『說文』의 해석을 인용한 것이다. 주석도 뛰어난 곳이 많아 卷16 「虛實脈診候」에서 "脈이 實滿한데 手足이 차고 머리에 열나는 것은 어떠한가? 대답하길 봄이나 가을에 발생하면 살고 겨울이나 여름에 발생하면 죽습니다(脈實滿, 手足寒, 頭熱如何? 答曰春秋則生, 冬夏則死)"에 대하여 "기가 하강하면 陽虛陰盛하게 되므로 수족이 차가워지고, 기가 역상하면 陰虛陽盛하게 하므로 머리에 열이 난다. 봄에는 양기가 아직 왕성하지 않고, 가을에는 음기가 아직 왕성하지 않아 각기 그 조화를 이루기 때문에 환자가 그 때를 만나면 살 수 있다. 여름에는 陽盛陰格하여 頭熱이 가중되고 겨울에는 陰盛陽閉하여 手足의 냉열이 더욱 심해지기 때문에 환자가 이때가 되면 죽는다(下則陽虛陰盛, 故手足冷也; 上則陰虛陽盛, 故頭熱也. 春之時, 陽氣未大, 秋時陽氣未盛, 各處其和, 故病者遇之得生; 夏時陽盛陰格, 則頭熱加病也; 冬時陰盛陽閉, 手足冷熱益盛也, 故病遇此時卽死也)"고 한 것이 그 일례이다.

『黃帝內經太素』는 『黃帝內經』을 注釋, 校勘하여 분류한 최초의 저작일 뿐만 아니라 楊上善은 함부로 經文을 고치지 않고 經文의 본래 모습을 보존시켰다. 예를 들면 「五藏痿」篇에서 "腎熱者, 色黑而齒熇"에 대해 楊上善은 "熇는 마땅히 槁가 되어야 한다. 面色이 검어지고 치아가 마른다(熇當爲槁, 色黑齒枯槁也)"라고 주해하였다. 그는 "熇"가 잘못된 것임을 알았지만 고치지 않고 단지 "熇當爲槁"라고 설명하였다. 따라서 현존하는 의서 가운데 『內經』의 옛 모습에 가장 접근한 것으로 고전의 수많은 佚文을 보존하고 있다. 그러므로 오늘날의 『素問』『靈樞』『甲乙經』 등을 校勘하는데 문헌적인 가치가 높다.

3.2 『次注黃帝內經素問』

王冰이 저술한 『內經』 주석서이다. 그는 玄珠子를 스승으로 모셨고, 郭子齋堂에서 "전대의 현인 장공의 비본을 받아(受得先師張公秘本)", 이를 참고로 하여 『素問』에 주석을 다는 작업을 하는데, 시중에 나돌고 있는 『素問』 판본의 오류를 바로잡고자 부지런히 의학에 정통한 사람들을 찾아다니면서 全元起의 注本을 참고하여 12년에 걸쳐 완성하였다. 王冰의 序에 따르면 그는 당시 『素問』 판본들의 오류는 동일한 내용의 편이 서로 다른 篇名으로 거듭 나온 것, 두 개의 論을 하나의 篇에 기록한 것, 黃帝와 岐伯의 문답이 끝나지 않았는데도 篇의 제목을 분리해서 붙인 것, 원문이 탈락되어 있는 것을 보충하지 않고서 이것은 원래부터 빠진 것이라고 한 것 등이 있는데 이러한 오류를 바로잡아 『次注黃帝素問』 24권을 저술하였다고 하였다.

이 과정에서 그는 「天元紀大論」「五運行大論」「六微旨大論」「氣交變大論」「五常政大論」「六元正紀大論」「至眞要大論」의 이른바 運氣七篇을 스승으로부터 받은 秘本이라고 하여 補入하였다. 이 책은 『內經』의 經義를 발명한 바가 많고 運氣學說에 대해 연구하였기 때문에 후세 의학의 발전에 끼친 영향이 깊고, 후세 운기학설의 뿌리가 되었다.

4 醫書의 간행

4.1『諸病源候論』

『諸病源候論』은 隋의 巢元方 등이 칙령을 받들어 大業6년(610)에 편찬하였다. 全書는 50권이고 67門으로 나누어져 있고 모두 1739종의 病源, 証候를 논하여 임상의학의 영역을 개척하였다. 이 책은 6세기 이전의 각과의 病候를 모아 만든 것으로 方藥은 실려있지 않고 각 질병에 대한 설명 끝에 養生方 101조, 導引方 297수가 있다.

4.1.1『諸病源候論』의 저자

『諸病源候論』의 저자에 관한 기록을 살펴보면,『隋書・經籍志』와『舊唐書・經籍志』에는 "吳景賢撰" 혹은 "吳景撰"이라고 기재되어 있으며,『宋史・藝文志』에는 巢元方『巢氏諸病源候論』50권으로 되어 있다. 오직『新唐書・藝文志』에 두 책이 모두 실려있어 吳景『諸病源候論』50권과『巢氏諸病源候論』50권으로 되어 있다. 이러한 기록으로 미루어 보면, 당시에는 본래 官書에 속하였고 소원방과 오경 가운데 한 사람은 감수하고 한 사람은 편찬하였기 때문에 혹 오경의 이름을 붙이거나 소원방의 이름을 붙었을 뿐 실은 하나의 책이 아닌가 한다.

4.1.2『諸病源候論』의 특징

『諸病源候論』에서는 方藥은 기재하지 않고 각과의 병증, 병인과 증후를 위주로 논하였고 진단과 예후에 대한 내용도 포함되어 있으며, 각각의 질병 뒤에 대부분 '養生方導引法'을 구체적으로 덧붙였다. 이러한 것은 소원방 등이 導引法을 중시하였음을 말해주고 있다. 또한 "병에 대한 湯熨鍼石은 별도의 표준 처방이 있고, 補養宣導하는 방법만 지금 뒤에 덧붙인다(其湯熨鍼石 別有正方, 補養宣導 今附于後)"라는 언급으로 볼 때『諸病源候論』과 짝이 되는 方書가 별도로 존재하였음을 짐작할 수 있다.『隋書・經籍志』의 기록에 따르면 그 시기에 隋 煬帝가『四海類聚方』2600권의 편찬을 주도하였는데 이것이 아마 소원방이 말한 "別有正方"일 가능성이 있다.

4.1.3 『諸病源候論』의 공헌

全書는 모두 50권, 67문으로 나누어져 있다. 내과, 외과, 부인과, 소아과, 오관과, 구치과, 골상과 등 여러 병증을 포함하여 諸病의 병원, 증후 1739론을 나열하여 기술하였다. 질병에 대한 책의 기재가 광범위하고 상세하며 정확할 뿐만 아니라 생리병리에서 예방치료에 이르기까지 분명한 이론체계를 가지고 있어 한의학 이론의 형성에 커다란 역할을 하였다.

1~30권은 주로 내과병증(外感雜病)이고 겸하여 五官, 口齒病證을 기술하였으며, 31~36권은 외과병증을 중점적으로 논술하였다. 37~44권은 婦產科 병증을 기술하였고, 45~50권은 小兒雜病의 여러 증후를 언급하였다. 하나의 門類마다 질병을 나누고 병증에 대하여 병인, 병리, 증후를 간단하게 소개하고 있어 질병분류에서도 그 업적이 적지 않다.

전염병에 관하여 소원방은 열성전염병인 溫病 및 時行을 傷寒에서 구분하여 溫病, 時行의 전염성을 밝혔다. 소원방은 "時氣病은 모두 사계의 기후가 정상적이지 못하고 溫凉이 실조하여 사람들이 乖戾之氣에 감촉되어 병이 발생하는 것으로 대부분 전염되기 쉽다(夫時氣病者, 此皆因歲時不和, 溫凉失節, 人感其乖戾之氣而生病者, 多相染易)"라고 하였다.

이 밖에 巢元方은 '注'의 학설을 발전시켰다. '注'는 '住'이며 병원체가 침입하여 인체에 거주한다는 뜻이다. 여기에서는 尸注, 死注, 殃注, 生注, 食注, 風注 등에서 논한 내용으로 전염병의 병원을 언급하고 또한 전염경로를 논하였다. 예를 들면 '死注候'에서 "人有病注死者 人至其家 染病與死者相似 遂至于死 復易傍人 故謂之死注"라 하였다.

그는 消渴, 疥病, 漆瘡, 배멀미 등의 병인과 증상을 뛰어나게 묘사하기도 하였다. 消渴에 대해서는 "이는 기름지고 단 음식을 많이 먹기 때문에 발생하며, 이러한 병을 앓는 사람은 평소 달고 기름진 음식을 자주 섭취하고 대부분 뚱뚱하다(此肥美之所發, 此人必數食甘美而多肥)"라 하였고, 疥病에 대해서는 "疥病에는 여러 종류가 있다. …… 모두 蟲이 있다. 사람들은 종종 침 끝으로 파내는데 모양이 물 속에 사는 瘑蟲처럼 생겼다(疥者, 有數種 …… 并皆有蟲, 人往往以鍼斗挑得, 狀如水內瘑蟲)"라고 하였다. 漆瘡에 대해서는 "칠에는 독이 있는데 어떤 사람은 본래 칠에 대해 과민하여 칠기에 접하면 곧 중독이 된다. 그 증상은 처음에 얼굴이 가렵다가 다음에는 가슴, 팔뚝, 허벅지, 장딴지 등이 모두 가렵다. 얼굴이 붓고 눈 주위가 약간 붉어진다. 가려운 곳을 손으로 긁으면 긁은 곳으로 확산하여 붉은 두드러기 같은 것이 일어난다. 붉은 두드러기 같은 것이 소실된 후에는 좁쌀같이 작은 瘡이 생긴다. 가볍게 옻이 오른 사람은 증후가 이와 같다. 만일 중독이 심하면 온몸에 창이 생기는데 작은 것은 삼씨나 콩알만하고 큰 것은 대추나 살구만하다. 붉게 부어 화끈거리고 곪아 이를 터뜨린 후에는 약간 호전되지만 그러나 새로운 창이 다시 생긴다. 만일 火燒漆로 인하여 중독을 일으키면 그 독기가 사나워 그 중독 증상이 급하고 위중하다(漆有毒, 人有稟性畏漆, 但見漆便中其毒. 喜面痒, 然後胸臂䏶腨皆悉瘙痒. 面爲起腫, 繞眼微赤. 諸所痒處, 以手搔之, 隨手輦展. 起赤痦癗. 痦癗消已, 生細粟瘡甚微. 有中毒輕者 証候如此. 其有重者, 遍身作瘡, 小者如麻豆, 大者如棗杏, 膿焮疼痛, 摘破小定或小瘥, 隨次更生. 若火燒漆, 其毒氣則厲, 著人急重)"라고 하였다.

또한 腸吻合術, 인공유산, 血管結紮과 撥牙 등의 외과수술에 관한 기록도 찾아볼 수 있다. 이런 기록은 당시의 외과수술이 이미 상당한 수준에 올라가 있었음을 보여준다.

『病源』에서는 증후 뒤에 대부분 養生導引法을 실었는데, 이로부터 소원방 등이 양생도인법을 중시하고 이에 정통하였음을 알 수 있다.

4.2 『千金要方』과 『千金翼方』

『千金要方』과 『千金翼方』은 孫思邈의 대표적인 의학저서이다. 이 두 의서는 그가 '濟世活人'이라는 신념으로 80여 년의 노력을 기울여 저술한 것으로 동양의학의 寶庫로써 풍부한 내용들을 담고 있다. 그는 兩漢에서 魏晋, 南北朝, 隋, 唐 초기에 이르기까지 각 시대의 유명한 의가들의 醫方을 풍부하게 수록하여 唐 이전 중국 의약발전의 경험을 정리하여, 오늘날 고대의학을 이해하는 데 매우 중요한 자료를 제공하고 있다.

그는 人命을 매우 중시하여 "人命至重 有貴千金. 一方濟之 德踰于此"라고 하였는데, '千金'이라는 서명은 이로부터 유래한 것이다. 특히 그는 醫德을 무엇보다도 중시하여 『千金要方』 첫머리에 「大醫精誠」을 두고 의사가 되기 위해서 반드시 갖추어야 할 도덕적인 규범을 제시하였다. 그러나 두 저작의 원문은 조기에 소실되었으며, 현재에는 宋代에 정부의 교정을 거친 宋의 校正本, 교정을 거치지 않은 民間本, 도가에서 전해지는 道藏本의 세 가지 계통으로 전해지고 있다.

『千金要方』과 『千金翼方』의 특징에 대해서 자세히 기술하면 다음과 같다.

4.2.1 傷寒學說

傷寒學說에 대해서는 『千金要方』과 『千金翼方』이 서로 다른 특징을 지니고 있다. 『千金要方』에서 언급한 傷寒은 仲景의 『傷寒雜病論』에 국한되지 않고 광의의 傷寒 범주에 속하는 내용들로 이루어져 있다. 仲景 이외의 여러 傷寒學說에 대해 총 308곳 이상 方論과 治法을 기록하고 있으며, 仲景의 傷寒學說은 총 76개의 조문과 32가지 처방을 인용하고 있을 뿐이다. 『千金要方』에서 仲景의 傷寒學說을 정확하게 기록하지 못한 까닭은 저술 당시 仲景의 全文을 구하지 못한 까닭이라고 밝히고 있다. 또한 상한을 치료하는 데에 소아와 성인의 차이를 파악하고, 따로 분리하여 논술하고 있다.

손사막은 이론뿐만 아니라 임상치료도 중시하였다. 그는 임상에서 접하는 많은 문제점을 해결하기 위하여 새로운 것을 개척하고자 하였다. 傷寒病에 湯, 丸, 散, 膏, 汁, 酒, 醋 등 여러 형태의 내복약을 언급하였고, 외치법으로 洗法, 塗布法, 薰法, 吸入法, 携帶法, 坐藥法을 소개하여 상한치료에 다양한 응용을 가능하게 했다.

仲景의 전문을 얻지 못한 『千金要方』과 달리, 『千金翼方』에서는 仲景의 全文을 얻어 대부분의 조문을 싣고 있고, 六經辨證에 따른 운용이 아닌 湯證을 이용한 운용을 주장하였다. 그는 『翼方』에서 계통적으로 총괄하고 이를 "세 가지에 불과하다. 첫째는 桂枝湯, 둘째는 麻黃湯, 셋째는 青龍湯이다. 이 세 방은 모든 傷寒 치료에 있어서 이를 벗어나지 않는다(不過三種, 一則桂枝, 二則麻黃, 三則青龍. 此之三方, 凡療傷寒不出之也)"라고 하였다. 그리하여 전염병 치료에 관하여 張仲景의 학설과 경험을 정리하였다.

4.2.2 本草學說

『千金要方』과 『千金翼方』에 기재된 약물의 채집시기는 기본적으로 『本草經集注』에서 제시한 입장과 같으며 다만 월별로 채집할 약재를 따로 정리하여 채취시기를 알아보기 쉽게 정리하였다는 데 의의가 있다. 그리고 약재의 저장에 관한 내용은 『小品方』에서 제시한 당위성을 바탕으로 실질적인 저장방법 및 원리뿐만 아니라 저장에 필요한 보관창고의 구조까지 제시하였다. 또한 약재의 산지에 관해서는 지역별 특산품을 정리하여 중시하였고 산지별로 약효가 같지 않음을 강조하였으며, 약재의 원활한 공급을 위하여 약재 재배법에 대하여 자세하게 기록하였다.

약재의 七情에 관한 기록은 『本草經集注』의 내용을 그대로 답습하였고, 약재의 분류에 관하여 『本草經集注』에서 제시하였던 병명과 증상 위주의 諸病通用藥例보다 좀더 진보된 형태의 분류를 시도하여 병명과 증상뿐만 아니라 '堅筋骨', '利小便'과 같이 효능에 따라 치료약물을 제시하기도 하였다. 기원에 따른 약물분류는 『本草經集注』에 비하여 좀더 세분화되었으며, 약재의 三品 분류를 고수하지 않았다. 또한 「唐本退」라는 편을 두어서 이전시대에는 사용되었으나 唐代에는 사용되지 않는 약재에 대하여 삭제하는 대신 따로 모아 기록하였다.

4.2.3 用藥方法

손사막은 약물치료의 정확한 치료효과를 보장하기 위하여 用藥에 대한 학설을 정리하였는데, 『小品方』과 『本草經集注』의 영향을 매우 많이 받았다. 그는 약물의 조성에 관한 용약이론에서는 환자가 거주하는 지역의 기후환경과 환자개인의 증상이 영향을 끼친다고 보았다. 그리고 역대 처방의 정확한 재현을 위하여 표준도량형의 비교와 비표준 단위 간의 환산율에 대한 정리가 중요하다고 보았다. 또한 약물치료에서 제형과 포제 역시 효과를 좌우하는 요건으로 보았기 때문에 약재별로 적합한 제형과 포제법을 언급하였고, 복약방법 역시 치료효과를 좌우하는 요소로 보았다. 환자의 상태, 환부의 위치, 제형, 효능발현 여부에 따라 복용량을 달리 해야 한다고 하였고, 복약 시의 각종 금기사항과 섭생 방법도 중시하였다.

4.2.4 小兒科 學說

손사막은 소아과 학설에 대해 驚癎, 客忤, 傷寒, 咳嗽, 澼結脹滿, 癰疽瘰癧, 小兒雜病이라는 내용을 중심으로 언급하였고 특히 소아의 양육법은 『諸病源候論』과 『小品方』보다 상세하고 정확한 내용들이 많다. 그는 소아의 특징에 대하여, 소아는 성인과 큰 차이는 없지만, 성인과 달리 氣勢가 미약하므로 치료에 어려움이 있으며 用藥에 다소의 차이가 있다고 하였다. 소아의 양육에 유모선택법, 출생시의 각종 조치 및 일상생활에서의 의복, 포유, 목욕법 등에 관한 지식 등을 소개함으로써 잘못된 양육방법으로 인한 발병을 예방하는 역할을 하였다고 볼 수 있다. 그리고 소아 발음장애의 원인으로 舌系帶의 기형을 지적하고 치법을 기재함으로써 구강기형에 의한 발음장애 증상을 소개하였다.

손사막은 驚癎을 난치병으로 보았으며, 치료에서는 조기진단과 조기치료가 예후에 매우 큰 영향을 끼친다고 하였다. 그리고 조기치료에 실패한 경우에도 그동안의 치료경력에 대한 자세한 관찰만이 誤治의 반복을 막는 길임을 강조하였다. 그는 驚癎을 발병원인에 따라서 風癎, 驚癎, 食癎으로 분류하고 치법을 요약정리함으로써 陰陽五行의 관점에서 분류한 다른 분류법보다 좀더 실용적인 접근을 꾀하였다.

客忤에 대해서는 원인과 증상을 자세하게 설명하였으며 이 때 발생할 수 있는 호흡장애에 기도확보를 위한 외과처치 방법과 예방조치법을 소개하였다. 客忤에 대한 표현은 표현된 증상으로 미루어 볼 때 현대의학의 아나필락시스(Anaphylaxis)에 해당되는 것으로 볼 수 있으며, 현대의학적으로 볼 때에도 매우 정확한 원인분석과 적절한 치료법을 제시한 것이라고 판단된다.

小兒傷寒에 관해서 그는 中風을 驚癎의 중요한 원인의 하나로 보아 중시하였으며, 傷寒과 관련한 문제에 대해서는 부모가 寒溫調節을 못하거나 전염병에 접촉했을 경우 발생한다고 하였을 뿐 자세한 증상분류나 기전 설명은 없다. 또한 小兒傷寒의 치법은 기본적으로 성인과 동일하며 다만 약물의 용량이 적을 뿐이라고 하였고 소아의 특성상 복약방법으로는 한계가 있는 만큼 목욕요법이나 약재의 가루를 바르는 방법도 제시하여 소아의 傷寒을 치료하는 다양한 방법을 제시하였다. 소아의 咳嗽에 대해서는 風冷이 肺로 들어가서 上氣氣逆하기 때문에 발생한다고 하여 원인과 기전을 설명하였으며, 치법에 대해서도 성인의 치법에 준하고, 용량에 주의해야 한다고 주장하였다. 이밖에도 손사막은 廣義의 傷寒의 범주에서 소아상한을 기술하고 있다.

손사막은 소아의 癖結脹滿을 哺乳失節과 胎中宿熱, 부적절한 乳母의 哺乳로 인한 飮食不消 때문에 발생한다고 하였으며, 치료방법으로 下法과 補脾胃法을 사용하였는데, 下法은 正氣를 손상시킬 수 있으므로 각별히 주의해야 한다고 주장하였다. 또 연령별 사용량에 대한 기준을 소개함으로써 下法에 의한 부작용을 최소화하려고 하였다.

癰疽瘰癧에서 그는 癰疽瘰癧뿐만 아니라 丹毒, 風疹, 爛瘡, 火傷 등 각종 소아의 피부질환에 대한 다양한 내용을 언급하였는데, 소아의 각종 피부질환은 대부분 風熱이 중요한 원인이라고 하였고, 화상과 같은 외상에 대해서는 적절한 외과치료 방법을 소개하였으며, 사마귀 질환에 대하여 화농성 질환을 앓는 환자의 농즙을 투입하여 사마귀를 화농시켜 제거하는 외과처치법을 소개하였다.

기타 小兒雜病에서는 소아의 臍帶疾患, 口腔疾患, 舌疾患, 咽喉閉塞疾患, 解顱, 음낭 및 고환질환, 脫肛, 기생충 질환, 배뇨장애 등에 대한 치료방법 등을 간단하게 소개하였다.

이와 같이 손사막은 임상에서 직접 사용하는 치료방법에 대해서는 매우 다양하게 활용할 수 있도록 내용을 정리하였으며, 그중 소아의 指紋診斷은 후세에도 많은 영향을 끼쳤으며, 客忤에 대한 외과처치 방법은 매우 뛰어난 내용으로 현대의학의 응급처치에서 사용하는 방법과 같은 것에 속한다. 따라서 『千金方』의 소아과 내용들은 당시의 의사들에게 초보적인 이론적 배경과 다양한 임상경험을 갖출 수 있도록 도와주는 千金 같은 자료였다.

4.2.5 婦人科 學說

孫思邈은 婦人의 胎, 産, 經, 帶과 정서적인 특징에서 기인되는 부인과 질환의 특수성을 인식하여 부인과가 독립적인 분과로 발전해나가야 한다고 주장하여, 다양한 부인과 질환의 원인, 증상, 치법을 『千金方』에서 모두 7권에 걸쳐서 정리하였다. 손사막의 부인과 학설에 관한 내용은 妊娠, 出産, 産後病, 기타 부인과 질환 및 미용에 관한 내용으로 나누어 요약할 수 있다.

임신과 관련해서는 불임, 임신의 진단, 養胎, 임신중의 질환 등의 내용이 기재되어 있다. 불임은 그 원인이 부부의 사주, 五勞七傷, 虛羸, 유산 그리고 남편의 陽氣不足, 瘀血과 기타 下焦疾患에 있다고 인식하였다. 치법으로는 內服藥을 사용하여 補虛하거나 祛瘀하는 전신치료 방법과 坐藥 형태의 약물을 자궁의 질내에 삽입하는 국부요법이 사용되었으며 기타 灸法과 주술적인 방법까지 사용하였다. 임신의 진단은 맥진과 증상을 통한 진단방법을 소개하였고, 養胎에 관해서는 임신 개월 수에 따른 태아의 상태에 대한 설명과 함께 태교의 중요성과 임신금기 등에 관하여서도 언급하였다. 임신중의 발병에 대해서는 태아에게 위해를 가하지 않는다는 원칙에 입각하여 虛證인 경우에는 補法을 사용하고 實證인 경우에도 藥性이 강한 약물을 피하여 완만한 치료법을 선택하였으며, 내복약 이외의 다양한 外治法을 소개하였다.

출산과 관련된 내용으로는 출산 증후에 관한 설명과 출산 준비 및 難産 등의 내용이 기재되어 있다. 손사막은 간단하게 출산 증후를 일반적인 복통과 구별할 수 있는 방법을 설명하였으며, 출산이 임박해서 助産活動에 관한 주의사항을 자세하게 설명하면서 위생, 안전성, 체계성을 강조하였다. 難産에 관해서는 난산의 여러 형태에 관한 설명과 함께 상황별로 적절한 치법을 제시하였다.

산후질환에 대해서는 虛損과 惡露를 중요한 병인으로 인식하여 별도의 편을 두어 자세하게 설명하였으며, 각각의 임상 질환에서도 虛損과 惡露를 치료하는 補虛, 祛瘀하는 치료법을 주로 사용하였으며 수반되는 증상에 따른 가감법을 다양하게 설명하였다.

기타 부인과 질환에 대해서는 각각의 증상별 치법뿐만 아니라 동반된 증상에 따른 변증과 가감법을 소개함으로써 서로 연계되어 있는 부인과 질환의 올바른 치법을 제공하였다.

손사막은 당시에 이미 신체적 고통을 동반하지 않는 문제에 대해서도 관심을 갖는 여성의 특징을 이해하고, 미용과 밀접한 관계를 가지는 화장품제조법, 피부관리법, 芳香劑製造法, 두발관리법에 대해서도 상세하게 설명을 하였다.

부인과에 관한 손사막의 학설은 이론적인 측면에서는 체계적이지 못한 부분도 많이 있으나, 의학이론에 기초한 다양한 임상적인 치료법을 제공한다는 데 큰 의의가 있다.

4.2.6 養生學說

孫思邈은 역대의가 가운데 장수를 누린 의가의 한 사람으로서 본인 스스로가 장기간 노인기를 경험하였고, 노년병의 방치에 대하여 풍부한 임상경험을 가지고 있었다. 그는 이러한 경험을 바탕으로 체득한 바를 『千金要方』과 『千金翼方』의 「養性篇」을 중심으로 곳곳에 기록하였다. 그의 양생법에 관한 내용은 服餌, 小勞, 修心, 愼言語, 節飮食, 脫着, 寢處, 順時氣, 嗇神, 愛氣, 導引按摩, 房室, 反俗, 禁忌의 부분으로 정리할 수 있다.

服餌는 去三蟲, 辟谷, 服食의 세 단계로 설명하고 있으며, 그 방법들을 통하여 기생충을 제거하여 영양상태를 개선하는 데 도움을 주고, 적절한 단식요법으로 체내의 노폐물과 숙변을 제거하여 인체의 생리작용을 활성화시키며, 적절하게 영양을 공급함으로써 생명활동에 필요한 에너지를 공급하고자 하였다.

小勞에 대하여 손사막은 "비록 항상 服餌를 한다고 하여도 養性의 術을 알지는 못하니, 역시 長生하기 어렵다. 養性의 道는 항상 小勞해야 하나 단순하게 지나친 피로나 할 수 없는 것을 강제로 하는 것은 아니다(雖常服餌而不知養性之術, 亦難以長生也. 養性之道, 常慾小勞, 但莫大疲及强所不能堪耳)"라고 하였고, 또 "흐르는 물은 썩지 않고 문의 지도리는 좀이 슬지 않는데 이는 운동하는 까닭이다(流水不腐, 戶樞不蠹, 以其運動故也)"라고 하여 매우 중시하였다. 그리고 小勞의 열두 가지 방법을 十二少(少思, 少念, 少欲, 少事, 小語, 少笑, 少愁, 少樂, 少喜, 少怒, 少好, 少惡)라고 하여 예시하였으며 그와 반대로 十二多에 대하여 주의할 것을 당부하였다. 손사막은 이 방법들을 통하여 생명활동의 三寶인 精氣神을 효과적으로 보전하고자 하였다.

修心은 德行을 쌓아 재앙를 면하고, 마음을 수양함으로써 심한 감정의 변화로 인한 스트레스를 줄이고, 사물에 대한 욕심과 명리에 대한 집착을 줄임으로써 몸을 위태롭게 할 정도의 무리한 일을 하지 않도록 하여 '未病而治'하고자 하였다.

愼言語는 말을 많이 함으로써 유발되는 체력소모를 줄이고자 제시한 방법으로써 장시간 많은 말을 하는 직업을 가진 사람들에게 늦은 밤이나 혹은 겨울에 특히 조심하여 체력을 아낄 것을 강조하는 것이다.

節飮食은 음식을 섭취할 때는 신선하고 담백한 음식을 적절한 양, 적절한 시간을 지켜서 골고루 섭취할 것을 강조하는 것이다.

脫着은 옷을 입을 때 寒溫을 적절히 하여 外邪에 감촉되는 것을 방지하는 일이 중요하며, 또한 항상 청결을 유지해야 한다고 하였다.

寢處에 대해서는 쾌적한 주거환경을 유지하기 위하여 주거지역의 선정을 잘 해야 하며, 침실의 구조는 외부환경에 영향을 적게 받는 구조가 필요하며, 잠을 잘 때에는 항상 실내가 쾌적한 상태를 유지하도록 조치를 해야 한다고 하였다.

順時氣에서는 각각의 양생방법이 추구하는 적절함이 하루, 한달, 일년, 평생을 두고 볼 때 시기에 따라 취해야 하는 적절함이 각기 다르므로 그 적절함에 따라 항상 조절해야 한다고 하였다. 이에 대하여 손사막은 "섭생을 잘하는 자는 하루나 한달동안 꺼려야 할 것을 범하지 않으며, 일년 동안의 조화를 잃지 않는다. 모름지기 하루 동안에는 저녁에 포식하지 말아야 하며, 한달 동안에는 어두울 때 크게 술에 취하지 말아야 하며, 일년 동안에는 해진 뒤 멀리 가지 말아야 하며, 평생 동안에는 밤에 불을 밝혀 둔 채로 입방하지 말아야 한다. 그리고 해진 뒤에는 항상 기를 지키고 있어야 한다(故善攝生者, 無犯日月之忌, 無失歲時之和. 須知一日之忌 暮無飽食, 一月之忌 晦無大醉, 一歲之忌 暮無遠行, 終身之忌 暮無燃燭行房. 暮常獲氣也)"라고 하였다.

嗇神에서는 사려나 음주로 인하여 神이 손상될 수 있으며 神이 손상됨으로 인하여 인체의 모든 질서가 붕괴될 수 있으므로, 사려과다나 음주에 대하여 각별히 주의를 주었다.

愛氣에서 氣는 인체를 유지하는 기초이므로 항상 고갈되지 않도록 해야 한다고 하였으며, 氣가 고갈되는 것을 방지하기 위하여 항상 과로를 막고 각종 調氣法으로 항상 단련해야 한다고 하였다.

導引按摩는 건강할 때에도 항상 여러 가지 도인안마법으로 신체를 단련해야 질병을 예방하며 건강해 질 수 있다고 하였다.

房室에 대해서는 性에 대하여 너무 억누르거나 집착해서는 안 되며 나이에 알맞은 性生活이 건강에 도움이 된다고 하였으며, 절제 없이 단순히 약물로서 精을 보충하려는 것은 잘못된 방법이라고 하였다.

反俗에서는 세상 사람들이 모두 명리를 좇는다 하더라도 그에 휩쓸려 그들과 똑같이 명리를 좇아 지나친 욕심을 부리거나 망령된 행동을 하는 것은 잘못이라고 하였다.

禁忌에서는 일상생활 중에서 무의식적으로 행하게 되는 잘못된 생활습관에 대하여 이야기하고 있다. 즉, 黃帝雜禁法에서 얼굴을 치켜들고 다니는 것, 침을 뱉는 것, 太陽을 노려보는 것, 沙蝨이 있는 곳에서 목욕을 하지 말 것, 먼길을 나설 때 덥다고 강물에 세수를 하지 말 것 등과 같은 것을 지켜야 한다고 하였다.

4.2.7 臟腑辨證

손사막은 많은 질환들을 臟腑의 생리병리적 특성과 관련시켜 장부에 속한 병으로 분류하였으며, 前時代의 이론들을 연구하여 모든 인체의 질병을 장부를 중심으로 진단하고 변증하여 치료할 수 있는 기준을 마련하였다. 그는 또 臟腑는 陰陽五行의 이론에 기초한 것이므로 五行歸類에 의하여 분류될 수 있는 각종 임상표현 및 생리병리 변화를 장부에 귀속시킬 수 있다고 보았다. 그리고 前時代의 의서에서 제시한 맥진에 관한 내용 중 장부와 연계된 내용을 진단과 변증에 도입하였고, 인체의 경맥유주와 장부와의 관계를 이용하여 인체의 국소반응까지도 장부와 관련지을 수 있도록 하였다. 이와 같이 각각 장부의 한열허실 및 표리관계에 있는 臟腑間의 모든 병을 변증하여 치료에 임하도록 하였다.

4.2.8 鍼灸學說

손사막은 침구치료 역시 약물치료만큼 중요한 치료방법의 하나라고 여겼기 때문에 전문적인 편을 두어 집중적으로 언급하였다. 그는 각편의 마지막 부분에 침구치료법을 기재하였다. 그러나 鍼法의 어려움을 감안하여 대부분 灸法위주로 치법을 기재하였고 鍼法에 관한 내용은 주로 鍼灸를 전문적으로 다룬 부분에서 자세하게 언급하였다. 또한 실전된 甄權의 『明堂圖』에 관한 내용을 추측하는 데 실마리를 제공한다.

『千金翼方』의 三陰三陽流注法에서 제시한 原穴, 腹募穴, 背兪穴의 배속은 현재와 다르고 五輸穴의 五行屬性 역시 현재와 다르다. 『甲乙經』과 같은 이전의 저작에서 禁鍼禁灸穴로 지정되었던 穴이 의학기술의 발전에 따라 실제 임상에서 사용되는 예가 증가하고 있음을 보여준다. 또한 孔穴主對法을 이용하여 질병에 따른 침구혈위의 배혈기준을 제시하였다.

이외에도 그는 연월일시, 방위, 환자의 나이 등에 따른 鍼灸宜忌法을 정리하여 간단하게 소개하였다.

4.3 『外臺秘要』

唐代 醫方의 巨著 가운데 하나이다. 이 책은 모두 40권이고 1104문으로 나누어져 있으며 醫方 6800여 수가 실려있다. 그 체제는 門마다 巢元方의 『病源』이나 仲景學說 혹은 질병에 대해 논한 것을 첫머리에 두고, 이어서 諸家의 醫方과 方論을 열거하

였다. 당시 『病源』처럼 병인 병증만 논하고 方劑가 없거나 方劑는 있지만 이론이 빠진 결점을 개선시켰다.

鍼灸學 방면에서의 공헌은 경락에 따라 穴을 통합하는 방법을 채택한 점이다. 兪穴을 12經脈 속에 배열하여 그 부위에 따른 取法, 主治病證, 施灸壯數 등을 일일이 기재하였다. 모두 352개의 經穴을 수록하였다. 兪穴을 모두 상응하는 經絡에 연계시킨 이러한 방법은 전인이 頭身에 따라 부위를 나누고 四肢에 經을 나눈 방법과는 다르다. 이는 經脈兪穴에 대해 최초로 정리한 것이다. 다만 王燾는 灸法을 특히 중시하여 "안으로는 탕약으로 사기를 공격하고 바깥으로는 灸로 공격하면 병이 도망갈 곳이 없게 된다. 뜸의 효과는 湯藥에 비해 훨씬 낫다(湯藥攻其內, 以灸攻其外, 則病無所逃. 知火艾之功, 過半于湯藥矣)"라고 생각하였으나, "침법은 예로부터 심오한 것이어서 사람들이 모두 이해할 수 없다. 경에서 말하길 '침은 사람을 죽일 수는 있지만 죽은 사람을 살릴 수는 없다'고 하였다(鍼法古來以爲深奥, 今人卒不可解. 經云: 鍼能殺生人, 不能起死人. 若欲錄之, 恐傷性命. 今弁不錄鍼經, 唯取灸法)"라고 하여 침경을 수록하지 않았고 때문에 침법을 논하지 않은 결함을 초래하였다.

『外臺秘要』는 40권 가운데 권 1~20은 內科病, 권 21~22는 五官病, 권 23~24는 癭瘤, 瘰癧, 癰疽 등 外科病, 권 25~27은 前後陰病証, 권 28~30은 金瘡, 中惡, 惡疾, 大風 등의 병, 권 31~32는 丸散, 酒劑, 解毒諸方, 권 33~34는 婦人病, 권 35~36은 小兒病, 권 37~38은 服食乳石 및 石發諸病, 권 23는 明堂灸法, 권 40은 蟲獸傷 및 畜疾을 기술하였다.

『外臺秘要』에는 많은 의학저작들이 인용되어 있는데, 『傷寒論』『諸病源候論』『備急千金要方』 등의 의서 외에도 范汪의 『范氏方』, 陳延之의 『小品方』, 僧深의 『深師方』, 崔知悌의 『崔氏方』, 謝士泰의 『刪繁方』, 甄立言의 『古今錄驗方』, 張文仲의 『張文仲方』, 許仁則의 『許仁則方』 등이 인용되었다. 이런 저작들은 宋代에 이르러 실전되었지만 『外臺秘要』에 인용된 부분을 통해 그 내용을 살펴볼 수 있는데, 이처럼 唐 이전의 처방들이 『外臺秘要』에 의해 많이 보존되어 전해지고 있다고 할 수 있다.

5 의료기구의 설치와 관리

隋唐의 대표적인 의정제도로는 帝王을 위한 尙藥局, 太子를 위한 藥藏局, 百官을 위한 의료를 겸하는 의학교육기구인 太醫署 및 지방 의료기구 등이 있다.

① 尙藥局

隋 文帝는 尙藥局을 門下省에 소속시켰고, 唐代에는 尙藥局이 殿中省에 소속되었다. 尙藥奉御, 直長, 侍御醫, 主藥, 藥童, 司醫, 醫佐, 按摩師, 咒禁師, 合口脂匠(연지, 립스틱을 만드는 사람. 당대에는 겨울에 입술이 트는 것을 방지하는 립스틱을 하사하였다)이 있었다. 이밖에 尙食局에 食醫를 두었다.

직책별 임무는 다음과 같다.

- 尙藥奉御 : 帝王을 위한 의약의 조제와 진단을 관장
- 直長 : 尙藥奉御 보조
- 侍御醫 : 진단과 조제
- 主藥, 藥童 : 약물의 가공
- 按摩師, 咒禁師 : 진단과 치료
- 食醫 : 四時五味에 따라 음식을 잘 배합하여 만든다.

② 藏藥局

藏藥局은 동궁 太子官에 예속된 기구로 전적으로 太子를 위해 봉사하였다.

③ 太醫署

太醫署는 국가의료기구이고 의학교육기구이기도 하다. 太醫署의 설립으로 말미암아 隋唐시기에는 비교적 완전한 의학교육 체계가 형성되었다. 학교식 의학교육은 의학 후계자인 인재를 배양하고 의학의 발전을 촉진시켰다. 학교식 의학교육은 이미 劉宋 시기에 시작되었으나, 설치되었다가 폐지되어 제도적으로 이어지지 못하였다. 隋唐시기에는 太醫署를 설치하여 교육을 관리하고 각과의 수업 연한과 설치과목 등을 규정

하고 외국유학생의 입학을 허용하였다. 따라서 의학의 전체적인 수준이 크게 제고되어 후세의 학교식 의학교육에 기초를 세웠다.

太醫署의 구성은 행정관원의 역할에 비중을 둔 太醫令, 太醫丞, 醫監, 醫正과 직접 치료를 담당하는 醫師, 醫工, 醫生, 主藥, 鍼工, 按摩工, 呪禁師 등이 있었으며, 의학교육을 담당하는 醫博士, 鍼博士, 按摩博士, 呪禁博士가 있었고 특히 醫와 鍼에는 助敎가 있었다. 또한 별직으로 藥園이 있었고, 직책별 업무는 主藥이 있고 藥童이 가공하고, 藥園師, 藥園生이 약물을 관리하고, 掌固가 약물을 재배하고 채약하였다. 藥園師는 藥園生을 가르치는 직책을 겸하였다. 唐 太醫署에는 실제로 醫, 鍼, 按摩, 呪禁, 藥園 5과가 있었으며 藥園은 藥學科로 볼 수 있다.

6 國家藥典의 간행과 보급

唐代에는 國家藥典의 성격을 가진 官纂本草書가 출현하였는데, 그것이 바로 『新修本草』이다. 『新修本草』는 모두 54권으로 약물들의 性味, 主治 및 用法을 기술한 正文, 약물의 형태를 그린 藥圖, 약물의 形態, 採藥 및 炮炙法을 기술한 圖經으로 구성되어 있다. 이 책은 唐 조정이 蘇敬 등 23인에게 『本草經集注』를 새롭게 다시 編修케 하여 완성되었다. 『新修本草』의 집필은 당시의 자료를 광범하게 수집하여 이를 분석한 것 외에도 국가의 역량을 동원하여 실제로 약물을 조사, 수집하였다. 이러한 광범위한 연구와 조사는 『新修本草』의 권위를 높게 하였으며, 정부가 반포한 세계 최초의 藥典이 되었다.

『新修本草』는 모두 844종의 약물을 실어 『本草經集注』에 비해 114종을 새롭게 추가하였고 그 가운데에는 외래약물이 적잖게 있어 약물 품종과 내용을 풍부하게 하였다. 『新修本草』는 『本草經集注』의 내용을 보정하는 과정에서 원문의 형태를 보존하고 당시에 수정하거나 추가한 부분에 대하여 '謹按', '新附'라는 표시를 하여 신약의 조문을 만들어 넣음으로써 唐나라 이전의 本草學 서적의 성과를 살필 수 있다. 『新修本草』는 宋代 『開寶本草』(973~974)가 저술되기 전까지 대표적인 本草서적으로서의 위치를 지켰다.

그러나 『新修本草』가 나온 후 60여 년 동안 적지 않은 문제들이 발견되었는데, 이로 인해 陳藏器의 『本草拾遺』 10卷이 738년에 저술되었다.

7 本草學 저작의 간행

7.1 『本草拾遺』

『新修本草』의 문제점을 해결하기 위해 陳藏器가 738년에 저술한 본초학 서적이다. 『新修本草』에 빠진 많은 약물들이 첨가되고 수집자료가 광범위하다. 그러나 새롭게 증가시킨 약물에서 상용되는 것은 매우 적기 때문에 약물지식에 관련된 각 문헌 및 민간약물에 대해 일차적으로 총괄하였다는 의의를 지닌다.

학술적으로는 十劑의 설을 주장함으로써 약물학 발전에 기여하였고 동물을 이용한 병태모형을 만들어 실험적 연구를 진행한 내용을 소개하고 있다. 十劑의 설은 "宣可去壅, 生薑, 橘皮之屬", "通可去滯, 通草, 防己之屬", "補可去弱, 人參, 羊肉之屬", "泄可去閉, 葶藶, 大黃之屬", "輕可去實, 麻黃, 葛根之屬", "重可去怯, 磁石, 鐵粉之屬", "滑可去着, 冬葵子, 楡皮之屬", "澁可去脫, 牡蠣, 龍骨之屬", "燥可去濕, 桑白皮, 赤小豆之屬", "濕可去枯, 白石英, 紫石英之屬"이다. 이 이론은 기존에 약재의 기원을 중심으로 분류하는 방법, 三品으로 분류하는 방법 및 특정 증상에 대한 통치약재로 분류하는 방법보다 진보된 방식으로, 변증과 치법이 가미된 약재분류로 볼 수 있다.

동물을 이용한 실험적 연구는 白米를 이용한 "久食令人身軟, 緩人筋也, 小猫犬食之, 亦脚屈不能行, 馬食之足腫"과 같은 내용이다. 이것은 脚氣病에 대한 동물 병태모형을 만들어 실험적으로 증명한 예라고 볼 수 있다. 그러나 陳藏器가 "拾遺"의 자료를 적절하게 선택하지 못한 것도 있다. 예를 들면 그는 人肉으로 부모의 병을 고친다고 기재하였는데, 이후 역대 효자들에게 매우 큰 영향을 끼쳐 허벅지의 살을 베어 부모의 병을 고치는 잘못된 풍조가 생겨나 후세에 혹평을 받았다.

7.2『蜀本草』

韓保昇(9세기)이 저술한 본초학 저작이다.『本草拾遺』가 나온 200년 후 後蜀의 통치자 孟昶의 도움으로 편찬되었다.『新修本草』를 기초로 하여 증보, 주해한 것이며, 원래 이름은『重廣英公本草』이다. 현재 원문은 소실되었으며,『嘉祐本草』에 실려있어 그 일부 내용이 보존되었다.

7.3『海藥本草』

『海藥本草』5卷(일설 2권)은 唐의 李珣이 펴낸 것이다. 주로 남해지역의 본초에 대해 그 산지와 효능, 주치를 기록하였다. 원본은 잃어버렸으나 일부 내용이 후세 본초 저작에 전해지고 있다.

7.4『食療本草』

『食療本草』3卷은 唐의 孟詵이 펴낸 것이다. 이 저작은 식용과 치료용으로 사용할 목적으로 저술되었다. 원본은 잃어버렸지만『證類本草』『醫心方』등에 일부 내용이 실려 있다. 그 밖에『食性本草』10卷이 934년 陳士良에 의해 만들어졌다.『食療本草』와『食性本草』는 모두 식이요법의 발전에 공헌한 저작이다.

7.5『四聲本草』

『四聲本草』는 唐의 肖炳이 펴낸 것이다. 이 저작에서는 본초의 이름 위에 四聲을 표시하여 찾기에 편리하도록 하였다. 원서는 이미 실전되었지만 일부 내용이『證類本草』등에 실려 있다.

8 임상 각과의 발달

隋唐에 이르기까지 의학은 날로 발전하여 임상에서는 각과가 전문적으로 체계화되어 갔다. 특히 小兒科에서는 신생아를 포함하는 6세 이전 소아의 진단과 치료의 영역이 비로소 무속의 영역에서 의학의 영역으로 편입된 시기라 할 수 있다. 수당 시기의 임상 각과의 성과를 살펴보면 다음과 같다.

8.1 內科의 성과

隋唐代에는 內科의 각종 질병에 대한 풍부한 기록이 있었다. 傷寒, 中風, 溫病 등에 대해 모두 많은 치료경험들이 축적되어 있었다. 隋代의 저서 『諸病源候論』에는 內科 질환이 27권에 걸쳐 784조의 병증이 실려 있으며, 병인과 증후에 대해 구체적인 분석과 설명이 기록되어 있다. 예를 들어 痲風病에 대해서는 이미 예방, 관리할 수 있는 것임을 알고 있었고, 條虫病・恙虫病・광견병 등의 예방과 치료에 있어서도 높은 수준에 도달해 있었다.

唐代에 이르러서는 더욱 큰 성과를 거두어 치료법이 더욱 풍부해졌는데, 예를 들어 痲風病者는 격리치료를 하고, 消渴病의 진단에서는 환자의 소변이 달다는 것을 알고 있었다. 치료면에서 孫思邈은 "凡消渴病經百日以上者不得灸刺, 灸刺則于瘡上漏膿水不歇, 遂致癰疽羸瘦而死"라고 하였다. 약제를 사용하여 치료하는 것 외에도 猪肝, 우유 등의 식이요법을 사용했다. 전분을 함유한 식품을 금하고, 음주와 房事도 삼가도록 하였다. 또한 황달의 치료에 대해 『外臺秘要』에서는 『必效方』을 인용하여 말하기를, "每夜小便中浸白帛片, 取色退可驗"이라고 하였다.

또한 손사막은 많은 질환들을 臟腑의 생리병리적 특성과 관련시켜 臟腑에 속한 병으로 분류하였으며, 전 시대의 이론들을 연구하여 모든 인체의 질병을 장부를 중심으로 진단하고 변증하여 치료할 수 있는 기준을 마련하였다. 또한 臟腑는 陰陽五行의 이론에 기초한 것이므로, 五行歸類에 의하여 분류될 수 있는 각종 임상표현 및 생리병리변화를 臟腑에 귀속시킬 수 있다고 보았다. 그리고 前時代의 의서에서 제시한 脈診에 관한 내용 중 臟腑와 연계된 내용을 진단과 변증에 도입하였고, 인체의 경맥유주와 臟腑와의 관계를 이용하여 인체의 국소반응까지도 장부와 관련지을 수 있도록 하였다. 위의 조건을 분석하여 각각 장부의 한열허실 및 표리관계에 있는 臟腑間의 모든 병을 변증하여 치료에 임하도록 하였다. 뿐만 아니라 仲景의 傷寒이론을 "方證이 같은 조문을 분류하여 서로 모으는[方証同條, 比類相附]" 방법으로 『傷寒論』을 정리하고, 傷寒法은 桂枝, 麻黃, 靑龍을 벗어날 수 없다고 하여 후세 傷寒에서 "三綱鼎立"설의 기초를 마련하였다.

8.2 外科의 성과

隋唐시대의 외과 전문 서적은 현재 전해지는 것이 없다. 다만 종합성 의서에 기재된 癰疽 및 瘡瘍에 대한 기록을 살펴보면 당시에 隋唐 의가들은 消渴病과 癰疽의 관계를 일반적으로 중시하였고 이 병은 대부분 癰疽가 발생한다고 보았음을 알 수 있다. 특히 唐代 孫思邈이나 王燾 등은 이 병을 논하면서 항상 큰 癰疽가 생기는 것을 고려하고 쓸 약을 준비하여 이를 방지할 것을 강조하였고 뜸과 침을 함부로 쓰지 말 것을 주장하였다. 그리고 癰疽의 치료에 대해서는 정체관념에 따라 消托補法의 내복약을 응용하여 보강하였다. 특히 대량의 淸熱解毒藥을 응용하여 瘡瘍의 內消를 촉진시켰는데 이는 兩晉 이래로 주로 溫通藥으로 內消시키는 방법을 보충하였다. 外治法은 전대의 熱熨, 薄貼, 溻腫, 熏法 등을 기초하여 冷熨法으로 초기 發背를 치료하고, 瘻管에 종이나 솜을 비벼 넣어 농을 배출시키고, 瘡에 水蛭을 이용하여 농을 빨아내고, 火罐으로 농을 배출시키는 법 등을 추가하였다. 이외에 외과수술에 관련된 내용으로는 『諸病源候論』에서 腸吻合術과 血管結紮術을 기록하고 있는 것도 당시의 外科學이 높은 수준에 도달해 있었음을 말해주고 있다.

8.3 傷科의 성과

수당대의 의서 중에는 傷科의 내용이 많다. 841년에서 846년 사이에 唐의 藺道人은 『仙授理傷續斷秘方』 1권을 저술했는데, 현존하는 가장 오래된 傷科 전문저작이다. 이 저작에는 隋唐代의 骨傷科 치료 내용이 잘 반영되어 있다. 예를 들어 일반적인 골절의 처치에 대해 골절된 부위를 복구하고 붕대를 사용하여 고정하는 방법 등이 실려 있으며, 개방골절에 대해서는 칼을 이용하여 손상된 부위를 벌리고 끓인 물로 씻은 다음 봉합하고 깨끗한 천으로 싸매 주도록 했으며, 감염에 주의할 점을 강조하였다. 견관절탈구에 대해서는 '椅背復位法'을 썼는데, 이 방법은 후세에도 많은 영향을 끼쳤다. 元代 危亦林의 '架梯復位法'과 현재 만성적인 관절탈구를 바르게 복원시키는 '改良危氏法'도 '椅背復位法'의 기초 위에서 발전한 것이다. 『仙授理傷續斷秘方』에 실려 있는 40여 처방에는 洗, 貼, 糝, 揩 및 內服의 모든 治法이 담겨 있다. 內服藥에 대해서는 內傷, 外傷의 기초적인 구분을 두어 후세 傷科學의 발전에 이론적 기초를 마련하였다.

8.4 婦人科, 産科의 성과

隋唐시기 婦産科는 빠르게 발전하여 뚜렷한 업적을 이룩하였고 內科에서 독립하여 전문적인 학과로 발전하였다. 이때 많은 婦産科 전문서가 출현하였으나 애석하게도 모두 없어지고 宣宗 大中 초년(847)에 昝殷이 저술한 『經效産寶』 3권만이 남아 현존하는 최초의 산과 전문의서로 자리매김하고 있다. 여기에는 妊娠, 難産, 産後 등 産科에서 자주 나타나는 병증을 기술하였고 治方 260여 개를 실었다. 그리고 方藥이 대부분 간이하면서 실용적인데 주로 四物湯을 기초로 하여 가감한 처방들이 많아 오늘날 여전히 婦人科에서 응용하고 있다.

『諸病源候論』 卷 37~44에는 婦産科 질병을 婦人雜病, 妊娠病, 難産病, 將産病, 産後病으로 나누고 月水不利, 月水不斷, 月水來腹痛, 月水不通, 崩中漏下, 帶下 및 陰腫, 陰痛, 陰瘡, 陰挺下脫 등의 240여 종의 병증을 언급하였다.

孫思邈은 婦人의 胎, 産, 經, 帶와 정서적인 특징에서 기인되는 婦人科 질환의 특수성을 인식하여 婦人科가 독립적인 분과로 발전해나가야 한다고 주장하여, 다양한 부인과 질환의 원인, 증상, 치법을 『千金方』에서 모두 7권에 걸쳐서 정리하였다.

임신과 관련해서는 불임, 임신의 진단, 養胎, 임신중의 질환 등의 내용이 기재되어 있다. 임신의 진단은 맥진과 증상을 통한 진단방법을 소개하였고, 養胎에 관해서는 임신 개월 수에 따른 태아의 상태에 대한 설명과 함께 태교의 중요성과 임신금기 등에 관하여서도 언급하였다. 임신중의 발병에 대해서는 태아에게 위해를 가하지 않는다는 원칙에 입각하여 虛證인 경우에는 補法을 사용하고 實證인 경우에도 藥性이 강한 약물을 피하여 완만한 치료법을 선택하였으며, 내복약 이외의 다양한 外治法을 소개하였다.

출산과 관련된 내용으로는 출산 증후에 관한 설명과 출산 준비 및 難產 등의 내용이 기재되어 있다. 손사막은 출산 증후에 대하여 간단하게 일반적인 병증으로 인한 복통과 구별하는 방법을 설명하였으며, 출산이 임박해서 助產活動에 관한 주의사항을 자세하게 설명하면서 위생, 안전성, 체계성을 강조하였다. 難產에 관해서는 難產의 여러 형태에 관한 설명과 함께 상황별 적절한 치법을 제시하였다.

산후질환에 대해서는 虛損과 惡露를 중요한 병인으로 인식하여 별도의 편을 두어 자세하게 설명하였으며, 각각의 임상 질환에 있어서도 虛損과 惡露를 치료하는 補虛, 祛瘀하는 치료법을 주로 사용하였으며 수반되는 증상에 따른 가감법을 다양하게 설명하였다.

기타 부인과 질환에 대해서는 각각의 증상별 치법뿐만 아니라 동반된 증상에 따른 변증과 가감법을 소개함으로써 서로 연계되어 있는 부인과 질환의 올바른 치법을 제공하였다.

손사막은 당시에 이미 여성의 특징을 이해하고, 미용과 밀접한 관계를 가지는 화장품 제조법, 피부관리법, 芳香劑製造法, 두발관리법에 대해서도 상세하게 설명을 하였다.

8.5 小兒科의 성과

문헌의 기록에 당시의 소아과 저작은 대략 십수 종에 달하지만 모두 전해지지 않고 있다. 『諸病源候論』 중에는 小兒科 6권, 255候가 실려 있는데, 소아과질환의 증상에 대해 자세히 설명하는 한편 병인, 병리와 요양, 간호에 대해서도 소개하고 있다.

孫思邈은 "백성을 가르치고 기르는 방법은 어린이를 성인으로 기르는 것이 아님이 없다. 어린이가 없다면 결국 성인도 없다(生民之道, 莫不以養小爲大. 若無于小, 卒不成大)"라는 이치를 매우 중시하였기 때문에 소아의 양육에 대해서도 관심을 기울였다. 손사막은 『千金要方』에서 初生 부분을 언급함으로써 6세 이하 소아의 병증과 치료법을 무술의 영역에서 의학의 영역으로 편입시켰다. 그리고 소아의 병증뿐만 아니라 양육법, 발육과정, 소아의 특징 등에 대하여 언급하였다. 그는 소아의 발육과정에 대한 관찰도 매우 정확하였는데, 정상적으로 발육한 소아는 출생한 지 60일이 되면 웃게 만들 수 있고, 100일이 되면 스스로 몸을 뒤집을 수 있으며, 180일이 되면 혼자 앉을 수 있고, 210일이 되면 기어다닐 수 있으며, 300일 후에는 스스로 설 수 있고, 360일이 되면 걸어다닐 수 있다고 하였다. 哺乳방법의 선택에 대해서도 매우 중시하였다. 이외에 『千金要方』에는 320여 개의 小兒科 처방이 실려 있다.

손사막은 小兒의 특징에 대하여 소아는 성인과 큰 차이는 없지만, 성인과 달리 氣勢가 미약하므로 치료에 어려움이 있으며 用藥에 다소의 차이가 있다고 하였다. 소아의 양육에 유모선택법, 출생시의 각종 조치 및 일상생활에서의 의복, 哺乳, 목욕법 등에 관한 지식 등을 소개함으로써 잘못된 양육방법으로 인한 발병을 예방하는 역할을 하였다고 볼 수 있으며, 소아 발음장애의 원인으로 舌系帶의 기형을 지적하고 치법을 기재함으로써 구강기형에 의한 발음장애 증상을 소개하였다.

小兒傷寒의 치법은 기본적으로 성인과 동일하며 다만 약물의 용량이 적을 뿐이라고 하였고 소아의 특성상 복약방법으로는 한계가 있는 만큼 목욕요법이나 약재 가루를 바르는 방법도 제시하여 소아 상한을 치료하는 다양한 방법을 제시하였다.

隋唐시기부터 소아의 掌指診法이 알려지기 시작하였다. 소아는 말을 할 수 없고 부모가 대신 설명하기 때문에 望聞問切 四診 가운데 望診이 더욱 중시되었다.

8.6 五官科의 성과

隋唐代에 이르러서는 鑲牙, 補牙 등을 위한 의료기구가 발달하였다. 隋代에 이미 撥牙手術을 하였고, 齒齦壞疽와 齲齒에 대해 外科手術을 하기도 하였다. 唐代에는 수은 합금을 사용하여 치아를 치료하기도 하였다. 眼科에서는 用藥의 범위를 확대하는 한편 疣贅, 胬肉을 제거하는 수술과 撥治倒睫의 방법이 발달했고, 아울러 金鍼으로 內障을 치료하는 방법이 사용되었다. 兎脣에 대한 치료술도 이 시기에 나타나기 시작했다. 『千金要方』 중에는 七竅病 1권이 들어 있는데, 內服과 外治의 方藥들이 덧붙여져 있다. 이 시기에 다른 五官科 저작들도 있었으나 모두 실전되었다.

隋唐시기 전대에 흩어진 오관과 병증을 총괄하여 100여 종의 증후에 대하여 인식하고 있었다. 당 이전의 오관과 병증이 수집된 것인데, 대체로 目病, 鼻病, 耳病, 牙齒, 脣口, 咽喉에 따라 나누고 있다. 隋唐시기에 처음으로 등장하는 병증도 적지 않은데, 鍼眼, 雀目, 眭目, 鼻衄, 鼻生瘡, 耳瘡, 聤耳, 風冷失聲, 中冷聲嘶 등이다.

五官科 질환에 대해서는 주로 국부적인 증상을 상세히 묘사하는 내용이 주류를 이루고 있고 전신과의 관계에 대한 언급은 비교적 적은 편이다. 따라서 오관과 질환의 증후에 대한 인식이 주로 국부증상에 중점을 두었기 때문에 치료 역시 국부 용약을 위주로 한 外治法과 의료기술에 편중되고, 내복약물은 상대적으로 적다. 『病源』에는 오관과 질병에 대한 여러 導引法이 있다.

眼科질환에 대한 치법은 국소부위를 씻어내는 방법, 膏를 붙이거나 찜질하는 방법이 사용되었고, 귀의 질환은 환부를 약재로 막는 형태의 치료법이 사용되었으며, 코질환은 약재로 코를 막거나 散劑를 흡입하는 방법 등이 사용되었다. 咽喉痛의 치료에 이미 대추와 烏梅를 찧어 꿀로 버무려 살구씨 크기로 만들어 천에 싸서 입에 물고 침으로 녹여 천천히 빨아먹는 인후통 치료제재가 사용되어, 오관과 질환에 대한 다양한 外治療法이 존재했음을 알 수 있다. 구강질환에 대해서는 『外臺』에서 "매일 아침 버드나무 가지를 씹어서 끝을 부드럽게 하고 여기에 약을 찍어 치아를 문지르면 향이 나고 빛나며 깨끗해진다(每朝楊柳枝咬頭軟, 点取藥揩齒, 香而光潔)"라고 하였다. 이처럼 오관과 질환에 대한 다양한 외치요법들은 현재의 안이비인후과 질환의 치료에 사용하는 방법들과 크게 다르지 않음을 알 수 있다.

8.7 鍼灸學의 성과

隋唐시기에는 정부가 鍼灸學을 상당히 중시하여 唐代의 太醫署에는 鍼灸科가 설치되어 鍼博士 1인, 鍼助敎 1인, 鍼師 1인을 두고 임상치료를 주관하였으며 鍼科 학생도 배양하였다. 唐貞觀시기에 칙령을 내려 甄權, 甄立言, 謝季卿 등 여러 의가에게 明堂을 수찬하게 하고 經과 圖를 교정하였다. 이 이후부터 甄權의 明堂經과 圖가 전국으로 퍼졌다. 현재 甄權의 『明堂圖』는 散佚되었으나 孫思邈의 『千金方』의 鍼灸篇에서 『明堂圖』의 대략적인 모습을 짐작할 수 있다. 『明堂圖』는 인체를 1/2로 축소하여 穴位를 표기한 것으로써, 정부의 지원 아래 많은 도보가 작성되었고, 그 결과 학생을 가르치는데 도보를 이용하여 시범을 보임으로써 학생들의 학습과 의생들의 취혈이 편리하게 되었다.

손사막은 침구치료 역시 약물치료만큼 중요한 치료방법의 하나라고 여겼기 때문에 전문적인 편을 두어 집중적으로 언급하였다. 그는 각편의 마지막 부분에 침구치료법을 기재하였다. 그러나 鍼法의 어려움을 감안하여 대부분 灸法 위주로 치법들을 기재하였고 鍼法에 관한 내용은 주로 鍼灸를 전문적으로 다룬 부분에서 자세하게 언급하였다. 또한 실전된 甄權의 『明堂圖』에 관한 내용을 추측하는 데 실마리를 제공한다. 『千金翼方』의 三陰三陽流注法에서 제시한 原穴, 腹募穴, 背兪穴의 배속이 현재와 다르고 五輸穴의 五行屬性이 현재와 다르다. 『甲乙經』과 같은 이전의 저작에서 禁鍼禁灸穴로 지정되었던 穴이 의학기술의 발전에 따라 실제 임상에서 사용되는 예가 증가하고 있음을 보여준다. 또한 孔穴主對法을 이용하여 질병에 따른 침구혈위의 배혈기준을 제시하였다.

이외에도 그는 연월일시, 방위, 환자의 나이 등에 따른 鍼灸宜忌法을 정리하여 간단하게 소개하였으며, "同身寸"법을 만들어 의생에게 정확한 취혈을 위해 간편한 측정법을 제공하여 침구학 발전에 기여하였고, 阿是穴의 개념을 도입하여 임상 과정에서 經外奇穴을 발견할 가능성을 높였을 뿐 아니라 실제로 그의 저서에서 수많은 경외기혈을 기재하였다.

이러한 사회적 배경과 학술적 배경을 바탕으로 수당대의 침구학은 임상 각과에 광범하게 응용되었다.

8.8 按摩의 성과

隋唐代에는 按摩療法이 매우 성행하여 隋, 唐 모두 按摩博士를 두었다. 唐代에는 按摩術이 더욱 발전하여 독립된 영역으로 자리잡으면서 太醫署에 按摩博士, 按摩士를 두었다. 『唐六典』의 기록을 보면 按摩가 여덟 가지의 질병을 없앨 수 있다고 되어 있는데, 즉 風, 寒, 暑, 濕, 飢, 飽, 勞, 逸이다. 아울러 "凡人肢節臟腑積而疾生, 宜導而宣之, 使內疾不留, 外邪不入. 若損傷折跌者, 以法正之"라고 하였다. 이 내용을 볼 때 按摩療法의 치료범위가 매우 넓음을 알 수 있다.

『諸病源候論』에서는 매 권의 끝부분에 『養生方導引法』을 인용하여 養生, 導引 등의 按摩療法을 실어 놓았다. 이는 인체를 天地와 합일시켜 신체와 정신이 조화롭게 하여 '治未病'에 이를 수 있는 최선의 방법이다. 『諸病源候論』에서 기재된 「養生方導引法」은 각각의 病候에 따른 적절한 치료 수단으로써 『諸病源候論』은 '養生方'과 '導引法'을 언급한 최초의 의서이다. 「養生方導引法」에 기재된 啄齒, 漱醴泉, 乾浴, 理髮 등의 방법은 일상에서 쉽게 시행할 수 있는 건강 증진방법으로 활용 가치가 있다. 「養生方導引法」에서는 도인자세, 호흡수, 의념, 동작을 처음부터 끝까지 자세하게 언급하였다.

唐代 손사막 역시 『千金要方』에서 소아과 질환에 按摩를 응용하였다. 그는 안마에 고약을 통한 치료를 결합하기도 하였는데, 예를 들어 "어린이나 신생아는 肌膚가 유약하여 풍사에 침입을 받으면 몸에 고열이 나기 쉽다. 혹 大風을 맞아 손발이 뒤틀리면 五物甘草生摩膏方(少小新生肌膚幼弱, 喜爲風邪所中, 身體壯熱; 或中大風手足驚掣, 五物甘草生摩膏方)"이라 하여 甘草, 防風, 白朮, 雷丸, 桔梗을 돼지기름 1근과 함께 끓여 찌꺼기는 버리고 膏를 만들어 사용하였다. 이러한 치료방법을 膏摩法이라고 한다. 膏摩法은 현재의 외치료법 중 蘸藥按摩와 관계가 깊다. 蘸藥按摩는 貼敷療法과 按摩를 동시에 이용한 외치요법이다. 따라서 약물의 유효성분의 삼투와 안마의 물리적 작용이 융합되어 작용하므로 치료효과가 한층 강하고 치료기간을 단축할 수 있다. 이로써 손사막은 소아과에 안마술을 이용하여 小兒按摩의 문을 열었다고 할 수 있다.

『外臺秘要』 역시 내과질환의 치료에서 中寒으로 인해서 생긴 乾嘔吐 腹痛의 치료에 "두손을 비벼서 뜨겁게 한 다음 배를 문질러 기가 내려가게 한다(兩手相摩令熱以摩腹, 令氣下)"는 것과 같이 안마요법을 임상 각과에 걸쳐서 광범위하게 소개하였다.

또한 『理傷續斷秘方』에서 안마술은 현저하게 확대되었다. 탈구나 골절에 관계없이 치료에 먼저 탈출된 골을 바로잡아 넣거나 단절된 골을 원래의 위치로 회복시키기 위해서는 按, 摩, 推, 拿, 拔, 伸, 捺正 등의 수법이 필요로 하기 때문이다. 따라서 骨傷科의 발전에 따라 按摩術도 발전되었다.

9 외국과의 의학교류

중국의 의학이 국외로 전해진 것은 일찍이 秦漢時代부터이다. 西漢時代에 張騫은 두 차례(기원전 138년~기원전 115년)에 걸쳐 西域으로 진출했다. 東漢時代에는 班超가 다시 西域으로 진출하여 동서교류의 문을 열고 이른바 '비단길'을 개척하였다. 隋唐代에는 경제가 번영하고 내외의 교통이 발달하여 法顯, 玄奘 등의 저명한 승려들이 인도 등의 외국으로 여행하여 민간교류를 확대하였다. 한국, 일본, 아랍 등과의 의학교류도 진행되었다.

9.1 한국과의 교류

중국과 한국 사이의 문화교류는 이미 대략 기원전 2세기부터 시작되었다. 541년에는 梁 武帝가 高句麗의 요청에 따라 의사를 파견하였다. 그리고 신라에서는 '醫學'을 설치하고 醫學博士 2인을 두기도 하였다. 그 학제는 唐을 모방하여 『本草經』『甲乙經』『素問』『鍼經』『脈經』『明堂經』『難經』 등을 교재로 하여 학생들을 가르쳤다.

한편 한국으로부터 약재와 의학지식이 중국으로 전해지기도 하였다. 한국으로부터 중국으로 건너간 본초들로는 陶弘景의 『本草經集注』에 기록되어 있는 五味子, 昆布, 蕪荑, 唐代의 『新修本草』『海藥本草』 등에 기록되어 있는 白附子, 玄胡索 등이었다. 임상경험에서는 『外臺秘要』 18권에서 張文仲이 脚氣를 치료하면서 "毒氣攻心, 手足脈絶, 用吳茱萸六升, 木瓜二枚切. 上二味, 以水一斗三升, 煮取三升, 分三服, 或以吐汗便活"이라 한 것에 대해 기록하고 있다. 이를 통해 볼 때 唐代에 이미 고구려에서 간행된 『高麗老師方』을 참고하고 있었던 것을 알 수 있다. 이 외에도 方書들 가운데 신라인들이 사용했던 白附子, 新羅參 등이 기록되어 있는 것을 볼 때, 당시에 한국에서 들여 온 약재들이 적지 않게 사용되었음을 알 수 있다.

9.2 일본과의 교류

秦漢代 이래로 중국과 일본의 문화적 교류는 날로 발전하여 三國, 兩晋, 南北朝時

代를 거치면서 왕래가 끊이지 않았다. 기원전 219년(秦 王政 28년)에 秦始皇이 徐福으로 하여금 동남동녀 3000명을 이끌고 불로초를 찾아 떠나도록 하였는데, 같이 떠났던 醫人들이 일본에 이르러 의학을 전했다고 한다.

562년(陳 文帝 天嘉 3년) 8월에는 吳人 知聰이 '明堂圖'와 의서 160권을 가지고 일본으로 갔는데, 이때부터 중국의 의서가 일본으로 전해지기 시작하였다.

608년(隋 煬帝 大業 4년) 9월에는 일본의 推古天皇이 약사 惠日과 漢直, 福因 등을 중국에 보내 의학을 배우도록 하였다. 623년(唐 高祖 武德 6년) 여름 7월에는 일본 유학생 惠日, 福因, 惠光, 惠齊 등이 공부를 마치고 귀국하면서 『諸病源候論』 등의 주요 의서들을 일본으로 들여왔다.

701년(唐 中宗 嗣聖 19년)에는 일본의 의사제도와 의학교육이 모두 唐의 제도를 모방하게 되어 '大寶律令 · 疾醫令'을 제정하였고, 의학을 공부하는 학생들은 반드시 『素問』『黃帝鍼經』『明堂脈訣』『甲乙經』『新修本草』 등의 의서를 공부하도록 하였다.

733년에는 일본인 榮睿, 普照 등이 중국으로 떠났는데, 10년 후 다시 楊州에 가서 鑒眞和尙(姓은 淳于)에게 일본으로 와 불교와 의학을 전수해 줄 것을 요청하였다. 鑒眞和尙은 제자 수십 명을 이끌고 10년 동안 여섯 차례에 걸쳐 일본으로 가고자 한 끝에 결국 754년에 일본에 건너가게 되었다. 그는 일본에서 중국의 의학을 전수하다가 후에 763년 나라의 한 절에서 세상을 떠났으며, 일본인들은 그를 '過海大師'라고 부르며 존경하였고 사당을 건립하였다. 鑒眞和尙이 일본으로 가져간 奇效丸, 萬病藥, 豐心丹 등의 처방은 지금까지도 일본에서 사용되고 있다.

808년에 일본의 의학자들은 중국의 『素問』『黃帝鍼經』『脈經』『甲乙經』『小品方』『新修本草』 등을 기초로 하여 『大同類聚方』 100권을 편찬하였다.

982년 일본의 丹波康賴는 일찍이 『醫心方』 30권을 저술했는데, 그 체제는 『外臺秘要』를 모방한 것으로 중국 수당 이래의 의서 약 80여 종을 기초로 하여 편찬한 것이다.

9.3 인도와의 교류

중국의 약재가 인도에 수출되기 시작한 것은 매우 오래 전의 일이며, 人蔘, 茯苓, 當歸, 遠志 등이 인도인들에 의해 '神州上藥'으로 불렸다. 唐의 승려인 義淨은 인도에 20년간 머물면서 인도인들의 질병을 치료하였다.

인도의 의학도 또한 불교를 따라 중국에 들어왔다. 『隋書・經籍志』의 기록에 의하면 중국어로 번역된 인도의서로는 『龍樹菩薩藥方』 4권, 『婆羅門諸仙藥方』 20권, 『婆羅門藥方』 5권 등이 있는데, 안타깝게도 이 책들은 모두 실전되었다.

9.4 아랍과의 교류

중국과 아랍국가 사이의 교류도 빈번했는데, 1세기로부터 9세기에 이르기까지 중국의 연단술이 이미 아랍을 통해 유럽으로 전해졌다.

중국의 脈學은 10세기 전에 이미 아랍으로 전해져 아랍의 진단학 발전에 도움을 주었다. 중국 漢代의 마취법도 일찍이 아랍으로 전해졌다.

이 외에 중국도 아랍의 의학지식을 흡수하였다. 唐 永徽 연간(650~655) 이후 아랍국가들은 여러 차례에 걸쳐 중국에 많은 약재들을 보냈는데 乳香, 沒藥, 檀香, 血竭, 木香 등의 많은 약재들이 중국 의학의 발달에 도움을 주었다.

9.5 티벳과의 의학교류

唐의 의학은 티벳의학의 기초가 성립된 시기(6~9세기)에 상당한 영향력을 미쳤던 하나의 요인을 제공하였다. 티벳의 송쩬감포는 633년에 邏些(현재의 라싸)로 천도하고 전력을 기울여 나라를 다스렸다. 당시 그의 가장 큰 업적은 문자를 통일한 것과 불교의 도입이다.

뿐만 아니라 641년에 송쩬감포와 唐王朝의 文成公主가 결혼하였는데 文成公主가 티벳으로 들어갈 때 불상과 당시 선진적인 中原文化를 소개한 내용에 의약이 포함되어 있었다. 史書의 기록에 의하면 文成公主는 "404종의 병을 치료하는 의방 100종,

진단법 5종, 의료 기계 6종, 의학 이론서 4종 …… "을 지니고 갔다고 하였으며, 그밖에 출토된 "伏藏"과 티벳 史書인 『瑪尼寶訓』에서 文成公主가 가지고 간 것이 "404가지 병을 치료하는 약물, 8가지 관찰법 및 15가지 진단법 등 모두 60부이고 또한 4부의 배약법 등등이 있었다"고 하였으며, 기타 『賢者喜宴』 등과 같은 역사서에도 이와 유사한 기록이 있다. 이것은 吐蕃 왕조가 처음으로 많은 양의 외래 의약과 지식을 받아들인 것이며, 그것은 티벳醫學의 형성과 발전에 지대한 영향을 끼쳤다. 기록에 따르면 이렇게 藏에 들어간 의서는 당시의 승려의사인 聖天(음역 哈祥瑪哈德瓦)과 티벳의 역관인 達瑪郭夏 두 사람에 의해 종합적으로 編譯되어 티벳문자로 된 한 권의 의서가 완성되었는데 『醫學大全』 또는 『醫學大典』이라 명명하였다. 이는 吐蕃 왕조 의학에서 가장 오래된 경전 저작의 하나로 역사적으로 중요하다. 그리고 이후 송쩬감포는 인도, 베트남 등지에서 유명한 의사를 초빙하여 승려들로 하여금 의학지식을 배워서 번역하고 체계화하는 과정을 거치면서 오늘날의 티벳醫學 형성의 토대를 만들었다.

10 주요 의학인물

10.1 巢元方

巢元方의 사적은 잘 알려져 있지 않으나, 隋 大業 년간(605~616)에 太醫博士를 지냈다고 전해진다. 610년에 『諸病源候論』 50권을 펴냈는데, 현존하는 醫學著作 가운데 질병의 病因과 證候를 모아 기록한 최초의 저작이다.

『諸病源候論』은 통상적으로 『巢氏病源』이라고 간칭하는데, 이 책의 주요 내용은 각종 질병의 병인과 병기, 병변 등을 논한 것이며, 질병에 대한 기록이 매우 상세하다. 예를 들어 전염병에 대해서는 본래 있던 六淫學說에 만족하지 않고, '乖戾之氣'에 의해 발생하여 서로 전염되며 '豫服藥'을 복용하여 예방할 수 있다고 하였다. 疥癬의 원인으로 虫을 들었고, 炭疽의 병인에 대해서는 사람이 먼저 瘡이 있은 후 가축에 접촉하여 전염되는 것이라고 하였으며, 漆瘡 등의 과민성 질환에 대해서는 사람의 체질과 관련시켰다. 소원방이 기록한 腸吻合術 등도 외과학에서의 중요한 성과이다.

10.2 孫思邈

京兆華原人이며 대략 581～682년까지 100년 이상 생존한 것으로 추산된다. 孫思邈은 어릴 때 병을 앓으면서 醫學을 공부하기 시작하여 의학에 대한 연구가 매우 깊었다. 18세 때에 老莊을 비롯한 百家의 학설에 정통하였고 아울러 불교경전도 통달하였으며 의학에도 깨달은 바가 많아 친척이나 이웃이 병이 들면 진찰을 청하였고 자신의 질환도 치료하기도 하였다. 의술을 제고시키기 위해 전문가에게 經方을 찾아 구하고 약물 채집 등에 비용을 아끼지 않았다.

그는 百家의 학술을 섭렵하고 불교에 정통하여 학문적 깊이가 있었다. 수 문제가 그에게 관직을 주려 하였으나 거절하였고, 후에 당 태종과 당 고종도 모두 그에게 관직을 주려 하였으나 모두 거절하였다. 이에 당의 황제들은 손사막이 관직에 나오지 않고 의학에 몰두하는 것을 보고 그에게 '眞人'이라는 칭호를 내렸다.

그의 의학사상은 濟世活人의 정신을 바탕으로 기초이론과 임상실천의 결합을 중시하는 특징을 지녔다. 濟世活人의 정신은 "人命至重 有貴千金. 一方濟之 德踰于此" 하기 때문에 "千金"이라 명명함으로써, 醫德을 중시했던 것으로 나타나고 있다. 그는 고상한 醫德의 소유자로서 민간에 거주하면서 소박한 생활을 하였고 약물을 채집하고 의학을 연구하여 사람들의 질병을 치료하거나 저술 활동을 하였다. 그의 생명존중 사상은 인간뿐만 아니라 동물까지 포함하여, 다른 동물을 살생함으로써 인간의 생명을 지키는 치료방법은 부득이한 경우에만 사용할 것을 주장하였다. 그리고 임종에 이르러서도 소박하게 장례를 치르고 부장품을 넣지 말 것과 고기를 사용하여 제사를 지내지 말라고 유언하였다.

손사막은 민간의 의료경험을 매우 중시하였는데, 동물의 갑상선으로 갑상선종대를 치료하고, 동물의 肝으로 야맹증을 치료하고, 파의 잎을 도뇨관으로 하여 尿閉 환자에 사용하는 치법을 소개하였다. 하악관절이 탈구되었을 경우의 整復法에 대한 기록은 지금까지도 사용되고 있다. 그 밖에도 孫思邈은 採藥, 炮炙, 鍼灸 등의 면에서 이전의 많은 경험들을 소개하는 공헌을 하였다.

손사막에 대한 전설은 매우 많으며, 사람들은 그를 藥王이라고 불렀다. 현재 陝西省 耀縣의 藥王山에는 아직도 손사막에 관한 많은 유적이 남아 있어 그에 대한 사람들의 존경을 보여주고 있다.

10.3 王燾

王燾는 唐 郿縣(지금의 陝西省 郿縣) 사람으로, 8세기 무렵에 생존했다. 조상인 王珪는 唐太宗의 재상이었고 조부 崇基 및 아버지와 형도 당시에 관리를 지냈다. 王燾는 어려서 몸이 약해 잔병을 많이 앓았기 때문에 항상 명의를 좇아다녔는데, 이것이 그가 의술에 정통하게 된 계기이다. 그가 살던 지역에 瘴癘가 성행하여 經方이 있으면 다행히 살아날 수 있었다. 이에 그는 홍문관(당시의 국립도서관)에서 20여 년간 재직하면서 관내의 많은 의서를 열람하여 제가의 醫方을 수집하였다. 그 과정에서 의서에 기재된 원서의 서명, 권수를 일일이 주를 달아 밝히고, 하나의 방이나 하나의 의론이 여러 의서에 같이 나타날 경우 그 차이를 상세하게 기술하고 어떤 경우에는 자기가 校勘한 의견을 注를 달아 밝혔다. 그리하여 의학문헌에 대한 정리를 계속한 끝에 752년에 『外臺秘要』 40권을 완성하였다. 『外臺秘要』는 唐 이전의 方書를 집대성한 것으로 모두 1104門에 걸쳐 앞부분에는 醫論, 뒷부분에는 처방을 실었으며, 수록된 처방이 6800여 개에 달하고 인용된 서적들에 대해 모두 출처를 밝혔다. 그는 한의학 문헌을 정리하면서 인용한 책이나 권을 상세히 주해한 첫 번째 사람이다. 그는 후세에 풍부한 의학자료를 제공하였을 뿐 아니라 唐 이전 저작의 적잖은 佚文을 보존하였고, 또한 의학문헌을 정리하는 과학적인 방법을 창립하였기 때문에 의학문헌정리의 스승으로 칭해진다.

10.4 王冰

王冰(약 720~805)의 自號는 啓玄子 혹은 啓元子이며 唐代 중기의 의가이다. 그의 사적은 자세하지 않으나, 어릴 때부터 유학 공부에 힘썼고 양생에 관심이 많아 經方을 연구하였다고 한다. 郭子齋堂에서 "先師張公秘本"을 얻었다. 송대 林億 등이 새로 교정한 『唐人物志』에 의하면, "氷은 唐에서 寶應(762~763) 시기에 太僕令을 지내며, 팔십세 이상의 수명을 누리며 죽었다." 이에 후세 사람들은 그를 王太僕이라 칭하게 되었다. 王冰은 일찍이 『素問』을 연구하여 "世本紕繆, 篇目重迭, 前後不倫, 文義懸隔" 함을 발견하고 12년 동안 널리 자료를 찾고, 스승이 준 "秘本"과 全元起注本을 참고하여 다시 『素問』을 編次, 注釋하고 또한 「天元紀大論」 등 舊藏之卷 7편을 補入하여 81편, 24권으로 만들었는데, 이것이 『補注黃帝內經素問』이며 혹은 『次注黃帝內經素問』 『黃帝內經素問』이라 불리운다. 또한 『釋文』 1권이 있는데 이 책은 이미 산실되고 없다.

10.5 藺道人

藺道人은 長安(현 陝西 西安) 사람으로 약 790~850년에 살았다. 그의 성은 藺이고 이름은 알 수 없어 道人이라 칭하였는데 출가한 사람이었다. 그는 骨傷科에 정통하였다. 會昌(841~846) 시기 武宗의 滅佛 정책으로 환속되었다. 藺氏는 이때에 宜春(오늘날 江西에 속함) 鍾村에 흘러 들어와 농사를 지었고 그곳 사람인 彭叟와 교분이 두터워 그가 농사일을 도와주었다. 彭叟의 아들이 산에 나무하러 갔다가 나무에서 떨어져 목과 팔이 골절되었을 때 藺道人이 친히 약물을 제조하여 복약시킨 후 통증이 가라앉았고 며칠이 지난 후에 정상적으로 회복되었다. 팽수는 비로소 藺道人이 의학에 능통한 사람인 줄 알고 이를 널리 선전하자 치료를 받으려는 사람이 날로 늘어났다. 그러나 이는 藺道人의 청정한 생활에 방해가 되었기 때문에, 그는 藥方을 팽수에게 전수하여 그가 스스로 약을 만들어 치료하도록 하고 팽수에게 "구차하게 재물을 구하지 말고 경솔하게 의술을 팔지 말고 의학을 전수받을 만한 사람이 아니면 전하지 말라(毋苟取, 毋輕售, 毋傳非人)"라고 당부하여 고상한 醫德을 보여주었다.

藺道人이 처음 鍾村에 거주할 때 매년 혹은 봄, 가을에 鄧先生이 내방하여 두 사람이 술을 마시고 노래를 불렀다. 후에 팽수도 가사를 익혀 항상 노래를 흥얼거리자 등선생은 다시 오지 않았다. 훗날 江西 관찰사 行部가 袁州에 도착하여 팽수의 노래를 듣고 누구의 노래인지 물어 이것이 도인의 노래인 것을 알고 사람을 보내 초청을 하였으나 藺道人은 이미 다른 곳으로 떠난 후였다. 藺道人이 전수한 팽수의 方藥이 바로 『理傷續斷方』이며, 도인이 떠난 후에 『先授理傷續斷方』이라 개칭하였다.

제 6 장

宋代(960~1279)의 醫學

1 시대개요

당이 멸망한 지 53년 후인 960년에 조광윤은 북중국에서 여섯 번째의 찬탈을 실행하였으며, 이 거사를 통해 당 멸망 이후의 혼란기가 끝나고, 송왕조의 역사가 시작된다. 송을 세운 태조 조광윤은 後周의 절도사 출신이었다. 그는 거란과 北漢의 연합군이 남침해 온다는 소식에 후주 恭帝의 명을 받아 싸우러 나갔다가 쿠데타를 성공시켜 송을 세우게 된 것이다.

당시 집권체제의 정비작업은 군사정권의 완전 장악과 관료기구의 일원적 장악으로 요약될 수 있다. 국가의 최고 정예부대를, 중앙에서 직접 장악하고 있는 수도 경비군(禁軍)으로 옮기는 정책을 취하는 한편, 모든 군대를 중앙 정부의 통제 아래 두는 정책을 시행하였다. 또한 장수와 병사를 정기적으로 교대시켜 장수는 병사를 알지 못하고 병사는 장수를 알지 못하게 하였다. 그리고 군대의 명령계통을 분할하여 평소 훈련은 三衛에서, 작전지휘는 樞密院에서 하도록 하였다. 중앙관제로는 中書門下省, 樞密院, 三司가 있어 각기 민정, 군정, 재정을 담당하였다. 여기서 당대의 3성 6부 제도를 크게 수정하여 귀족세력을 대변하던 문하성을 중서성에 흡수시키고 중서성의 장관 즉 재상은 同中書門下平章事로 격하하고 거부권을 없애 버렸다. 더구나 同平章司를 2~

3명 둠으로써 행정권의 분산을 추진해 신권을 약화시키고 상대적으로 군주권을 강화했다.

송대에는 행정조직이 중국 역사상 어느 때보다도 철저하게 수도인 開封으로 집중되었다. 개봉은 과거 여러 제국의 수도였던 장안에 비해 양자강 하류의 풍부한 쌀 생산지역과 훨씬 가까운 곳이었다. 이와 같은 지리적 특성은 수도에 위치한 군주가 풍부한 경제력을 소유할 수 있는 바탕이 되었고, 이와 같은 풍부한 경제력은 지방의 귀족세력을 제압하고 중앙정부의 세력을 강화하며 중앙관제를 확립하는 근간이 되었다.

과거제는 이미 수당이래 시행되어 왔으나 송대에 이르러 크게 정비·확대되어 송의 관료제의 발달에 공헌하였다. 그리고 송대에 비로소 과거출신이 우대받는 문관 우위의 사회가 성립되었다. 송대 초기에는 과거가 실시되는 해가 일정하지 않았고 선발인원도 확정되어 있지 않다가, 5대 英宗(1064~1067) 때부터 3年 1貢制로 되어 이후 남송 말까지 이어졌다. 송대의 중앙학교는 과학으로서 國子學, 太學, 四門學과 그 밖의 기술학교(律, 算, 書, 畵, 醫, 武學)가 있었다. 국자학은 太祖때, 태학·사문학·무학은 仁宗때, 율학·의학은 神宗때, 서·화·산학은 徽宗때 각각 세워졌다. 국자학은 고관의 자제가 입학하고 그 밖의 학교는 일반평민의 자제가 입학할 수 있었기 때문에 당대와 비교하면 학교입학 자격은 개방되어 있었다.

송대에는 특히 과학기술이 발달하였는데 그 원동력은 인쇄술의 발달에 힘입은 바가 크다. 7세기 목판인쇄가 시작되었으며 송대 慶曆年間(1041~1049)에 활판인쇄가 시작되면서 수학, 의학, 농업, 전쟁관계의 책자가 정부에 의해 인쇄되어 각 관청에 배포되었다. 이와 같이 인쇄술이 발달함으로써 유가·불가의 서적이 대량으로 인쇄되면서 지식인들의 지적 욕구를 충족시켜 주었고, 학문이 과거에 비해서 대중화되는 계기를 만들어 주었다. 또한 장원제의 발달로 장원 지주는 각종 농경기술서를 입수해 장원관리인에게 소개하며 생산성을 향상시켜 나갔다. 그러므로 장원을 중심으로 한 송대의 농민은 개선된 기구의 도입, 인분, 진흙, 석회 등의 비료사용, 다수확 품종, 내한성 품종, 이모작을 가능케 한 조생종 품종, 수리기술, 특종상품작물의 재배 등에 관한 지식과 경험을 빨리 입수하여 중국은 세계에서 가장 발달하고 정교한 농업국가가 되었다. 특히, 11세기 초에 남부 월남에서 조생종 벼 품종을 들여옴으로써 2모작이 가능하게 되었고, 방대한 水利사업으로 灌漑水田으로 이용되는 농지의 면적을 확장시켰다.

유학사상에서도 획기적인 변화가 일어나 종래의 훈고학적 학풍에서 벗어나 우주의 형성과 人性에 대해 깊이 탐구하게 되었다. 그 결과 형이상학적 우주론의 이론체계를 갖춘 신유학이 탄생하였다. 송학의 싹은 당 중기에 불교를 배척하면서 유교윤리를 고창했던 韓愈와 불교교리를 흡수하여 유학의 새로운 연구방향을 모색했던 李翱 등에서 찾아볼 수 있다. 그러나 형이상학적 우주론의 이론체계를 이루고 송학의 기초를 닦은 사람은 북송의 周敦頤(濂溪, 1017~1073)였다. 그는 인종 때 학자인 范仲淹으로부터 학통을 이어받았는데 당시에는 이름이 나지 않았으나 후에 朱子가 그를 추존하여 道學의 시조로 삼음으로써 널리 알려지게 되었다. 그는 저서『太極圖說』에서 우주의 本體를 無極 또는 太極이라 하고, 그 動·靜에 의해 陰·陽의 二氣가 생기며, 陽變陰合에 의해 水火木金土의 五行이 생겨나고, 음양·오행의 정미로운 氣가 妙合하여 만물과 현상이 생겨난다고 하였다. 이러한『태극도설』의 이치는 程顥·程頤 형제의 理論과 張載의 氣論에 의하여 理氣論으로 발전되었고, 이는 다시 주희의 理氣論으로 대성되었다.

2 의학 발전 개요

송대에 들어오면서, 의학은 급속도로 발전하게 된다. 이 시기에 의학이 급속도로 발전하게 되는 배경에는 우선 인쇄술의 발달에 따른 의서의 대규모 간행과, 많은 儒醫들의 출현으로 의학에 종사하는 계층의 상승, 그리고 의료분야에 대한 국가관여 등을 들 수 있다.

당대 이후 점차 과거제도에 의한 관리 선발이 정착되어가고, 학문을 하는 계층이 확대되면서, 의서를 연구하는 사람들도 늘어가게 된다. 유학자들이 의학에 종사하게 되면서, 의학은 점차 경험의 누적에서 벗어나 체계화되는 경향을 띠게 된다. 이 시기에 이루어진 많은 의서의 정리와 의학이론의 진보 등은 바로 이러한 결과이다. 또한 인쇄술의 발달로 인한 의서의 대량출판은 당시 중국 전역에 흩어져 있는 의학이론과 임상경험을 교류할 수 있는 계기를 마련하였고, 이러한 사업을 국가에서 일부 주도함으로써, 송대 이전의 의학경험과 이론이 체계적으로 정리되었다. 이 시기에 국가와 많은 개인의사들의 이러한 정리 작업은 금・원 이후 의학이론 발전의 토대가 된다. 이와 동시에 국가에서는 의학교육과 의료행정을 전담하는 기구를 별도로 설치하였고, 여러 개의 구휼기관을 설치하는 등 의학의 연구와 의료시혜에 적극적으로 관여하였다.

이상의 내용을 중심으로 송대 의학의 학술적 특징을 요약하면 다음과 같다. 첫째, 송대 理學의 독창적이면서도 복고적인 학술경향의 영향을 받아, 송대 이전의 임상경험의 기초 위에서 『內經』과 『傷寒論』 등 경전의 이론적 탐구와 발전을 진행시켜 새로운 이론을 창조하여 임상에 응용할 수 있도록 하였다. 둘째로, 이론에 대한 깊은 연구를 바탕으로 임상의학이 발달하게 되었고, 특히 임상에 편리하도록 정리되는 경향을 띠게 되었다. 셋째로, 송대에 이르러 중앙과 지방이 도시의 면모를 갖추게 되었고, 의학에서는 官藥局・賣藥所・太平惠民和濟局 등의 기관이 생기게 됨으로써 『太平惠民和濟局方』이라는 관찬 표준처방집을 발행하게 되었다. 넷째로, 기존의 처방들을 수집하여 정리하는 풍조가 성행하여 규모가 큰 醫方書들이 출간되었다. 그와 동시에 큰 규모의 醫方書들을 요약・정리하는 작업도 아울러 진행이 되었다. 다섯째로, "교정의서국"의 설립으로 기존의 의학서적들의 정리 작업이 이루어졌다. 여섯째로, 인쇄술의 발달로 의학서적이 민간에 쉽게 유포되었고, 이로 인해 유학자들의 의학서적에 대한 연구가 활성화되는 계기를 만들어 주었다. 일곱째로, 理學의 성행으로 운기학설이 발달하게 되었다. 여덟째로, 『傷寒論』의 연구가 활발하게 진행이 되었다.

3 儒醫

3.1 儒醫의 개념

좁은 의미에서 儒醫라 함은 유교적 사상의 기초 위에서 의학의 이치를 연구하는 사람들을 말한다. 유학은 기원전 5세기 경에 노나라 사람인 공자가 제창한 학술사상으로 이후 중국의 정치・사회・문화 전반에 걸쳐 커다란 영향력을 행사하였다. 사회 전반에 유교적인 인식이 확대됨에 따라 유교적인 사고를 바탕에 두고 의학을 연구하는 사람이 늘게 되고, 그에 따라 자연히 유학의 특징인 이치적인 접근을 의학에 도입하게 되는 시도도 늘어났다. 그러나 이러한 儒醫는 송대 이후 유학의 학술사상이 심화된 이후에 등장하며, 유의라는 명칭도 송대 이후에 나타난다. 보통 넓은 의미에서 말하는 유의는 당시 지식인들 중에서 의학의 이치에 통달하여 의학연구에 일가견이 있는 사람들을 말한다. 이 중에는 의학적 지식이나 의료기술에도 정통한 학자가 있었는가 하면, 학자라고는 하나 실제로는 의학을 전업으로 삼는 사람이 있었고, 학자였지만 개인적인 필요에 의하여 의학을 연구한 사람 등 여러 형태의 유의가 있었다. 유의라고 호칭한 이유는 유학이 이미 漢代부터 국가의 통치이념으로 자리잡아 당시 지식인들이 가장 기본적으로 갖추어야 할 학술사상이었고 중국역사상 가장 커다란 영향을 끼쳤기 때문이다. 중국의 전통의료가 민간의료의 수준을 탈피하게 된 것도 결국 이러한 유의가 의학의 내용을 이치적으로 풍부하게 함으로써 가능하게 된 것이다.

3.2 儒醫가 되는 과정

역사적으로 의서와 같은 책을 가까이 할 수 있는 계층은 제한되어 있었다. 따라서 의서를 보고 또 의학지식을 문자를 써서 남길 수 있었던 사람이라면 최소한 당시 보편적인 학문체계였던 儒學이나 道學 등에 어느 정도의 식견이 있었다고 해야 할 것이다. 또한 당시의 학문을 연구하는 풍조가 어느 한 분야에 치우친 경우가 아니었으며 의료를 업으로 삼는 사람들 또한 전문적으로 훈련을 받은 경우가 아닌 일반적인 학문의 토대 위에 빈곤이나 가족의 병고 등이 계기가 되어 醫業에 전념하는 경우가 많았기 때문에 의술을 시행하고 의서를 남기는 사람들은 커다란 의미에서 대부분 유의의 범주에 속한다고 해야 할 것이다.

『鍼灸甲乙經』을 지은 皇甫謐은 당시 유명한 학자였다. 40세에 자신의 병고를 계기로 의학에 입문하였는데 『鍼灸甲乙經』에서 "受先人之體, 有八尺之軀, 而不知醫事, 此所謂游魂耳. 若不精通於醫道, 雖有忠孝之心, 仁慈之性, 君父危困, 赤子涂地, 無以濟之"라고 하여 세상에 태어난 사람들은 모두 의학의 이치를 몸소 알아야 할 것을 강조하였다. 그의 표현이 다소 지나친 감이 없지 않으나, 당시 학문을 하는 사람들 사이에서 의학이 결코 외면당하는 분야가 아니었음을 짐작할 수 있다.

단지 송대에 와서 유의의 출현이 두드러진 특징이 된 것은 과거제도에 의한 관리의 선발이 정착되면서 유학을 공부하는 사람들이 많아졌고, 관리에 등용되지 못한 사람들이 생계의 유지를 위해 의학으로 전업하는 사람들 또한 많아졌기 때문이다. 송대의 재상이었던 范仲淹은 "不爲良相, 當爲良醫"라는 말을 하였다. 이 말이 당시 과거에 낙방한 사람들에게 의학으로 전업할 수 있게 하는 직접적인 계기가 되었는지는 알 수 없다. 그러나 낙방자들 중에 의업으로 전업하는 경우가 적지 않았던 당시 조류를 엿볼 수 있는 대목이다.

3.3 儒醫의 공통점

儒醫들은 儒學이나 道學 등에 대한 기본적인 식견이 있는 사람들이다. 이들은 문자에 대한 이해가 높으며 사물에 대해서도 체계적으로 이해하고자 하는 욕구도 강하기 때문에 단순한 치료경험이나 전래되어 오던 비방들을 체계적으로 이해하고 정리하고자 하였다. 또한 이들은 자신의 생각을 저술할 수 있는 능력이 있었으므로 의서의 편찬은 대부분 이들에 의해 이루어졌다.

3.4 宋代 이전의 儒醫

송대 이전 儒醫들의 특징을 몇가지로 간추려 보면 다음과 같다. 우선 이 시기 유학의 방향은 크게 훈고학에 치우쳐 유학의 이치가 자연과 인체를 합리적으로 설명할 수 있을 정도로 심화되지 못하였다. 이 때문에 유학의 이치를 의학에 도입하자는 공감대가 아직 형성되지 못한 것은 당연한 일이었다. 그리고 당시는 학문에 종사하는 사람들이 제한되어 있었기 때문에, 의료에 종사했던 사람들도 의학만을 전문적으로 연구하는 사람들이 아닌 당시 보편적인 학문적 소양으로서 유학을 익힌 지식인들이 자신의 병고가 계기가 되어 의학에 입문한 경우가 대부분이었다. 이 중 皇甫謐이나 孫思邈, 王燾처럼 의학사에 획기적인 업적을 남긴 사람들도 있었지만, 대다수는 의학에 식견이 있었다 하더라도 자신의 작품에 의학의 이치를 기록해놓고 있을 뿐, 진지함은 결여되어 있고 그 수준도 아직은 낮은 상태였다. 때문에 의학을 연구하고 의료에 종사하던 사람들이 아직 독자적인 학파로 발전되지 않았고 또 사회적인 주목을 받지도 못하였다.

3.4.1 先秦時代

『詩經』『山海經』『周禮』『爾雅』 등을 저술한 孔孟 등 여러 학자들은 岐伯과 黃帝에 관한 언급을 많이 하였다. 黃帝와 岐伯은 의학의 이치에 통달한 전설적인 인물로 알려져 있는데, 孔孟을 비롯한 제가들은 어느 정도 의학이치에도 밝았음을 말해주고 있다.

3.4.2 『黃帝內經』의 저자들

『黃帝內經』은 黃帝와 岐伯의 이름을 가탁하여 지은 것으로 전국시대에서 후한대에 걸친 여러 의가들의 공동저작이라는 견해가 현재 정설로 받아들여지고 있다. 『黃帝內經』의 기록에 의하면 黃帝와 岐伯은 의학의 내용을 음양오행적인 사고에 바탕을 두고 이해하고 있는 인물로 묘사된다. 자연철학사상이었던 음양오행의 원리를 인체의 생리와 병리현상에 도입하고 있는데, 그 내용이 간단치 않은 것으로 보아 黃帝와 岐伯을 가탁한 당시의 의사들이 상당한 학식을 겸비하고 있음을 나타내주고 있다. 『黃帝內經』을 저술한 의사들이 특별히 유학에 관한 식견이 있었는지 현재로서는 확인할 수 없다. 단지 한나라 왕조가 유교를 국가통치이념으로 선언한 이후 유학은 보편적인 학문으로 자리잡아가고 있었기 때문에 이 당시 『黃帝內經』을 저술한 의사들도 이 영향을 받았음을 추정할 뿐이다.

3.4.3 漢代

당시 지식인들 중에는 의학에도 정통한 경우가 많았다. 그 중 유명한 학자로는 司馬遷, 王充 등을 들 수 있다. 사마천은 중국 前漢代의 역사학자로 『史記』의 저자로 유명하다. 『사기』에는 扁鵲과 倉公에 대한 열전이 나온다. 이것은 한대의 유명한 의사들에 관한 전기로서 『사기』의 전체적인 편제를 볼 때 의학내용에 대한 안배는 상당히 파격적인 것이다. 이것은 사마천이 의학에 관심이 많았음을 나타내고 있다. 사마천은 기원전 99년에 이릉의 사건에 연루되어 宮刑을 받게 되었다. 궁형은 腐刑이라고도 하는데 刑을 받고 난 후 下肢가 부패된다고 하여 붙여진 이름이다. 刑을 받고난 뒤 『사기』의 집필을 계속하면서 그는 궁형의 후유증을 치료하기 위해 적지 않은 의학지식을 습득하였을 것이다. 여기에는 그가 어려서 배운 易學과 道學에 관한 지식이 의학지식을 습득하는데 많은 도움이 되었을 것이다. 그의 의학지식 수준이 탁월하였다는 것은 『史記·扁鵲倉公列傳』에 나온 치료경험을 소개하는 대목이 비교적 자세하다는 데에서 충분히 짐작할 수 있다.

王充은 後漢代의 학자로서 저서로는 『論衡』이 있다. 이 책은 저자가 당시에 풍미하던 관습적 사고와 편견에 대해 효험과 실증의 잣대를 가지고, 비교적 논리적으로 자신의 견해를 피력한 글이다. 이 책의 「氣壽篇」에서는 체질과 수명을 氣의 厚薄으로 설명하고 있다.

3.4.4 魏晉南北朝時代

위진남북조시대는 중국역사에서 대표적인 사회혼란기에 해당한다. 당시에는 유교가 중국의 정치지도이념의 역할을 상실하고 있었으므로 자연히 노장사상이 지식인들 사이에서 유행하였고, 때 마침 들어온 불교의 유행도 현실에서 도피하려는 사대부들에게 적지 않은 영향을 끼쳤다. 이러한 염세적이고 허무주의적인 경향으로 당시 지식인들 사이에서 服食이 유행하였다. 복식은 노장사상의 영향을 받은 것으로 광물성인 丹藥을 복용함으로써 불로장생하는 신선의 경지에 이르고자 한 것을 말한다. 이 당시의 학자들 중에 노장사상에 심취하던 사람들은 거의가 이러한 복약에도 관심이 많았다. 그리고 복식에 쓰인 주요 약재는 대부분 朱砂나 硫黃 등의 광물성이었기 때문에 부작용도 매우 심하였다. 따라서 이 당시에 저술된 의서들에는 이러한 복식에 대한 금기를 엄격하게 다루고 있고 그 부작용에 대한 치료법도 상세하게 서술한다.

『本草經集註』와 『肘後百一方』의 저자인 陶弘景은 원래는 궁중에서 왕에게 책을 읽어주는 일을 하였다. 후에 관직을 사양하고 학문을 계속하였는데, 그의 또 다른 저서로 『集金丹藥百要方』과 『服雲母諸石藥消化三十六水法』 등의 책이 있다. 현재 이 책들은 실전되어 그 내용은 자세히 알 수 없으나 제목으로 보아 丹藥의 복용법과 후유증을 치료하는 전문서적으로 보인다. 이러한 단약에 대한 전문서적의 저술은 당시 복약의 유행을 짐작하게 한다.

당시에 사대부들 간에 복식의 유행은 필연적으로 사대부의 의학지식 향상에 보탬이 되었으며 학문적 소양과 의학지식을 모두 갖춘 儒醫의 양산을 촉진하였다. 이때 사대부로서 의학에 정통한 경우를 들자면, 대표적인 예로 皇甫謐을 들 수 있다. 황보밀은 의학을 연구하기 이전에 이미 이름난 학자였다. 詩賦 등에 많은 저작이 있으며, 『歷代帝王世紀』『逸世傳』『烈女傳』 등 많은 저술을 남겼다. 그는 40세 때에 丹藥의 하나인 寒食散을 잘못 복용하여 風痹證을 심하게 앓고 난 후 의학에 입문하였는데, 당시 침구학의 연구 성과를 종합하여 『鍼灸甲乙經』를 남겨, 후세에 많은 영향을 끼쳤다.

또한 죽림칠현의 한 사람이었던 嵇康은 의학의 이치와 양생의 도에 대해서 식견을 갖춘 문인이었고, 范曄은 『後漢書』의 저자로 『後漢書』의 내용 중에는 많은 의학 관계 사료가 담겨져 있는 것 외에도 『和香方』이라는 방향성 약재에 대한 전문서적을 지어 후세 본초학의 발전에 커다란 공헌을 하였다.

3.4.5 隋唐五代時代

『千金要方』의 저자인 孫思邈은 어려서 병을 앓은 것이 계기가 되어 의학에 전념하였다. 그는 經史百家의 학술도 두루 섭렵하였으며, 불교사상에도 통달한 당대의 석학이었다.

『外臺秘要』의 저자인 王燾도 모친의 병을 친히 간호하면서 의학연구에 심취하였지만 그는 본래 홍문관(지금의 국립도서관)에 20년 넘게 재직한 학자 출신이다.

한편 의학자 외에도 隋唐五代에 문장과 시화로 이름을 날린 학자들 중 의학에 식견이 풍부했던 사람들로는 우선 王勃을 들 수 있다. 왕발은 唐初 四傑의 한 사람으로 『滕王閣序』라는 문장을 남긴 것으로 유명한데, 그는 『醫語纂要』를 지었다.

唐 玄宗때에 詩・文・畵의 세가지 방면에 삼절로 칭송받던 鄭虔은 協律郎과 廣文館博士, 著作郎 등의 관직을 지낸 관리이면서, 한편으로 『胡本草』라는 서역에서 생산된 본초에 대한 소개 책자를 저술하여 본초학 방면에 독특한 업적을 남겼다.

이 외에 李白, 杜甫, 劉禹錫, 白居易, 劉宗元 등도 당대에 저명한 학자이면서 의학 이치에도 정통한 사람들로 꼽을 수 있다.

3.5 宋金元代의 儒醫

송대 이후 유의들의 특징은 우선 그 숫자가 현저하게 증가하였다는 점이다. 의서를 포함한 經史子集의 대량출간과 과거제도에 의한 관리 선발의 정착은 학문을 연구하는 학자를 양산하였고, 이로 인해 의서를 볼 수 있는 계층 또한 확산되어 유의의 숫자가 많아지게 되었다. 이때 유의들은 우선 의학문헌을 정리하고 편집하는 데 많은 노력을 기울였다. 이 방면에 대표적인 인물로는 許叔微, 劉禹錫, 王肯堂, 薛雪, 徐大椿 등이다. 이들은 의학에 입문하기 전에 이미 학술방면에 이름을 날린 사람들이었다. 두 번째 특징은 유학을 하는 사람들이 관심을 가지고 의학을 연구하였다는 것이다. 송대의 掌禹錫, 林億, 高保衡, 王洙 등은 문인출신인 의관들로서 고대의학의 문헌을 정리하고 출간하였다. 교정의서국에서 행해진 이러한 작업은 송대 이전의 의학문헌을 총정리한 것으로, 문인들이 의학에 대하여 한 일들 중 가장 커다란 일에 해당한다. 세 번째는 계속적인 유의의 양산으로 의학을 종사하는 사람들의 질적 수준은 현저히 향상된 점이다. 그리하여 의학지식이 체계화되었으며 의학학파가 형성되는 토대를 마련하였다.

3.5.1 宋代

北宋이 개국하면서 인쇄술이 급속도로 발전하였고 수많은 서적들이 출간되었다. 이러한 서적의 대량출판은 문화의 발달에 적지 않은 영향을 끼쳤다. 인쇄술의 발달과 이에 따른 학문의 발전은 이 시기의 가장 큰 특징이다. 북송 때 학자이면서 동시에 의학의 이치에도 통달한 사람은 范仲淹, 蘇軾, 司馬光, 鄭樵 등이다.

范仲淹은 북송의 재상까지 지낸 유명한 정치가로서 "不爲良相, 當爲良醫"라는 말을 남긴 것으로 유명하다. 그는 오래도록 변방에서 근무하면서 풍토병에 자주 시달렸다. 그러나 변방은 의사도 드물고 약 또한 많지 않아서 범중엄은 근무시간 외에 틈이 나면 의학의 이치를 연구하는 데 시간을 보냈다. 그는 특히 본초에 대하여 흥미가 많았다. 그는 관리로 나가는 길이 여의치 않을 경우에는 의학을 배울 것을 권장하였는데, 그가 남긴 말은 당시 여러 사람들에게 회자되었다.

司馬光은 『資治通鑒』을 지은 유명한 역사학자이다. 그는 『醫問』이라는 의학서적을 지어서 당시 관리들과 환관들에게 많은 영향을 끼쳤다. 또한 司馬光과 같은 역사학자였던 鄭樵는 『本草成書』 『食鑑』 『鶴頂方』 『草木外類』 『采治錄』 『畏惡錄』 6권의 의학전문서적을 저술한 이외에도 역사서인 『通志』에 많은 의학 관계 자료를 기록하고 있다. 南宋 때의 유의로서는 蘇東坡와 陸游 등이 있다.

3.5.2 金元代

金元代의 儒醫로는 대표적으로 金元四大家인 劉完素, 李杲, 張子和, 朱震亨 등이 여기에 속한다. 이들은 의학사에서 불후의 업적을 남겼지만, 의학에 입문하기 전에는 관리를 지내는 등 유학에도 조예가 있었다. 이외에 竇漢卿, 王惲, 虞集, 許衡, 吳澄 등도 유의에 해당한다.

4 校正醫書局과 醫書의 대량출판

송은 의학의 발전에 상당한 관심을 기울였다. 그리하여 여러 의학 발전에 관한 조치를 취하였는데 校正醫書局의 설치도 그 중의 하나이다. 송대에는 교정의서국의 설치 이전에 이미 국가적인 차원에서 의학서적을 수집한 뒤, 이 서적 가운데 일부를 교정하여 출간하였다. 이와 같이 송대 초기부터 진행되던 의서의 수집과 교정 작업은 嘉祐 2년(1057)에 이르러 본격적으로 시행되는 계기를 마련하게 되었다. 즉, 당시 樞密院의 樞密使였던 韓琦는 시중에 나도는 의서가 대부분 부실하므로 의서를 아는 학자와 태의들로 하여금 의서를 교정하여 다시 간행할 것을 건의한 것이다. 이에 칙령을 내려 編修院 내에 교정의서국을 설치하게 되었고, 교정의서국에서는 당시 유명한 학자와 의사들을 불러모았다. 여기에는 集賢院과 崇文院의 檢討인 掌禹錫과 光祿卿 直秘閣인 林億을 校理로 하고, 궁중 丞秘閣의 校理로 있던 張洞을 교감으로 하였다. 그리고 太常博士이며 集賢校理인 蘇頌 등에게 교정을 보게 하였다. 그리고 후에 다시 國子博士인 高保衡과 國子監의 校正醫書官인 孫奇, 孫兆가 함께 교정하였다. 이외에 翰林醫官인 秦宗古와 朱有章 등이 참가하였다.

교정의서국에서 1057년에서 1069년 간에 교감하여 간행된 의서로는『神農本草經』『靈樞』『太素』『甲乙經』『素問』『廣濟方』『千金要方』『外臺秘要』『脈經』『千金翼方』『傷寒論』『金匱要略』등이 있다. 일반적으로 교정의서국에서 교정을 끝내면, 왕에게 바로 진상한 후 林億 등이 서문을 쓰고 나서, 국자감에서 목판을 뜬 뒤 간행하는 절차를 거쳤다. 이와 같은 교정의서국의 교정 작업은 전래되어 오던 고대 경전의 본래 모습을 잃어버리게 했다는 부정적인 측면도 있으나, 의서 보급을 촉진시키는 계기를 마련함으로써 한의학 연구가 발전하는 기반을 조성했다는 점에서 큰 의의가 있다.

5 本草書의 출간과 本草學의 발전

송·원대에는 이전시대에 저술된 많은 본초 관련 문헌들이 정리되었는데, 당시 전국적으로 본초에 대하여 조사하고 또 임상경험에 의한 새로운 본초지식을 종합하여 본초의 수치, 효능에 대하여 총괄적인 작업이 진행되었다. 당대에 국가에서 주도하여 출간된 『新修本草』 이래로 많은 본초 관계서적들이 저술되었다. 원래 있었던 본초에 대한 새로운 약효의 개발뿐 아니라 적지 않은 신약들이 개발되었는데, 송대에만도 몇 차례에 걸쳐 본초서를 거듭 간행하였다. 이렇게 여러 번 간행하게 된 배경에는 의약관계의 급속한 발전으로 중국 도처에서 진행된 본초 분야의 연구성과를 기존의 서적으로는 포괄할 수 없었기 때문이다. 여기에 외국과의 교류를 통해 들어오는 약재에 대해서는 계속적인 정리가 필요하였다. 그리하여 기존 약재의 새로운 약효를 추가하고, 새로운 약재를 첨가하는 등의 노력을 계속하였다.

송대 본초서의 출간은 국가에서 주도하여 정리한 본초서와 개인이 나름대로의 조사 및 경험을 토대로 저술한 본초서로 크게 나눌 수 있다.

5.1 국가편찬 本草書

① 『開寶重定本草』(『開寶本草』라고 간칭함)

송대 초기인 973년에 정부에서는 칙령을 내려 劉翰, 馬志, 翟煦, 張素, 王從溫, 吳復珪, 王光祐, 陳昭遇, 安自良 등 9사람으로 하여금 『新修本草』의 내용을 수정하여 다시 간행하게 하였다. 이들은 당대에 국가에서 주도하여 蘇敬 등이 편찬한 『新修本草』와 後蜀 韓保升의 『蜀本草』를 토대로 수정해 나가면서 陳藏器의 『本草拾遺』를 참고하였다. 그리하여 『新修本草』에 수록된 844종의 약재 외에 139종을 첨가하여 20권으로 된 『開寶新詳定本草』 초고를 완성하였다. 그리고 974년에 이것을 다시 정리하고, 교정한 뒤 21권의 책을 간행하였다. 책명은 당시 年號를 붙여『開寶重定本草』라 하였으니 이것이 현재 전해져오는『開寶本草』이다. 이 책에는 모두 총 983종의 약재가 실려 있으며 약재의 분류방법 또한 자세하고 명확하다. 요약하면 이 책은 송대 이전의 본초학연구의 결정판인 셈이다.

② 『嘉祐補注神農本草』(『嘉祐本草』라고 간칭함)

1057년 嘉祐年間에 정부관리였던 掌禹錫, 林億, 張洞 등과 의관이었던 秦宗古, 朱有章 등은『開寶重定本草』를 토대로 교정과 약재를 추가하여 3년 뒤인 1061년에『嘉祐補注神農本草經』을 간행하였다. 이 책은 모두 21권으로『蜀本草』와『日華子諸家本草』『藥性論』등의 내용을 참고로 하였고, 여러 의가들의 약재에 관련된 지식을 흡수하여 만든 것이다. 이 책에 수록된 약재의 종류는 총 1082개로『開寶本草』보다 99종의 약재가 더 추가된 것이다. 특히 이 책은 약 50여 종의 본초 관계서적을 인용하고 있어서, 고대 본초학 관련 서적을 연구하는 데 귀중한 자료이다. 그러나 이 책은 망실되었고, 단지『證類本草』와 그 이후의 본초서에 내용이 기록되어 있을 뿐이다.

③ 『圖經本草』

본초를 그림으로 그려놓은『圖經』은 唐代에『新修本草』를 지으면서 함께 만들었다. 그러나 약재의 품종이 늘어감에 따라 새로운 圖經이 필요하였다. 그리하여 송나라 정부에서는 1058년 전국 각지의 약재표본과 실물도형을 모으고, 아울러 약재의 개화, 결실, 채취 시기 및 효능을 자세하게 조사하게 하였다. 이것을 蘇頌 등이 정리하여 1061년에『圖經本草』20권과 목록 1권을 완성하였다. 이 책에는 총 780종의 약재가 수록되어 있으며, 635종의 약재에 933폭의 그림을 곁들이고 있다. 이 책은 주로 약재의 기원과 감별에 대하여 중점을 두고 있으며, 많은 양의 單方經驗例도 수록하고 있다. 明代 이시진은 이 책을 고증이 매우 상세하다고 평하였다. 다만, 그림과 약재의 설명이 다르기도 하고, 혹은 그림은 있는데 설명이 없거나 약재의 그림이 빠진 경우가 있는 등 미처 정리되지 못한 부분이 있다. 이 책은 현재 망실되어 전해지지 않고 그 내용이『證類本草』에 인용되어 있다.

5.2 개인저작 본초서

송대에는 국가에서 주관하여 본초서를 만든 것 외에 개인이 직접 저술한 본초서도 적지 않다. 이러한 개인저작 본초서들은 포괄적이면서도 간략하며, 요점이 잘 정리되어 있는 특징이 있다.

① 『日華子諸家本草』

이 책은 송나라 초기 開寶年間(968~975)에 어느 개인이 저술한 것으로, 작자와 저작 연대는 명확하지 않다. 모두 20권으로 구성되어 있는데, 지금은 망실되어 전해지지 않지만 그 내용은 『證類本草』와 『本草綱目』 등의 책에 다수 인용되는 등 후세에 많은 영향을 끼친 본초서이다. 본 서적의 특징으로는 寒熱의 性味와 華·實·蟲·獸 등의 효능에 대해 자세하게 기술하였다.

② 『重光補注神農本草圖經』

이 책은 1092년에 四川省 閬中사람인 陳承이 편찬한 것이다. 그는 將仕郎이라는 관직을 지내면서 약국에 있는 처방서를 검토하는 작업을 하였다. 1061년에 『嘉祐本草』와 『圖經本草』가 간행되었으나, 진승은 의학자들이 이 두 서적의 내용을 모두 겸비하지 못하는 상황을 목격하고, 『嘉祐本草』와 『圖經本草』를 합한 뒤 고금의 여러 학설과 자신의 견해를 붙여 23권의 책으로 완성하였다. 이 책은 본초에 관한 설명에 그림을 바로 붙이는 선례를 남겨서, 독자들이 본초를 검색하고 이해하는데 상당히 편리하게 정리되었다고 할 수 있다. 지금은 망실되어 전해지지 않고, 그 내용만 『大觀本草』와 『本草綱目』에 수록되어 있다.

③ 『經史證類備急本草』(『證類本草』라고 간칭함)

이 책은 唐愼微(字는 審元, 蜀州 晉原人)가 지은 것으로 대략 11세기 말의 저술이다. 모두 1558종의 약재를 기재하고 있으며, 『嘉祐本草』보다 476종이 늘어난 것이다. 편찬 체제는 약재마다 도해를 붙여 찾아보기 쉽도록 하였다. 이 책은 『嘉祐本草』와 『圖經本草』를 하나로 묶고, 여기에 불교서적, 『道藏』 등에 나오는 본초학 지식을 첨가하고, 『本草拾遺』『食療本草』 등에 처음 나오는 약재들을 모두 보충하고, 민간에서 사용되는 經驗單方들을 널리 수집한 것이다. 약재의 효능에 대한 설명과 고증이 상세하다. 여기에 약재마다 수치법을 첨가하여 이후에 약재의 가공방법에 관한 많은 자료를 제공하고 있다. 그리고 이 책에서는 약재의 歸經理論에 대하여 비교적 자세한 설명과 고증을 하고 있다. 이 책은 모두 3000여 개의 單方경험과 1000개의 처방에 관한 논술을 싣고 있어서 당시의 풍부한 민간의료경험을 보존하고 있어, 송대의 본초학의 업적을 총괄한 책으로 평가되고 있다.

이 책은 唐愼微 개인의 저술이지만 그 가치가 인정되어 국가에서 여러 차례 간행하였는데, 艾晟이 陳承의 『重光補注神農本草圖經』의 약론 44조를 첨가하고, 자신의 注와 單方을 증보하여 大觀3年(1108)에 『經史證類大觀本草』를 간행하였다. 그 이후에는 政和6年(1116)에 曹孝忠 등이 거듭 교정을 하여 30권의 『政和經史證類備用本草』를 간행했는데 1746종의 본초가 기재되었다. 紹興29年(1159)에는 王繼先 등이 재차 교정하고 증보하여 32권의 『紹興校定經史證類備急本草』를 간행하였다. 이후에도 이 책은 여러 차례 간행되었는데 기본적인 내용은 변화가 없었고, 다만 책 이름만 변경되었다. 본초학 방면에서 이 책이 후대에 끼친 영향은 매우 컸으니, 李時珍의 『本草綱目』도 이 책을 藍本으로 하여 저술되었다.

④ 『本草衍義』

송대에는 약재의 수집과 정리뿐 아니라 본초의 성미와 작용 이치의 연구에도 많은 발전이 있었다. 『本草衍義』는 이러한 점에서 가치를 인정받는 대표적인 본초서이다. 이 책은 寇宗奭이 1116년에 지은 것으로 총 20권으로 460종의 본초가 기재되어 있으며, 본초의 이치, 약성, 감별과 임상응용 등이 자세하게 설명되어 있어 후대에 많은 영향을 끼쳤다. 그는 의사가 임상을 할 때는 반드시 약재의 이치와 약성에 따라 치료하며, 나이와 체질의 강약, 질병의 新久 등을 참작하여 치료할 것을 강조하였다. 그리고 그는 개인적인 경험에 각가의 학설을 종합하면서도, 자신이 직접 약재를 기르고 관찰하여 선인들의 학설에 그릇된 것이 있으면 고치기도 하고 새로운 약효를 창안하기도 하였다. 그는 이 책에서 약재의 기미를 강조하여 본초학의 연구에 새로운 장을 개척한 것으로 평가되고 있다. 이외에도 연단술에서 쓰는 약재의 활용을 엄격히 하였으며 연단술에서 말하는 長生不老 학설은 반대하였다. 이 책은 처음에 劉亞夫가 尙書省으로 보냈고, 상서성에서는 이 책을 太醫學으로 보내 검토하게 하였다. 太醫博士였던 李康 등이 이 책을 높이 평가하여 상서성으로 돌려보냈는데, 오래지 않아 구종석은 通直郞으로 임명되어 약재를 검사하는 일을 보게 되었다. 그 후 1119년에 이 책이 간행되었다.

⑤『寶慶本草折衷』

이 책은 민간에서 요긴하게 사용하도록 만든 대표적인 본초서이다. 당시 민간의사였던 陳衍(字는 萬卿이고 浙江省 黃岩人이다)의 저작으로 역대 본초서들을 모아 간편하게 쓸 수 있도록 필요한 것만 엄선하여 편집한 것으로 실용적인 가치가 매우 높다. 모두 20권의 분량에 789종의 약재를 싣고 있으며, 현재에는 14권에 523종의 약재만이 전해져 오고 있다. 이 책에는 지금은 망실된 南宋의 본초 관계자료가 다수 포함되어 학술적인 가치가 높고, 약성에 대해 논하는 것을 중시하면서, 치료효과를 근거로 본초의 약성을 정하는 등 당시 본초에 대한 새로운 약효개발의 시도를 엿볼 수 있는 서적이다.

⑥ 기타

이외에도 鄭樵의『本草成書』와 王炎의『本草正經』, 王介의『履巉岩本草』등의 서적이 있다.

6 處方書의 간행

송대에는 인쇄술의 발달로 서적이 대량으로 간행되었으며 이러한 서적의 대량 간행은 국가뿐만 아니라 민간에서도 활발하게 이루어졌다. 특히 국가에서 주도하여 간행한 方書들은 중국 전역에 산재되어 전수되고 있던 의학이론과 경험을 총결하여 의학의 이론과 임상이 한층 진보할 수 있는 계기를 마련하였고, 현재까지도 그 학술적 및 실용적인 가치를 인정받고 있다. 이 시기에는 국가에서 주도하여 편찬한 方書 외에도 개인저작의 방서들이 많이 나와 송대 의학의 발전상을 가늠해 볼 수 있다.

6.1 국가편찬 처방서

①『雍熙神醫普救方』

이 책은 賈黃中 등이 981년에 칙령을 받아, 6년 여의 작업을 거쳐 986년에 완성하고 국가에서 간행하였다. 이 책은 1000권으로 이루어져 있으나 현재는 망실되어 전해지지 않아 그 내용을 알 수 없다.『宋史 · 藝文志』에 이 책과 관련된 기록이 보인다.

②『太平聖惠方』

이 책은 王懷隱, 王祐, 鄭奇, 陳昭遇 등이 칙령을 받아 982년부터 992년까지 약 10년에 걸쳐 완성한 것으로 총 100권으로 구성되어 있다. 이 책은 송 이전의 처방서를 광범위하게 수집하고 여기에 당시 민간에서 유행하던 처방들을 모아 편집한 것으로, 여기에 실린 조목은 총 1670개이며, 처방의 수는 모두 16834개이다. 이 책의 내용은 질병의 원인, 병기, 증상, 본초, 방제를 모두 망라하였는데, 항목마다『諸病源候論』의 이론 설명을 기록하고 거기에 해당하는 처방들을 덧붙였다. 한편, 질병을 치료할 때는 질병의 輕重 정도와 病位의 淺深을 먼저 진단하고, 허실과 표리를 변별한 뒤 처방을 선택하여 사용해야 한다는 원칙도 아울러 강조하고 있는 등 理法方藥의 변증론치 체계가 비교적 완전하게 갖추어진 방서이다.

이 책은 송 태종이 직접 서문을 짓고 책이름을 정하는 등 관심을 보였는데, 후대 방서의 편찬 및 연구에 많은 영향을 끼쳤다. 특히, 1046年 何希彭이 이 책의 내용 가운데 6000개의 정수만을 뽑아『聖惠選方』을 편집하였는데, 후대에 수백년 동안 교재로 사용되었다. 현재 상용하는 搜風順氣丸, 明睛地黃丸, 知母散, 細辛膏, 草果飮, 瓜蔞煎, 腎瀝湯, 鹿骨湯 등의 처방은 모두 여기에 근거한다.

③『太平惠民和劑局方』

裵宗元 · 陳師文 · 陳承 등이 칙령을 받아 1107년과 1110년 사이에 官藥局에서 수집한 방서를 교정하여 이 책을 편찬하였다. 이 책은 총 5권, 21항목, 297개의 처방으로

되어 있는 약국제정표준처방집이다. 1151년에 이 책을 다시 증보하고 교정하여『太平惠民和劑局方』을 간행하여 전국적으로 배포하였다. 이 책은 세계 최초의 국영약국 기준 처방집으로 인정받고 있다. 이 책은 用藥指南 3권을 부가하여 1241년과 1252년 사이에 다시 간행하였는데 총 10권이며 여기에 14개의 항목에 처방이 788개로 늘어났다. 그리고 처방마다 주치증과 약재 설명 외에도 약재와 방제의 수치 · 조제법을 상세히 설명하였으며, 처방의 劑型도 散劑와 丸劑가 많아 임상에 편리하게 응용할 수 있도록 하였다. 이 책에 나온 三拗湯, 華蓋散, 凉膈散, 逍遙散, 藿香正氣散, 至寶丹, 紫雪丹, 蘇合香元, 四君子湯, 四物湯 등은 지금까지도 널리 응용하고 있는 처방이다.

그러나 이 책은 처방에 약재의 가지 수가 많고 약효의 설명에 약간의 과장이 있는 등의 결점이 있으며, 후에 국가에서 표준으로 삼은 처방집이라고 하여 무조건 이 책에 나온 약효를 맹신하는 등 폐단을 일으키기도 하였다. 또한, 병변의 허실한열을 변증하지 않고, 증상에 맞는 처방만을 찾는 풍조가 생기기도 하였다.

한편,『和劑局方』은 老人의 氣弱下虛에 烏附丹을 사용하는 등 溫補 위주의 처방으로 구성되어 있는 특징을 나타내고 있다.『和劑局方』의 약재 구성을 살펴보면, 上藥 · 中藥 · 下藥을 구분하면서 上藥을 養命藥, 中藥을 養性藥, 下藥을 治病藥으로 인식하고 있다. 또한, 처방의 君臣佐使 운용법에서도 養命藥을 君으로 하고, 養性藥을 臣으로 하며, 療病藥을 使로 운용하고 있다. 이 같은『和劑局方』의 약재 구성은 송대에 급격한 도시화의 진행으로 도시 빈민층이 증가하고, 북방 이민족과의 경쟁을 위한 과다한 군사비 지출로 인한 재정의 악화, 그리고 서기 1000년에 시작된 제 3차 한랭기가 200년 이상 지속된 기후적 영향 등을 받았던 것으로 추론할 수 있다.

그러나 이후 경제 조건과 기후 조건의 변화가 있어 질병의 양태가 변화했음에도 불구하고 많은 의가들이『和劑局方』을 비판 없이 사용하여 많은 폐단이 발생하였다. 이에, 朱震亨은『局方發揮』를 저술하여 溫補 위주의 처방을 남용하는 것을 경계하였다. 즉,『和劑局方』에서 味厚하고 溫性을 함유하고 있는 약을 養命하는 것으로 인식하였던 것에 반해, 少食 · 淡食을 주장하고 있다. 더 나아가『和劑局方』에서 老人의 氣弱下虛에 溫補의 효능으로 상용하는 烏附丹을 비판하면서, 好酒膩肉 · 濕麵油汁 · 燒炙煨炒 · 辛辣甛滑을 禁忌해야 한다고 주장하고 있다. 아울러 노인 등을 포함한 血少한 사람은 防風, 半夏, 蒼朮, 香附子 등의 燥劑도 금기하여야 한다고 주장하였다.

④ 『政和聖濟總錄』

이 책은 북송말기인 徽宗 政和年間(1111~1117)에 정부에서 칙령을 내려 간행한 것으로, 曹孝忠 등 8명의 의관들이 역대 方書와 민간 處方을 수집하고 7년에 걸쳐 완성한 국가간행 처방서이다. 그러나 이 책은 간행되기 전에 송의 수도인 開封이 금나라의 침입을 받아 그 版이 금나라의 손에 들어가게 되었다. 그리하여, 北宋 때에는 간행되지 못하고, 금나라 大定年間(1161~1189)에 비로소 간행이 되었고, 이후 원나라 大德年間(1297~1307)에 다시 간행되었다.(『大德重校聖濟總錄』으로 부르기도 한다) 이와 같이 北宋이 멸망하기 직전 완성되어 금원대에 간행이 된 이유로 인해 南宋에 거의 전해지지 않았다. 그래서 남송 때 의가들의 저술을 보면 『聖濟總錄』을 인용한 흔적이 별로 보이지 않는다. 그러나 남송 이후에는 이 책이 널리 전해졌다.

이 책에 나오는 二參丸, 十香丸, 茵陳湯, 草豆蔻湯 등은 현재까지도 널리 응용되고 있는 처방들이다. 이 책은 총 200권, 60여 개의 항목, 20,000여 개의 처방이 수록된 방대한 처방서이다. 이전에 저술된 방서의 내용을 거의 포함하고 있으며, 항목마다 몇 가지로 병증을 나누고 병증마다 우선 병인과 병기를 논술한 후에 방제와 약재 등의 치료법을 기술하였다. 이 책에 포함된 병증은 內科, 外科, 小兒科, 婦人科 등 약 13개의 과를 포괄하고 있으며 내용이 매우 풍부하다. 그리고 이 책은 당시에 성행하던 운기학설의 영향을 받아 운기에 관련된 내용이 다수 포함되어 있는데, 卷 1~2에 60年運氣圖를 나열하면서 그에 대한 설명을 하였다. 또한, 방제의 구성에 湯劑의 비율이 매우 적고, 대신에 圓·散·膏·丹·酒 등의 제형이 주를 이루고 있으니, 이는 송대 의학의 특징을 반영한 것으로 볼 수 있다. 즉, 송대에는 熟藥所와 和劑局이 설립되었고, 또한 醫書의 대량 출현으로 의학상식이 지식층 및 일반 대중에게까지 전파되었다. 그리하여 劑型化된 약제가 많이 유통되는 특징이 나타나게 된 것이다.

⑤ 기타

위에 설명한 방대한 규모의 방서 외에도 국가에서는 『集驗方』『正俗方』 등 소규모의 方書를 간행하였다.

6.2 개인저작 처방서

①『博濟方』

北宋代의 관리였던 王袞의 저서이다. 그는 의학에 심취하여 7000여 개의 처방을 모으고, 그중에 500여 개를 엄선하여 35항목으로 나누어 5권으로 된 책을 1047년에 저술하였다. 이 책은 개인저작임에도 불구하고 후대에 많은 영향을 끼친 의서이다. 지금은 망실되어 전해지지 않으나, 명대『永樂大全』중에『博濟方』의 처방 350여 개가 수록되어 있다. 이 책의 특징은 散劑, 丸劑, 膏劑 등으로 처방이 구성되어 있고 鑛物과 動物 약재를 다수 사용한 점이다.

②『蘇沈良方』

이 책은 唐宋八代家로 유명한 蘇軾과 龍圖閣學士를 지낸 沈括의 의학저술을 후대인들이 모아 편집한 것이다. 이 책에는 醫學理致, 灸法, 養生, 單方藥에 관한 기록이 있고 다수의 기이한 秘方이 수록되어 있다. 현존하는 것은『六醴齋醫書十種』에 수록된 판본이다.

③『普濟本事方』

이 책은 12세기 중엽에 許叔微가 지은 것으로, 모두 12권이다. 이 책은 저자의 오랜 임상을 통해 얻은 처방과 임상례 등을 모은 것으로, 처방마다 의안을 부가하였으며, 침구법도 기재되어 있다. 이 책에 있는 黑錫丹, 神效散, 溫脾湯, 玉眞丸, 三黃湯, 海蛤散, 小柴胡加地黃湯 등은 현재까지도 널리 응용되고 있는 처방이다. 한편, 이 책에서는 指紋에 관한 기록이 있는데 현존하는 의서 가운데 가장 오래된 것으로 평가되고 있다.

④『鶴峰普濟方』

『鶴峰普濟方』은 1133년에 張銳가 저술하였다. 張銳는 字가 子剛으로 蜀人이다. 일찍이 太醫局教授를 지냈으며 관직이 成州團練使에까지 이르고 의사로서 이름을 널리 날리었다. 이 책은 13권으로 되어 있는데 일부만이 전해지고 있다. 議論과 炮炙,

그리고 丹藥製法의 내용을 포괄하고 있으며 민간에서 상용하는 응급비방들도 소개하고 있다.

⑤ 『三因極一病證方論』

이 책은 陳言이 1174년에 저술하였다. 陳言은 생애가 알려지지 않고, 다만 紹興 淳熙年間(1131~1189)의 사람으로 字가 無擇이고 青田人이며 方脈에 정통한 송대 명의로 알려져 있다. 1161년에 『依源指治』를 지었고 1174년에 동료인 湯致德과 의학의 이치를 논한 것을 바탕으로 하여 『三因極一病證方論』을 저술하였다. 이 책은 처음에는 5권으로 되어 있었으나 후에는 18卷으로 엮어져 간행되었다.

病證의 분류가 약 180개이고 수록된 처방이 1500여 개이다. 1卷에서는 脈診을 논술하였고, 2卷에서는 三因論 및 風寒暑濕의 四氣病의 治法을 상세하게 논술하였다. 3卷은 痺證과 脚氣의 치법, 4卷은 傷風의 證治, 5卷은 傷寒의 證治, 6卷은 疫病과 瘧疾의 證治, 7~13卷은 內科 雜病의 證治, 14~16卷은 外科·皮膚科·五官科의 證治, 17~18卷은 婦人·小兒科의 證治를 서술하였다.

이 책은 病因學의 전문서적으로서 가치가 있으니, 본 서적에서는 병증의 원인을 3가지로 구분하였는데, 이러한 구분은 원래 『金匱要略』에서부터 비롯된 것이다. 陳言이 병인을 3가지로 구분한 이후에 많은 의가들의 그의 설을 따라 질병을 분류하는 방법으로 사용하였다. 그리고 이 책에 있는 三稜煎, 五皮飮, 八物湯 등은 현재까지도 널리 통용되는 처방들이다. 한편, 『四庫全書提要總目』에서는 이 책을 항목마다 의론과 의방이 있으며 문장이 단정하고 이치가 간명하다고 소개하고 있는데, 병인을 알아 치법을 구하고 치방을 정하는 것을 쉽게 설명하였기 때문에 방제의 기술을 전파하는데 큰 공헌을 하였다.

⑥ 『濟生方』

이 책은 1253년에 嚴用和가 지었다. 엄용화는 생애가 알려져 있지 않은데, 대략 1200년 전후에 태어나 1267년 이후에 사망한 것으로 추정된다. 그는 50여 년의 임상경험을 통해, 그 이전의 전통적인 처방을 무작정 사용할 수 없다는 것을 인식하였다. 우선 風土에 燥濕의 차이가 있으며, 체질 또한 강약이 서로 다르기 때문에 古方을 고집하는 것은 마땅하지 않다고 주장하였다. 그리하여 그는 자신의 경험을 정리하고 여기에 古方을 엄선하여『濟生方』을 저술하였다.

이 책은 80개의 항목에 처방이 400종이며, 총 10권으로 되어 있다. 다만 原著는 이미 散佚되었고, 현재는 淸의『四庫全書』에 명대 때 간행된『永樂大全』中에서 뽑아내 보충하고 정리한 것이 전해져 오는데, 8권으로 되어 있으며 의론이 56篇 · 處方이 240餘首가 실려 있다. 每篇의 뒤에 먼저 病源과 病理를 논술한 뒤 처방을 나열하였고, 처방의 뒤에는 적응 병증 · 구성본초 · 포제용법 · 가감변화 등에 대해 상세하게 논술하였다. 그리고 陳言의 三因學說을 취하여 유효한 방제를 첨가하여 이론과 처방이 균형이 맞도록 하였다. 이후에 임상응용 15년을 거쳐 효과가 우수한 것을 엄선하여『濟生續方』8卷을 저술하였으나, 지금은 실전되고 전해지지 않는다.

⑦『仁齋直指方』

이 책은 1264년에 송대 楊士瀛이 저술하였다. 楊士瀛은 字가 登父이고 號는 仁齋이니 懷安 故縣人이다. 정확한 생애는 알려져 있지 않으나,『仁齋直指方』의 自序에 景定甲子(1264)라고 적힌 것을 보건대 남송 말년의 사람임을 알 수 있다.『四庫全書總目』의 소개에 의하면 "선현이 말하지 않은 것을 명백히 하였고, 제가들이 이미 경험하여 유효한 것을 취하였다", "간단하고 명백하여 直이라고 하였고, 흔적을 드러내어 보여주기 때문에 指라고 하였다"라고 하였다. 이렇듯 이 책은 보기에 편리하도록 만들어진 책이다. 이 책에 있는 天麻丸, 香桔飮, 人蔘芎歸湯 등은 현재에도 널리 통용되는 처방들이다.

⑧ 기타

이외에도 劉信甫의『活人事證藥方』과 董汲의『小兒斑疹備急方』, 史堪의『史載之方』등의 처방서가 이 시기에 저술되었다.

7 『傷寒論』의 연구

宋代에는 辨證論治의 원칙이 점차 광범위하게 응용되었고, 특히 外感熱病의 치료에 많은 진전이 이루어졌다. 결과적으로 『傷寒論』과 관련된 저작물이 문헌에 기재된 서목만 하더라도 거의 100餘種이 되고, 현재 전해지는 것도 수십 종에 이를 정도이다. 唐代의 저명한 의가인 孫思邈이 『千金要方』을 저작할 때 "강남의 의사들이 仲景의 책을 감추고 전하지 않고 있다"라고 한탄할 정도로 답보상태에 있던 『傷寒論』의 연구가 송대에 이르러 획기적으로 연구가 진행될 수 있었던 것은 理學의 성행, 자유스러운 사상적 擬古風潮, 의학지식의 보급, 인쇄술 및 제지술의 발달 등에 기인한다. 이와 같이 성행하였던 송대의 『傷寒論』 연구의 특징을 살펴보면 다음의 몇 가지로 정리할 수 있다.

7.1 상한론 이론의 연구

① 辨病과 辨證의 중시

『傷寒論』에 나타난 傷寒의 본래 의미는 넓은 의미의 傷寒을 의미하며, 傷寒·中風·溫病·痙病·暍病 등의 개념과 치료의 차이를 포괄하고 있다. 그러나 『傷寒論』에서는 결국 傷寒을 위주로 상세히 연구하고 溫病을 간략히 설명하고 있다. 그 결과로 外感發熱에 麻黃湯이나 桂枝湯을 투여하여 처방의 목적을 거두지 못하는 경우가 있었다. 宋代 龐安時는 이러한 부분을 정확하게 인식하여 "其溫病, 溫濕, 風溫死生不同, 形狀各異, 治法有別"이라 하여 질병의 변증을 중시하였다. 朱肱은 이러한 관점을 진일보시켜 病名을 명확히 파악할 것을 강조하여 "因名識病, 因病識證"이라는 논제로써 질병에 관한 변증사상을 제고시켰다. 이러한 연구는 『傷寒論』에서 八綱辨證이라는 변증체계를 강조하는 쪽으로 진행되었다.

② 三綱鼎立 學說

『傷寒論』에 나타나는 桂枝湯, 麻黃湯, 大靑龍湯 3가지 처방은 일찍이 孫思邈이 『千金翼方』에서 그 중요성을 강조하였다. 宋代 학자들은 孫思邈의 이론을 더욱 발전시켜 三綱鼎立說을 창안하였다. 許叔微는 최초로 "一卽桂枝, 二麻黃, 三卽靑龍如鼎立"이라 하여 후세에 많은 영향을 끼쳤다. "三綱鼎立" 학설은 外感病 초기단계에서 辨證論治의 커다란 법칙이 된다. 外感病 초기에는 반드시 表證이 있고 치료의 대부분은 解表를 위주로 한다. 桂枝湯은 '有汗表虛'를 치료하고, 麻黃湯은 '無汗表實'을 치료하며, 大靑龍湯은 '表寒裏熱'을 치료한다. 이러한 3가지 치료법은 비록 모든 外感表證을 치료하는 것은 아니지만, 외감병 초기의 기초적이며 보편적인 치료법이다. 그 이후에 三綱鼎立說은 확대 해석되어 明代 方有執은 '太陽病編'의 조문을 衛中風, 營傷寒, 營衛具中風寒의 3가지 綱領으로 분류하고, 이를 三綱과 결부시켜 桂枝湯은 傷衛를, 麻黃湯은 傷營을, 大靑龍湯은 營衛가 모두 傷한 것을 다스린다고 주장하였다.

③ 六經經絡 學說

宋代 『傷寒論』 연구에서 중요한 논점의 하나는 "六經經絡論"으로, 대표적 의가로는 韓祗和와 朱肱이 있다. 朱肱은 "治傷寒先須識經絡, 不識經絡, 觸途冥行, 不知邪氣所在, 往往病在太陽, 反攻少陰, 證是厥陰, 乃和少陽, 寒邪未除, 眞氣受斃"라고 하여, 六經經絡의 중요성을 강조하였다. 韓祗和는 "人身有十二經絡, 分布上下, 故手有三陰三陽, 足有三陰三陽"이라고 인식하면서 『傷寒論』의 六經病은 '傷寒傳足不傳手' 說을 제창하였는데, 그 까닭을 寒邪가 陰邪이므로 手經과 비교할 때 陰의 성질을 갖는 足經을 傷하기 때문이라고 하였다. 朱肱도 역시 韓祗和와 같은 의견을 제시하고 있는데, 이러한 주장은 후세의 '經絡臟腑學說'의 운용에 중요한 기초가 되었다.

7.2 임상적인 발전

이 시기에는 『傷寒論』의 내용을 보충하려는 노력이 시도되었는데, 다음의 몇 가지로 그 내용을 정리할 수 있다. 첫째, 脈法의 중요성을 강조하였다. 예를 들면 韓祗和는 辨證에 중요한 자료인 脈과 證의 중요성을 강조하면서 특히 脈法의 중요성을 강조하였다. 둘째, 치료방법을 확대하여 다양한 치료법을 제시하였는데, 朱肱은 高熱에 냉수로 가슴을 적셔 식혀주는 치료법을 제시하였고, 龐安時는 임신부의 寒熱證에 伏龍肝散을 물에 개어 배꼽 아래에 발라주는 冷敷法을 제시하였다. 셋째, 약재 복용법을 구분하였으니 熱藥은 차갑게 복용하고 寒藥은 뜨겁게 복용하여 陰陽이 相擊하는 것을 방지하였다. 넷째, 峻劑를 緩劑로 변화시키고자 하는 연구가 시도되었는데, 예를 들어 龐安時는 吐法을 사용해야 하는데 환자의 체질이 약한 경우는 瓜蒂散 대신 枳實散을 사용해야 한다고 주장하였다. 다섯째, 婦人과 小兒의 傷寒證治에 대한 내용을 보충함으로써 『傷寒論』의 범위를 더욱 확대시켰다.

7.3 傷寒論 관련 저서

이 시기에 편찬된 『傷寒論』 관련 주요 서적들로는 다음과 같은 것이 있다.

① 『傷寒微指論』

『傷寒微指論』은 韓祗和가 저작한 서적으로, "傷寒傳足不傳手"說을 제기하였고, 脈과 證의 관계에 있어서 "見證不見脈未可投藥, 見脈不見證, 雖少投藥亦無害"라고 하여 脈을 중요시하였다. 또한, 四時에 근거하여 본초를 사용하여야 함을 주장하여 37가지 처방을 만들었다. 이 책은 일찍이 亡失되어 지금 전해지는 本은 『永樂大全』에서 輯出한 것이다.

② 『傷寒總病論』

『傷寒總病論』은 龐安時가 저작한 서적으로 시기는 명확하지 않지만, 다만 黃庭堅의 元符3年(1100) 後序가 있는 것을 통해 저술 시기를 추정할 수 있다. 저자인 龐安時는 字가 安常이고 蘄州 蘄水人이다. 출생 시기는 명확하지 않지만 대략 11세기 후기에 살았고 58세까지 생존했던 것으로 전해지고 있다. 그는 傷寒과 溫病을 구별할 것을 주장하였는데, 이러한 그의 주장은 이전에는 없었던 것으로 후대의 傷寒과 溫病의 연구에 일정한 영향을 끼쳤다. 또한, 그는 약을 쓸 때 겨울철을 제외하고는 寒藥을 사용하여야 한다고 주장하였으며, 陰毒이나 寒疫說에 대해서도 독창적인 견해를 나타내었다.

③『南陽活人書』

『南陽活人書』『類證活人書』라 부르기도 하는데, 朱肱이 저작하였다. 朱肱의 字는 翼中이고 號는 無求子로 烏程 사람이다. 朱肱이 생존하였던 시대에는『傷寒論』이 이미 간행되었으나 널리 전해지지 못하였고, 또한 질병의 치료에 寒熱을 치우쳐 처방하는 폐단이 있었다. 이에 그는 당시의 폐단을 지적하면서 20년 간의 작업 끝에 大觀元年(1107)에『傷寒百問』3권(후에『南陽活人書』로 개명함)을 편찬하였다. 이 책은『傷寒論』조문을 종류별로 모으고 100가지 문제에 대한 문답을 설정하여 해설을 붙였다.

이 책에 대한 평가는 부인병에 대한 치료가 간략하고 傷寒과 溫暑를 뒤섞어 논의하여 구별하지 못했다는 비판이 제기되고 있지만, 대체로 仲景의 취지를 계승하여 후학에 길을 열어 주었다는 호평을 받고 있다. 특히, 이 책의 숭배자로 알려진 張蒧은 朱肱으로부터 增訂本 20권을 전해 받고『南陽活人書』로 명명하면서 그 가치를 높게 평가하였다.

朱肱은 이 책에서 경락을 가장 중요시하였고, 질병을 진찰할 때 問診을 우선으로 할 것을 주장하였다. 또한, 三陰은 陰이 되고 三陽은 陽이 되며, 陰이 邪氣를 받으면 臟으로 들어가고, 陽이 邪氣를 받으면 腑로 들어간다고 인식하였다. 한편, 朱肱은 후대에 傷寒과 溫病을 구분하지 못하였다는 비판을 받고 있지만, 그가 따뜻한 지방이나 여름에 桂枝와 麻黃 등의 熱藥을 多用하게 되면 黃斑이 발생한다고 한 것은 타당한 논의라고 할 수 있다.

④『傷寒發微論』

『傷寒發微論』은 許叔微가 저술하였고 上下 2권으로 나누어져 있다. 許叔微는 字가 知可이며, 眞州人으로 元豊3년(1080)에 태어났고 사망년도는 명확하지 않다. 그는 많은 의학서적을 저술한 것으로 알려져 있는데, 그 가운데 대표적인 것으로『傷寒發微論』이외에『傷寒百證歌』『傷寒九十論』『類證普濟本事方』등의 저술을 남겼다. 그가 남긴 저서에서 나타나듯이 그는 주로『傷寒論』의 연구에 노력을 경주하여 후세에『傷寒論』을 보급시키는 데 상당한 공헌을 하였다. 그가 남긴 대표적인『傷寒論』관련 서적인『傷寒發微論』에서는 첫머리인「論桂枝麻黃靑龍藥三證」篇에서 "三綱鼎立" 學說을 명확히 제시하여 후세 方有執 등이 주장한 "錯簡重訂派"의 선도가 되었다.

한편, 허숙미는 傷寒을 다스림에 있어서 正氣를 중시하여 "傷寒以眞氣爲主"의 논점을 제출하였다. 또한, 본초의 사용에 독창적인 견해를 제시하였으니, 이를테면 桂枝湯의 桂枝와 芍藥은 宋代 의사들은 桂枝와 肉桂, 赤芍藥과 白芍藥을 혼용하였지만, 『傷寒發微論』에서 桂枝는 主表하고 肉桂는 主裏하며, 赤芍藥은 血脈을 通暢시키고 白芍藥은 營을 調和한다고 하여, 桂枝湯의 桂는 桂枝가 되어야 하고 芍藥은 白芍藥이 되어야 한다고 주장하여, 당시의 폐단을 바로잡았다.

⑤『傷寒補亡論』

『傷寒補亡論』은 郭雍이 저술한 것으로, 『傷寒發微論』과 더불어 가장 많은 영향을 끼친 서적으로 평가받고 있다. 郭雍은 字가 子和이고 洛陽人이다. 기록에 근거하면 南宋 乾道中(1165~1173)에 이미 83세였고, 淳熙14年(1187)에 사망하였으니 거의 100여 세를 살았다. 이에 근거해 볼 때 그의 출생 시기는 대략 北宋 元祐間(1086~1093)으로 추정할 수 있는데, 일설에는 1106년에 출생한 것으로 되어 있다. 그의 부친이 程頤의 제자로 『易說』을 지었고, 곽옹 자신도 아버지를 따라 『周易』에 깊은 연구가 있었던 것으로 알려져 있다. 이와 같이 그는 理學에 정통하였고 겸하여 의학에도 통달하였다. 오늘날 전해지는 그의 서적으로는 『傷寒補亡論』 20권이 남아있다. 책의 제목에서 나타나듯이 곽옹은 仲景의 내용 가운데 빠진 부분을 보충하였는데, 주로 『素問』 『難經』 『千金翼方』 『外臺秘要』 『南陽活人書』 등에 있는 方과 論으로 보충하였다. 이들 서적을 중심으로『傷寒論』을 근거로 하여 원문이 빠진 부분을 보충하였으니, 예를 들면 『脈經』 卷7을 근거하여 "可溫不可溫"과 "可灸不可灸" 등의 항목을 보충하였다. 또한, 후세 사람들의 말이라도 仲景의 心法과 합치됨이 있으면 선택하여 수용하였다. 이 책은 체제가 혼잡스럽고, 중경의 原文과 후세의 注文이 서로 뒤섞여 있는 결점이 있으나, 처방에서는 후대의 인정을 받고 있다.

8 의학이론의 발전

송대의학의 특징은 임상경험의 축적과 더불어 의학이론의 진보를 들 수 있다. 우선 病因病機學에서 陳言의 업적은 후대에 많은 영향을 끼쳤으며, 인쇄술의 발달에 힘입은 의서의 대량간행은 전국적으로 산재되어 있는 임상경험과 의학이론을 총결하는 계기를 마련하였고, 질병에 대한 인식 또한 광범위해졌다.

8.1 病因病機學

이 시기 病因病機理論에는 많은 의가들의 업적이 있다 그 중에서도 가장 두드러진 업적은 陳言의 三因致病說이다. 진언을 비롯하여 이 시기의 많은 의가들은 기존 질병에 대해 새롭게 이해하고자 하였다. 그리고 이 시기에는 전국적인 방서의 간행으로 새로운 병명도 크게 늘어났다.

8.1.1 陳言의 『三因極一病證方論』(『三因方』) "三因致病說"

그는 복잡한 질병의 原因을 內因, 外因, 不內不外因 등 세 가지로 크게 대별하였다. 우선 內因에 속하는 것으로는 喜·怒·憂·思·悲·驚·恐의 七情으로 臟腑에서 발생하여 肢體에 영향을 끼치는 것으로 인식하였고, 外因으로는 風·寒·暑·濕·燥·火의 六淫이 經絡에 영향을 끼치고, 경락에 영향을 끼친 후 臟腑에 영향을 주는 것으로 인식하였다. 그리고 七情과 六淫의 원인 이외에 飮食傷·中毒·金瘡 등을 不內不外因으로 구분하였다. 陳言은 질병의 원인을 이러한 세 가지로 구분하고 여기에 합당한 의론을 제시하고 그 의론에 따라 치료방법을 세우는 등 法과 方이 일치하도록 하였다. 이러한 질병의 분류방법은 원래 張仲景의 『金匱要略』에서부터 비롯된 것으로, 진언은 장중경의 견해를 좀더 발전시키고 구체화하여 임상응용에 적합하도록 만든 것이다. 진언의 이러한 업적은 한의학의 辨因辨證에 관한 이론을 체계화하는 데 커다란 공헌을 하였다.

8.1.2 기존질병에 대한 새로운 이해

송대에는 진언의 三因治病論의 정립으로 질병의 病因學에 커다란 줄기를 세웠지만, 진언 외에도 많은 의가들이 자신의 저서에서 기존의 질병의 원인에 대하여 새롭게 이해하면서 병인학의 구체적인 내용을 풍부하게 하였다. 嚴用和는 『濟生方』에서 勞瘵에 대하여 五勞, 六極, 七傷, 傳尸로 구분하여 병인을 이해하였다. 또한, 尿濁에 대해서는 赤濁의 경우는 과다한 思慮로 인한 心虛有熱로 보았고, 白濁의 경우는 과도한 嗜慾으로 인한 腎虛有寒으로 보아 기존에는 언급이 없던 새로운 견해를 제시하였다. 이상에서 보듯이 송대 의가들의 질병인식의 특징은 크게 外因 중심에서 內因 중심의 질병인식을 중시하기 시작하였다는 것이다. 이러한 경향은 후대 金元시대에서 劉完素·李東垣 등에 의하여 정착된다.

8.2 진단 분야의 발달

송대의 진단학은 脈診뿐만 아니라 舌診과 기타 진단에서도 많은 발전을 하였다. 그 중 가장 두드러진 것은 脈診과 舌診의 발전이다.

8.2.1 脈學

脈學에 관해서는 송대의 많은 의가들이 나름대로 자신의 견해를 피력하였다. 송대 맥학은 王叔和가 『脈經』에서 정리한 24맥을 바탕으로, 왕숙화의 맥학이론을 좀더 발전시키고 임상적으로 구체화하는 방향으로 진행하였다. 그중 저명한 맥학 방면의 업적을 나열하면 다음과 같다.

三因致病說을 주장한 陳言은 『三因極一病證方論』에서 한편을 할애하여 脈學에 관해서 전문적으로 기술하고 있다. 그는 脈을 통해 변증하는 것을 매우 중시하였는데, 우선 五臟六經의 本脈을 안 이후에야 病脈을 알 수 있음을 강조하고 있고, 人迎氣口의 맥진을 통해 內因과 外因을 감별하도록 하였다. 즉 人迎脈으로 六經을 관찰함으로써 外感病을 진단하고, 氣口脈을 통해 五臟을 관찰함으로써 內因病을 진단하며, 人迎과 氣口에 脈象이 드러나지 않는 병을 不內不外因病으로 인식하였다. 그는 王叔和가 정리한 24脈象을 七表脈(浮芤滑實弦緊洪)과 八裏脈(微沉緩澀遲伏濡弱), 九道脈(細數

動虛促結散革代)의 3종으로 나누어 보았으며, 浮沈遲數 네 개의 脈象을 綱領脈으로 삼고 있다.

이 당시 맥학방면에 저명한 전문서적으로는 1189년에 崔嘉彦이 지은 『崔氏脈訣』이 있다. 이 책에서는 三部와 五臟을 결합하여 脈證規律을 설명하고 있으며, 맥학 이론의 체계가 비교적 정밀하게 되어 있다. 또한 이 책은 歌訣體로 되어 있어서 암송하기에 편리하여 사람들에게 널리 이용되었다. 명대 李信聞은 이 책을 교정하고 보충하여 『四言擧要』를 지었으며 李時珍의 『瀕湖脈學』에도 이 책의 내용이 수록되어 있다. 최가언의 제자인 劉開는 『劉氏脈訣』을 지었는데 이 책은 七表八裏脈法을 총괄하여 浮沈遲數의 4종류로 정리하였고, 또한 寸關尺 三部의 主病에 분별하여 예속시켜 아주 실용적으로 기술하였다.

楊士瀛은 1261년에 『醫學眞經』 2권을 지었는데 이 책은 『王叔和脈訣』을 주로 하고 제가의 학설을 참고한 것으로, 이 가운데 三部九候論 · 藏府辨證論 · 證候論 · 脈病消息論 등의 내용은 정밀하고 간단하여 실제 활용하기에 매우 적합한 책이다.

1241년에 施發이 지은 『察病指南』은 『內經』 『難經』 『甲乙經』 등에 나타나 있는 맥학과 관련된 내용을 기초로 하여 찬술되었고, 많은 내용이 前人들의 진단법과 유사하지만, 새롭게 보충하고 발휘한 부분이 있다. 전체적으로 내용이 명백하고 이해하기 쉬워 실용적인 가치가 있는 것으로 평가된다. 이 책은 총 3권으로 되어 있는데, 上卷은 脈學의 총론에 관한 내용이고, 中卷은 24脈의 形象과 主病을 찬술하였고, 下卷은 傷寒에서 雜病에 이르기까지의 21종류 病症의 生死脈法과 婦人, 小兒 등의 脈象을 다루고 있다. 또한, 脈診뿐 아니라 聽聲, 察色, 考味 등의 진단과 관련된 여러 방면을 다루고 있는 등 현존하는 서적 가운데 가장 이른 시기에 완성된, 비교적 완전한 체계가 갖추어진 맥학 전문 서적으로 평가받고 있다. 특히 이 책에서는 최초로 맥박의 움직임을 33종의 도식으로 설명하였다.

한편 朱肱의 『南陽活人書』에서는 脈象을 七表 · 八裏 · 促 · 結 · 代의 18脈으로 분류하였고 下指法에 관한 기록이 나온다. 下指脈法은 "처음 손가락을 내릴 때 가운데 손가락을 關에 대고 앞뒤 손가락을 고르게 놓아 앞 손가락은 寸部에 뒤의 손가락은 尺部에 놓는다. 환자의 팔뚝이 길면 넓게 잡고 짧으면 촘촘히 잡는다"는 것으로 현대의 맥법과 거의 유사하다.

8.2.2 舌診

송대 설진의 발달은 크게 두 가지로 나뉜다. 첫째로는 張仲景이 『傷寒論』에서 논한 것을 근거로 하여 여기에 의학자 자신의 경험을 더하고 체계를 세우는 등, 張仲景이 『傷寒論』에서 밝힌 설진의 임상응용을 높이는 방향으로 진행되었다. 둘째로는 설진 방법이 임상 각과에서 광범위하게 발전하였다.

첫째로, 朱肱은 『南陽活人書』에서 口燥舌乾의 有無로 三陽合病과 少陽病을 감별하거나, 口燥舌乾에 갈증이 있으면 이것은 少陰熱化한 증상이라고 확정하는 등 『傷寒論』에서 언급한 舌診의 내용을 체계적으로 정리하고 임상 응용하였다. 그리고 成無己는 『註解傷寒論』에서 『傷寒論』 중에 나오는 舌診에 관한 조문을 해석하였으며, 『傷寒明理論』에서는 『傷寒論』에 나오는 설진에 대하여 체계적으로 언급하고 있다. 그리고 「舌上胎」라는 한 篇을 할애하여 설진에 관해서 전문적으로 기술하였다. 「舌上胎」에서는 우선 정상 舌의 상태를 설명하고, 자주 볼 수 있는 병리적 설상과 병리기전을 설명하였으며, 『傷寒論』의 여러 곳에 산재하여 있는 설진에 관한 내용을 모아 귀납적으로 분석하였다. 여기에 덧붙여 기타 문헌에 나오는 설진에 관한 내용을 보충하였다.

둘째로, 송대에는 설진의 방법이 임상 각과에서 광범위하게 응용되었다. 錢乙은 『顱囟經』에 나온 설진의 방법을 응용하여 小兒의 晈舌・弄舌・舒舌 등에 대해 상세히 분석하고 논술하였고, 脾熱로 因한 弄舌과 大病이 아직 낫지 않았는데 弄舌이 생긴 경우는 예후가 불량하다는 등, 소아과와 관련된 자신의 경험도 아울러 기술하고 있다. 陳自明은 부인과 분야에서 설진으로 질병의 예후를 판단하는 등 임상의 다방면에서 설진을 응용하였다.

한편 三因致病說을 주창한 陳言은 설진의 이론에 체계를 세웠는데 舌質과 舌苔는 內傷과 外感을 불문하고 모두 心肝脾 三經과 관련이 있음을 주장하였다. 진언은 心肝脾 세 개의 經絡이 모두 舌에 연결되어 있어서 外感이나 內傷의 영향을 받으면 모두 舌에 그 영향을 나타낸다고 하였다. 즉 心이 熱하면 혀가 갈라지고 瘡이 생기며, 肝氣가 막히면 出血이 생기고 아프며, 脾氣가 막히면 白苔가 생긴다고 하는 등 독창적인 견해를 제시하였다. 진언의 설진에 대한 연구 중에 가장 두드러진 것은 '考味知病', 즉 미각의 변화로 변증을 할 수 있는 이론적 체계를 세운 점이다. 그는 입이 인체의 문호이며, 營衛가 출입하는 길목이라고 인식하면서, 五味가 입으로 들어와 脾胃에 저장되고 精微를 五臟으로 보내게 되는데 만약 五臟의 기운이 치우치게 되면 반드시 입에 미각으로서 드러나게 된다고 하여 苦·淡·鹹·酸·澁·甛의 6종의 미각변화에 따른 五臟의 병리를 설명하였다.

9 鍼灸學의 발달

9.1 銅人의 주조

송대 침구학 발달의 가장 커다란 업적은 銅人을 주조한 것이다. 당시 송나라 仁宗은 翰林醫官이었던 王惟一에게 명하여 침과 뜸자리가 그려진 인체모형을 만들도록 하였다. 1027년에 657개(雙穴을 제외하면 354개)의 穴자리를 새기고 穴의 이름을 명기한 두 개의 침구 동인을 주조하여 교육과 시험에 사용하였다. 동인은 내부에 臟器가 들어 있고, 체표에는 혈자리를 새기고 혈자리 옆에는 穴의 이름을 기록하여 찾기 편하게 해놓았다. 의사국가고시를 시행할 때 동인의 외부에 밀랍을 바르고 동인의 체내에 수은을 주입하여 응시자가 취혈하여 침을 찔러, 취혈한 자리가 정확하면 수은이 나오고 정확하지 않으면 침이 들어가지 않도록 하였다. 이 침구 동인이 만들어짐으로써 수준 높은 침뜸 의학 교육과 엄정한 시험이 가능하게 되었다. 그러나 애석하게도 이 침구동인은 전란으로 유실되고 말았다.

9.2 침구서의 편찬

송대에는 鍼灸 분야에서도 많은 서적의 저술과 정리가 있었다. 『太平聖惠方』의 권 99는 『鍼經』의 내용이고, 권 100은 明堂에 관한 내용이며 小兒明堂을 포괄하고 있다. 『聖濟總錄』의 권 191부터 권 194까지는 침구에 관한 내용이다. 여기에 나온 내용은 송대 이전의 침구에 관한 자료를 총망라한 것이다. 이 외에도 송대에는 많은 침구 전문서가 저술되었다.

① 『新鑄銅人腧穴鍼灸圖經』

王惟一이 왕의 명을 받아 동인의 주조와 함께 저술한 것으로 총 3권으로 되어 있다. 이 책은 『甲乙經』과 『外臺秘要』를 근거로 하여 만들어진 것으로 총 354개의 穴자리를 기록하고 있다. 이 책은 당시 뿐만이 아니라 후대에 여러 차례 간행되었다. 이 책에는 『鍼灸甲乙經』에는 나오지 않는 靑靈, 厥陰兪, 膏肓, 靈臺, 陽關 등의 다섯 개의 穴 자리가 추가되었다.

② 『鍼灸資生經』

이 책은 1165년을 전후로 해서 王執中이 저술하였다. 1220년에 초간, 1231년에 재간행된 것으로 총 7권으로 되어 있으며 193종의 질병의 다루고 있다. 이 책은 『素問』『鍼灸甲乙經』『千金要方』『陸氏集驗方』『明堂上下經』 등 諸家들 및 민간에 산재한 침뜸의 임상경험을 수집 기록한 서적이다. 이 책에는 민간에서 널리 사용하고 있는 21개의 經外奇穴에 대한 기록이 나오고, 『甲乙經』이나 王惟一의 『銅人腧穴鍼灸圖經』에 나오지 않는 督兪, 氣海兪, 關元兪, 風市 등의 혈자리도 추가되었다. 또한 魄戶, 大椎, 巨闕, 照海, 申脈, 肓門, 鳩尾 등의 穴자리에 대해서 틀린 것을 수정하였고, 足三里에 대해서는 犢鼻아래 3寸 부위가 맞다고 하였다. 이 책은 『千金要方』에 근거하여 同身寸으로 침 자리를 정하는 "同身寸法"을 처음 세웠으며, 이 책에서 주창한 同身寸法은 현재까지도 널리 사용되고 있다. 그 외에도 이 책에서는 압통점의 반응과 체위의 변동을 중시하였고, 증상에 따른 配穴法 등 풍부한 임상경험을 수록하고 있다.

③ 『扁鵲心書』

竇材가 1146년에 지은 것으로, 竇材는 한대의 曹翕, 진대의 葛洪, 唐代의 王燾를 계승하여 송대에 뜸법을 주창한 인물이다. 竇材를 대표로 하는 脾腎을 溫補시키는 뜸법학파는 金元시대 이후의 뜸법에 많은 영향을 끼쳤다.

④ 기타 鍼灸書

이상 언급한 침구서적 외에도 송대에는 많은 침구전문서적이 저술되었다. 許希가 지은 『神應鍼經要訣』과 劉黨이 지은 『琼瑤發明神書』, 吳復珪가 지은 『岐伯明堂論』

『黃帝岐伯鍼論』『黃帝岐伯鍼灸要訣』『小兒明堂鍼灸經』『金匱指微訣』이 있으며 劉元賓의 『百病鍼灸』『洞天鍼灸經』 등 北宋의 침구서만 해도 약 30권이 넘어, 당시의 저술경향을 짐작할 수 있다.

10 임상 각과의 발달

10.1 內科

송대 內科 질병치료는 理法方藥의 모든 방면에서 前代에 비하여 커다란 진보가 있었다. 『聖濟總錄』의 한 권만 예를 든다면 18권은 86개의 자세한 세목으로 나누어 諸風에 관하여 논하고 있다. 송대 官方醫學 기구 안에서도 風科를 두었는데, 이것은 당시 風症에 대한 연구가 상당한 수준에 도달했음을 의미한다. 또한 南宋 郭雍의 『傷寒補亡論』에서는 內科의 각 질병증후에 대하여 자세한 설명을 하고 있다. 예로 癍疹傷寒, 天花, 水痘, 麻疹蕁麻疹 등 5종의 서로 다른 질병의 癍疹에 대하여서도 자세한 구분을 하고 있다. 張銳의 『鷄峰普濟方』은 水腫에 대해서 여러 종으로 나누고 있는데, 발생하는 부위에 따라 水腫을 구분하고 있고 서로 다른 치료를 하고 있다. 董汲이 지은 『脚氣治療總要』는 脚氣에 대하여 병인 · 발병정황 · 치료방법 등에 대해 자세한 설명을 하고 있으며, 이 책은 현존하는 최초의 脚氣 전문서적이다.

10.2 婦產科

송대에는 이미 전문적인 婦產科 의사가 있었고 婦產科와 관련된 전문서적도 있었다. 太醫局에 婦產科가 독립부문으로 설립되어, 9개의 科中 產科醫가 10명이 배치되었고 아울러 產科 교수도 배치되는 등, 전체적으로 婦產科의 수준이 현저하게 높아졌다.

10.2.1 產科

이 시기에는 婦產科 전문의가 대량으로 출현하였고, 그 결과 婦產科와 관련된 전문 서적도 많이 편찬되었다. 뿐만 아니라 일반 方書 중에도 婦產科와 관련된 내용이 적지 않게 기재되었다.

예를 들면, 『太平聖惠方』의 권 69~권 81에서는 婦人科病만 전문적으로 싣고 있는데, 수집한 方藥의 수가 비교적 많은 편이고 理法方藥도 비교적 완비되어 있는 편이다. 『聖濟總錄』과 『和劑局方』에도 婦人科의 내용과 方藥이 많이 실려 있다. 이외에 王守愚가 撰한 『產前後論』 1卷, 李辰拱이 撰한 『胎產救急方』 1卷, 沈虞卿이 撰한 『衛生產科方』 1卷, 陸子正이 撰한 『胎產經驗方』 1卷, 鄭汝明이 撰한 『胎產眞經』 2卷, 李師聖이 撰한 『產論』 21篇 등이 있었는데, 안타깝게도 모두 망실되었다.

한편, 朱端章(약 12세기 長樂人)이 1184년에 撰한 『衛生家寶產科備要』 8卷은 南宋 이전 諸家들의 產科 경험을 종합한 책으로 인용한 자료가 대단히 풍부하다. 이 책에서는 『肘後方』 『諸病源候論』 『千金要方』 『外臺秘要』 『太平聖惠方』 『聖濟總錄』 『產育寶慶集』 『備產濟用方』 등의 서적을 인용하고 있는데, 胎前에서 產後의 전 과정을 논술하였다. 즉, 임신부의 영양과 섭생, 출산의 간호와 치료, 산후의 方藥, 신생아의 관리 등에서 비교적 높은 문헌적 가치를 가지며 실제 임상적인 의의 또한 높다.

이외에도 당시의 婦產科의 수준을 나타내는 서적이 있는데, 대표적인 것이 楊子建이 1098년에 저술한 『十產論』이다. 이 책은 產科 전문서적으로, 橫產(肩產式)·倒產(足產式)·偏產(額產式)·坐產·礙產(臍帶絆肩) 등의 각종 難產과 助產방법을 논술하였다. 이 책에서 서술한 產科에 관련된 각종 臨證 표현은 대부분 실제와 부합되고 상당한 과학수준을 보이고 있다. 특히, 轉胎手法와 관련된 기재는 醫學史上 異常胎位의 轉位術과 관련된 최초의 기록이다. 그리고 『經史證類備急本草』에서는 세계 최초로 토끼의 腦髓를 주 약재로 하여 제조된 催生丹을 이용한 催生法이 기재되어 있는데, 이후 催生丹을 통한 催生法은 『備產濟用方』과 『衛生家寶產科備要』에서도 "神效催生丹"으로 소개되었다.

10.2.2 婦科

宋代의 대표적인 婦科와 관련된 서적으로는 『婦科百問』과 『婦人大全良方』을 들 수가 있다. 『婦科百問』은 南宋의 醫官으로 太醫局 교수를 역임하고 부인과를 전공한 齊仲甫에 의해 저술된 서적으로 두 권으로 편찬되었다. 책의 형식은 문답식으로 되어 있는데, 부인의 生理·病理·病機·經·帶·胎·産·雜病 등의 내용을 100개의 문제로 귀납시켜 설명하였다.

『婦人大全良方』은 陳自明(1190~1270)에 의해 1237년에 편찬되었다. 陳自明의 字는 良甫이며 臨川人으로 3대째 의업에 종사하던 집안에서 성장하였다. 그는 『婦人大全良方』과 『外科精要』의 저서를 남겨 婦人科와 外科에 모두 정통하였던 것으로 알려져 있는데, 후대에는 부인과와 관련되어 더 높은 평가를 받고 있다. 그는 역대의 婦産科와 관련된 저술들을 정리하고 거기에 자신의 집안에서 전해져 오던 경험을 결합하였고, 더 나아가 중국의 東南 지역을 두루 돌면서 諸家의 장점들을 취하여 『婦人大全良方』이라는 책을 저술하였다.

이 책은 송대 이전의 婦産科와 관련된 내용의 총결편이라고 할 수 있다. 24卷, 8門(調經, 衆疾, 求嗣, 胎教, 姙娠, 坐月, 難産, 産後), 260여 證이 기재되어 있는데, 調經·衆疾·求嗣의 3門에 대한 논술이 비교적 상세한 편이다. 調經門에서는 月經의 生理와 月經의 이상으로 인한 증상의 치료를 구분하여 20論을 기술하였다. 衆疾門은 총 91論으로 일반적으로 자주 나타나는 부인과 질병을 기재하였는데, 다른 편과 비교할 때 상당히 많은 부분을 할애하여 기술하였다. 특별한 것으로, 결핵으로 야기되는 閉經에 滋補藥을 사용해야 하고 瀉下藥을 사용해서는 안 된다는 주장은 病情과 부합되는 것으로 탁견이라고 할 수 있다. 求嗣門은 총 10論으로 구성되어 있는데, 주로 不育 문제에 치중되어 있다. 陳自明은 불임의 원인에 대해 비교적 상세하게 논술하고 있는데, "勞傷氣血·經血閉澀·崩漏帶下"의 3가지를 원인으로 지적하고 있다. 한편, 임신에 가장 적합한 시기로 월경을 기준으로는 월경이 끝난 뒤 1~6일을 가장 최적기로 주장하고 있고, 연령면에서는 조혼의 풍습을 반대하면서 결혼의 적령기를 남자는 30세·여자는 20세로 설명하고 있다. 그밖에 부인의 傷寒·傷風病의 치료에 淸凉法 위주로 치료하고, 桂枝·半夏·桃仁·朴硝 등의 약재를 가벼이 사용해서는 안 된다는 주장은 임신시의 상황을 염두에 둔 치법으로 지금까지 많은 영향을 끼치고 있다.

10.3 小兒科

宋代에는 太醫局에서 小兒科를 전문과로 설치하여 小方脈으로 불렀으며, 또한 적지 않은 소아과 전문서적들이 나왔다. 唐末·宋初에 『顱囟經』이라는 소아과 의서가 있었는데 이것은 현존하는 가장 오래된 소아과 전문서적이다. 그 외에 『嬰童玉鏡』『小兒靈秘方』『小兒至訣』『小兒醫妙選』 등 많은 의서들이 있었지만, 지금은 전해지지 않는다. 이상에서 보듯이 北宋 초·중기에는 현재까지 전해지는 소아과와 관련된 전문 의서가 거의 없는 실정이고, 다만 종합의서 가운데 소아과와 관련된 내용이 실려 전해져 오고 있다. 예를 들면, 『太平聖惠方』에서는 권82~권93에 걸쳐 소아과와 관련된 내용을 전면적으로 논술하고 있다. 또한, 『聖濟總錄』에서도 권167~권182에 걸쳐 소아과 관련 내용을 싣고 있는데, 『太平聖惠方』에 비해 그 내용이 충실한 편이다.

이 시기 소아과 분야의 가장 큰 업적은 錢乙(1032~1113, 字仲陽, 鄆州人)의 『小兒藥證直訣』을 들 수 있다. 전을은 그의 부친이 유명한 의사였으나 술을 좋아하고 유람을 즐겨, 어느 날 東海로 유람을 떠난 뒤 실종되어 고아가 되었다. 그리하여 어려서 고모의 집인 呂氏의 집에서 자라게 되었는데, 고모부가 전을을 양자로 삼고 의학을 가르쳐 주었다. 전을은 주로 소아과 질환을 치료하여 醫業에 종사한 초기에는 山東지역에서 소아과 의사로 활동하였다. 이후 元豊(1078~1085)年間에 京師에서 黃土湯으로 황태자의 瘈瘲을 치료하여 太醫丞에 발탁되었다. 여러 의서를 저작한 것으로 기록되어 있으나 전해지는 것은 『小兒藥證直訣』 3권뿐으로, 이 책은 전을의 문하에 있던 閻孝忠이 대략 1114년(1119년이라는 주장도 있음) 무렵에 전을의 이론, 의안, 경험들을 체계적으로 편집한 것이다.

전을은 이 책에서 소아는 생리적으로 "五臟六腑成而未全"하며 병리적으로는 "易虛易實 易寒易熱"한 특징이 있음을 강조하여 소아 질병의 진단과 치료에 새로운 원칙을 제시하였다. 전을의 소아에 대한 이러한 원칙은 후대에 많은 영향을 끼쳤다. 특히, 『小兒藥證直訣』에 보이는 처방은 소아과뿐만 아니라 임상 전반에 걸쳐 다용되고 있는데, 六味地黃丸·異功散·瀉白散·導赤散·白朮散·益黃散·鉤藤飮 등은 모두 지금까지 계속 사용된다. 특히, 六味地黃丸의 경우 『金匱要略』에 있는 腎氣丸에서 附子와 肉桂의 熱한 약을 빼고 化裁한 것으로, 지금까지도 滋陰之劑의 대표 약재로 이용된다. 이들 처방은 대체로 柔潤한 약재로 구성되어 있다는 것이 특징인데, 전을은 소아가 稚陽의 體로 陰氣가 未盛하고 陽氣가 柔弱하기 때문에 香竄한 약재를 過用하게 되면 陰을 耗損할 뿐만 아니라 陽도 傷하기 쉽다고 인식하고 있었기 때문이다. 즉, 소아의 질병을 치료할 때에는 養陰을 고려해야 함을 강조하였다. 이러한 전을의 인식은 후대에 陰虛의 일면만을 강조하여 腎陽虛의 병기를 헤아리지 못하였다는 비판을 받기도 하였다.

한편, 宋代에는 痘疹과 관련된 전문서적이 간행되었는데 『小兒斑疹備急方論』과 『小兒痘疹方論』이 대표적인 서적이다. 『小兒斑疹備急方論』의 저자인 董汲(字는 及之, 東平人)은 元祐 7년(1092)에 東平 지역에서 天花가 유행하자 白虎湯으로 치료하여 효과를 거두는 등 두진에 대해 전문적인 치료법을 갖추고 있었다. 그는 痘疹(天花) 등의 發疹性 소아 전염병의 치료에 寒凉한 약을 주로 사용하면서 溫熱한 약을 쓰는 것을 반대하였다. 이러한 주장은 당시의 의가들이 斑疹이 아직 나타나지 않은 때에 傷風證으로 오인하여 치료하였던 것을 비판한 것이다. 이에 대해 董汲은 구체적으로 증후가 아직 완전하게 나타나지 않을 때는 升麻散으로 풀어주고, 증후가 나타난 경우에는 大黃·靑黛 등의 寒凉한 약으로 攻下泄熱 시킨 후 바로 白虎湯을 투여해야 한다고 설명하고 있다. 이러한 치료법은 후대의 小兒斑疹 치료에 많은 영향을 끼쳤다.

한편, 『小兒痘疹方論』은 남송 때 陳文中(字는 文秀, 宿州 符離人)에 의해 1254년에 간행되었다. 이 책에서 그는 두진의 원인과 치법 순으로 논술하였고, 마지막에 效驗方을 수집하여 첨부하였다. 陳文中도 痘疹의 초기에는 다른 병과 비슷하여 변증하기 어려움을 강조하고 있으나, 구체적인 치료법에서는 董汲과 차이를 나타내고 있다. 그는 痘疹에 대해 太陰經(肺와 脾)으로 立論한 특징이 있고, 치료에서는 丁香·官桂·附子·白朮·半夏 등의 燥熱劑를 많이 사용한 특징을 보이고 있다. 이러한 陳文中의 燥熱劑를 위주로 한 두진 치법은 후대 滋陰學派와 溫病學派의 비판을 받았다.

이외에도 송대의 소아과 전문 서적으로 『幼幼新書』와 『小兒衛生總微論方』이 있다. 『幼幼新書』는 총 40권으로 남송 때인 1150년에 간행되었는데, 劉昉(字는 方明, 廣東潮安人)이 王歷·王湜 등과 공동으로 편찬한 것으로, 劉昉은 이 가운데 38권만을 완성하고 병으로 세상을 떠났다. 王歷·王湜 등은 그의 死後에 계속 작업을 하여 40권으로 완성하였는데, 책제목을 『幼幼新書』라고 하였다. 이 책은 송대 이전의 소아과에 관한 문헌을 총결한 것으로 평가받고 있는데, 적어도 고대 소아과와 관련된 81의학자의 이론을 보존하고 있는 것으로 조사되었다. 내용은 소아의 調養, 체질의 특징, 장부의 생리병리 등 전반적인 내용을 소개하고 있고, 특히 진단면에서 소아의 손가락을 보고 진단의 지표로 삼는 食指虎口三關法을 최초로 제시하고 있다.

『小兒衛生總微論方』(一名『保幼大全』)은 20권으로 구성되어 있는데, 저자는 전해지지 않고 다만 紹興26年(1156)에 太醫局에서 간행된 것으로 전해진다. 남송 이전의 소아과에 관한 내용을 총괄하고 있는데, 이 책에서는 붙은 손가락을 절제하는 법이나, 결손된 입술을 치료하는 등 선천 기형에 관한 내용과 小兒指紋診斷法이 기재되어 있다.

10.4 기타

송대에는 서적의 간행이나, 국립의료기관의 전문과 설치 등에서 알 수 있다시피 점차 전문화되는 방향으로 진행되었다. 위에서 언급한, 내과의 각 분야, 부인과, 소아과뿐만 아니라, 外傷科, 解剖學, 法醫學 등의 방면에도 전문적인 연구와 서적의 간행이 진행되었다.

11 運氣學說의 발달

송대에는 이학의 발달로 자연과학에서도 運氣學이 성행하였다. 이 시기 의학 분야의 五運六氣 전문서적으로는 劉溫舒의 『素問入式運氣論奧』(『素問論奧』로 略稱)를 들 수 있다. 『素問入式運氣論奧』는 총 3권으로 元符2年(1099)에 편찬되었다. 이 책은 운기 입문서로 저자가 학생들을 가르치면서 체득한 내용을 위주로 저술되었다. 주된 내용은 『素問』「運氣七篇大論」에 흩어져 있는 운기의 기본적인 개념과 내용을 나열하여 소개하고, 또한 運氣圖를 그려 이해를 도왔다. 이 책의 간행 이후 운기학설은 많은 사람의 관심을 끌게 되어, 王安石의 變法 이후로는 운기학설이 太醫局에서 의사를 뽑는 시험과목 중 하나가 되었다. 그 외에도 『本草衍義』 『聖濟總錄』 『三因方』 등 많은 의서 내용에 운기에 관한 기록이 보이고 있다.

제 7 장

金元代(1115~1368)의 醫學

1 시대개요

1115년, 여진족이 흑룡강 유역에 금을 건국하고 이어 1125년에 양자강 이북을 점령하자 송나라는 강남으로 쫓겨가 臨安을 도읍으로 정하였다. 그리하여 송나라와 금나라의 100년간의 대치정국이 형성되었다. 그러나 오래지 않아 북방의 몽골족이 일어나 중원으로 진출하여 1234년에 금나라를 멸망시키고 1279년에는 다시 남송마저 멸망시켜 중국을 통일하는 원제국을 건설하였다.

원나라의 통치자들은 안으로는 강압정치를 펴고 밖으로는 약탈과 정복전을 수행하였으므로 경제와 문화의 발달은 더딜 수밖에 없었다. 그러나 당시 교통왕래가 비교적 발달했기 때문에 주변국들과의 교류에 많은 기여를 하였다. 특히 의학분야에서 아라비아의 뛰어난 正骨療法을 수입하였고 중국 본토의 診脈, 診斷, 本草, 鍼灸, 治療 등의 기술을 주변국에 전파하는 등 교류를 가능하게 하였다.

금원시대는 전쟁이 빈발하였고 그에 따라 질병도 자주 발생하였기 때문에 이전시대에 쌓아 놓은 의학기초 위에 많은 의학적인 지식과 경험이 축적되었다. 그러나 각 의가들의 개인적인 경험과 이해력의 차이 때문에 지식과 경험이 하나로 집결되지 못하고 부득이 의학분파가 생겨나게 되었으니 바로 六氣病機學派와 臟腑病機學派 등이다. 이들은 각기 자신들의 임상경험을 중심으로 의학이론을 정리하고 저술하여 주장이 약간씩 달랐으므로 서로간의 논쟁이 불가피하였고, 이것은 다시 의학이론이 좀더 심화되고 발전하는 계기가 되었다.

2 의학교육과 의료제도

송대에는 의학교육을 중시하였기 때문에 의술이 뛰어난 많은 인재를 양성할 수 있었다. 원대에 이르러서도 의학교육제도는 송대의 제도를 계승하여 원래의 9개의 科에서 13개의 科로 늘렸는데 大方脈, 雜醫科, 小方脈, 風科, 產科, 眼科, 口齒科, 咽喉科, 正骨科, 金瘡腫科, 鍼灸科, 祝由科, 禁科 등이다. 그리고 각 주의 縣에도 교육기관인 '醫學'을 설치하였고 3년에 1번씩 8월에 시험을 치렀다. 급제한 사람들은 이듬해 2월에 중앙에서 시험을 치렀는데 시험과목은 『素問』『難經』『聖濟總錄』『本草』『千金方』 등의 책들이다. 여기에 합격하면 醫官으로 등용되었다.

의료시설에서 특이한 점은 1270년에 아라비아식의 의료기관인 '廣惠司'를 설치한 것이니 아라비아 의사들이 치료를 담당하였고 약재도 오직 아라비아 약재만을 사용하였다. 원나라의 영토가 더욱 확대되어 13세기 말에 아시아와 유럽 대부분의 지역을 장악하자 원나라는 도읍을 북경으로 정하였는데, 당시 북경에는 많은 아라비아인들과 유럽인들이 살고 있었다. 이에 의학의 수요가 늘어나자 원나라 정부에서는 1292년에 조직을 확대하여 북경과 다륜에 각각 '回回藥物院'을 설치하였다. 이 의료기관은 아라비아인들에 의해 유지되었으므로 당시에는 이미 3곳의 아라비아식 의료기관이 있었다. 이러한 중국 의학과 아라비아 의학의 접촉으로 중국은 아라비아의 의학을 받아들였고 중국 의학을 더욱 발전시키는 계기가 되었다.

3 醫學의 발전

3.1 傷寒論에 대한 연구

금원시대에 많은 의학적인 발전이 있었지만 특히 『傷寒論』 연구에 괄목할만한 성장을 했다고 볼 수 있다.

금대의 成無已는 『傷寒論注』를 지어 『傷寒論』에 대한 최초의 注解를 하였으며, 병증을 분석하고 난해한 뜻을 간명하게 풀이하여 脈의 이치를 규명하고 陰陽을 구별하는 등 중경의 뜻을 깊이 연구하였다. 또 『傷寒明理論』을 지어 傷寒에서 자주 나타나는 證狀에 대한 병인병기, 변증의 요점 등을 하나하나 해석하여 『傷寒論』의 감별진단에 대한 체계를 확립하였다.

劉完素는 『黃帝素問宣明論方』에서 자신의 傷寒에 대한 관점의 일부를 밝혔다. 劉完素가 짓고 葛雍이 펴낸 『傷寒直格』은 『劉河間傷寒直格方論』이라고도 하는데, 이 책은 3권으로 되어 있다. 상권은 臟腑配屬, 病因, 運氣主病, 脈診 등을 기술하였고, 중권은 傷寒六經의 傳變과 병증의 분석과 치법을 소개하고 있다. 하권에서는 중경의 麻黃湯과 桂枝湯에서 益元散, 凉膈散, 黃連解毒湯에 이르는 34개의 처방을 수록하였다. 이 책은 傷寒病의 證治와 원인의 이해에 한 단계 진보한 견해를 제시하고 있다.

尙德의 『傷寒心境』 1권은 『張子和心境別集』이라고도 하는데 7편으로 되어 있고, 맨 앞에 劉河間의 雙解散과 張子和의 가감법을 싣고 있으며, 아울러 傳經과 亢害承制理論에 관한 문제를 다루고 있다. 馬宗素가 지은 『傷寒醫鑑』 1권은 대부분 劉河間의 학설을 수록하고 있으며, 朱肱의 『南陽活人書』에 대한 논박이 실려있다. 이상의 의서들은 모두 금대에 傷寒論의 연구가 한 단계 진보하였음을 말해주는 것들이다.

원대에 吳恕가 지은 『傷寒活人指掌圖』 3권은 傷寒病證을 도표로 설명한 책이며 證治에 관해 비교적 자세히 기술하고 있다. 1341년에 杜清碧이 지은 『傷寒金鏡錄』 1권은 모두 36종의 舌苔에 관하여 도표와 함께 서술하였고 傷寒病證에 대해서도 병증마다 증후와 치법, 처방을 설명하였는데, 傷寒의 연구에 새로운 견해를 제시하였다. 1368년 王履가 지은 『醫經溯回集』 1권은 傷寒과 溫病을 분석하고 자세히 연구한 의서로 그의 연구는 溫病學의 발달에 상당한 공헌을 하였다. 정리하면 金元시대의 의가들의 『傷寒論』에 대한 연구는 전대의 의가들에 비해 괄목한 만한 성장을 이루었다고 말할 수 있다.

3.2 方書의 발전

중국에서 처방서의 출간은 송대에 이르러 비약적으로 증가하였고, 金元時代에도 마찬가지도 다량의 方書들이 출간되었다.

금대의 趙大申이 펴낸 『訂補風科集驗名方』 28권은 수집한 처방 672개에 趙大申이 첨가한 242개, 그리고 나중에 증보한 1347개 등 총 1979개의 처방이 수록되었는데, 특히 風科와 관련된 처방이 모두 수록되었다.

1172년에 劉完素가 지은 『黃帝素問宣明方論』(일명 『宣明論方』) 15권은 『素問』에 나와있는 61개의 병증을 분석하고 거기에 처방을 붙인것으로, 風, 熱, 傷寒, 積聚, 痰飮, 婦人, 補養, 諸痛, 泄痢, 眼目, 痔漏, 小兒 등 17개 항목으로 분류하고 있다. 각 항목에서는 병증설명과 처방을 고루 다루고 있다. 이것은 『素問』에 병증에 관한 내용만 있고 처방이 빠져있는 점을 보충한 것이다. 그 밖에 이 책에서는 劉完素의 寒凉을 중시하여 降火益陰을 위주로 치료하는 의학사상이 잘 반영되어 있다.

또한 14세기 중엽에 朱震亨은 『局方發揮』를 지어 滋陰降火의 치료원칙을 거듭 강조하였는데, 유완소가 '火'를 내리는 데에 주력한 반면 주진형은 '陰'을 자양하는 것을 주로 하였다. 한 사람은 그 남는 것을 제거하고 한 사람은 그 부족한 것을 보충한 것으로 그 이론은 확연히 다른 것이지만 궁극적인 목적은 약을 써서 陰陽을 조절하는 것에 있으므로 큰 의미에서는 같은 선상에 있다고 할 수 있다. 주진형은 『局方發揮』에서 『和劑局方』이 溫補劑를 남용하고 辛香燥熱한 약재로 병을 치료하는 경우가 지나치게 많아 생기는 폐단을 지적하고 滋陰하는데 주력하여 溫燥시키는 치법을 극히 삼가야 한다고 강조하였다.

그 외에 1338년에 許國楨 등은 『御藥院方』 20권을 저술하였는데, 이 책은 風藥, 傷寒, 一切氣, 痰飮, 補虛損, 積熱, 瀉痢, 雜病, 眼目, 咽喉, 口齒, 瘡腫, 傷折, 正骨, 婦科病, 小兒諸疾 등 14개의 항목으로 나누어 1068개의 처방을 수록하고 있다.

1321년에 孫允賢이 편집한 『類編南北經驗醫方大成』은 『新編醫方大全』 『醫方大

成』이라고도 하는데, 송・금원대의 의가들이 주로 사용했던 처방들을 유형별로 정리한 책이다. 총 72개의 항목에 2000여 개의 처방과 간략한 方論이 수록되어 있어 당시에 널리 통용되었던 方書이다.

1345년에 危亦林이 지은 『世醫得效方』 20권은 內科, 外科, 婦人科, 小兒科, 五官科, 傷科 등의 각종 질병의 脈象과 증상 및 치법을 비교적 자세하게 서술하고 있는데, 특히 骨傷科의 병증에 대한 치법은 상당히 높은 수준의 내용이다. 사지의 골절과 탈골, 척추골절, 타박상, 箭傷 등의 증상과 치료법을 자세히 기록하였고 이외에도 당시에 사용한 烏頭, 曼陀羅 등의 마취약과 乳香, 沒藥 같은 진통제와 刀, 剪, 鉗, 桑白線, 麻線 등의 수술용 기구들도 소개하고 있다.

1345년에 葛可久가 지은 『十藥神書』는 10개의 虛勞吐血을 치료하는 처방을 싣고 있는데 실용성이 매우 높은 처방들이다.

원대의 沙圖穆이 지은 『瑞竹堂經驗方』 15권은 15개의 항목에 310개의 처방이 실려있는데, 이 처방들은 각 의가들의 처방과 상용하는 경험방을 모은 것으로 임상가치가 매우 높다.

3.3 本草方劑學의 발전

당대부터 송대에 이르는 동안 정부에서 간행한 본초서들 외에 민간에서도 적지 않은 본초서를 편찬하여, 이 시기에는 본초학이 상당한 발전을 이루었다. 금대의 張元素는 약물의 氣味升降浮沈, 歸經補瀉, 制方大法 등의 방면에서 모두 새로운 이론들을 창도하여 본초이론의 발전에 많은 공헌을 하였으며, 적지 않은 새로운 처방들을 창제하기도 하였다.

장원소는 藥物氣味의 차이가 서로 다른 효용을 결정한다고 인식하여 "凡同氣之物必有諸味 同味之物必有諸氣 互相氣味 各有厚薄 性用不等 制方者 必須明其用矣"라고 말하였다. 먼저 그는 藥物의 氣味厚薄과 升降浮沈의 성질에 따라 生長化收藏의 이치를 결합시켜 약물을 風升生, 熱浮長, 濕化成, 燥降收, 寒沈藏 등의 五類로 나누었다. 이러한 藥物分類法은 장원소가 창안한 것으로 후에 李杲, 王好古, 羅天益, 李時珍 등이 모두 이에 의하여 用藥하였다.

장원소는 臟腑辨證을 중시하고 아울러 장부와 경락을 밀접히 결합하였기 때문에 臨證用藥時에 약물의 歸經說을 통해 약물이 어떤 經에 專入함을 밝혀 그 효과를 더욱 크게 하였다. 또한 制方할 때에는 마땅히 "引經報使"에 주의하여 본초에 響導가 있다면 그 힘이 더욱 專一하게 될 수 있다는 사실을 보여주었다.

장원소는 『素問·藏氣法時論』 등과 관련 있는 내용을 의료경험과 밀접히 결합하고 臟腑欲苦, 虛實의 飮食補瀉의 요지에 근거하여 구체적인 用藥 범례를 제시하였으니 "肝苦急 急食甘以緩之 甘草 肝欲散者 急食辛以散之 川芎 補之以細辛之辛 瀉以白芍之酸 肝虛以陳皮 生薑之類補之 經曰 虛則補其母 水能生木 水乃肝之母也 若以補腎 熟地黃 黃柏是也 如無他證 惟不足 錢氏地黃丸補之 實則芍藥瀉之 如無他證 錢氏瀉青丸主之 實則瀉其子 心乃肝之子 以甘草瀉之"라고 한 바와 같은 五臟五味補瀉이다.

장원소는 錢乙의 地黃丸, 瀉青丸과 安神丸, 瀉心湯, 導赤散, 益黃散, 瀉黃散, 瀉白散, 阿膠散 등을 五臟補瀉의 표준방제로 선택하였다. 동시에 "凡藥之五味 隨五臟所入而爲補瀉 亦不過因其性而調之"라고 하였으니, 이는 張氏가 藥物性味와 五臟 사이의 밀접한 관계를 중시하였음을 보여주는 것으로서, 이와 같은 그의 중요한 논술은 후세의 본보기가 되었다.

張元素의 用藥制方은 『素問』에 등장하는 氣味의 이치를 밝힌 것일 뿐 아니라 五運六氣의 說도 참고한 것이다. 그는 『至眞要大論』에 六氣의 邪가 內淫한 病의 治療原則을 制方에 응용하였는데, "風制法", "暑制法", "濕制法", "燥制法", "寒制法"등이 있다. 예를 들어 風制法은 "肝 木 酸 春生之道也 失常則病矣. 風淫于內 治以辛凉 佐以苦辛 以甘緩之 以辛散之"라고 한 바와 같은 것이다. 이에 대해 그는 "酸 苦 甘 辛 鹹 卽肝木 心火 脾土 肺金 腎水之本也 四時之變 謂如風淫于內 卽是肝木失常也 火隨而熾 治以辛凉 是爲辛金克其木 凉水沃其火也 其治法例皆如此"라고 해석하였다.

장원소는 "古方新病 甚不相宜"라는 인식을 바탕으로 상술한 制方의 원칙에 근거하여 일찍이 적지 않은 새로운 처방을 창제하였다. 예를 들어 九味羌活湯, 枳朮丸, 門冬飮子, 天麻丸 등이 있는데, 이 처방들은 후세에 널리 전해지고 있다.

장원소가 지은 『珍珠囊』 1권은 113종의 약재에 대한 寒熱, 效能, 主治, 歸經, 禁忌

와 君臣佐使에 관해 서술하였고, 주요 병증에 쓰이는 약재와 氣味, 炮制 등에 대해 설명하였다. 이 책은 임상적으로 약재들의 사용에 지침역할을 해주는 전문본초서였으나 원서는 이미 실전되었고 후대 사람들이 운문형식으로 바꾼 『東垣珍珠囊』이라는 책이 전해지고 있다.

1289년 王好古가 지은 『湯液本草』 3권은 238종의 약재를 수록하고 있는데, 약재의 효능을 설명할 때 약재의 歸經에 의거하고 있으며, 약재의 氣味陰陽과 升降浮沈 등의 性味와 效能을 밝히는 데 공헌을 하였다. 그 외의 本草書로는 吳瑞의 『日用本草』, 朱震亨의 『本草衍義補遺』, 王好古의 『癍癰疽耳眼本草要鈔』 등이 있다.

3.4 外科學, 正骨學의 발전

원대의 13개의 분과제도 중에는 正骨 및 金瘡科(傷科), 瘡腫科(外科)가 있었다. 傷科와 外科에 관한 의서들은 많이 보이지 않지만, 齊德之의 『外科精義』와 危亦林의 『世醫得效方』에서 기술하고 있는 이 부분의 기록으로 볼 때 당시에 外科 및 傷科에서 상당한 발전이 있었음을 알 수 있다.

齊德之의 생애는 자세히 밝혀지지 않았으며, 원대의 외과의사로 醫學博士와 御藥院 外科太醫를 지냈다는 것만이 전해질 뿐이다. 1335년에 『外科精義』 2권을 저술하였는데 상권은 증상의 감별과 치료법에 대한 35개의 편으로 구성되어 있고, 하권은 湯劑, 丸劑, 散劑, 膏劑의 145개의 처방이 실려 있다. 부록으로 본초의 炮制와 單方으로 瘡腫을 치료하는 방법 등이 소개되어 있다.

이 책의 주된 내용은 癰疽와 發背의 진단 및 감별이며, 灸法과 用藥法에 대한 내용들도 있다. 그 내용을 간략하게 소개하면, 瘡瘍의 원인은 陰陽의 불화로 氣血이 壅滯하여 생긴 것이라고 하였고, 치료는 전신증상과 經絡의 虛實에 근거하여 증상에 따라 辨證施治하여야 한다고 하였으며, 熱毒에만 집착해 寒凉하고 克伐하는 약재를 남용해서는 안 된다고 하였다. 이 책은 후대 의가들의 많은 존중을 받았다. 12세기 이래로 의서에서 正骨科에 관한 자세한 논술은 거의 없고 대부분은 간략하고 불완전한 것들이어서 제대로 된 正骨 분야의 업적은 없었다고 할 수 있다.

1345년에 危亦林(字는 達齋, 南豊人)은 『世醫得效方』을 저술하였는데, 그 중에 正

骨과 金瘡에 관한 전문적인 기록이 있다. 危亦林은 이 분야에 뛰어난 재주가 있어 임상적으로 풍부한 경험을 쌓았으며 특히 正骨 분야에서는 상당히 높은 수준의 기술을 터득하고 있었다. 예로 척주골절을 치료할 때 환자를 매달아 뼈의 어긋난 곳을 교정하는 방법이나, 팔뚝부위의 골절에 부목을 대는 방법 등은 이전의 방법에 비하여 매우 진일보한 방법인 것이다.

3.5 鍼灸學의 발전

침구학은 송대에 이미 상당한 발전을 이룩하였다. 금대 何若遇는『子午流注鍼經』3卷에서 子午流注鍼法을 처음으로 사용하였는데 이것은 혈자리가 시간에 따라 다르게 열리기 때문에 시간에 따라 혈자리를 선별하여 시술하는 방법으로 어느 정도 임상적으로 그 효과가 입증되었다. 일찍이『靈樞』에 이미 관련 기록이 있으며 금대에 이것을 임상적으로 발전시킨 것이다. 금대에 竇杰이 지은『鍼經指南』1권은「標幽賦」「通玄指要賦」가 실려있으며, 經絡循行, 奇穴, 流注八穴, 補瀉手法 및 鍼灸禁忌 등에 대한 내용을 기술하고 있고, 상용하는 혈자리를 모아 詩賦 형식으로 만들어 일반인들이 쉽게 암송할 수 있도록 하였기 때문에 침구치료술의 보급에 큰 공헌을 하였다.

원대에 王國瑞가 扁鵲의 이름을 가탁하여 만든『扁鵲神應鍼灸玉龍經』(간칭하여『玉龍歌』)은 126개의 혈자리를 소개하고 있는데, 이『玉龍歌』에 나온 鍼法과 灸法은 王國瑞 집안에서 대대로 전수되어온 침구경험을 정리한 것이다. 또한 원대의 저명한 침구의사로 滑伯仁이 있는데 그는 몽골인 의사 忽泰必烈이 지은『金蘭循經』이라는 책에 영향을 받아 奇經八脈 중의 任脈과 督脈을 12經脈과 연계시켜 1341년에『十四經發揮』라는 책을 저술하였다. 이 책은『黃帝內經』에 나온 經脈과 兪穴을 고증하여 647개의 혈자리를 14經脈에 귀속시켰으며, 14經脈의 순행부위와 각 經脈이 관여하는 병증에 대하여 자세하게 기술하였다. 이 책은 후대의 침구분야에 상당한 영향을 끼쳤다. 그 외에 금대 李慶嗣가 지은『鍼經』과 王開가 지은『重注標幽賦』가 있으나 실전되었다.

4 病機學說의 발전

금원시대에 이르러 의가들은 과거의 의학을 단순히 고수하려 하지 않고, 단지 학술의 진의만 깨우친다면 자신의 경험과 결합하여 각자 새로운 견해를 낼 수 있다는 입장을 피력하였다. 대표적인 의가들로는 劉完素, 張從政, 李東垣, 朱丹溪 등 이른바 四大家가 있다.

이들 四大家는 거의 비슷한 시기에 생존했지만 각자가 연구하여 체득한 臨床經驗과 治療方法이 서로 달랐으므로 각기 다른 학술성과가 있었는데, 특히 두드러진 것은 『內經』의 六氣病機와 臟腑證候病機의 이론이다. 비록 이들의 학술이론이 모두 한 쪽으로 치우친 것을 면할 수는 없었지만, 이들이 후세의 의학에 끼친 영향은 대단히 크다.

4.1 六氣病機學說

河間 劉完素는 평생동안『素問』의 연구에 힘을 기울였는데, 특히 30여 년 동안 病機의 관건에 대하여 연구하여 病機와 歲時節令의 변화가 관련있다는 것을 인식하여, "病機는 五運六氣에 歸屬된다"고 주장하였다. 그는 자신이 연구한 기초이론을 임상에 잘 결합하고, 運氣理論을 부단히 연구하여 運氣理論을 설명한『圖解素問要旨論』을 저술하였다. 또『素問玄機原病式』을 저술하여, 亢害承制의 理論으로써 運氣의 요지를 밝혔으며,『素問』의 病機十九條 가운데 火熱에 관한 病機로부터 후세에 남길 만한 견해를 제시하였다.

유완소의 제자로는 穆子昭, 荊山浮屠, 馬宗素, 董系 등이 있다. 荊山浮屠는 羅知悌에게 전하고 羅知悌가 朱震亨에게 전하여 河間의 학설은 북방에서 강남으로 전파되었다.

명대의 王綸, 虞摶은 모두 丹溪를 私淑한 사람들이었지만, 한 곳에 치우치지 않고 장단점을 헤아려 "外感法仲景, 內傷法東垣, 熱病用河間, 雜病用丹溪"라고 主張하였는데, 汪機와 劉純 등도 이들의 견해와 같았다.

河間學派의 學術思想을 분석해 보면, 주로 연구한 내용이 火熱證의 病機와 치료이다. 그러나 거처한 곳이 달라 관찰한 疾病이 달랐으므로 각자 다른 학술적 내용을 주장했고 그 견해도 자연 국한적인 면이 있었다. 그러나 이들의 주장한 내용을 모두 종합하여 분석해 보면, 비교적 완전한 火熱證의 病機理論과 훌륭한 치료경험이 담겨 있다. 火熱病機를 病因論的으로 보건대, 外感으로 생길 수도 있고 內傷에 의해 생길 수도 있다. 그러나 人體의 稟賦에는 강약의 구별이 있고, 땅은 南北의 구분이 있으며, 氣候는 四時의 다름이 있기 때문에, 동시에 밖에서 火熱을 받더라도 나타나는 證候가 虛實表裏의 다름이 있으니, 邪氣가 實한 것은 寒凉으로 治하고, 邪火가 內熾한 것은 攻下하는 것이 옳고, 만일 邪氣가 아직 實하지 않지만 正氣가 虛한 者는, 驅邪할 때에 먼저 本氣가 虛한 것을 考慮해야만 하고, 扶正할 때 留邪가 內擾하지 않도록 조심해야 한다고 하였다. 이렇게 外感으로 熱이 發生하는 경우 외에도 내부적으로도 熱이 발생할 수 있으니, 肝腎相火가 妄動해도 火熱의 病源이 되며, 肺胃心脾도 火와 熱을 생겨나게 할 수 있다.

임상에 임해서는 脈과 證을 자세히 살펴 먼저 병을 가진 장부를 살피고, 다시 病機를 分析하여 치료에 임해야 한다. 腎虛火動者는 滋水而濟火하고, 肝鬱而化火者는 柔肝達木하여 散火해야 하고, 脾蘊濕濁而爲熱者는 理脾化濕하여 除熱해야 하고, 痰火蒙心者는 豁痰淸心하지 않으면 急症을 滅할 수 없으며, 胃火가 內熾한 자는 더욱 胃氣를 降下시키고 火氣를 하행시켜 치료해야 한다. 이러한 여러 치료방법이 河間學派의 각 의학자들에게서 구체적으로 나타나므로, 이런 각 의가들의 장점을 취해 火熱病의 치료에 임해야 한다.

4.2 臟腑病機學說

河間學派와 견줄 만한 학파로는 張元素를 始祖로 삼는 易水學派를 들 수 있는데, 이들은 臟腑證候의 病機와 치료를 연구내용으로 삼아 훌륭한 一派의 학설을 형성하였다. 장원소도 五運六氣에 대해 많은 연구를 하였으나 유하간의 연구내용과 다른 면이 있다. 먼저 그는 亢害承制의 이치를 運氣 연구의 중심으로 삼지 않고, 다만 그 盛衰變化의 현상을 병리분석에 반영함으로써 치료방법을 연구하였다. 또한 六氣皆從火化의 說과는 달리, 臟腑의 寒熱虛實의 관점에서 질병의 발생과 傳變을 분석하였는데,

그의 이러한 臟腑病機로 질병을 관찰하는 학설은 『金匱』 『中藏經』을 계승하고 錢乙의 五臟辨證의 영향을 받은 것이다.

李杲는 張元素의 학문에서 장부를 虛實로 나누어서 관찰하는 것을 이어받고, 『素問』의 "土者生萬物"의 이론을 발전시켜 『脾胃論』 『內外傷辨惑論』 등을 저술하였다. 그는 『內外傷辨惑論』에서 병인을 天地之邪氣에 感한 것과 水穀之氣寒熱에 感한 것의 둘로 나누었으며, 水穀內傷의 연구에 중점을 두어 임상에서 補中·升陽·益氣·益胃의 치법을 많이 사용하였다. 이에 후세에 '補土派'의 창시자로 불리게 되었다.

羅天益은 이고를 스승으로 장원소의 臟腑辨證 학설을 더욱 발전시켰으며, 특히 三焦의 辨治에 뛰어났다. 그는 三焦에 대해 五臟六腑를 包括하고 있으며 또 原氣의 別使가 되므로 原氣가 充滿하면 脾胃가 저절로 健運하게 된다고 하였는데, 이는 장원소와 이고 두 사람의 이론을 잘 운용하여 자신의 학설을 이룬 것이다.

明代에 이르러서도 臟腑病機는 薛己, 趙養葵, 李中梓, 張介賓 등에 의해 계속적으로 연구, 발전되었다.

薛己는 李東垣과 錢乙을 私淑했는데, 李東垣의 補脾와 錢乙의 益腎의 관점에 대해 깊이 얻은 바가 있었다. 그는 陽虛發熱에는 補中益氣의 方法을 써서 升擧淸陽해야 하고, 陰虛發熱에는 六味地黃의 方法을 써서 培養陰血해야 한다고 하였으며 補脾補腎하는데 비록 陰陽氣血의 구별이 있지만 실상 脾胃의 부족에 의한 경우가 매우 많다고 하였다. 이는 脾腎이 모두 중요하지만 脾胃가 主가 된다고 한 것으로 이동원의 견해를 약간 달리한 것이다. 趙養葵는 薛己의 補腎하는 견해만을 취하여, '腎命門水火之說'을 주장하였다. 그는 兩腎은 모두 水에 속하고 命門은 그 사이에 있으며 火에 속하는데, 命門火는 腎水에 의해 培養되어 生機의 所繫가 되므로 六味丸, 八味丸으로써 補腎水命門火하는 것이 諸病을 치료하는 요점이 된다고 하였다.

李中梓는 易水學派의 학설을 이어받고 脾腎의 학설을 연구하여, 先天之本은 腎에 있고 後天之本은 脾에 있으며, 脾에는 陰陽이 있고 腎은 水火가 있어 균형을 이루고 交濟가 되도록 해야 한다고 하였다. 治法에선 補血보다 補氣를 우선해야 하고 滋陰보다 養陽하는 것이 더 중요하다고 하였다.

이 둘의 이론은 설기와 비슷한 점이 있으나 조금씩 그 내용을 달리하고 있다. 山陰의 張介賓은 王氷의 水火有無之說에 대해 많은 연구를 하였고 또 이고와 설기의 학설에 대해서도 연구하였는데, 命門之火는 元氣가 되고 腎中之水는 元精이 되며, 陰精의 形이 없으면 陽氣를 싣지 못하므로 人身의 陽은 有餘하지 않고, 眞陰은 항상 不足하다는 이론을 주장하였다. 이와 같이 脾·胃·腎과 命門으로 모두 元氣를 논함으로써 이동원의 『脾胃論』을 보충했을 뿐만 아니라, 주단계의 眞陰不足之說에 대해서도 큰 발전을 이루었다.

易水學派의 학술내용을 분석해 보면, 臟腑病機를 이론의 근거로 삼아 內傷雜病 중에 흔히 나타나는 氣血虛弱의 諸證의 치료에 대해 매우 상세한 연구를 하였다. 張元素와 李杲로부터 明末諸家의 연구노력으로 臟腑와 氣血의 生理病理에 대해 이론적으로서 진일보하는 한편 임상에서도 훌륭한 치료효과를 거두었는데, 특히 脾·胃·腎과 命門에 대한 학설의 발전이 두드러졌다. 이고는 脾胃를 논하여 정확하게 中土淸陽之氣가 인체의 生理·病理적 변화에 중요한 위치에 있으며, 脾胃를 調理하는 것이 치료의 관건임을 강조하였다. 腎과 命門을 논한 의가들은 眞陰과 元陽으로부터 陰陽平衡의 調節機制를 제기하였는데, 이는 이전의 의가들이 밝히지 못했던 귀중한 이론이라고 할 수 있다.

5 북방의학과 남방의학의 단절과 교류

5.1 북방의학과 남방의학의 단절

송대에는 『和劑局方』과 『易簡方』이 성행하여 질병치료에 사용되는 처방의 규격화와 단순화가 이루어져 임상에 다소간의 발전이 있었던 시기라고 할 수 있다. 금원시대에는 오랜 동안의 전란과 飢荒勞役 등으로 인한 고통으로 더욱 새로운 의학의 발전이 요구되었고, 실제로 많은 발전이 있었던 시기다.

송과 금원은 서로 격렬한 전투를 하여 상호간의 정치, 경제, 문화, 의학 등의 거의 모든 분야에서의 교류가 거의 없었다고 할 수 있다. 이러한 단절 상태는 南宋이 멸망한 후 조금씩 약화되기 시작하였으나, 각 지역의 의학계에서 형성된 특성으로 말미암아 북방의 의학과 남방의 의학은 융합되기가 매우 어려웠다.

5.2 북방의학의 남방 전파과정

금원시대에는 끊이지 않는 전쟁의 상황으로 말미암아 임상의학에 커다란 발전이 있었으며, 기초이론도 여러 의학자들의 논쟁을 통하여 많은 발전을 이루었다. 이러한 의학의 발전은 元의 수도가 자리한 북경지역을 위주로 발전하게 되었다. 이렇게 발전한 북방 의학이 宋代에 문물이 발전하였던 남방에 영향을 주게 되어 비로소 북방의학이 남방에 전파되기 시작하였다.

북방의학의 남방 전파경로는 두 가지로 생각해 볼 수가 있다.

첫째 경로는 葛應雷 父子를 통한 것이다. 『蘇州府志』에 다음과 같이 전한다. "宋이 망하자 곧 집안에서 소장하고 있던 方書를 자세히 연구하고 깊이 생각하였다. 그 처방을 구성하고 있는 方劑는 모두 다른 의서와 달랐다. 당시 浙西提刑 李判官은 中州의 명의였는데, 아버지의 병을 스스로 진단하고 다시 葛應雷에게 자문을 구하였다. 그의 이론을 듣고 父子가 서로 마주보고 놀라 말하길 '남방에도 이러한 사람이 있었단 말인가?'라고 하였다. 그리고 소장하고 있던 劉守眞, 張潔古의 의서를 모두 꺼내놓고 함께 토론하였는데 부합하지 않음이 없었다. 이때부터 강남지역에 劉張의 학문이 퍼지기 시작하였다."

이 기록에 의하면 대략 宋末元初(13~14세기 사이)에 李判官이 처음으로 북방의 劉完素, 張潔古의 의서를 남방에 전하였다. 『蘇州府志』에서 葛應雷의 학술 견해와 劉完素, 張潔古의 의서가 부합하지 않음이 없었지만, 그 의미는 葛氏가 "硏精覃思"한 후에 깨달은 것이 劉, 張의 학술사상과 부합된다는 말이지 당시 남방과 북방의 의학에 이미 교류가 있었다는 말은 아니다. 오히려 李氏 父子가 "남방에도 이러한 사람이 있었단 말인가?"라고 놀란 것으로 보아 당시 사람들의 눈에는 남방 의사들이 북방의 劉, 張의 學을 모르고 있었음을 알 수 있다. 李判官이 劉, 張의 의서를 보인 후에 葛應雷가 북방의학의 일부 사상을 수용하였다. 葛應雷는 平江에서 의학교수를 지냈고 江浙의 의관으로 승진되어 그의 학술사상이 자연 교학을 통해 용이하게 전파될 수 있었기 때문에, 북방의학이 남방으로 전파하게 된 것이 이로부터 시작되었다고 보았다.

『吳縣志』는 葛應雷에 대하여 "『醫學會同』 20권을 저술하였으며, 五運六氣의 標本이론을 받들어 陰陽이 승강하는 左右를 살펴 五臟六腑의 虛實을 정하고, 經絡氣血

의 流注에 부합시켜 질병의 증후와 생사의 시기를 알았다. 處方, 制劑, 砭焫이 모두 다른 의서들과는 다르다"라고 서술하였다. 『醫學會同』의 원서는 이미 실전되었으나, 지방지에 간략하게 기재된 것으로 보아 그는 북방의학의 영향을 깊이 받았음을 알 수 있다.

그의 아들 葛乾孫(1305~1353)은 字가 可久이다. 『明外史』는 葛可久에 대하여 "아버지의 업을 이어받았으나 사람들을 치료하려고 하지 않았다. 간혹 시술하면 항상 기이한 효험을 보아 명성이 金華의 朱丹溪과 나란히 하였다"라고 서술하고 있다. 葛可久의 일부 醫案이 세상에 전해지고 있는데, 그 중 『十藥神書』는 내용이 매우 간단하지만 여기에 실린 10개의 처방은 상당히 실용적이고 유효한 것이다.

북방의학이 남으로 전해진 두 번째 경로는 元代의 명의 朱丹溪를 통해서였다. 주단계(그의 생애는 다음 節에서 다룸)는 元代에 가장 유명한 의학자이다. 元代 戴良의 『丹溪翁傳』을 보면 주단계의 생애를 상세히 소개하고 있는데, 여기에서 알 수 있는 것은 중국이 통일된 후 수십 년이 되어도 남북의학의 교류는 여전히 지체되고 있었다는 점이다. 주단계는 원래 유학을 공부하여 理學에 정통하였다. 그가 의학으로 방향을 바꾼 후 산 곳이 남방이었기 때문에 그가 공부한 것은 모두 남방에서 성행한 方書였다. 기록에 의하면 "陳師文, 裵宗元이 大觀시기에 확정한 297方의 『和劑局方』이 성행하였다. 주단계는 밤낮을 가리지 않고 이를 공부하였다. 얼마 후 깨닫고 이르길 '古方을 가지고 오늘날의 병을 치료한다면 그 형세가 모두 부합할 수 없다. 법도를 세우고 준칙을 확립하고, 표준을 따르려면 반드시 『素問』 『難經』과 같은 경전에 의거해야 하지 않겠는가? 그러나 내 고향의 의사들 가운데 이를 잘 아는 자가 드물다'고 하였다. 마침내 遊學을 위하여 행장을 꾸려 다른 스승을 찾아 문을 두드렸다"라고 하였는데, 이로써 『局方』의 의학이 성행한 남방에서는 북방의학의 발전을 알고 있었던 의가가 없었음을 알 수 있다. 朱丹溪와 葛應雷는 마찬가지로 당시 남방의학의 현상에 대해 불만을 느끼고 『局方』의 의학에 변혁이 필요하다고 생각했기 때문에 그들은 『內經』에 기원한 북방의학을 용이하게 수용하고 인정하게 되었다.

주단계가 의학을 공부하기 위해 들인 노력은 대단한 것이었다. 戴良은 그가 유명한 스승을 찾는 과정을 기록하고 있다.

錢塘(杭州)의 江을 건너서 江蘇의 吳縣으로 향하였고, 安徽의 宛陵(宣城)을 거쳐 江蘇의 南徐(鎭江)에 이르렀으며, 마지막으로 建業(南京)까지 갔으나 좋은 스승을 만날 수 없었다. 다시 武林(杭州)으로 돌아가던 중 우연히 어떤 사람에게 그 지역에 사는 羅氏를 소개받았다. 성은 羅이며 이름은 知悌, 字는 子敬으로 太無先生이라 불렸다. 南宋 理宗시기에 寺人(侍御하는 나이 어린 小臣)을 지냈고, 의술에 정통하여 金代 劉完素의 再傳弟子였다. 또한 장종정, 이고 두 의가의 학설에도 정통하였다. 그러나 성격이 매우 괴팍하여 자기의 의술만을 믿고 남을 믿는 것을 싫어해서 그의 마음에 꼭 들기가 어려웠다. 주단계가 그를 배알하려고 여러 차례 찾아갔으나 만나기를 원치 않았다. 그 이후로도 그를 만나고 싶은 마음이 더욱 간절하였고 마침내 羅太無가 그를 들어오게 하고 "너는 朱彦修가 아니냐?" 고 하였다. 당시에 주단계는 의사로서 이미 유명하여 나태무 또한 그를 알고 있었기 때문이다. 주단계는 그를 뵙자 북쪽을 향하여 절하고 그의 가르침을 받길 원했다. 나태무 또한 주단계를 만난 것을 매우 기쁘게 여겨 곧 유하간, 장자화, 이동원의 의서를 주고 이 세 의가들의 의학적인 요점을 강술하였다. 아울러 모두 醫經에 의거하여 판단하였다. 또한 "네가 종전에 배웠던 의술을 모두 버려라. 그것은 정확한 것이 아니다!" 라고 하였다. 주단계는 그의 말을 듣자 가슴속에 쌓였던 많은 의문들이 즉각 해소되었다. 얼마 되지 않아 그의 학문을 완전히 이해하고 고향으로 돌아갔다.

宋濂은 주단계가 스승을 찾아 헤맨 것에 대한 사실을 더욱 자세히 소개하였다.

다시 武林(지금의 杭州)으로 돌아오자 어떤 사람이 羅知悌라는 司徒가 있음을 알려주었다. 知悌의 字는 子敬이고, 南宋 寶祐시기에 寺人을 지냈다. 의학에 정통하였고 금대 유하간의 학문을 깨치고 아울러 이동원, 장자화 두 의가의 학문도 두루 겸하였다. 그러나 성격이 매우 오만하였다. 주단계가 그를 만나기 위하여 열 번이나 찾아갔으나 만날 수가 없었다. 그러나 선생의 뜻은 더욱 굳어져 날마다 그 집 문앞에 공손하게 서있었고, 비바람이 불어도 변함이 없었다. 그러다가 마침내 나지제에게 인사를 드리게 되었는데, 처음 만났는데도 오래 전부터 사귄 것과 같았다.

이러한 말은 주단계가 의학 공부에 어려움을 겪은 것을 내세우기 위한 것이지만 동시에 당시 북방의학을 알고 있다는 것이 어느덧 남방을 무시하는 배경이 되었음을 반영한 것이다. 주단계가 羅知悌에게 전수받은 시기는 元·泰定2년(1325)으로 南宋이 멸망한 지 40여 년이 지난 시기이다. 宋이 멸망한 지 40여 년이 되었지만 남방에서는 극소수의 사람들만이 북방의 유하간, 이동원 등의 의서를 알고 있어 국가가 장기간 분열된 후 형성된 문화의 단절을 해소시키는 것도 쉬운 일이 아니었음을 알 수 있다.

羅知悌는 宋・理宗 寶祐(1253~1258) 시기에 太監을 지냈다. 范行准은 羅知悌학문의 전승관계에 대해 다음과 같이 언급하였다. "李明之의 제자들은 대부분 中原에 있었으나, 劉守眞의 학문만은 荊山浮屠에게 전해졌다. 荊山浮屠가 강남에 이르러 羅知悌에게 전하여 남방의 의학이 모두 그를 따랐다." 이처럼 남방의 의학이 모두 그를 따랐다고는 하나 북방의학을 남방에 전하는 데에는 결코 순탄하지 못한 어려운 과정이 있었다. 주단계는 나지제에게 劉, 張, 李의 학문을 전수받은 후 고향으로 돌아가 자신이 배운 북방의학을 선양하는 과정에서 큰 저항에 부딪히게 되었다. "局方醫學에 빠진 고향의 의사들은 翁의 말을 듣고 크게 놀라면서 비난하였다. 유독 (許)文懿만이 기뻐하여 '내 병을 고칠 수 있겠는가?' 라고 하였다. 文懿는 末疾을 앓아 10여 년 동안 낫지 못하고 있었다. 翁이 法에 따라 치료하여 좋은 효과를 거두자 이때부터 그를 비웃고 비난한 고향의 의사들이 모두 탄복하고 칭찬하기 시작하였다. 수년 사이에 그의 명성이 높아졌다. 翁은 이에 만족하지 않고 三家의 설을 보충하여 널리 보급하였다." 이 이후부터 남방의 의생들이 朱丹溪의 의학을 공부하게 되어 마침내 북방의학이 널리 사람들에게 알려지게 되었다.

같이 북방의학을 전한 葛可久는 주단계와 같은 시대의 사람으로 상호 왕래가 있었다. 기록에 의하면 당시 명의인 項昕은 주단계와 葛可久에게 劉, 張, 李의 學을 잇달아 배웠다. 북방의학의 남하에는 여러 경로가 있을 수 있지만 이상 두 경로가 가장 명확하고 남북 의학교류에 실제적인 영향을 끼쳤음이 확실하다. 그들의 학습에 통용된 의서는 모두 금원시기의 북방의학에서 내원하였다. 元代 100년을 통하여 남북의학은 완만하게 융합하게 되어 북방의학이 점차 전국적으로 전파되기 시작하였다. 그러나 남북 의학교류의 추세는 明代 초기까지 계속되었다.

원대에는 북방의학이 상대적으로 앞서 있었으나, 남방의 의학자들이 그것을 수용하고 소화시켜 새롭게 발전시켰다. 더욱 중요한 것은 논쟁을 벌인 북방의학의 풍조에 반하여 남방의학계에서는 이론을 탐구하는 움직임이 있었다는 사실이다. 원대 이후 경제문화의 중심이 남방으로 이동하였기 때문에 人文이 비교적 발달한 남방(특히 양자강 하류 여러 성)의 의학계에서는 의학 이론에 대한 탐구가 날로 깊어지게 되었다. 특히 원대 주단계가 의학이론을 탐구한 업적은 중국 의학사의 중요한 지위를 차지하고 있다.

6 金元시대의 학술유파

금원시대 劉完素, 張從政, 李杲, 朱震亨 이 네 명의 유명한 의가를 '金元四大家'라고 부른다. 이 시기에는 오랜 전쟁과 사회경제의 파괴로 일반인들의 생활이 피폐해지고 기아와 노역에 허덕였기 때문에 자연히 질병의 발생빈도도 높았으며, 이러한 환경에서 당시 의사들은 풍부한 임상적인 경험을 쌓을 수 있었다. 그리고 당시 의사들은 『和劑局方』의 처방을 남용하는 경향이 많았는데, 이에 『和劑局方』의 폐해를 극복하기 위해 『黃帝內經』과 『傷寒論』 등의 고전을 연구하고 환자의 구체적인 정황에 의거하여 치료하는 풍조가 생기기 시작하였다. 당시 의학자들은 풍부한 임상경험과 『黃帝內經』의 기초이론을 결합하여 독창적인 의학이론과 치료방법을 발전시켰다. 다만 여러 의학연구자들의 임상경험과 지리적인 특색 등이 달랐기 때문에 지역적 혹은 개인적으로 각양각색의 의학이론이 등장하게 되었으며, 그 내용들이 사제관계를 통해 전달되면서 학파가 등장하기도 하고 계보가 형성되기도 하였다. 이러한 배경에서 金元四大家가 등장하게 된 것이다. 이러한 金元四大家의 활약으로 인해 중국 의학은 학술적인 측면에서 한 차원 진보하게 된다.

6.1 寒凉派

劉完素(修眞)는 대부분의 질병이 모두 火熱과 관련을 맺고 있다고 보았기 때문에 火熱이 질병을 발생시킨다는 이론을 주장하게 된다. 진단과 치료에서 그는 表裏의 방면에서 증상을 변별해야 하며 心火를 내리는 것과 腎水를 돋우는 것을 위주로 火熱病을 다스려야 한다고 주장하고 辛熱한 약제를 남용하는 것에 반대하였다. 이러한 그의 주장은 후대 溫熱病의 치료에 상당한 영향을 끼쳤다. 그는 火熱論을 제창하여 寒凉한 본초를 사용하는 데 독보적인 연구성과를 남겼으므로 후대 의가들은 그를 '寒凉派'라고 부르게 되었다.

6.2 功下派

攻下派는 질병이 생기는 것을 邪氣가 인체의 내부로 침입한 결과로 인식하였다. 그러므로 질병을 치료할 때는 인체에서 邪氣를 몰아내는 방법을 써야 한다고 주장하였다. 風寒의 邪氣로 인해 발생하는 질병은 皮膚와 經絡의 내부에 있으므로 汗法을 쓰고, 風痰·宿食·鬱積이 胸膈이나 上腕에 있을 때는 吐法을 쓰고, 寒濕痼冷이나 熱이 下焦에 있을 때에는 下法을 써야 한다고 주장하였다. 이렇듯 汗吐下의 三法으로 邪氣를 몰아내는 攻法을 주로 사용하였으므로 후대 의가들은 이들을 '功下派'라고 칭하였다.

6.3 補土派

李杲에 따르면 脾胃의 작용은 기운을 升降시키는 작용을 하는데 淸氣는 올라가고 濁氣는 내려가는 것이 인체의 정상적인 생리활동이라고 하여 이러한 升降作用이 어긋나면 질병이 발생한다고 보았다. 그래서 임상에서 특별히 脾胃의 陽氣를 올리는 것을 강조하였으며 각종 內傷病의 치료를 升擧中氣하는 것에 귀결시켰다. 上焦, 中焦, 下焦를 補益하는 것을 각기 나누어 설명하고 있지만 모두 脾胃를 위주로 한 益胃健脾 升陽補氣하는 방법이다. 그리하여 그는 補中益氣湯, 升陽益胃湯, 調中益氣湯 등의 유명한 처방을 창제하였다. 그가 溫補脾胃하는 방법을 주로 사용하였기 때문에 후대 의가들은 그를 '補土派' 또는 '溫補派'라고 칭했다.

이고의 주장은 장자화의 주장과 대립적인 관계에 있었기 때문에 그들의 논쟁은 항상 격렬했다. 그리고 이고는 脾胃의 陽氣를 강조하였고 치료에도 溫補를 주로 하였기 때문에 어떤 면에서는 편협한 경향이 있었으며, 이 점에 대해서는 후에 淸代의 의가인 葉天士가 '養胃陰'에 관한 학설을 내세워 이동원의 脾胃學說의 부족한 점을 보충하였다. 섭천사의 등장으로 이동원의 脾胃學說은 비로소 완전해질 수 있었다.

6.4 滋陰派

朱震亨은 사람은 항상 "陽常有餘, 陰常不足"하므로 養生에서 相火가 妄動하는 상황을 피해야 하며 음식과 색욕을 절제하여 '陰分'을 길러야 한다고 주장하였다. 임상에서도 그는 滋陰降火하는 약재를 쓸 것을 주장하였고 이 때문에 그를 '滋陰派'라고 부르는 것이다. 그가 새로 만들어 사용한 越鞠丹, 大補陰丸, 瓊玉膏 등은 현재까지도 상용하는 처방들이다.

이상이 金元時代 학술유파의 한 부분이고, 이제 金元四大家에 해당하는 사람들에 대해 자세히 살펴보기로 한다.

7 劉完素의 학술사상

劉完素는 字가 守眞, 自號는 玄通處士로 金나라 河間(河北省 河間縣)人이기에 후세에 劉河間으로 불린다. 宋 大觀4年(1110) 경에 태어났으며, 사망한 연도는 분명치 않다. 그는 "일찍이 총명하여 어릴 때부터 의서를 좋아했다(夙有聰慧, 自幼耽嗜醫書)"고 전해지며, 25세부터 『內經』을 연구하기 시작하여 "『素問』한 권을 보며 온종일 깊이 생각하여 손에서 책을 놓지 않았고, 35년간 침식을 잊고 공부했다(披閱『素問』一書, 朝勤夕思, 手不釋卷, 三十五年間, 廢寢忘食)"라고 전해지듯이 60세가 될 때까지도 공부를 중단하지 않았다. 金나라 章宗 完顔璟은 재위시(1190~1208)에 劉完素에게 세 차례에 걸쳐 관직을 주려 했으나 모두 거절당하자 그에게 "高尙先生"이란 칭호를 내렸다. 그는 민간의 의사로서 일생 동안 대부분 농민들을 치료하였는데, 의술이 고명하여 "長沙復生"이라고 칭송되었다.

劉完素의 주요 저작에는 1186년에 완성된 『素問玄機原病式』 1卷이 있다. 이 책 2만여 字 속에는 그의 학술사상과 "火熱論"의 주요 논점이 나와 있는데, 그 내용을 살펴보면 『素問·至眞要大論』 중의 病機十九條를 五運六氣學說과 결합하여 설명하고, 火熱病機를 중점적으로 논술하여 병을 치료할 때 寒凉한 약물을 많이 사용할 것을 주장한 것이다. 이는 크게 "五運主病", "六氣爲病"의 두 부분으로 나뉜다. 『素問病機氣

宜保命集』 3卷은 1188년에 완성되었는데, 上卷은 의학논문으로 養生, 脈診, 望診 등의 문제를 논술했다. 그 중 이와 관련된 "病機", "氣宜"의 두 가지 論은 『素問 · 至眞要大論』의 "謹候氣宜, 無失病機"의 정신을 바탕에 깔고 寒 · 暑 · 燥 · 濕 · 風 등의 病邪가 일으킨 여러가지 병증을 "機理"의 측면에서 분석하였다. 또한 "五運六氣"에 대해 자세히 논술하였다. 中 · 下 2권은 임상치료를 위한 것으로 여러 병증에 대해 먼저 醫理를 논한 다음 증후를 열거하고 마지막으로 治法을 자세히 기록하였다.

『宣明論方』 15卷은 첫머리에 『內經』의 61證을 실어 놓고 證마다 각기 주치하는 처방을 실어 놓았다. 그 다음으로 風 · 熱 · 傷寒 · 積聚 · 水濕 · 痰飮 · 勞 · 燥 · 泄利 · 婦人 · 保養 · 諸痛 · 痔瘻 · 眼目 · 小兒 · 雜病 등의 17門을 실어 놓았다. 門마다 각기 총론이 있고, 또한 운기의 이치를 밝혀 놓았고 겸하여 의가들의 方論을 언급해 놓았다. 이 외에 『傷寒標本心法類萃』 2卷, 『三消論』 1卷, 『保童秘要』 2卷 등이 있다. 失傳된 저작으로는 『內經運氣要旨論』이 있는데, 『素問要旨』로 불리기도 한다.

7.1 主火論

7.1.1 火熱病機의 범위 확대

劉完素는 火熱이 여러 병증의 원인이 된다고 인식하여 『素問』의 病機十九條를 火熱病症의 범위에 넣어 확대시키고 火熱이 광범위하게 병을 일으킨다는 것을 설명했다. 『素問 · 至眞要大論』에서 서술한 병기 가운데 火에 속하는 것은 단지 瞀冒 · 口噤 · 瘈瘲 · 鼓慄 · 浮腫 · 酸疼 · 衝逆 · 驚駭 · 狂 · 躁 등의 10가지가 있다. 熱에 속하는 것은 단지 轉戾 · 脹滿 · 嘔吐 · 吐酸 · 下迫 · 泄瀉 · 水液混濁의 7가지가 있다. 그런데, 劉完素는 그가 쓴 『素問玄機原病式』에서 이를 더 확대시켜, "諸病喘嘔, 吐酸, 暴注, 下迫, 轉筋, 小便混濁, 腹脹大鼓之如鼓, 癰, 疽, 瘍, 疹, 瘤氣, 結核, 吐下霍亂, 瞀, 鬱, 腫脹, 鼻塞, 鼽, 衄, 血溢, 血泄, 淋, 閟, 身熱惡寒, 戰慄, 驚, 惑, 悲, 笑, 譫, 妄, 衄衊, 血汙, 皆屬於熱" 등의 34종, "諸熱瞀瘈, 暴瘖, 冒昧, 躁擾, 狂越, 罵詈, 驚駭, 浮腫, 疼酸, 氣逆衝上, 禁慄如喪神守, 嚏, 嘔, 瘡瘍, 喉痹, 耳鳴, 聾, 嘔涌嗌食於下, 目昧不明, 暴注, 瞤瘈, 暴病暴死, 皆屬於火" 등 23종, 합하여 57종의 병증으로 확대시켰다. 그 중 氣喘, 氣鬱은 병기에 있어 단지 肺에 속하며, 腫滿嘔吐는 단지 脾

에 속하거나 上에 속하는데, 劉完素는 모두 火熱에 포함시켰으며, 아울러 이를 "熱이 있으면 숨이 빨라지고 氣가 거칠어 喘이 나타나는데, 熱과 火는 陽으로서 急하고 數한 症狀이 주로 나타난다. 胃膈의 熱이 심하면 嘔가 있게 되는데, 火氣가 炎上하는 象이다. 무릇 鬱結이 심한 경우에 惡寒으로 바뀌어 따뜻한 것을 좋아하는 것은 이른바 '亢則害, 承乃制'라 하는 것으로, 陽이 極하여 도리어 陰과 같아지는 것이다"라고 설명하였다. 나머지 다른 병증이 火熱에 포함되는 것도 대략 이와 같다.

7.1.2 六氣皆能化火說

劉完素는 火熱과 風, 濕, 燥, 寒 등 諸氣의 관계를 논함에 있어 風, 濕, 燥, 寒 등의 諸氣가 병리적 변화 중에 모두 火로 化하여 熱이 생겨나게 할 수 있음을 강조했다. 火熱은 또한 왕왕 風, 濕, 燥, 寒이 생겨나게 하는 원인이 된다.

① 風과 火熱

劉完素는 風이 木에 속하고, 木은 火를 生할 수 있다고 여겨, "火本不燔, 遇風冽乃焰"이라고 했다. 반대로, 병리적으로 風은 대개 熱이 심해서 생기게 된다. 劉完素는 "風은 본래 熱로부터 생겨나기에 熱을 本으로 하고 風을 標로 한다. 무릇 風이라고 말하는 것은 熱이니, 熱이 있으면 風이 動한다"고 하였다.

② 濕과 火熱

濕과 火熱은 "積濕成熱"이라는 면에서뿐만 아니라, 더욱 중요한 것은 "濕爲土氣, 火熱能生土濕" 한다는 점이다. 劉完素는 "濕病은 본래 저절로 생기는 것이 아니라, 火熱이 뭉쳐서 水液이 宣通되지 못하여 정체되어 水濕이 생기는 것이다"라고 하였다.

③ 燥와 火熱

燥邪는 쉽게 津을 상하여 熱과 火로 변하게 할 수 있다. 임상에서 燥는 津虧, 血少, 陰虛를 일으킨다. 津虧, 血少, 陰虛는 모두 陽을 亢盛시켜 內熱을 발생시킬 수 있는데, 이에 대해 劉完素는 『素問玄機原病式 · 燥類』에서 『周易 · 說卦』를 인용해 "만물을 건조하게 하는 것 가운데 火만한 것이 없다"라고 하였다.

④ 寒과 火熱

寒과 火熱은 陰盛陽衰로 "中寒(卽裏寒)"이 되는 경우를 제외하고, 寒邪로 인한 感冒나 內傷生冷의 "冷熱相幷"도 모두 "陽氣怫鬱, 不能宣散" 하여 熱이 생겨나게 되니, 寒으로 인식하여서는 안 되고 "마땅히 나타난 증상으로만 변별해야 한다"고 하였다. 이 외에도 劉完素는 熱이 극하면 寒을 生할 수 있다고 여겨 "火甚似水"라고 하였는데, "心의 火熱이 심하여 亢함이 極에 이르러 벌벌 떠는 것은 도리어 水化를 겸하여 이를 억제하므로 寒慄이 나타나게 되었기 때문이다"가 그 예이다.

7.1.3 五志過極皆爲熱說

유완소는 일반적으로 "外感火熱論"者로 여겨지고 있지만 실제로는 "內傷火熱"에 대해서도 상당한 인식을 가지고 있었는데, 다만 비교적 간단하여 전반적이면서도 계통적인 이론을 이루지는 못했다. 그의 "內傷火熱"에 대한 인식의 특징은 다음과 같다. 五志가 過極하면 모두 火熱이 될 수 있으며, 반대로 火熱도 또한 情志의 失常을 가져올 수 있다. 五志가 過度하면 반드시 精神이 煩勞해져 陽氣를 요동시키므로 火, 熱로 化할 수 있으며, 火熱이 亢盛하면 神明을 혼란스럽게 하여 情志의 失常을 일으킬 수 있다. 情志가 病을 일으킨다는 것은 일찍이 역대 의가들에 의해 논증된 바이지만, 情志에 의해 傷한 바가 모두 火熱과 관계된다는 것은 劉完素의 독창적인 견해이다.

7.2 五運六氣學說의 강조

五運六氣는 四時의 기후변화에 따르는 인체의 생리, 병리의 氣化活動, 그리고 인간과 자연계의 상호 연계를 설명하고 있는 학설이다. 유완소의 이 학설에 대한 연구는 아래와 같이 두가지 면에 포인트가 있다.

7.2.1 五運六氣에 대한 인식

劉完素의 운기학설에 대한 견해는 그의 사람과 자연의 관계에 대한 인식과 일치하는 것이다. 유완소는 인체의 생리·병리와 자연환경의 변화가 비록 같지는 않지만 자연계의 변화가 인체의 생리활동과 병리현상에 매우 밀접한 영향을 끼친다고 보았기에 의학의 연구에서도 자연계의 변화규칙을 소홀히 할 수 없으며 생리 · 병리 · 진단 · 치료를 불문하고 모두 자연조건과 연관시켜 생각하지 않을 수 없다고 하였다. 그리하여, 의학의 연구에 오운육기학설의 연구는 필수적이라고 하였다.

7.2.2 運氣學說의 운용

劉完素는 『內經』의 "人與天地相應"의 이론을 종합하여 정상적인 정황을 다음과 같이 제시했다. "木主春, 在六氣爲風(溫), 在人體爲肝. 火主夏, 在六氣爲熱, 在人體爲心. 土主長夏, 在六氣爲濕, 在人體爲脾. 金主秋, 在六氣爲燥(淸), 在人體爲肺. 水主冬, 在六氣爲寒, 在人體爲腎." 만약 변화가 발생한다면, 즉 "肺本淸, 虛則溫. 心本熱, 虛則寒. 肝本溫, 虛則淸. 脾本濕, 虛則燥. 腎本寒, 虛則熱"[1]하게 된다. 이렇듯, 五運六氣와 人體의 臟腑를 연결시키고 아울러 溫淸寒熱에 따라 각 臟氣의 虛實을 관찰하면 熱屬實, 寒屬虛, 熱屬心, 寒屬腎과 같이 일방적으로 인식하지는 않게 된다는 것이다.

그리고 臟腑六氣의 사이에는 모두 상호제약, 상호의존의 관계가 있으며, 이로 인해 임상에서 오행의 생극관계로써 병리의 변화를 이해해야 한다. 예를 들어 土가 旺하여 水를 勝하여 火를 制하지 못하면 火의 化함이 저절로 심해져 胃痛, 呑酸, 腹脹, 瘡瘍 등의 熱에 속하는 病症이 생길 수 있다. 火가 旺하여 金을 勝하게 되어 木을 制하지 못하면 木의 化함이 절로 심해져 眩暈, 痙攣 등 風에 속하는 병증이 생길 수 있다. 木이 旺하여 土를 勝하게 되어 水를 制하지 못하면 水의 化함이 절로 심해져 飧泄, 逆冷 등 寒에 속하는 병증이 생길 수 있다. 그러므로 劉完素는 "五行의 이치는 갈마들어 서로를 기르는데 이를 和平이라고 이르고, 서로 교류하거나 克하고 伐하는 것을 興衰라고 이르니, 變亂이 있어 항상됨을 잃으면 災害가 생긴다"[2]라고 했다. 그 다음으로, 유완소는 또한 "比物立象"의 방법을 운용하여 『素問』의 "病機"에서 나열하고 있는 諸證을 해석함으로써, 五運六氣 안에 분별, 귀납시켰는데 이를 명명하여 "原病式"이라 하였다. 이는 바로 유완소가 이 책의 自序에서 말한 바와 같은데, "比物立象

---

1) 『三消論』

2) 五行之理, 遞相濟養, 是謂和平. 交互克伐, 是謂興衰, 變亂失常, 災害由生(『素問玄機原病式 · 火類』)

으로써 天地運氣造化의 이치를 자세히 논하였다. 비록 모든 질병을 논하지는 못했지만, 이로써 미루어 보건대 질병 六氣의 陰陽虛實이 거의 갖추어졌음을 알 수 있다"[3] 라 한 것이다. 질병의 변화가 비록 다양하지만 그 변화의 이치는 모두 五運六氣로 개괄할 수 있다.

7.3 亢害承制論

劉完素는 『內經』에서 運氣過亢則害物, 相互承制則生物의 이론을 운용하여 병리현상의 본질과 표상의 내재적 연계를 설명했다. 유완소는 오운육기가 서로 承制하여 사물이 영원히 비평형 중에서 상대적 평형을 구하여 그 정상적 생리운용의 필요조건을 유지한다고 생각했다. 예를 들어, 봄에는 "風木이 旺하여 風이 많으니, 風이 大하면 도리어 서늘해지는데, 이는 金化를 겸하여 木을 制한 것이다. 매우 서늘한 후에 天氣가 도리어 溫한 것은 火가 化하여 金을 承한 것이다. 여름에 火熱이 極할 때 몸에 도리어 液이 나오는 것은 水가 化하여 火를 制한 것이다"[4]라고 하였다. 이런 관계의 존재로 말미암아 기후가 太過나 不及에 이르지 않으며, 만물이 生化不息할 수 있게 된다. 인체 臟氣 사이의 관계도 또한 이와 같다. 예로 心火가 過勝하면 肺金에 영향을 끼쳐 肺金의 子인 腎水가 다시 火의 偏勝을 制하여 肺金을 돕게 된다. 이러한 상호의존, 상호 承制를 통해 五臟 사이의 협조적 통일을 유지할 수 있으며 정상적인 생리활동을 유지할 수 있다.

만약 이런 관계가 파괴되어 一氣가 偏勝하는데도 다른 氣가 제약하지 못하면 病變이 발생하게 된다. 예로 火氣가 過勝하여 肺金을 克制하면 金이 水를 生하지 못하여 水가 火를 制하지 못하니 火多水少하게 되어 熱病이 생긴다. 반대로 寒病을 만들어 낼 수도 있다. 유완소는 이에 대해 "이는 水少火多로 인해 陽實陰虛로 熱病이 되고, 水多火少로 인해 陰實陽虛로 寒病이 되는 것이다"[5]라고 하였다. 유완소는 亢害承制

3) 遂以比物立象, 詳論天地運氣造化之理. 雖未備論諸疾, 以此推之, 則識病六氣陰陽虛實, 幾於備矣.
4) 風木旺而多風, 風大則反凉, 是反兼金化制其木也. 大凉之下, 天氣反溫, 乃火化承於金也. 夏火熱極而體反出液, 是反兼水化制其火也.(上同)
5) 是以水少火多, 爲陽實陰虛而病熱也. 水多火少, 爲陰實陽虛而病寒也.(『三消論』)

의 이치를 밝혀서 병리변화를 논증하였을뿐 아니라 病後의 疑似眞假를 깊이 분석하여 후세의 진단학과 치료학에 대해 매우 큰 영향을 끼쳤다는 것을 알 수 있다.

劉完素는 당시의 관습을 넘어 새로운 의학이론을 성립시킨 대가이다. 『內經』의 운기학설과 병기19조를 결합시켜서 火熱이 병이 된다는 주장을 발표하여 하간학파의 창시자가 되었다. 火熱病은 매우 광범위하여 六氣가 모두 火로 될 뿐만 아니라 五志의 過極도 역시 火로 된다. 그는 寒凉한 藥을 사용하여 熱病을 치료하는 방법을 창조하여 사용하였고, 아울러 『傷寒論』을 기초로 하여 外感熱病 치료의 여러 방법을 결합시켜 매우 유명한 처방인 天水散, 防風通聖散, 凉膈散, 黃連解毒湯 등을 만들어내었다. 그의 火熱學說은 宋金시기에 溫燥한 약재를 남용한 악습을 바로잡았을 뿐만 아니라 당시 의학계가 仲景이 이루어 놓은 규율을 지키기만 하고 침묵하는 상황을 타파하여 因地, 因時, 因人의 변증시치의 범주를 수립하였고, 『傷寒論』을 발전시켜 후세에 攻邪學派, 丹溪學派 및 溫病學派의 형성에 기초를 다졌다. 그는 金元四大家의 학술논쟁의 서막을 열어 한의학의 발전에 탁월한 공헌을 하였다.

8 張從政의 학술사상

張從正은 字는 子和, 號는 戴人이며, 宋金시대에 睢州 考城(지금의 河南省 蘭考縣) 사람으로 宛丘에 오랫동안 살았기에 또한 宛丘子和라고도 불린다. 金나라의 正隆 元年에서 正大5년(1156~1228)까지 생존하였다. 興定 중(1217~1222)에는 太醫를 지냈으나, 오래지 않아 사양하고 고향으로 돌아갔다. 張從正의 의학사상은 『素問』『傷寒論』에서부터 근원을 찾을 수 있지만, 가까이는 劉完素의 의학사상에 많은 영향을 받았다. 그는 汗吐下 三法에 탁월한 노하우를 갖추고 있었고 아울러 六氣分證을 좇아 "三消는 마땅히 火를 좇아 판단해야 한다(三消當從火斷)"는 설을 주장하였다. 『儒門事親』 15권을 지었는데, "儒門事親이라고 말한 것은, 오직 儒學을 하는 사람이라야 능히 그 이치를 밝힐 수 있고 부모를 섬기는 사람이라면 마땅히 의학을 알아야 하기 때문이다(其曰儒門事親者, 則以爲惟儒者能明其理, 而事親者當知醫也)"라고 하였다. 本書

는 원래 흩어진 10종의 저작을 후인들이 편찬하여 한 권의 책으로 만들었다.

8.1 病은 邪氣로 말미암아 생긴다

張子和는, 인체의 發病은 邪氣가 침범하였기 때문이라고 인식하였다. 밖으로부터 침입한 病邪뿐만 아니라 체내의 변화로 말미암아 생긴 모든 것이 邪氣이니, 이 邪氣는 일체의 병증이 생기는 원인이 된다. 그는 "무릇 병이라는 것은 사람의 몸에 원래 있었던 것이 아니다. 혹은 밖으로부터 들어오기도 하고, 혹은 안으로부터 생겨나기도 하니 모두 邪氣이다(夫病之一物, 非人身素有之也. 或自外而入, 或由內而生, 皆邪氣也)"라고 하였는데, 邪氣의 由來에 대하여 張子和는 天地에 각각 六氣가 있고, 人에는 六味가 있어서 天地人에 세 가지 邪氣가 病을 일으켜 인체의 上中下의 세 부분에 病變이 발생하게 된다고 인식하였다. 그는 "하늘의 六氣는 風·暑·火·濕·燥·寒이며, 땅의 六氣는 霧·露·雨·雹·氷·泥이며, 사람의 六味는 酸·苦·甘·辛·鹹·淡이다. 그러므로 하늘의 邪氣가 병을 일으키면 흔히 위에서 나타나고, 땅의 邪氣가 병을 일으키면 흔히 아래에서 나타나고, 사람의 邪氣가 병을 일으키면 흔히 가운데에서 나타난다. 이것이 병을 일으키는 세 가지이다(天之六氣, 風 暑 火 濕 燥 寒 地之六氣, 霧 露 雨 雹 氷 泥 人之六味, 酸 苦 甘 辛 鹹 淡. 故天邪發病, 多在乎上, 地邪發病, 多在乎下, 人邪發病, 多在乎中. 此爲發病之三也)"라고 주장하였다. 이 외에도 張從正은 『素問·調經論』의 "五藏의 道는 모두 經隧를 따라 나와 血氣가 행하는 데, 血氣가 조화되지 못하면 온갖 병이 이에 변화하여 생겨난다(五藏之道, 皆出於經隧以行血氣, 血氣不和, 百病乃變化而生)"라는 설명으로부터 "『內經』이라는 책은 오직 氣血의 流通을 귀하게 여긴다(『內經』一書, 惟以氣血流通爲貴)"라는 생각을 끌어내고, 이를 바탕으로 하여 血氣가 "흐르는 것을 귀하게 여기고, 머무르는 것을 귀하게 여기지 않는다(貴流不貴滯)"라고 주장하였다. 血氣의 流行이 흐트러지면 안으로부터 邪氣가 생겨나거나 밖으로부터 邪氣가 들어와 여러 질병을 초래할 수 있다는 것이 그의 주장이다.

8.2 邪氣를 공격하여 병을 치료한다

疾病은 대개 病邪가 인체보다 강하기 때문에 생기는 것이다. 때문에 질병을 치료할 때는 먼저 病邪를 공격하여 이를 제거하여야 한다. 그는 "邪氣가 몸에 들어오면 빨리 공격하는 것이 옳으며, 빨리 없애는 것이 옳으니, 잡아서 머무르게 하는 것은 무슨 이유인가? 비록 어리석은 사람이라 할지라도 모두 그것이 옳지 않음을 알고 있다. 그러나 공격하는 약을 쓴다는 말을 들으면 기뻐하지 않고, 보하는 약을 쓴다는 말을 들으면 즐거워한다. 지금의 의사들은 '마땅히 먼저 元氣를 굳게 해야 하니 元氣가 실하여지면 邪氣는 저절로 제거된다'라고 말하니, 세간에 이와 같이 사람을 속이는 경우가 어찌 그리 많은가! 대개 邪氣가 사람에게 的中됨에, 가벼운 경우에는 오래 지나면 저절로 다해 없어지지만, 자못 심한 경우에는 오래 되어도 없어지기 어렵고, 더 심한 경우에는 갑자기 죽게 된다. 만일 먼저 元氣를 굳게 해야 한다고 말하여 補劑를 써서 補한다면 眞氣가 이겨내지 못하여 邪氣가 마음대로 횡행하여 제어할 수가 없게 된다. 邪氣가 쌓여 있는 사람을 補해야 한다고 하는 자들은 모두 鯀(禹王의 아버지로 치수사업에 실패함)이 홍수를 다스리는 것과 같은 무리들이다. 먼저 邪氣를 공격하여 邪氣가 없어지면 元氣가 스스로 회복될 것이다(邪氣加諸身, 速攻之可也, 速去之可也, 攬而留之何也? 雖愚夫愚婦, 皆知其不可也. 及其聞攻則不悅, 聞補則樂之. 今之醫者曰, '當先固其元氣, 元氣實, 邪自去.' 世間如此妄人, 何其多也! 夫邪之中人, 輕則傳久而自盡, 頗甚則傳久而難已, 更甚則暴死. 若先論固其元氣, 以補劑補之, 眞氣未勝而邪已交馳橫騖而不可制矣! 有邪積之人而議補者, 皆鯀湮洪水之徒也. 先論攻其邪, 邪去而元氣自復也)"라고 설명하였다.

8.3 邪氣를 공격하는 세 가지 방법

發汗, 催吐, 瀉下 등은 張從正이 病邪를 공격하여 제거하는 세 가지 주요한 방법이다.

8.3.1 汗法

張從正은 發汗의 방법에 여러 종류가 있다고 인식하였는데, 辛溫한 약재만이 發汗시킬 수 있는 것이 아니라, 寒凉한 약재들도 역시 발한시킬 수 있으며, 이외에도 또한 "灸·蒸·薰·渫·洗·熨·烙·鍼刺·砭射·導引·按摩 등의 모든 解表시키는 것들도 다 汗法이다.(灸 蒸 薰 渫 洗 熨 烙 鍼刺 砭射 導引 按摩 凡解表者, 皆汗法也)"라고 주장하였다. 적용범위는 邪氣가 肌表에 침입하여 아직 깊이 들어가지 않은 경우이다.

8.3.2 吐法

『內經』에는 "其高者因而越之"라는 방법이 있고, 『傷寒論』에는 瓜蒂散으로 傷寒의 邪氣가 胸中에 맺힌 것을 吐하게 하는 방법이 있었다. 그 후에 『千金方·風論』의 吐方, 『本事方』의 稀涎散, 『普濟方』의 吐風散, 『總錄方』의 常山散 등은 모두 催吐시키는 處方들이다. 그러나 張從正은 병자와 의사를 막론하고 吐法에 대해서는 늘 모두 탐탁지 않게 여긴다고 생각했다. 그는 "무릇 토법은 사람이 두려워하는 것이다. 게다가 순조롭게 하여 下法을 써도 기뻐하지 않으니, 더구나 거슬러 吐하게 하니 기뻐하지 않는 자가 많다(夫吐者, 人之所畏. 且順而下之, 尙猶不樂, 况逆而上之, 不悅者多矣)"라고 하였다. 그러므로 임상에서 吐法을 쓰는 경우가 줄곧 많지 않았다. 오직 張從正만이 吐法에 대하여 "이에 널리 찾고 많이 구하여 점차로 정미롭고 묘함에 이르렀다. 지나치면 능히 그칠 수 있고, 적으면 능히 더할 수 있으니, 한번 토하는 가운데에 변화가 끝이 없으니, 여러 번 써보니 여러 번 효험이 있어서 의심하지 않게 되었다(乃廣訪多求, 漸臻精妙. 過則能止, 少則能加, 一吐之中, 變態無窮, 屢用屢驗, 以至不疑)"라고 하였다. 그렇지만 張子和가 말한 吐法의 범위는 매우 넓어 引涎, 漉涎, 嚏氣, 追泪 등 위로 행하는 모든 것들을 다 吐法으로 보았다.

8.3.3 下法

張從正은 邪氣가 實한 것이 있을 때에는 下之시키면 막힌 것이 뚫리고, 여러 겹으로 쌓인 것이 덜어져서 氣血이 소통되니 보약을 먹는 것보다 낫다고 생각하였다. 그는 "下之시켜 병을 공격하는 것은 사람들이 더욱 듣기 싫어하는 것이다. 그러나 積聚가 속에 쌓여 있고 寒熱이 안에 맺혀 있는데도 머무르게 하는 것이 옳은 것인가? 쫓아내는 것이 옳은 것인가? 『內經』이라는 책에서는 오직 氣血의 소통을 귀하게 여겼는데,

세상의 용렬한 의사들이 오직 막는 것만을 귀하게 여기고, 단지 下之시키는 것을 瀉하는 것으로만 알고 있으니, 어찌 『內經』에서의 下라는 것이 이른바 補라는 것을 알겠는가! 묵은 것을 없애면 腸胃가 깨끗해지고, 癥瘕를 제거하면 營衛가 창성해지니 補하지 않는 것 가운데 진실로 補하는 것이 있는 것이다(下之攻病, 人亦所惡聞也. 然積聚陳莝於中, 留結寒熱於內, 留之則是耶? 逐之則是耶? 『內經』一書, 惟以氣血通流爲貴. 世俗庸工, 惟以閉塞爲貴. 又只知下之爲瀉, 又豈知『內經』之所謂下者, 乃所謂補也. 陳莝去而腸胃潔, 癥瘕盡而榮衛昌. 不補之中, 有眞補者存焉)"라고 하였다. 張子和가 말한 下法은 아울러 瀉下通便시키는 데에만 국한된 것이 아니라, 모든 下行作用이 있는 방법은 모두 下法에 속한다. 예를 들면, 催生, 下乳, 磨積, 逐水, 破經, 泄氣 등 下行시키는 모든 것을 下法으로 보았다.

8.4 刺血療法

張從正은 血氣의 유통을 매우 중시하였다. 血氣流行의 失調를 치료할 때, 그는 『內經』의 "혈이 실하면 마땅히 터야 한다(血實宜決之)"는 원칙에 근거하여, 三法 외에도 鍼刺出血을 잘 이용하여 血氣를 소통시키는 효과를 거두었다. 그는 "출혈시키는 것은 혈을 기르는 방법이다(出血者, 乃所以養血也)", "出血과 發汗은 명칭은 비록 다르나 실제로는 같다(出血之與發汗, 名雖異而實同)"라고 하였다. 또한 出血療法으로 發汗만으로는 치료할 수 없는 여러 질병들을 치료하였다.

張子和의 학문은 가까이는 劉河間을 본받았고, 멀리는 『內經』 및 仲景의 학설을 계승하여 "攻邪"의 이론을 세웠다. 그는 병이 邪氣로 말미암아 생긴다고 인식하였기에 치료는 攻邪를 위주로 하여 대체로 汗吐下 三法을 채용하였다. 그는 汗吐下 三法을 운용하여 풍부한 경험을 쌓아 張仲景 『傷寒論』에 있는 汗吐下 三法의 응용범위를 넓혔다. 이 가운데 吐法은 근래의 한의사들이 쓰는 경우는 매우 드물지만, 그의 경험에 근거하면 가끔 완고한 질환에 한번 토하게 하여 낫게 할 수 있다고 하니, 연구할 가치가 있다 하겠다. 그는 인체 血氣의 流通을 중시하여 血氣는 "흐르는 것을 귀하게 여기고, 흐르지 않는 것을 귀하게 여기지 않는다(貴流不貴滯)"라고 인식하였으며, 아울러 여러 종류의 질병을 치료하는 데에 刺血療法을 썼는데, 이는 모두 그의 임상경험으로부터 얻은 견해이므로 연구해 볼 가치가 있다.

9 李杲의 학술사상

李杲의 字는 明之, 만년의 號는 東垣老人이며, 宋金시대의 眞定(지금의 河北 保定市) 사람으로 1180년에서 1251년까지 살았다. 그는 "貲雄鄕里"라고 불리는 부잣집의 자손으로 어려서부터 글을 배웠으며 또한 의학도 좋아하였다. 20대에 어머니가 庸劣한 의사에 의해 죽게 되자 의학에 뜻을 세웠다. 당시에 易水의 張元素가 燕과 趙 사이에서 의사로 이름이 났는데, 李杲는 천금을 주고 그를 좇아 배우고 익혀 그의 의학이론과 경험을 계승하였다. 나중에 金나라 조정에서 李杲를 山西의 濟源에 보내어 세무관을 맡긴 적이 있다. 1232년에 몽골 병사들이 汴梁(開封)을 포위하자 이를 피하여 山東의 聊城 東平에서 살다가 1244년에 고향으로 돌아왔다.

李杲가 살았던 시대는 金元 교체의 혼란기로 사람들이 飢餓, 勞役, 寒溫失調, 起居不時, 恐懼憂傷 등으로 말미암아 內傷脾胃病에 걸리는 사람들이 많았다. 이를 당시의 醫家들이 『太平惠民和劑局方』 및 劉完素, 張從正의 경험을 제대로 배우지 않고 溫燥한 약물을 남용하거나 寒凉藥으로 攻下시켰다. 이로 인하여 그는 張元素의 臟腑辨證學說의 영향을 받아 『內經』의 "人以胃氣爲本", "得穀者昌 失穀者亡", "五臟六腑皆稟氣於胃" 등의 이론을 근거로 하여 『難經』『傷寒論』 등 醫書들의 관련 기록을 참고로 하고 여기에 자기의 임상경험을 결합시켜 "內傷脾胃, 百病由生"이라는 주장을 제기하였다. 아울러 체계화된 독창적 이론을 내놓아 한의학 발전에 공헌을 하였다.

李杲의 주요 저작으로는 『脾胃論』 3권, 『內外傷辨惑論』 3권, 『蘭室秘藏』 3권 등이 있다. 여기에서 그는 脾胃의 생리기능, 內傷病의 致病原因, 發病機轉, 鑑別診斷, 治療方法 등을 밝히고 있는데, 이것이 李杲의 학술사상의 대표작들이라고 할 수 있다. 이 저작들 외에 『脈訣指掌病式圖說』 1권(옛 표제에는 朱震亨의 撰으로 되어 있는데 잘못이다), 『活法機要』 1권, 『醫學發明』 1권, 『東垣試效方』 9권 등이 있다. 유실된 저작으로 『傷寒會要』『傷寒治法擧要』『萬愈方』 등이 있다.

9.1 脾胃機能의 강조

9.1.1 脾胃는 元氣의 근본이다

"氣"는 인체의 생명활동의 동력 및 원천이며, 그것이 臟腑機能의 표현이며 또한 臟腑活動의 산물이다. 이로 인하여 氣는 인체의 건강과 병리변화와 매우 밀접한 관계가 있다. 李杲는 內傷病의 형성이 인체 내부의 "元氣" 不足의 결과라고 인식하였는데, 元氣가 不足한 까닭은 또한 脾胃가 損傷을 받은 탓이다. 元氣는 인체의 건강여부를 결정하는 관건이며, 脾胃 또한 元氣의 虛實을 결정하는 관건이다. 따라서 그 논저 중에서 脾胃와 元氣의 밀접한 관계를 반복하여 논술하였다. 그는 "眞氣는 또한 元氣라고도 하며 몸에 앞서 생겨나는 精氣이니 胃氣가 아니면 자양되지 못하는 것이다(眞氣又名元氣, 乃先身生之精氣也, 非胃氣不能滋之)"라 하였고, 또, "무릇 元氣, 穀氣, 營氣, 衛氣는 모든 陽을 生發하게 하는 氣인데, 이 몇 가지는 모두 음식이 胃로 들어와 상부로 운행된 것으로, 胃氣의 다른 이름일 뿐 실은 하나이다(夫元氣, 穀氣, 營氣, 衛氣, 生發諸陽之氣, 此數者, 皆飮食入胃上行, 胃氣之異名, 其實一也)", "비위의 기가 상해 있으면 원기도 또한 채워질 수 없어 모든 병이 이로 말미암아 생겨난다(脾胃之氣旣傷, 而元氣亦不能充, 而諸病之所由生也)"라고 말하여 脾胃가 元氣의 근본이고, 元氣가 건강의 근본이며, 脾胃가 상하면 元氣가 衰하고, 元氣가 衰하면 질병이 생겨난다고 설명하였다. 이것이 李杲의 脾胃內傷學說의 기본이론 가운데 하나이다.

9.1.2 脾胃는 升降의 樞紐가 된다

李杲는 자연계의 모든 사물은 모두 시간에 따라 변화한다고 생각하였으며, 그 형식을 升降浮沈의 변화로 보았다. 이러한 변화가 곧 "天地陰陽生殺之理"이다. 예를 들어, 일년의 四季는 봄을 첫머리로 삼아 春夏에는 地氣가 升浮하고 生長하여 만물에서 싹이 트고 무성하며, 秋冬에 이르러서는 天氣가 沈降하고 殺藏하여 만물이 凋落하고 죽게 된다. 이러한 일년 氣의 升降은 長夏 土氣가 中央의 中樞가 되어 움직일 수 있게 된다. 사람과 자연은 매우 밀접한 관계를 맺고 있어서 인체 또한 자연계와 유사한 升降浮沈의 운동을 하고 있다. 그는 인체의 升降浮沈運動의 관건을 土氣인 脾胃에 있다고 강조하였다. 그는 脾胃가 升降運動의 樞紐가 된다고 생각했지만 肅降과 沈潛

보다는 生長과 升發의 일면만을 특별히 강조하였다. 그는 穀氣가 상승하면 脾氣가 升發하여 元氣가 넘쳐흐르고, 이 때문에 生機가 충만하여 陰火가 비로소 거두어져 감추어질 수 있다고 생각하였다. 이와 반대로 만약에 穀氣가 올라가지 못하여 脾氣가 아래로 흐르면 元氣가 곧 부족하여 사라지게 되고, 生機가 영향을 받아 평소와 같이 활기를 띠지 못하며, 陰火가 따라서 上衝하여 病變이 발생하게 된다고 하였다. 이로 인하여 그는 이론상으로 脾의 陽氣를 升發시키는 것을 특별히 강조하였으며, 치료에 있어서 升麻, 柴胡 등을 상용하였으니 그 生升하는 성질을 얻기 위한 것이었다.

9.2 內傷의 病因, 病機의 인식에 대하여

9.2.1 內傷의 發病原因

李杲가 강조한 內傷病의 원인은 크게 飮食不節, 勞役過度, 七情所傷으로 요약된다. 內傷病의 형성은 흔히 위에서 서술한 세 가지 원인이 합해진 결과이며, 특히 정신적인 원인으로 생기는 경우가 많다. 그는 "모두 먼저 喜怒悲憂恐으로 인하여 五賊에 손상받으면, 胃氣가 운행되지 못하게 되는데, 勞役과 飮食不節이 이를 이으면 元氣가 상하게 된다(皆先由喜怒悲憂恐, 爲五賊所傷, 而後胃氣不行, 勞役飮食不節繼之, 則元氣乃傷)"고 설명했다. 이외에도, 신체가 평소에 약한 사람이 더욱 쉽게 발병한다고 하였다. 하지만 실제로 內傷病을 일으킬 수 있는 원인은 이 밖에도 여러 가지가 있다. 李杲가 內傷學說을 내놓았을 때는 中原에 전란이 빈번하여 백성의 생활이 극도로 궁핍하고 정신적으로 불안하며 가혹한 勞役을 했어야만 했던 때였다. 그러므로 李杲의 內傷學說은 당시의 역사적, 사회적 상황 속에서 이해해야 하며, 그가 언급하지는 않았지만 房室不節 등 內傷病의 다른 원인들도 더 고찰해 보아야 한다.

9.2.2 病理變化

李杲는 元氣와 陰火가 상호 대립, 통일하는 관계에 있으며, 元氣가 충만하면 陰火가 下焦에 갈무리되고 정상의 생리기능을 발휘하며[少火生氣], 元氣가 부족하면 陰火가 亢盛하고 사납게 자라[壯火散氣] 각종 病變이 발생한다고 인식하였다. 李杲가 칭하는 陰火라는 것은 실제로는 相火이다. 그는 陰火熾盛의 원인을 두 가지로 보았는데, 하나는 脾胃氣虛로 "脾胃의 氣가 虛하면 아래로 腎으로 흘러들어 陰火가 土位를 乘한다(脾胃氣虛, 則下流於腎, 陰火得以乘其土位)"라고 한 부분이고, 다른 하나는 情志가 鬱遏된 것으로 "무릇 陰火가 熾盛한 것은 心에 凝滯가 생겨 七情이 평안하지 못한 까닭이다(夫陰火之熾盛, 由心生凝滯, 七情不安故也)"라고 한 부분이다. 前者는 飮食不節, 勞役으로 인해 생기는 것이며, 後者는 七情의 자극으로 情志가 變化되어 생기는 것이다. 이 두 가지의 원인은 모두 元氣를 손상시키고 陰火가 熾盛하게 할 수 있다.

이고는 脾胃升降의 失常을 강조하였다. 脾胃는 中焦에 자리잡고 있어 인체의 升降運動의 축이 되는데, 升하면 위로 心肺에 전해지고 降하면 아래로 肝腎에 돌아간다. 脾胃가 건강하게 운행되어야 비로소 "淸陽出上竅, 濁陰出下竅, 淸陽發腠理, 濁陰走五臟, 淸陽實四肢, 濁陰歸六腑"의 정상적인 생리기능을 유지할 수 있다. 만일 脾胃의 氣가 虛하여 升降이 失常되면 안으로는 五臟六腑에, 밖으로는 四肢와 九竅에 모두 각종 病證이 발생한다. 內傷病에는 모두 脾胃의 氣가 虛함이 있으니, 升降의 失常은 바로 內傷病의 병리기전의 중요한 관건이 된다고 주장하였다.

9.3 內傷外感病의 脈證鑑別에 대하여

內傷熱中病變의 發熱, 頭痛, 煩渴 등의 症狀은 外感六淫之邪에 관해 앞에서 설명한 症狀과 표면적으로는 서로 비슷한 점이 있으나 실제로는 상당히 다르다. 만약에 이를 감별해 내지 못하면 치료할 때에 "虛虛實實"의 착오를 범하기 쉽다. 이에 대해 李杲는 『內外傷辨惑論』에서 辨脈, 寒熱, 頭痛 등의 증상으로부터 內傷과 外感을 감별해 내는 법을 소개하였다. 그 내용은 다음 표와 같다.

李杲는 『內經』의 이론을 열심히 연구하여 張元素의 臟腑辨證을 師承하였다. 脾胃內傷의 임상에 정통하여 脾胃의 생리, 병리의 주요 작용을 심도있게 연구하여 內傷脾胃病變의 계통적 이론과 치료방법을 제기함으로써 臟腑學說의 내용을 한층 풍부하게 하였다. 사람들이 그를 易水學派를 계승, 발전시킨 중견인물이자 "補土"派의 창시자로 칭하였으니, 易水學派의 발전과 출현에 중요한 작용을 한 셈이다. 李杲는 특별히 脾胃를 중시하여 생리상으로 "脾胃元氣之本", "脾胃爲人體精氣升降之樞紐"라고 인식하였고, 병리상으로 "內傷脾胃, 百病由生"이라고 인식하였고, 치료에서는 補脾胃를 강조하여 "升陽益氣", "甘溫除熱" 등의 방법을 주장하였다. 이러한 논점은 金元 이후의 의학발전에 깊은 영향을 끼쳤다.

內傷外感脈證鑑別表

類 別	外 感	內 傷
病因	外感六淫	飮食, 勞倦, 七情內傷
發病	急驟	緩 慢
辨脈	人迎大於氣口, 多表現於左手左寸脈浮緊, 按之洪大緊急	氣口大於人迎, 多表現於右手右寸口脈急大謚數, 時一代
辨寒熱	發熱惡寒, 寒熱幷作, 得溫不止, 鼻塞呼吸不暢, 語聲重濁有力	寒熱間作, 蒸蒸躁熱, 得凉則止; 見風見寒或居陰處則惡寒, 得溫則止, 鼻利, 呼吸氣短, 語聲怯弱
辨手心手背	手背熱, 手心不熱	手心熱, 手背不熱
辨口鼻	口中和, 不惡食, 鼻塞流淸涕	口不知穀味, 無鼻塞症, 淸涕或有或無
辨頭痛	頭痛不止, 表解或傳裏後, 頭痛方罷	頭痛時作時止
辨四肢筋骨	骨節疼痛不能動搖, 甚則非扶不起	怠惰嗜臥, 四肢沈困不收
辨渴與不渴	外邪傳裏, 才有渴證	內傷重者起初必有渴證

10 朱震亨의 학술사상

朱震亨은 字가 彦修이다. 그는 원대의 저명한 醫家로 1281년에서부터 1358년까지 살았으며, 절강성 의오현 사람이다. 丹溪지방에 살았기에 후세의 학자들은 그를 "丹溪翁"이라고도 불렀다. 그는 "어릴 때부터 학문을 좋아하여, 하루에 천마디를 기억하였다(自幼好學, 日記千言)"고 하며 文章詞賦를 한번 마음만 먹으면 암기해 내었고 의협

심도 강하였다. 30세에 어머니가 脾病이 생기자 처음으로 『素問』을 읽기 시작하여 거칠게나마 의술에 통달하였다. 36세에는 朱熹의 4대 弟子인 許謙에게서 理學을 배웠다. 40세가 되어 許謙의 병이 오래되자 의학을 힘써 배워 마침내 擧子業을 버리고 醫學에만 정진하였다. 朱震亨은 강남에서 생활하였는데, 그 땅이 낮고 약하여 濕熱과 相火로 병이 되는 것이 많았다. 당시 사회에서는 陳師文, 裵宗元 등이 지은 『太平惠民和劑局方』이 성행하였는데, "古方을 붙들고 지금의 병을 치료하니, 그 시세가 능히 다 부합하지 못한다"라고 생각했다.

그래서 전국으로 유명한 스승을 찾아 나섰다. 후에 劉完素의 再傳弟子인 羅知悌에게서 배웠고, 河間, 戴人, 東垣, 海藏 등의 醫書들을 구하여 의학연구에 몰두하였다. 그는 금원시대 의학자들 중 마지막 세대에 해당하는 의학자로서 유완소, 이고, 장종정 같은 의학의 대가들의 학설을 종합하여 의학이론상 독창적 견해를 만들어내었을 뿐만 아니라 풍부한 치료경험도 쌓아서 한의학의 발전에 중요한 공헌을 하였다.

丹溪의 대표작으로는 『格致餘論』 1권이 있는데, 1347년에 지었다. 그는 自序 중에서 "옛 사람들이 醫를 우리 儒學者들의 格物致知하는 일의 하나로 삼았기에 책의 이름을 『格致餘論』이라고 하였다(古人以醫爲吾儒格物致知一事, 故目其篇曰 『格致餘論』)"라고 하였다. 이 책은 "陽常有餘, 陰常不足"의 理論을 중점적으로 서술하였고 治法에서도 滋陰降火를 위주로 하는 그가 晩年에 심혈을 기울인 작품이다. 그 다음으로는 『局方發揮』 1권이 있으니 14세기 중엽에 지어졌다. 이 책은 문답체로 『和劑局方』을 평론하는 방식으로 되어 있다. 滋陰降火의 治療法을 중요하게 다루고 있는데, 『和劑局方』의 溫補, 辛溫燥熱한 方劑로 질병을 치료하는 편향성을 지적하여 溫補燥熱의 方法을 경계하는 주장을 하였다. 이 외에도 『金匱鉤玄』 3권, 『本草衍義補遺』 1권, 『脈因證治』 2권 등이 있다. 전해지는 『丹溪心法』 『丹溪心法附餘』는 그 門人들이 朱震亨의 임상경험을 정리한 것이다.

10.1 陽有餘陰不足論

"陽有餘, 陰不足" 이것은 본래 理學家들이 항상하는 말이다. 예를 들어 程顥가 "天地陰陽의 運行의 오르고 내리고 차고 비는 것은 잠시도 쉬지 않으니, 陽은 항상 차고,

陰은 항상 휴손된다(天地陰陽之運, 升降盈虛, 未嘗暫息, 陽常盈, 陰常虧)"고 한 것과 같다. 朱震亨는 이러한 철학이론을 의학영역에 인용하여 인체를 "陽常有餘, 陰常不足", "氣常有餘, 血常不足"으로 인식하였다. 丹溪는 "天人相應"의 이론에 근거하여 자연계의 天·地·日·月의 운행을 분석하여 이러한 결론을 유추해 냈으며, 인체의 陰精이 더디게 만들어지고 일찍 고갈되는 생리현상을 밝혀냈다. 그는 『내경』의 여러 문장을 분석하고 자신의 경험을 참고하여 陰氣는 이루어지기는 어렵고 쉽게 이지러진다고 인식하여 "陽常有餘, 陰常不足"이라는 결론을 내렸다.

또 그 다음으로, 인체의 相火가 쉽게 動하는 병리적 특징에 근거하고 있다고 보았다. 丹溪는 사람의 陰氣는 먼저 이루기는 어렵지만, 나중에 이지러지기는 쉽다고 인식하여 "사람의 욕정은 끝이 없는데, 이 이루기는 어렵고 이지러지기는 쉬운 陰氣(人之情欲無涯, 此難成易虧之陰氣)"라고 하여 인체 활동의 요구에 만족하지 못한다고 하였다. 그리고 인체는 "陽主動, 陰主靜" 하기 때문에 늘 "陽動"의 상태에 있다고 하였다. 그리하여 "閉藏을 主로 하는 것은 腎이며, 疏泄을 주관하는 것은 肝인데, 두 臟에 모두 相火가 있다. 이것들의 系는 위로 心에 속해 있다. 心은 君火인데, 事物에 感觸된 바가 있으면 쉽게 動하며, 心이 動한즉 相火가 또한 움직이게 되는데, 움직이면 정액이 저절로 나오고 相火가 갑자기 일어나니, 비록 교합을 안 하였다고 할지라도 또한 모르는 사이에 흘러나가버리게 된다는 것이다. 이로 인하여, 인체는 쉽게 "陽常有餘, 陰常不足"의 정황이 출현한다.

위의 내용을 통해 丹溪가 말한 "陰不足"은 주로 腎이 갈무리하고 있는 陰精의 이루기는 어렵고 쉽게 이지러지는 것을 말하는 것이고, "陽有餘"는 주로 肝腎 사이의 相火가 쉽게 妄動하는 것을 가리킨 것이라는 것을 알 수 있다. 그는 腎精은 이루기는 어렵고 이지러지기는 쉬우며, 相火는 쉽게 망동하는 것으로 인식하였는데, 이것은 사람의 몸에서 쉽게 발생하는 질병의 관건이 되는 문제이다. 그러므로 陰精을 충분한 상태로 유지시키고자 한다면 먼저 相火가 妄動하지 않도록 해야 한다. 바꾸어 말하면 "陰不足"을 면하려면 "陽有餘"를 막는 것이 필요하다는 것이 그의 주장이다.

10.2 相火論

丹溪의 "相火論"과 그의 "陽常有餘, 陰常不足"의 학설은 긴밀한 관계가 있는데, 모두 河間의 "凡病多主火化"의 이론에 근거한다. 그는 먼저 상화의 정상적인 생리기능을 설명하였다. 朱震亨은, 생존해 있는 사물은 動과 靜의 두 측면과 떨어질 수 없는데, 그 중에서 動이 기본적인 것이라고 인식하였다. 그는 『格致餘論·相火論』에서 사람이 생명력을 풍부히 갖고 있는 까닭은 모두 相火의 운동으로 말미암는다는 것이다. 그리고 相火의 정상작용은 신비한 것이 아니라 인체의 그치지 않는 기능활동일 따름이라고 보았다. 이러한 기능활동이 비록 각 장부에 모두 다 갖추어져 있지만 肝腎에서 모두 근원하고 있다고 보았다. 그러나 동시에 상화의 병리적인 작용을 중요하게 여겼다. 相火는 인체에서 없어서는 안 될 것이고, 相火가 "動而中節" 한 것은 인체의 정상적 생리활동을 유지시켜 주는 동력이지만, 만약 相火가 動만 있고 靜은 없으면, 이 때문에 妄動하며, 妄動하면 病變이 잇달아 생겨나 相火가 신체를 해치는 賊邪가 되버린다는 내용을 특히 강조하였다. 그는 『格致餘論·相火論』 중에서 "相火는 쉽게 일어나기에 五性의 厥陽의 火가 서로 부채질하게 되면 妄動하는 것이다. 火가 망령되게 일어나면 변화를 예측할 수 없으며 있지 않은 때가 없게 된다. 眞陰을 끓여 쪼그라들게 하는데, 陰이 虛해지면 病이 생기고 陰이 끊어지면 죽게 된다"고 하였다.

10.3 火熱證의 辨證과 治療

丹溪가 논한 火熱의 病變은 주로 內火를 가리키는 것으로, 이른바 "모든 火病은 안으로부터 생겨난다(諸火病自內作)"는 것이다. 실제로는 대부분 相火가 病이 되는 것을 가리키는 것으로, 火가 망령되게 일어난 것이다. 이로 인하여, 그는 "기가 남음이 있는 것이 火이다(氣有餘便是火)"라는 유명한 주장을 제기하여, 氣機가 막혀 거슬러져서 邪火의 병변을 일으키는 기전을 정밀하게 서술하였다. 치료의 방법으로는 劉完素, 李東垣, 張從正의 장단점을 취사선택하여 實火, 虛火 및 鬱火로 구분하여 체계화시켰다. 그 중에서도 丹溪의 공적은 陰虛火旺의 病機問題를 해결한 데 있다. 비록 그가 "陰虛火動難治"라고 인식하였지만 그는 滋陰降火法을 창도하였다. 그는 陰虛와 火旺

은 밀접한 관계가 있으며 이것은 하나의 문제에 대한 두 가지 측면의 인식이라고 보았다. 陰虛는 반드시 火旺에 이르고 火旺은 반드시 陰液이 傷하는 데에 이르기 때문에, 藥을 쓸 때, 補陰에 반드시 瀉火를 겸하여야 한다고 주장하였다. 瀉火가 곧 補陰인 까닭에 滋陰과 瀉火은 단지 증후의 차이에 근거하여 약을 다르게 쓰는 것일 따름이라고 보았다.

10.4 氣血痰鬱論에 따라 잡병을 치료함

丹溪는 氣血痰鬱을 綱으로 삼고 六氣가 병되는 것을 目으로 삼아, 이로부터 標本을 나누고 지방의 풍토 차이를 고려하여 審病求因하여 雜病을 論治하였다.

丹溪는 『丹溪心法·六鬱』에서 "氣血이 沖和하면 萬病이 생기지 않는데, 한번이라도 怫鬱함이 있으면 모든 病이 생겨난다. 그러므로 人身의 모든 病은 대부분 鬱로부터 생겨난다(氣血沖和萬病不生, 一有怫鬱, 諸病生焉. 故人身諸病多生於鬱)"고 하였다. 丹溪는 氣血痰鬱로 雜病의 치료를 논하고 있는데, 그 가운데 鬱이 가장 중요한 것임을 알 수 있다. 그래서 그는 六鬱을 칭하여 氣鬱, 濕鬱, 熱鬱, 痰鬱, 血鬱, 食鬱 등이라 하였다. 鬱이 오래되면 또한 모두 熱로 化하여 火를 生하니, 鬱을 치료하는 데에는 調氣가 중요하고 久鬱에는 淸火를 겸하여야 하는 것이다. 그가 만든 越鞠丸은 비록 모든 鬱證을 통틀어 치료한다고 하지만 氣鬱과 火鬱의 치료에 중점을 두고 있다. 痰證을 논함에 丹溪는 "痰이라는 것은 氣를 따라 오르내리는데, 이르지 않는 곳이 없다(痰之爲物, 隨氣升降, 無處不到)"라고 인식하고 있었다.

朱震亨은 창조력이 풍부한 의학자이다. 그는 『內經』의 이론을 깊이 연구하고 그 기초 위에 河間, 子和, 東垣 등 이전 현인들의 학술적 정화를 계승하여 자기의 의학적 기초를 세웠다. 또한, 理學을 醫學에 용해시켜 "陽常有餘, 陰常不足" 및 "相火論" 등 새로운 의학이론을 주창하였다. 養身의 방면에서는 특별히 "動靜"과 長壽의 관계를 강조하였는데, 생명이 연속되는 것은 모두 動으로부터 말미암는다고 인식하였다. 그는 相火가 動을 主한다는 것을 인식하였고, 또 생명의 물질적 측면인 陰氣의 保養을 매우 중시하였다. 그래서 陰氣를 保存하고, 動靜에 節度가 있어야 長壽한다고 천명하였는데, 이는 老年醫學의 연구에 중요한 의의를 띤다. 그는 치료에 있어서 기존의 견해를 고수하지 않고 송대부터 이어진 『和劑局方』의 溫燥한 藥物 사용의 악습을 일소하였다. 그는 병을 논하고 원인을 분석함에 氣, 血, 痰, 鬱을 원인으로 삼아 濕熱의 內蘊과 相火의 上炎을 중시하였다. 처방을 구성하고 약의 선택에 그 뜻을 淸, 泄, 利, 散, 疏調 등에 두었다. 특히 滋陰降火를 창도하였는데, 이전의 賢人들이 갖추지 못한 것을 보충하였다고 할 만한 것이다. 朱丹溪가 여러 醫家들의 장점을 모아 그것을 용해시켜 단점을 버리고 장점을 취하였으므로 그 성취는 자못 컸다. 그리하여 그의 제자들이 매우 많았다. 趙道震, 趙以德, 戴思恭, 王履, 虞摶 등이 그들로, 이들은 朱丹溪의 사상을 계승 발전시켜 후세에 많은 영향을 끼쳤다.

11 주요 의학인물

11.1 成無己

成無己(?~1156)는 聊攝(지금의 山東省 聊城縣) 사람으로 北宋의 嘉祐, 治平年間(1056~1067)에 태어나 金 正隆丙子(1156)까지 90여 년을 살았다. 그의 평생 事迹에 대해서는 『醫林略傳』에 있는 "家世儒臣 性識明敏 記問該博" 등 몇 마디 외에는 알려진 바가 없다. 그의 저작으로는 『傷寒論注』 10권 및 『傷寒明理論』 3권이 있다.

『傷寒論注』는 장중경의 『傷寒論』에 대한 주해이다. 이것은 그 뒤 수많은 의가들이 『傷寒論』을 주해한 효시가 되었다. 嚴器之는 그를 "分析異同, 彰明隱奧, 調稱脈理, 區別陰陽, 使表裏以昭然, 俾汗下而灼見, 百一十二方之後, 通明名號之由, 彰顯藥性之主, 十劑輕重之悠分, 七情制用之斯見, 別氣味之所宜, 明補瀉之所適, 又皆引內經, 旁牽衆說, 方法之辨, 莫不允當, 實前賢所未言, 所學所未識, 是得仲景之深意者也"라고 하였다. 그러나 어떤 의가들은 그에 대해 심한 비판을 하기도 하였다. 陶華는 그에 대해 "順文注釋, 并無缺疑正誤之言, 以致將冬時, 傷寒之方, 通釋溫暑, 遺禍至今而未已也"라고 하였다. 생각하건대, 성무기가 『內經』 『難經』 및 『傷寒論』 자체의 이론에 근거해서 『傷寒論』을 해석한 것은 비교적 합리적인 것으로 볼 수 있으며, 明·淸代의

다른 注家들처럼 후대에 발전된 새로운 이론으로 牽强附會하여 『傷寒論』을 해석한 것은, 비록 많은 이론적 발전을 가져왔을지라도 결코 학문을 연구하는 태도라고는 할 수 없다. 汪琥가 성무기에 대해서 논한 것이 비교적 합리적인데, 그는 "成無己, 注解傷寒論, 猶王太僕之注內經所難者, 惟創始耳, 後人之於其注之可疑者, 雖多所發明, 大半由其注而啓悟, 至有忘其啓予之功, 反責其注解之誤者, …… 爲吾輩者, 亦自厭其饒舌耳"라고 하였다.

『傷寒明理論』 3卷(1144)은 50論을 포괄하며, 發熱 · 惡寒 · 寒熱 · 虛煩 · 蓄血 · 勞復 등과 같이 一證을 논했다. 論에서는 釋義 · 病因 · 病理 · 分型 · 鑑別 및 不同한 治法 등을 포괄했다. 嚴器之는 그것을 "指在定體, 分型, 析證, 若同而異者明之, 似是而非者辨之, 釋戰慄有內外之診, 論煩躁有陰陽之別, 言語鄭聲, 令虛實之灼知, 四逆與厥, 使淺深之類明, …… 所謂眞得長沙公之旨趣也"라고 평하였다. 이는 기본적으로 실제 정황과 부합한다고 할 수 있다. 이 외에 『傷寒明理藥方論』 1卷이 있는데, 상용방 20首를 선별하여 논술을 가한 것인데, 방의 · 방제 · 약리 · 가감 및 때로 주의사항을 지적하여 임상에 응용할 수 있게 하였다. 결론적으로 성무기의 저작은 별다른 특출한 견해가 없는 소박한 이론으로 『傷寒論』의 未發된 함의를 밝혔으며, 아울러 사용하는 처방과 연계하여 일원화된 이론체계를 형성했고 변증논치에 대한 정신을 밝히는데 대단한 공헌을 했다고 볼 수 있다.

11.2 張元素

張元素(1151～1234)의 字는 潔古이고, 金의 易州人(지금의 河北省 易縣)이다. 그의 生死年月은 자세하지는 않으나 대략 유완소와 동시대의 인물이다. 8세에 童子擧試驗을 치렀고, 23세에 進士試驗을 보았으나 廟諱를 犯하여 낙방하자 곧 유학을 버리고 의학을 배웠으나 알아주는 이가 없었다. 어느 날 어떤 사람이 大斧長鑿을 가지고 鑿心開竅하여 책 몇 권을 그 속에 넣어주는 것을 꿈꾸었는데, 이로부터 의술에 통하게 되었다. 유완소의 傷寒病이 잘 치료가 되지 않자 장원소가 유완소를 찾아가 질병이 잘 치료되지 않는 이유를 설명하고 설득하여 약을 복용하게 하여 치료한 일이 있은 후로부터 장원소는 의사로서 더욱 유명하게 되었다.

그의 저작으로는 『醫學啓源』 3卷, 『珍珠囊』 『藥注難經』 및 『醫方』 30卷이 있다. 『醫方』은 전해지지 않고, 『藥注難經』은 후인의 僞作인 듯하다.

『醫學啓源』은 주로 五運六氣, 內經治要 및 本草藥性의 3부분의 내용을 포괄하고 있다. 『珍珠囊』의 주요 내용은 "辨藥性之氣味, 陰陽厚薄, 升降浮沈, 補瀉六氣十二經, 及隨證用藥之法, 立爲主治秘訣心法要旨"이다. 이 저작은 후대 의가가 운문체의 문장으로 바꾸어서 『東垣珍珠囊』이라 일컬었으니, 원서가 또한 전해지지 아니함을 알 수 있다.

장원소의 주요 업적은 五味學說에 대한 연구이다. 『內經』은 藥物五味의 작용에 대해서 "酸入肝, 苦入心, 甘入脾, 辛入肺, 鹹入腎"의 五味所入 및 "辛散, 酸收, 甘緩, 苦堅, 鹹軟"의 작용을 강조했다. 「藏氣法時論」에 비록 "肝欲散, 急食辛以散之, 用辛補之, 酸瀉之. 心欲軟, 急食鹹以軟之, 用鹹補之, 甘瀉之 …… " 및 "肺苦氣上逆, 急食苦以泄之, 腎苦燥, 急食辛以潤之" 등의 복잡한 학설이 있으나, "苦能泄, 辛能潤"의 2가지를 더한 외에는, 여전히 전술한 2조의 원칙을 벗어나지 않았다.

장원소는 五藏의 苦欲에 근거하여 구체적으로 川芎散肝, 細辛補肝, 白芍瀉肝, 黃芩泄肺, 知母黃柏潤腎 등과 같이 藥物의 정확한 효능을 지적했을 뿐만 아니라, 또한 비록 동일한 味의 본초일지라도 五藏病變의 차이에 따라서 그 작용도 크게 다를 수 있다는 것을 지적했다. 즉 같은 酸味의 芍藥이 斂肺할 수도 있고 또 瀉肺할 수 있는 것 등이다. 이처럼 五味의 작용을 더욱 복잡하게 함으로써 운용면에서 더욱 다방면에 활용할 수 있게 했다.

그 다음으로, 장원소는 氣味의 厚薄・陰陽과 升降・浮沈의 작용에 대해서 또한 이론적인 연구와 구체적인 규정을 했다. 「陰陽應象大論」에는 "味厚者爲陰, 薄爲陰之陽, 氣厚者爲陽, 薄爲陽之陰", "辛甘發散爲陽, 酸苦涌泄爲陰" 등의 설이 있는데, 그는 運氣學說 중에서 또 陰陽의 升降浮沈을 강조했다. 장원소는 이러한 설에 근거해서 구체적인 연구를 하였는데, 예를 들어 "茯苓淡爲天之陽, 陽也. 陽當上升, 何謂利水而泄下? 經云, 氣之薄者, 陽中之陰, 所以茯苓利水而泄下, 亦不離乎陽之體, 故入乎太陽也. 麻黃苦, 爲地之陰, 陰也. 陰當下行, 何謂發汗而升上? 經曰, 味之薄者, 陰中之陽, 所以麻黃發汗而升上, 亦不離乎陰之體, 故入于太陰也"라고 하였다. 그는 본초의 氣味

厚薄과 그 升降作用에 대해 이론적으로 밝혔을 뿐만 아니라, 더욱 중요한 것은『珍珠囊』에서 각 味의 본초에 대해서 모두 구체적인 주를 가한 것이다. 이것은 동양학의 약리학설을 더욱 풍부하게 하는데 기여했다.

이 외에 그는 본초의 歸經說과 引經報使說을 제창했다.『珍珠囊』에는 각 味의 藥에 대한 거의 모든 注에 某經으로 歸한다는 것이 상세히 밝혀져 있다. 그는 본초가 각각 그 經으로 歸하면 力專而用宏하여 효과가 더욱 뛰어날 것이라고 인식했다. 즉 동일한 瀉火藥일지라도 黃連은 瀉心火하고, 黃芩은 瀉肺火하고, 芍藥은 瀉肝火하고, 知母는 瀉腎火하는 것 등이다. 뿐만 아니라 또한 制方에 반드시 引經報使의 藥을 써야만 더욱 더 그 효용을 발휘할 수 있다고 하였다. 즉 太陽經病에 上用羌活, 下用黃柏하며, 陽明經病에 上用升麻白芷, 下用石膏하는 것 등이다.

끝으로 장원소는 五藏六腑의 虛實寒熱 및 藥物五氣六味, 歸經報使의 효능에 근거해서 구체적으로 이른바「臟腑虛實標本用藥式」을 제정했다. 하나의 臟腑가 어떤 정황에서는 어떤 藥을 써야만 한다는 것을 모두 규정했다. 즉 만일 肺臟을 예로 든다면, 實證時에 瀉子用澤瀉葶藶 등, 除濕用半夏橘皮 등, 瀉火用石膏知母 등, 通滯用枳殼杏仁 등을 하고, 虛證時에 補母用人蔘升麻 등, 潤燥用麥冬貝母 등, 斂肺用烏梅栗殼 등을 하며, 熱證時에 淸本熱用黃芩知母 등을 하고, 寒證時에 溫本寒用丁香款冬花 등, 散標寒用麻黃紫蘇 등을 한다는 것이다. 이렇게 약물의 쓰임을 구체적으로 규정하여 辨證論治를 공고히 하는 데 결정적 역할을 하였다.

결론적으로, 장원소의 동양의학에 대한 이론들은 후세에 몇몇 반대론자들이 있었지만, 많은 내용이 후세의 임상실천에 기초가 되었고 학문이 진일보하는데 촉진제가 되었다. 그리하여 후세 의가의 계속적인 연구와 종합을 거쳐서 마침내는 동양의학의 중요한 일부분이 되었다. 그러나 '金元四大家'를 말할 때 張元素를 이에 넣지 않고 그의 제자인 李東垣을 그 대열에 올려놓는 것은 아마 張元素의 학술적인 관점이 선명하지 못하고 쉽게 따를 수 없기 때문인 것 같다. 그러나 그는 제자인 李東垣, 王好古 등의 존중을 받았을 뿐 아니라 明代의 저명한 의약가인 李時珍 또한 그를 칭송하여 "大揚醫理, 靈素之下, 一人而已"라 하였다. 이는 결코 지나친 평가가 아니다.

11.3 王好古

王好古의 字는 進之이고, 號는 海藏老人이다. 趙州人으로, 本州의 教授를 역임했다. 일찍이 張元素에게서 受業하고, 후에 또 李杲에게서 배웠다. 대략 1210~1310년 사이에 생존했다. 저서로는 『醫壘元戎』『陰證略例』『湯液本草』 및 『此事難知』 등이 있다.

『醫壘元戎』은 처음 辛卯年(1231)에 완성되어, 丁酉年(1237)에 重輯되었는데 "其書以十二經爲綱, 皆首以傷寒, 附以雜證, 大旨祖長沙緖論, 而參而東垣, 易水之法, 亦頗采用和劑局方"이라 하였다. 『陰證略例』의 주요 내용은 傷寒陰證의 證治를 밝힌 것으로, 古人이 陰證을 논한 문헌을 수집하고, 아울러 자신의 설을 덧붙여서 정리하여 30여 조로 구분했다. 그러나 病證과 用藥 및 論辨에 있어서는 이동원의 주장에서 크게 벗어나지 않았다. 『湯液本草』는 3卷으로, 上卷에는 이동원의 藥類法象 및 用藥心法을 싣고, 그 위에 五宜, 五傷, 七方, 十劑를 附加했으며, 中下 2卷은 本草諸藥을 三陰三陽, 十二經絡에 배속하고, 앞에서와 같이 主病者를 머리로 하고 臣·佐·使를 다음에 두었다. 각 藥物의 아래에는 氣, 味 및 入某經하는 순서로 기술했다. 인용본은 李杲, 張元素 두 의가가 제일 많으며, 수록한 藥物은 모두 왕호고 자신의 경험으로부터 뽑아내어 비록 종류는 적으나 실용적인 면에는 크게 도움을 준다. 『此事難知』의 서명 앞에는 東垣先生이라는 冠詞가 붙어 있는데, 이는 왕호고가 이동원의 의론을 모아서 책을 저술했을 가능성을 나타내주는 말이다. 내용은 주로 『傷寒論』에 관한 토론인데, 예를 들어 太陽證의 當汗不當汗, 陽明證의 汗無太早, 下無太晩 등이다. 그러나 때로 經脈의 終始, 臟腑有幾, 三焦有幾 등의 기타문제에 대해서도 언급되어 있다.

결론적으로, 왕호고의 의학사상은 주로 그의 스승 이동원의 것을 기본으로 하였고 자신은 부분적으로 밝힌 바가 있을 뿐이다. 둘 모두 外感病이 內傷의 원인이 된다는 것을 강조했으나 이동원은 다만 脾胃를 강조했고, 왕호고는 腎을 더욱 강조한 차이가 있다. 이 외에 두 가지 사항은 왕호고가 처음 주장한 것이라 말할 수 있는데, 하나는 傷寒陰證의 중요성을 강조한 것이고, 둘째는 여러 雜證도 六經의 범위에 귀납시켜 辨證論治한 점이다. 이러한 견해는 모두 후대에 상당한 영향을 끼쳤다.

11.4 羅天益

羅天益(1220～1290)의 字는 謙甫이고, 眞定人으로 역시 이동원의 제자이다. 대략 1220～1290년 사이에 생존하였다. 저서로는 『內經類編』과 『衛生寶鑑』이 있다. 『衛生寶鑑』은 모두 24권이며, 따로 『補遺』 1권이 있다. 내용은 네 부분으로 되어 있는데, 첫번째 卷1～3까지는 藥誤永鑑으로 短論 25篇을 조목별로 기재하였는데, 주로 服藥과 制方 등의 주의사항을 논했다. 둘째는 卷4～20까지의 名方類集으로 本書의 주요부분이 되며 모두 28門으로 每門에는 論과 方이 있다. 셋째는 卷21의 藥類法象인데 藥物을 五方, 五時, 生長化收藏 및 升降浮沈 등에 따라서 分類하고 그 性을 논했으며, 아울러 藥性要旨, 君臣佐使 등과 같은 약간의 短論을 덧붙였다. 넷째는 卷22～24의 醫驗紀述인데, 주로 저자의 治驗病例를 기술하고 사이사이 短論을 끼워 넣었다. 『補遺』는 주로 傷寒諸證의 治方이다.

本書의 특징은 두 가지가 있는데, 하나는 질병분류에 계통성이 없다는 것이다. 그러나 門마다 附方의 분류배열은 辨證論治의 정신을 잘 나타내고 있다. 예를 들어 「勞倦所傷」門은 虛中有寒과 虛中有熱로 나누었고, 「瀉熱除寒」門은 上焦, 中焦, 下焦, 氣分, 血分, 通治 등으로 나누었다. 또 하나는 藥物의 효능을 五氣의 升降浮沈 등에 따라 五類로 나눈 것인데 "一爲風升生, 二爲熱浮長, 三爲濕化成, 四爲燥降收, 五爲寒沈藏"이다. 이러한 것은 다른 의학저작에서 일찍이 보지 못했던 부분이다.

11.5 戴思恭

戴思恭(1324～1405)의 字는 元禮이다. 또 다른 字는 復庵이며, 浦江人이다. 元 泰定元年(1324)에 태어나서, 明 永樂3年(1405)에 세상을 떠났으며, 원나라가 망했을 때 그의 나이는 46세였다. 주진형에게서 의학을 배웠으며, 洪武시에 御醫가 되었다. 저서로는 주단계의 『金匱鉤玄』을 訂正하였고, 그 밖에 『證治要訣』 『證治類方』 『推求師意』 등이 있으나 널리 유포되지는 못하였다. 대사공의 의학적 견해는 주로 그의 스승 주단계의 주장을 따른 것이다.

즉 陽有餘, 陰不足의 관점에서 출발하여 火의 危害를 더욱 강조하였다. 그는 "火之

爲病. 其害甚大, 其變甚速, 其勢甚彰, 其死甚暴"이라 하였으며, 또한 人身之火는 君相 외에 無臟不有라고 하였다. 임상에서 그는 주단계의 "人身諸病, 多生于鬱"의 이론을 발전시켜 氣鬱, 濕鬱, 痰鬱, 血鬱, 熱鬱 및 食鬱 등 이른바 六鬱之病의 證候와 治法을 논하여 후대에 많은 영향을 끼쳤다.

11.6 王履

王履(1332~1391)의 字는 安道이고, 昆山人이다. 元 至順3年(1332)에 태어나서 明 洪武24年(1391)에 세상을 떠났는데, 원이 망했을 때 그의 나이는 36세였다. 그도 역시 주진형의 제자이다. 저서로는 『溯回集』 1권이 있는데, 수록된 21篇의 醫論은 『內經』 『難經』 및 『傷寒論』의 여러 문제에 대해서 논술을 가한 것이다. 그 중 '亢則害, 承乃制'에 대한 해석, 四氣所傷에 대한 闡述, 溫病과 熱病의 구별, 三陰證寒熱의 변별 및 瀉南補北의 해석 등은 모두 왕리의 독특한 견해를 나타내는 것이다. 특히 그는 中風을 眞中風과 類中風으로 나누는 설을 제시했는데 이에 관해 말하길 "及近代劉河間, 李東垣, 朱彦修, 三子出, 所論始與昔人異矣. …… 河間主乎火, 東垣主乎氣, 彦修主於濕, 反以風爲虛象而大異於昔人矣. …… 以余觀之 …… 三子以相類中風之病, 視爲中風而立論. 故使後人孤疑不決, 不知因於風者, 眞中風也. 因於火與氣與濕者, 類中風而非中風也"라 하였다. 이것은 眞中, 類中의 학설을 처음 제시한 것일 뿐만 아니라, 또한 서로 다른 학설을 하나의 설로 융합하는 경향을 이끌어 내어 명청시대의 의학발전에 많은 영향을 주었다. 이 외에 왕리는 과거의 저작에 대해 대담한 비평을 가하였는데, 심지어는 일반인들이 經典으로 인식하는 『傷寒論』과 그의 스승에 대해서도 예외를 두지 않았다. 『四庫提要』에 "觀其歷數諸家, 俱不免有微辭, 而內傷餘議, 兼及東垣, 可謂少可而多否者. 然其會通研究, 洞見本源 於醫道中, 實能貫徹源流, 非漫爲大言以誇世也"라 하였는데, 이러한 논평은 비교적 옳은 것이다.

11.7 滑壽

滑壽(1304~1386)의 字는 伯仁이며, 號는 攖寧生이라 했다. 原籍은 許州襄城인데,

후에 儀眞으로 옮기고 또 餘姚로 옮겼다. 元 大德8年(1304)에 태어나서 明 洪武 19年(1386)에 세상을 떠났다. 『浙江通志』 및 『紹興府治』에 明初의 功臣 劉基의 형이라 했으니, 姓名을 바꾸어서 의학을 한 경우이다. 어릴 때에 擧子試에 응시했다가, 후에 京口名醫 王居中에게서 의학을 배워 『素問』 『難經』 『傷寒論』 등에 대해 많은 연구를 하였다. 당시에 神醫로 이름이 알려져 사람들이 다투어 찾아와 그를 만나 生死를 알아보아야만 恨이 없겠다고 할 정도였으며, 江南北과 浙東西에서 攖寧生을 알지 못하는 사람이 없었다.

그의 저작으로는 『讀素問鈔』 『難經本義』 『傷寒例鈔』 『診家樞要』 『十四經發揮』 『醫韻』 『本草發揮』 등이 있다. 그 중에 『十四經發揮』가 가장 저명하며 그 영향이 매우 컸다. 『讀素問鈔』는 『素問』을 臟象·經度·脈候·攝生·論治·色脈·鍼刺·陰陽·標本·運氣·滙萃 등의 12類로 나누어서 초록하여 읽기에 편하게 한 것이다. 『難經本義』는 각가의 주석을 모으고 다시 자신의 견해를 통해 절충한 것인데, 『難經』의 의의에 대해 밝힌 것이다. 이 둘은 이후 『素問』과 『難經』을 연구하는 의가들에게 많은 영향을 주었다. 『十四經發揮』는 현재 침구 공부의 본보기가 되었는데, 그는 "人身六脈, 雖皆有系屬, 唯督任二經, 則包乎腹背而有專穴, 諸經滿而溢者, 此則受之, 宜與十二經竝論"이라 하여, 督任 2脈과 12經을 합하여 14經으로 구성했다. 아울러, 『內經』에 기술된 경맥과 兪穴에 근거하여 고증을 가함으로써 647개의 혈위를 변별하여 14經 가운데 귀속시켰다. 이로부터 전신의 兪穴과 經絡의 관계는 완전히 결정되었다.

11.8 葛應雷, 葛乾孫

葛應雷의 字는 震父이며, 吳縣人이다. 할아버지 思恭, 아버지 從豫, 형 應澤이 모두 의사를 했다. 송나라가 망하자 갈응뇌는 세상의 의사들이 처방과 의론에 얽매여 본말을 알지 못하고 宣泄補益하며 時用을 알지 못함을 한탄하고, 곧 家藏方書를 깊이 연구하여 『醫學會同』 20卷을 저술하였다. 이 책의 내용은 五運六氣의 標本을 논하고, 陰陽升降의 左右를 살펴서 五臟六腑의 虛實을 결정하였으며, 經絡氣血의 流注를 결합하여 질병의 예후와 생사의 때를 알 수 있게 하였다. 또한 그의 처방과 침구는 당시에 유행하던 것과 판이하게 달랐다. 당시 浙西의 提刑이었던 李判官은 中州의 명의였다. 그의 아버지가 병들자 먼저 스스로 진찰하고, 다시 갈응뇌에게 자문을 구하였다. 그러나 갈응뇌의 설명을 듣고 부자가 서로 자신들의 생각과 다르다 하였다. 하지만 갈응뇌가 간직하고 있던 劉守眞, 張潔古의 저서들을 펴놓고 함께 토론을 해보니 서로 부합하지 않는 것이 없었다. 이후 劉·張의 학문이 江南에서 성행하기 시작하였다. 그는 그의 서재에 '恒'이라는 편액을 걸어두었는데, 이는 의사에게 恒함이 없으면 불가함을 이르는 말이다.

葛乾孫의 字는 可久이고, 長州人이다. 元 大德9年(1305)에 태어나서 元 至正 13年(1353) 49세로 세상을 떠났다. 그의 아버지 갈응뇌도 의사로서 유명했다. 明『外史本傳』에는 "乾孫體貌魁碩, 臂力絶人. 好擊刺戰陣之法. 後折節讀書, 兼通陰陽 律歷 星命, 爲文章有名, 屢試不遇 ,乃傳父業. 然不肯爲人治疾, 或施之, 輒有奇效, 名與金華朱丹溪埒"라 기록되어 있다. 저서로는『十藥神書』『醫學啓蒙』및『經絡十二論』이 있으나, 뒤의 두 책은 전하지 않는다.『十藥神書』도 갈건손의 저작이 아닌 듯한데, 그러나 저술된 시기와 갈건손이 살았던 시기가 서로 비슷하므로 비록 假托일지라도 시대가 별로 늦지 않을 것이다. 이 책에는 겨우 癆病吐血을 치료하는 10종의 처방이 실려있는데, 그 중에는 十灰散, 花蕊石散, 獨參湯, 保和湯, 太平元, 消化元 등이 있다. 明淸 이래로 인용한 경우가 매우 많았고, 癆病의 조기치료에 대해 확실히 좋은 치료효과가 있는 것으로 여겨졌다. 지금의 관점에서 보면, 十方 중에서 三方主止血, 三方主止咳, 三方主營養, 一方主鎭靜의 효능이 있으므로 肺癆의 치료에 자못 효과가 있다고 할 수 있다.

11.9 羅知悌

羅知悌의 字는 子敬이고, 武進人이다. 錢塘에서 살았고, 世稱 太無先生이라 한다. 詞章과 揮翰에 능하였으며, 의학에도 조예가 깊었다. 그는 河間 劉守眞의 門人인 荊山浮屠에게서 의학을 배웠으며, 아울러 장자화, 이동원의 설까지 두루 통하였다. 異見이 있으면 조용한 곳에서 사색하기를 좋아하였고, 사람들과 접촉하는 것을 싫어하였다. 泰定2年(1325) 주단계가 太無에게 절하고 스승으로 섬기고자 하였는데, 그를 몇 차례 박대했음에도 3개월 동안 계속 찾아오자 비로소 그를 맞아들였다. 태무는 그의 정성을 사랑하여 자신의 모든 의술을 가르쳤으며, 단계를 得意弟子로 여겼다. 태무는 당시의 사람들이 滋味를 많이 먹어 濕熱痰火가 일으키는 질병이 많다고 생각하였고, 단계에게 淸金降火의 法을 가르쳐주고 『和劑局方』의 잘못된 점을 지적해 주었다. 저서로는 『心印紺珠』 1卷이 있으나 전하지 않는다.

11.10 기타 의가

그 밖의 金元時代의 名醫들은 다음과 같다.

危亦林(1277~1347)의 『世醫得效方』(1337)은 五世家傳의 古方과 近代名醫의 諸方에 근거하여 저술된 것으로 外科와 관련있는 끝의 두 부분, 특히 正骨 부분은 후세에 대한 영향이 매우 컸다. 齊德之의 『外科精義』는 外科病의 內治法에 대해 강조함으로써 外科 분야의 辨證論治의 정립에 많은 공헌을 했다. 竇漢卿(1186~1280)은 "首標幽賦, 次定八穴指法, 及葉蟄宮圖"한 『鍼經指南』과 『流注要賦』 『六十六穴流注秘訣』 등을 저술하였다. 杜思敬(1234~1320)은 1315년에 『濟生拔萃』 1書 모두 19권을 지었다.

이 외에도 劉開의 손자 劉岳(字 公泰), 『本草經』 및 『王氏集驗方』 5卷을 지은 王東野, 『素問註疑難』 『傷寒歌括』을 저술한 王翼, 『千金聖惠方』을 지은 陸仲遠, 『醫學繩墨』을 지은 潘濤, 『素問鉤元』 『仲景或問』을 지은 李浩, 『本草歌括』을 지은 瑞州路, 의학교수 胡仕可, 『松厓醫經』을 지은 程玠, 『傷寒翼』을 지은 程宏賢, 『永類鈐方』을 共著한 李仲南과 孫允賢 및 徐復(字 可豫, 號 神翁), 莫中仁 등이 있다.

제 8 장

明代(1368~1644)의 醫學

1 시대 개요

원나라 말기 농민들이 봉기하여 원나라 정권을 무너뜨리자, 1368년 朱元璋은 명나라를 건국하였다. 명대 초기에는 생업을 촉진하는 정책을 취하여 농업이 발전하였고 황무지를 개간하였으며, 수리사업을 하였고 상공업 발달을 유도하였다. 그리하여 농업 생산력이 빠르게 증가하였고 시장이 형성되고 상공업이 점차 번영하였다. 명대 중기 이후에는 방직, 조선, 도자기, 제련, 인쇄 등의 산업이 매우 발달하였으며, 원시형태의 자본주의식 수공업 형태도 등장하게 되어 자본주의의 싹이 생겨나기 시작하였다. 그리고 국내외의 교통발달과 함께 대외무역도 적극 장려하였는데, 정부에서 1405~1437년 사이에 7차례나 선박을 해외로 보내 30여 나라를 다니기도 하였다. 이는 각국과의 경제와 문화교류를 촉진하는 결과를 가져왔다.

명대 후기에는 유럽에서 자본주의국가가 등장하기 시작하였고, 이들은 자원을 약탈하고 시장을 개척하기 시작하였는데 중국에까지 그 영향을 끼쳤다. 그들은 정치적 경제적 목적을 달성하기 위하여 천주교의 선교사를 파견하였는데, 이들은 문화교류를 통하여 명나라 봉건사대부들과 접촉하기 시작하였다. 1581년에 마테오리치가 광동성에서 선교를 한 이후 천주교 선교사들은 줄을 지어 중국에 들어왔다. 이러한 과정에서 서양의 천문, 역법, 수리, 기계, 지리 등의 과학문화가 소개되었는데, 그 중에는 생리와 해부 등의 의학적인 지식도 수입되었다.

이 시기의 의학발전은 기초와 임상 분야에서 모두 커다란 발전이 있었다. 이름있는 의학자가 등장하였고 많은 의학서적들이 출간되었다. 전염병의 예방과 치료에서도 새로운 이론과 치료기술이 등장하였는데 人痘接種術이나 溫疫論의 발전 등이 이에 해당한다. 본초학의 분야에서도 많은 발전을 하였는데 특히 李時珍이 지은 『本草綱目』은 세계적으로 많은 영향을 끼친 의서이다. 『內經』과 『傷寒論』 등의 원전에 대한 연구도 깊어졌고 외국과의 교류도 활발하였으며 특히 조선과 일본 의학에 가장 많은 영향을 끼친 시기이다.

2 醫政制度와 醫學教育

2.1 醫政制度

명조의 창업자 朱元璋은 이미 건국 이전인 吳王 시절에 이미 중앙정부에 의정관리 제도를 두어 체계적인 의료정책을 펴나갔다. 태조 주원장은 처음에 醫學提擧司(1364)를 설치하여 提擧, 同提擧, 副提擧, 醫學教授, 學正, 官醫 提領 등의 직제를 두었다. 이후 의학제거사는 太醫監(1366)으로 바뀌고 그 아래 少監, 監丞의 직제를 두었으며, 다시 태의감은 太醫院(1368)으로 바뀌게 되었다. 태의원에는 院使, 同知, 院判, 典簿 등의 직책을 두었다가 1421년 수도를 北京으로 이전하면서 태의원의 구성은 院使, 院判, 御醫, 吏目 등의 직명으로 정착되었다.

태의원에는 大方脈, 婦人, 小方脈, 口齒, 咽喉, 眼科, 鍼灸, 祝由, 接骨, 按摩, 金鏃, 傷寒, 瘡瘍 등 13개의 분과가 있었고, 이는 元代의 분과방식을 계승한 것이다. 태의원의 주요 직무는 황실 주요인사들과 중앙정부 관료의 질병을 관리하는 것외에, 전국에서 발생하는 역병에 대처하고, 의료인력을 꾸준히 양성하며, 전국의 약재수급을 통제하는 역할을 하는 것이다. 그리고 매년 黃帝, 岐伯으로부터 張元素, 朱震亨에 이르는 수십 명의 선대 의학 성인들과 의학자들의 제사를 지내는 일도 하였다.

또한 궁중에는 황실전용 의료기관인 御藥房을 두었다. 어약방에서는 전국에서 진상되는 고급의 약재들을 관리하였으며, 內臣들이 근무하면서 태의원에서 파견된 어의들과 공동으로 황실에 쓰는 약재를 감독하고 검사하였다. 이 밖에 東宮과 后宮 그리고 각 지역의 王府에도 담당의료기관을 설치하여 주요 황실인사들의 질병을 관리하였다.

1384년에 각 府, 州, 縣에 각각 正科 1명, 典科 1명, 訓科 1명을 파견하여 담당구역의 의료행정을 전담하도록 규정하였다. 그리고 현마다 惠民藥局과 養濟院, 安樂堂 등의 대민의료기관을 설치하였다. 혜민약국은 일반 백성들을 상대로 약재를 매매하는 일을 하였으며, 역병이 창궐할 때는 중앙정부의 태의원과 협조하여 백성들에게 상비약 예방약 등의 약재를 체계적으로 공급하는 역할도 수행하였다.

2.2 醫學教育

중앙에서는 태의원에서 13개의 분과에 맞추어 의료인력을 양성하였다. 당시 의학교육에 사용되던 교재로는『素問』『難經』『脈訣』각과의 주요 전문의서들이었다. 의학을 연구하고 내용을 암기하는 것이 쉽지만은 않았기 때문에, 의학자들이 내용을 이해하고 외우기 쉽게 하기 위하여 의학의 전반적인 내용을 歌括의 형태로 재구성한『醫經小學』이나『醫學入門』등의 의서가 나오기도 하였다. 지방정부에서도 部, 州, 縣 등에 '醫學'을 두어 의학교육을 실시하였다.

이 시기의 가장 보편적인 의학교육의 형태는 민간에서 광범위하게 행해진 도제식 교육이다. 家傳의 형태로 혹은 명망을 듣고 찾아오는 사람들이 門人을 형성하여 지방 곳곳의 저명한 의학자들의 경험이 전수되고 발전하였다. 또 이들은 자력으로 혹은 지방유지의 도움을 받아 집안이나 스승의 의학경험을 책의 저술을 통해 널리 유포시켜 명대의학의 발전에도 크게 공헌하였다 .

중앙에서 실시하는 의사고시는 매년 4차례 실시하였고, 3년에 한 번씩 큰 시험이 있었다. 고시에 1등으로 합격한 사람을 醫士라고 하였고 2등은 醫生이라고 하였다. 의사와 의생은 고시에 합격한 뒤에도 정기적으로 자격을 검증하였다.

3 본초학의 발전과 본초서적의 간행

명대에는 농업과 상공업 그리고 해외무역의 발달에 힘입어 본초의 가짓수도 점점 늘어났다. 그리고 전대의 본초학 발전의 기초위에 계통적인 정리와 연구가 이루어졌다. 그리하여 이 시기에는 본초를 유형별로 정리하는 책들의 출간이 크게 늘어나 본초학의 연구가 크게 촉진되었다.

3.1『本草綱目』

중국의 본초학은 점진적으로 발전하였다.『神農本草經』에 365종의 본초가 실린 이래로 梁代에 陶弘景이 지은『名醫別錄』에는 730종의 본초가 실렸고 唐代의『新修本草』에는 844종으로 늘어났다. 宋代의『開寶本草』에서는 984종으로 다시 늘어났으며『證類本草』에서는 1455종의 본초를 싣고 있다. 명대의『本草綱目』에 이르러서는 더욱 증가하여 1892종의 본초약재를 싣고 있다.

『本草綱目』은 李時珍이 지은 것이다. 李時珍은『本草綱目』을 저술하면서 전국적으로 광범위한 의약재료를 수집하여 약물의 형태와 산지 등의 기록을 명확히 하였는데, 그는 친히 전국각지를 돌아다니면서 본초를 직접 관찰하고 수집하였고, 또한 여러 명의들과 학자의 자문을 구하기도 하였다. 그리고 민간에 산재해 있는 많은 처방들도 수집하고 20년간 연구한 끝에 1578년『本草綱目』을 저술할 수 있었다.

『本草綱目』은 총 52권이며 총 본초의 가짓수는 1892종이다. 이중에 기존에 알려진 것이 1518종이며 이시진이 새로 추가한 것이 374종이며 부방이 모두 11,096종이며 그림이 1000여 폭이나 된다.

이 책은『經史證類備用本草』를 저본으로 하고 있으며 각 본초에 대해 성미, 산지, 형태, 채취방법, 수치법, 약성이론, 방제배합 등 모든 부분에서 상세하게 서술하고 있다.『本草綱目』의 목차는 우선 '綱'을 두고 그 아래 '目'을 두어 세분해나가는 방식인데, 예로 '竹'이 綱이며 竹葉, 竹笋, 竹瀝, 竹茹 등이 目에 해당한다. 또 '桑'이 강이며 그 아래 桑枝, 桑白皮, 桑椹, 桑寄生, 桑花를 目으로 삼고 있다. 이렇게 강을 제시하고 목을 늘려가는 방식으로 구성되어 있어 조리가 분명하다. 附方은 관련된 본초설명

뒤에 붙여 각 본초가 임상적으로 어떤 효과가 있는지도 쉽게 알 수 있게 하였다.

이 책은 水・火・土・金石・草・穀・菜・果・木・服器・虫・鱗・介・畜・禽・人 등의 총 16개의 부분으로 나누었고 각 부분은 다시 몇 개의 類로 다시 분류하였다. 예로 木部에는 香木, 喬木, 灌木 등 6개의 類로, 草部는 山草, 芳草, 濕草 등 11개의 類로 나누었다. 이렇게 하여 총 62개의 類가 있는데 이러한 정밀하게 세분된 본초 분류방식은 기존의 분류방식에서 한 단계 진보한 것이다.

본초의 효능에 대한 설명도 內服과 外治의 두 분야로 나누어져 있다. 內服은 發汗・瀉下・和解・探吐・溫補・消導・行氣・化血・祛痰・鎭咳・安神・鎭驚・利尿・行水 등이며 外治는 吹鼻・熏鼻・擦牙・吐痰・貼喎・外敷・辟穰・洗漾・敷貼・熨熏・熏洗・傅撲・塗点・熏灸 등이 있어 후세 사람들이 본초의 효능을 연구하는 데 바탕이 되었다. 또한『본초강목』은 16세기 이전의 중국 본초학에 대한 성과를 총결했다는 점 외에 이전의 본초서에 잘못 나와있는 오류를 바로잡았다. 예로 金丹을 복식하면 長生不老할 수 있다든지 또는 黃連, 雄黃, 芫花를 복용하면 神仙不老한다는지 하는 내용은 과감히 삭제한 것 등이다. 또한 본초를 감별하고 효능을 연구하여 임상적인 실용성을 부각시킨 점인데, 예를 들어 大風子가 痲風을 치료한다든지 土茯苓이 梅毒을 치료한다든지 延胡索에 진통효과가 있고 常山이 瘧疾을 치료하는 효능이 있다든지, 使君子와 雷丸, 檳榔 등이 구충작용이 있다는 점을 밝혀 임상적인 가치도 높였다.

『本草綱目』은 1590년에 간행된 이후 오래지 않아 여러 세계 여러 나라로 퍼져나가 한국, 일본 등 아시아 국가들뿐 아니라 영국, 독일, 프랑스 등 각국의 언어로 번역되었다. 그리하여『본초강목』은 "동방 의학의 위대한 경전"이라는 칭호도 받게 되었다. 이 책은 본초학뿐 아니라 식물학, 동물학, 광물학에 대해서도 많은 정보를 담고 있어서 중국의 의학발전뿐 아니라 세계적으로 관련 학문의 연구에도 커다란 공적을 남겼다.

3.2『神農本草經』

명대에는『신농본초경』에 대한 연구도 활발하였다. 우선 1616년 浙江省 출신인 盧復은 10년의 연구기간을 거쳐『證類本草』에서 관련 내용을 추출하여『神農本經』을 복원하였고 그것을 자신의 의서인 『醫經種子』에 수록하였다. 漢代에 저술된 『神農本草經』은 이미 원본이 망실되었기 때문에 후대에 많은 학자들이 『신농본초경』을 복원하는데 심혈을 기울였다. 盧復의 『신농본경』은 그런 노력 중에서도 비교적 이른 시기의 저술인 셈이다. 이외에 노복의 『芷園臆草』라는 책에 실려 있는 『題藥』도 그의 본초학 연구결과가 잘 드러나 있다.

繆希雍의 『神農本草經疏』는 당대 『本草綱目』에 버금가는 본초학의 걸작으로 꼽힌다. 그는 30여 년에 걸친 경험과 학문적 소양을 바탕으로 만년에 저술하였다. 이 책은 총 30권으로 1625년에 간행되었으며, 수록된 약재는 총 490종이며 『證類本草』의 내용을 다수 참조하였고 『신농본초경』에 실린 약재 위주로 구성되어 있다. 목희옹은 본초마다 '疏', '主治參互', '簡誤'를 붙여 약성과 주치에 대해 설명하고 배합례와 치료병증, 여러 의학자들의 경험처방 등을 설명하였으며 본초약물의 품종과 적응증의 감별기준 등에 대해 자세하게 설명하였다.

목희옹의 『神農本草經疏』의 간행은 『신농본초경』을 다시금 경전의 위치로 올려놓는 계기가 되었고 당대 널리 퍼져 있던 송・금・원 대의 학설을 종주로 삼는 본초학자들에게 '遵經復古'라는 새로운 학풍을 알리는 신호탄이 되었다.

盧之頤의 『本草承雅半偈』도 당대에 많은 영향을 끼친 본초서이다. 노지이는 『신농본초경』을 복원한 노복의 아들로서, 집안 대대로 의학을 연구하였고 부친이 지은 『本草綱目博議』를 증보교정하여 『本草乘雅』를 저술하였지만 전쟁 중에 원본을 잃어버렸다. 후에 다시 기억에 의존해서 『本草乘雅半偈』라는 본초서를 저술하여 간행하였다. 노지이는 집안 대대로 불교를 믿는 집안이었고 유학의 연구에도 조예가 있었다. 그래서 그의 본초서는 불교와 유학의 이치를 응용하여 본초의 약효를 설명한 내용이 다수 보인다.

3.3 국가편찬 본초서

명대의 대표적인 관찬 본초서로는 『本草品滙精要』가 있다. 『本草品滙精要』는 명대 태의원의 院判 劉文泰 등이 당시 황제 효종의 칙명을 받아 간행한 대규모 본초서이다. 당시 통용되고 있던 관찬 본초서는 『紹興校正經史證類備急本草』로서 간행된 지

수백 년이 지난 것이었기 때문에 새로운 관찬 본초서의 간행이 매우 절실한 실정이었다. 이 책은 명대 弘治 18년(1505)에 총 42권으로 간행되어 왕실에 보존되어 오다가 청대 강희 39년(1700)에 태의원의 王道純 등이 칙명을 받아 교정하여 다시 간행하였고 이때 속집 10권을 덧붙였다. 원서에는 모두 1815종의 본초가 실려있으며 이 책에서 새로 등재된 본초는 22종이다. 약재는 玉石・草・木・人・獸・禽・蟲魚・果・米穀・菜 등 10개 항목으로 분류되어 있다. 그리고 조문마다 名・苗・地・時・收・用・質・色・味・性・氣・臭・走・行・助・反・制・治・合治・禁・代・忌・解・贋 등 24개 부분으로 나뉘어 있다. 실로 본초의 성미, 효능, 주치, 산지, 생태, 채집시기, 감별, 포제, 배합례, 금기, 대용품, 약효원리 등 본초의 모든 분야에 대해 세밀하게 기술되어 있는 종합본초서이다. 이 책에는 또한 1358폭의 채색 본초그림이 실려 있으며 그중에서 366폭은 기존의 본초서에 새롭게 그려 넣은 것으로, 중국 의학사에서 가장 뛰어난 채색 본초서이기도 하다.

3.4 기타 본초학 서적

이 시대의 본초학의 발전은 『本草綱目』이 역대의 본초학의 성과를 모두 총결한 것 이외에, 여러 의학자들에 의해 본초에 대한 연구가 활발해 진 점이 또 하나의 특징이다. 비록 소형의 저술들이지만 본초학 연구에 빠질 수 없는 중요한 저작들이다.

『本草發揮』는 徐彦純(字는 用誠)이 1368년(元代 至正 28년)에 저술하였다. 이 책에는 卷1부터 卷3까지 金, 石, 草, 木 등 본초 270종이 실려있으며 卷4는 氣味厚薄, 升降浮沈, 補瀉法, 五味, 分兩, 東垣標本陰陽論 등 본초학에 대한 총론적인 내용을 싣고 있다. 각 약재에 대한 설명은 우선 해당 약재에 대한 性色氣味와 主治證을 간단하게 기술한 뒤에 그와 관련하여 역대 의학자들의 주장을 "～曰"이라는 형식으로 가감없이 정리하였다. 이 책에는 송・금・원 시대 제가들의 본초학에 관한 새로운 연구내용이 다수 실려 있다.

『本草集要』는 王綸(字는 汝言, 호는 節齋)이 弘治 9년(1496)에 저술한 것이다. 이 책은 『證類本草』와 李杲, 朱震亨의 본초관련 의서를 참고하여 본초에 관한 요점을 추려 간행한 것으로, 총 8권으로 되어 있으며, 내용구성에 따라 상중하로 되어 있다.

상부는 1권의 총론부분이며 중부는 2권부터 6권까지의 약재 545종에 관한 내용이고 하부는 7권부터 8권까지의 '藥性分類'에 관한 내용이다. 총론에서는 『黃帝內經』『神農本草經』 및 李東垣 등 기존의 의학자들의 견해를 다수 채록하였고 '愚見'이라고 하여 자신의 견해도 첨부하였다. 2권부터 6권까지에 해당하는 中部의 내용에서는 각 약재에 대해 상세히 설명하였다. 草·木·菜·果·穀·石·獸·禽·蟲魚 및 人 등 모두 10종으로 분류하였고 모두 545종의 본초에 대해 정리하였다. 본초마다 七情, 性味, 升降, 毒性有無, 歸經, 主治, 效能, 附方 등을 기재하였다. 또한 약성에 근거하여 氣·寒·血·熱·痰·濕·風·燥·瘡·毒·婦人·小兒의 12개의 門으로 나누는 효능에 따른 본초의 분류법을 제시하고 있는 점이 이 책의 특징이기도 하다. 이 책에 나와 있는 효능별 분류는 금원대 李杲에서부터 유래한다. 이고가 『藥類法象』에서 風升生, 熱浮長, 濕化成, 燥降收, 寒沈降이라고 하여 六氣의 특성을 설명하고 여기에 각각 이 기운으로 인해 생긴 질병을 치료할 수 있는 약재를 나열한 것이 효능별 분류의 시초였으며, 후에 本草眞詮, 方廣은 『丹溪心法附餘』, 李梴의 『醫學入門』 등 다수의 단계학파 계통의 의학자들이 효능별 분류방식을 채택하였다.

『本草蒙筌』은 陳嘉謨(字는 廷采, 號는 月朋)가 1565년(嘉靖 44년)에 저술하였다. 『撮要便覽本草蒙筌』『撮要本草蒙筌』이라고도 한다. 총론의 내용인 首卷 1권과 본초 각론을 설명한 본문 12권으로 구성되어 있으며 草, 木, 穀, 菜 등 총 742종의 본초가 실려 있다. 이 책은 본초의 기미, 음양, 독성, 주치, 포제, 배합례 등 해당 약재의 거의 모든 정보를 담고 있다. 그리고 해당 약재에 대한 효능 등을 기존 의학문헌을 인용해서 자세하게 설명하였고, 동시에 연관된 의학이론에 대한 내용도 자세하게 기술하였다. 그리고 그의 적지 않는 임상경험을 싣고 있다.

『本草正』은 張介賓(字는 會卿, 號는 景岳, 通一子)이 1624년(天啓 4년)에 저술하였다. 원래는 『景岳全書』 중 48권과 49권의 내용이던 것을 淸代 光緖 33년에 단행본으로 다시 간행한 것이다. 이 책에 소개된 본초는 총 300종이며 山草部, 濕草部, 芳草部, 蔓草部, 毒草部, 水石部, 竹木部, 穀部, 果部, 菜部, 金石部, 禽獸部, 蟲魚部, 人部 등 14개의 부분으로 나뉘어 있다. 毒草部까지가 상권이며 이하는 하권이다. 약재에 대한 설명은 우선, 약재의 기본적인 성질인 性味, 厚朴, 陰陽, 升降, 歸經 등에 대해 기술하였고 간혹 약재의 형태, 산지, 채집, 가공, 금기 등을 기술하기도 하였다. 약재에 따라서는 '辨制法', '辨毒' 같은 별도의 항목을 두기도 하였다. 뒤이어 약재의 치료효과에 대해 치료기전, 치료증상 등을 張介賓 특유의 정연한 논법을 사용하여 자세하게 기술하였다. 이 책은 본초학 전문의서이지만, 장개빈의 溫補를 중시하는 의학사상이 반영되어 있다. 人蔘, 熟地黃, 附子, 大黃을 '四維'(대표적 약재)로 설정하고, 인삼, 숙지황에 대해서는 常服해도 된다고 하였고, 부자, 대황은 잠시만 쓸 수 있는 약이라고 하였다.

皇甫嵩의 『本草發明』(1578)은 『황제내경』의 이론을 중심으로 여러 본초서적과 금원시대 의학자들의 본초이론 및 경험을 종합하여 만들어진 본초서로서 600여 개의 본초에 대한 실용적인 설명을 싣고 잇다.

『本草原始』는 1612년 李中立이 지은 것으로, 이 책은 본초 기원식물의 형태를 그림으로 자세하게 묘사하고 있다는 특징이 있다. 총 420폭의 그림 중에 360폭의 그림이 저자가 직접 원재료를 보고 그려넣은 것이다. 총 12권으로 되어있으며, 내용은 『證類本草』『本草蒙筌』『本草綱目』 등에서 영향을 받았고 본초의 분류법은 『本草集要』의 분류법을 따르고 있다. 이 책에 나와있는 그림의 대다수는 본초의 기원식물을 그린 것이다. 황정, 지황, 인삼 등은 약재 부위만을 그려넣은 경우도 간혹 있다. 저자인 李中立은 이 책의 서문에서 의사들이 원식물을 잘 몰라 치료에 실패하고 있는 점을 한탄하여 약재 원식물의 형태를 자세히 묘사하게 되었다고 이 책의 저술배경을 설명하였다.

이 외에도 李中梓의 『本草通玄』『本草征要』, 賀岳의 『本草摘要』, 薛己의 『本草藥言』, 滕弘의 『神農本草經匯通』, 方穀의 『本草纂要至寶』, 方有執의 『本草抄』, 楊崇魁의 『本草眞詮』, 倪朱謨의 『本草匯言』, 顧逢伯의 『分部本草妙用』, 蕭京의 『藥性微蘊』 등 많은 본초관련 저술들이 명대에 간행되었으며, 중국 강남지방의 지방 특색이 잘 반영된 蘭茂의 『滇南本草』와 藥膳에 관한 전문 본초서인 『食物本草』, 穆世錫의 『食物輯要』, 趙南星의 『上醫本草』, 施永圖의 『山公醫旨食物類』, 朱橚의 『救荒本草』, 鮑山의 『野菜博錄』, 王磐의 『野菜譜』 周履靖의 『茹草編』 등도 이때 간행되었다. 그리고 繆希雍의 『炮炙大法』이나 王文浩의 『太乙仙制本草藥性大全』, 吳武의 『雷公炮制便覽』, 兪汝溪의 『新刊雷公炮制便覽』 등 약재가공에 관한 전문서들이 간행되었고, 『太醫院增補靑囊藥性賦』『藥鏡』『本草炮制藥性定衡』『珍珠囊藥性賦』

『雷公炮炙藥炙藥性解』 등 본초의 효능과 주치를 歌賦의 형식으로 정리하여 사람들이 외워 사용하기 쉽게 한 책들도 이때 다수 간행되었다.

4 『內經』 『難經』 『傷寒論』의 연구

『黃帝內經』에 대한 연구는 唐代에 왕빙이 『素問』을 주석한 이후 『靈樞』에 대한 주석서가 나오지 않았다. 明代 1586년에 이르러서야 馬蒔가 『素問』과 『靈樞』에 전면적인 주석을 붙인 『黃帝內經素問靈樞注證發微』가 출간되었다. 1624년에 張景岳은 『素問』과 『靈樞』를 유형별로 정리하여 攝生, 陰陽, 藏象, 脈色, 經絡, 標本, 氣味, 論治, 疾病, 鍼刺, 運氣, 匯通 등 12개의 항목으로 분류하고 거기에 포괄적이고 심도있는 주석을 붙여 『類經』이라는 이름으로 출간하였다. 후에 그림으로 의학의 이론을 설명하는 『類經圖翼』을 지어 『類經』에서 다하지 못한 뜻을 보충하였다.

1642년에는 李中梓가 기존의 『黃帝內經』 관련 의서들이 내용이 너무 많아 복잡하고 또 그 때문에 『黃帝內經』을 배우는 의학자들이 불편하다고 느껴 『黃帝內經知要』 2권을 저술하였다. 이 책은 『黃帝內經』에서 중요한 내용을 뽑아 道生, 陰陽, 色診, 脈診, 臟象, 經絡, 治則, 病態 등을 유형별로 정리한 것으로 내용이 간략하고 조리가 정연하다. 후에 薛生白이 교정을 하고 자신의 견해를 첨가하여 다시 출간하였는데 당시 널리 읽혀졌다.

『難經』의 연구에는 1510년 張世賢이 『圖注八十一難經』을 지었는데 이론이 분명하고 주석을 평이하게 사용하여 알기 쉽게 하였다. 그리고 난마다 圖解를 붙여 원문의 뜻을 더욱 이해하기 쉽도록 만들었기 때문에 당시 학자들에게 널리 알려졌다. 후에 童養學은 『圖注八十一難經定本』을 저술하였는데 『難經』의 원문에 주석을 달고 도해를 붙인 것외에 望診, 診脈, 脈狀, 問診 등 여러 종의 歌訣을 싣고 있다.

『傷寒論』에 대한 연구는 北宋 이래로 꾸준히 진행되어 왔으며 명대에는 송원대의 연구성과보다 양적으로 적지만 여러 의학자들의 독특한 견해가 등장하였다. 方有執은 『傷寒論』에 대해 20여 년 동안 연구하여 1592년, 『傷寒論條辨』 8권을 간행하였는데 그는 『傷寒論』이 王叔和에 의해 원래의 모습이 상실되었고 成無己에 의해 다시 한번

변조되었기 때문에 『傷寒雜病論』의 원래 모습을 회복해야 한다고 주장하였다. 그리하여 기존의 『傷寒論』을 교정하고 편제를 수정하였으며 「傷寒例」 1편을 삭제하는 등 『傷寒論』의 원래 모습을 회복하려고 하였다.

王肯堂은 1604년에 『傷寒準繩』(일명 『傷寒證治準繩』) 8권을 저술하였는데 이 책에는 증상을 변별하는 기본적인 방법과 外感과 內傷을 감별하는 방법에 대해 소개하고 있고 傷寒과 類傷寒의 증상을 원인별로 분류하였으며 六經의 주요 증상에 대해 상세히 기술하고 있다. 그리고 傷寒脈法과 傷寒治法과 用藥法에 대해서도 자세하게 싣고 있다.

그 밖에 戈維城의 『傷寒補天石』은 四時外感病의 여러 증상에 대해 기술하였고 仲景의 六法에 관한 이론에 나름대로의 견해를 달았다. 그리고 당시 민간에서 사용하던 상한 처방을 다수 기재하여 참고할 만한 가치가 있다.

1632년에 간행된 童養學의 『傷寒六書纂要辨疑』 4권은 陶華가 편찬한 『傷寒六書』를 증보교정하여 간행한 것으로 도화가 정리한 상한과 온병의 이론을 계통적으로 정리하여 분석한 책이다. 盧之頤가 지은 『仲景傷寒論疎鈔金錍』(일명 『傷寒金鎞疎鈔』)는 저자가 『黃帝內經』의 이론을 근거로 『傷寒論』을 재해석한 것이다.

5 戾氣說과 溫病學

溫疫은 溫病의 범주에 속하는 것으로 溫病學說의 기원은 매우 오래되었다. 漢代의 『黃帝內經』에서 이미 온병학에 관한 적지 않은 기록이 있는데, 예로 病因을 논하면서 "冬傷於寒, 春必病溫", "凡病傷寒而成溫者, 先夏至日爲溫病"이라고 한 것이며 또 症狀을 이야기하면서 "有病溫者, 汗出輒復熱, 而脈躁疾, 不爲汗衰"라고 한 것 등이다. 또 치법을 논하면서 "熱淫於內 治以辛凉 佐以苦甘"이라고 한 것 등이 『黃帝內經』에서 확인할 수 있는 온병학설에 관한 내용들이다.

이후 晋唐시대에 이르러서는 새로운 온병학 이론이 등장하는데 巢元方의 『巢氏諸病源候論』에서 "此皆因歲時不和, 溫凉失節, 人感乖戾之氣而生病, 則病氣轉相染易, 乃至災門, 延及外人"이라고 하였다. 이는 온병의 발생이 기존의 상한병에서 전변되는 것이 아니라 온병을 일으키는 제3의 요인을 지적한 것이다.

그러나 송대 이전에는 대부분 온병을 치료할 때 상한론식의 처방을 사용하였다. 북송때 朱肱은 『南陽活人書』에서 상한처방에 淸裏藥을 가감한 방제인 蒼朮白虎湯을 쓸 것을 주장하여 온병학의 치료에 새로운 시도를 하였다. 금대의 유완소는 火熱論을 주장하여 自汗症狀이 있을 때는 蒼朮白虎湯이 적절하지만 無汗일 때는 滑石凉膈散을 써야 한다고 하였다. 그리고 熱病의 초기에는 雙解散을 써서 解表와 淸裏를 동시에 할 것을 주장하였다. 이것은 熱病을 치료할 때 淸熱藥을 과감하게 쓴 것으로 劉河間 의학이론의 특징이기도 하다.

명대에 이르러서는 王安道는 상한과 온병에 대해 깊이 연구하여 온병의 병리는 상한병과 전혀 다른 것이라는 이론을 제기하였다. 그래서 치법에서도 "淸裏熱爲主, 佐以淸表之法"이라는 주장을 하였다.

溫疫學說이 정식으로 확립된 것은 바로 명대이다. 명대에는 溫疫病이 끊임없이 발생하여 전국적으로 유행하였는데, 역사서의 기록에 근거해 보면 1408~1643년의 약 200년 사이에 60여 차례나 전국적으로 역병이 유행하였다. 당시의 의사들은 傷寒論式의 처방으로 溫熱病을 치료하려고 하였으므로 별효과를 보지 못하였다. 이에 吳有性은 이러한 정황을 유심히 관찰하고 깊이 연구한 끝에 온열병에 관한 새로운 학설을 제기하였다. 그는 '온역병은 風, 寒, 暑, 濕이 원인이 된 것이 아니고 천지 사이에 별도의 異氣에 의해 감염된 것이다'라는 학설을 제기하였는데 그 '異氣'라는 것은 '戾氣'이며 '雜氣'로서 이 기운에 닿으면 모두 온역병이 생기는 것이라고 하였다. 실상 溫熱病과 傷寒病은 서로 비슷하지만 서로 다른데 이전의 의서들에서는 뚜렷하게 감별해내지 못하다가 오유성이 『溫疫論』을 지은 이후에야 비로소 감별되기 시작하였다. 吳有性은 傷寒病은 피모로부터 들어와 먼저 체표로 침입하고 경락으로 들어가는데 表에서 裏로 들어가므로 전경하는 데는 9가지가 있다고 하였다. 陽에서 陰으로 들어가고 순서대로 점차 깊이 들어간다고 하였고 溫病은 입과 코로부터 들어가 '膜原'에 숨어들어가니 그 곳은 表도 아니고 裏도 아닌 곳이라고 하였다. 또 그 전변하는 방식에는 9가지가 있는데, 單表而不裏, 表而再表, 單裏而不表, 裏而再裏, 表裏分傳, 表裏分傳而再分傳, 表勝於裏, 先表而後裏, 先裏而後表 등의 9가지 전변유형을 제시하였다. 모두 變證과 兼證이 있어 각각 그 증상은 천차만별이라고 하였다. 오유성은 온역론에서 각각에 대하여 증상감별과 치료법을 제시하였다.

오유성은 이러한 '戾氣'의 특이성을 인정하였는데, 이 종류는 매우 많아서 특정한 戾氣는 특정한 질병을 일으킨다고 보았다. 그리고 각종 동물에 대한 선택적인 특징도 인정하였는데 예로, 닭에 걸리는 병은 오리에게는 걸리지 않는다고 하였고 사람에게 걸리는 병은 새들에게 걸리지 않는다고 주장하였다. 그리고 온병은 서로 전염되는데 사람의 체질적인 요인의 강약에 따라 전변되는 것도 영향을 받는다고 하였다. 예로 체질이 강건한 사람은 사기가 침입할 수 없어서 병이 들지 않고 체질이 허약한 사람이 병에 걸린다고 하였다. 그는 또한 外科의 범주에 속하는 丁瘡, 發背, 癰疽, 流注, 流火, 丹毒, 痘疹 등의 질병도 기존의 원인으로 알려진 '火'에 의해서가 아닌 바로 戾氣에 의해서 생기는 것이라고 보았다. 이처럼 전염병과 일부 외과질환의 원인을 모두 戾氣의 범주에서 바라보고 있는 것이다. 오유성의 온병을 바라보는 이러한 시각은 서양에서 세균학이 형성되기 이전이며 획기적인 溫病學說이라고 할 수 있다. 그러나 실제 오유성이 사용한 치료법은 기존의 온병학에서 사용하는 처방의 범주에서 크게 벗어나지 못하였다. 그렇다 하더라도 오유성의 이러한 온열병에 대한 새로운 시각은 후대 온열병 연구자들에게 많은 영향을 끼쳤으며 중국 의학에서 온열학 연구의 본격적인 시작이라고 할 수 있다.

※ 人痘接種術의 발명

① 명나라 이전의 인두접종 전설과 기록

인두접종술의 시작이 어떤 때, 어떤 사람들에 의해 지금에 이르게 된 것인지는 잘 알 수 없다. 董玉山은 『牛痘新書』(1884)에서 "唐 開元 연간에 江蘇 趙氏가 鼻苗種痘의 방법을 전하기 시작하였다"고 언급하였다. 이 자료에서는 정확한 시대와 인물에 대하여 말하고 있으나 구체적인 종두의 방법이 어떠하였는지 세부적인 설명은 빠뜨리고 있다. 이 책은 비교적 최근에 저술된 책인데다 다른 곳에서는 이런 기사를 찾을 수 없어 신뢰할 수 있는 자료인지는 확실치 않다. 그러나 당나라 시대에 인두접종을 발명하였다는 것이 완전히 불가능한 것만은 아니다. 『備急千金要方』 권5의 '癰疽瘰癧' 가운데는 膿汁을 이용하여 일련의 疔腫疣疵를 치료하고 예방하는 방법이 나온다.

朱純嘏의 『痘疹定論』(1713) 권2의 '種痘法'에는 인두접종이 북송에서 처음 시작되었다고 말하고 있다. 그는 宋 眞宗때의 승상이었던 王旦의 일화를 그 근거로 들고 있다. 왕단은 아들이 종두에 걸리자 당시 종두 치료에 탁월한 신력을 가진 神醫를 모셔와 아들의 종두를 낫게 할 수 있었다고 한다.『御纂醫宗金鑑』에도 종두법이 설명되어 있다. 이에 따르면, 옛날에 종두 치료의 방법이 있었는데, 江右에서 시작되어 京畿에 이르렀다고 한다. 그 근원을 찾아보니 眞宗때 아미산에 神醫가 나타나서 승상 왕단의 아들이 앓고 있던 종두를 낫게 하였는데, 그 이후로 세상에 전해지게 되었다고 설명하고 있다.

이 내용은 다소 신비로워 사실로 받아들이기 힘들 수도 있으나 북송때의 이 神醫가 종두 치료법을 만들었다는 전설이 보편적으로 받아들여지고 있으며, 이러한 사실을 완전히 무시할 수는 없다는 사실이다.

② 인두종두술의 발명과 종두방법

俞茂鯤의『痘科金鏡賦集解』(1727)에서는 종두술의 기원을 明代로 보고 있다. 그는 명대 隆慶 연간에 영국부 태평현에서 시작되었다고 들었다고 한다. 발명자의 이름은 알려져 있지 않으나 종두의 방법이 이로부터 후대에 널리 퍼지게 되었다고 한다.

명대에 발명된(혹은 재발명된) 인두술은 張琰의『種痘新書』(1741)에도 보인다. 이 책에서 자신의 조상이 聶久吾에게 가르침을 받아, 종두를 치료하는 방법을 수대 동안 이어왔으며, 자신은 아버지의 책을 보고 이를 익혔다고 적혀 있다. 장염의 집안은 痘科를 전문적으로 보았으며, 그의 의술은 섭구오로부터 왔다는 사실을 알 수 있다. 聶久吾는 聶尙恒으로서 명 융경 6년(1572)에 태어났다. 섭상항을 종두의 창시자로 본다면, 이 두 가지 사실은 서로 모순이 된다. 융경 6년은 융경의 마지막 해로서 섭상항은 당시에 막 태어났기 때문이다.

『張氏醫通』(1695)에는 권12「嬰兒門」에 종두설을 덧붙이고, "근래에 종두에 대한 의론이 있는데, 江右에서 시작되어 燕齊에 까지 미치고 있다"고 말하였다. 이 설명 또한 명대에 이미 종두의 방법이 발명되었다는 사실을 증명하고 있다.

인두접종의 구체적인 방법 또한『張氏醫通』「嬰兒門」종두설에서 찾아 볼 수 있다. 여기에서는 이미 종두에 걸린 아이의 삼출물을 몰래 얻어다 콧속에 넣어주면 痘가 생겨난다고 적고 있다. 또 아이의 삼출물이 소용없을 때에는 종두로 생긴 딱지[痂]를 이용하여도 되며, 종두를 앓고 있는 아이가 입던 옷도 효과가 있다고 말하고 있다. 이러한 설명은 이미 痘漿法, 痘痂法, 痘醫法을 설명하는 것이다. 이를 바탕으로 인두법은 청대에 들어 더욱 발전하게 되었고 천연두를 예방하는 중요한 방법으로 정착하게 되었다.

6 丹溪學派와 溫補學派의 논쟁

단계학파는 朱震亨을 필두로 하여 "陽은 항상 남음이 있고, 陰은 항상 부족하다(陽常有餘, 陰常不足)"는 이론을 새롭게 천명하여 滋陰降火를 중심으로 질병을 치료한 의학유파이다. 이 학파의 형성과 발전은 한의학의 번영과 진보를 촉진하였다.

당시에는 『和劑局方』이 매우 성행하여 이를 답습하여 쓰는 사람이 많았고 이론을 연구하는 사람은 적었다. 주단계는 『화제국방』을 "별도의 병의 근원이나 의론은 없으면서 단지 각 方의 조문에 증후를 기술하여 놓고 이어서 藥石의 분량과 藥餌를 수치하는 방법을 써놓았다. 또한 多服, 常服, 久服에만 힘써 한 처방으로 여러 병을 치료하려 한다. 이것이 간편한 것 같지만, 이는 넓은 들에 넓게 그물을 쳐서 한두 마리의 짐승이 걸리기를 기대하는 것과 같다는 것을 알지 못하는 것이다. 그러므로 許學士(許叔微: 1079~1154)의 비판을 받는 것이 당연하다(別無病源議論, 止于各方條述證候, 繼以藥石之分兩, 修制藥餌之法度, 又勉其多服, 常服, 久服, 殊不知一方通治諸病, 似乎立法簡便, 廣絡原野, 冀獲一二, 寧免許學士之誚乎?)"라고 하였다. "또한 앞사람들이 이미 효과를 본 처방들을 모아서 지금 사람들의 무한한 병에 대응하려고 하는 것이 각주구검 혹은 그림에서 천리마를 찾는 것과 어찌 다를 바가 있는가(集前人已效之方, 應今人無限之病, 何異刻舟求劍, 按圖索驥)"라고 하였으니, 이것이 단계학파 탄생의 시대적 배경이다.

당시 의사들의 溫燥한 본초를 남용하는 폐단을 시정하기 위하여, 주단계는 『素問』『難經』 등 의학경전을 연구하였고, 또 유완소의 2대 제자인 羅知悌로부터 의학을 배웠다. 그는 또한 張子和, 李東垣 등 제가의 학설과 자신의 임상경험을 융합시켜 다음과 같은 인식에 도달하게 되었다. 즉, 濕熱이 병이 되는 것이 십중팔구인데, 相火의 動함은 오장에 厥陽의 火가 서로 부채질하여 마음대로 변화하여 그렇게 된 것이니, 相火가 이미 動하였으면 여러 병이 이로부터 말미암아 생긴다는 것이다. 이로 인하여 그는 유완소의 主火論의 기초 위에, 유완소가 주장한 火熱病機學說을 변형시켜 "陽은 항상 남음이 있고, 陰은 항상 부족하다(陽常有餘, 陰常不足)"라는 유명한 논점을 제기하여, 濕熱과 相火가 병이 된다는 설을 주장하였다. 그 의미는 부족한 것은 補하고 남는 것은 瀉한다는 것으로, 그는 단계학파의 창시자가 되었다. 단계학파의 의학이론은 『내경』『난경』에 연원을 두고, 중심되는 학술사상은 하간학파로부터 발전한 것이다.

단계학설이 하나의 의학유파를 형성하게 된 원인으로 사회적 원인과 단계학설 자체의 학술적 가치를 꼽을 수 있지만, 또 다른 중요한 원인은 단계의 많은 제자들이 그 학설을 더욱 계승 발전시켰기 때문이다. 직접 계승한 사람으로는 趙道震, 趙良本, 戴士垚, 戴思恭, 劉叔淵 및 王履 등이 있다.

趙道震은 字가 處仁이다. 그는 황제와 기백 이후의 의서들을 정밀하게 연구하여 "단계에게 배웠으나, 이룬 바는 더욱 깊다(受學丹溪, 所造益深)"라고 불린다. 저작으로는 『傷寒類證』이 있다. 趙良本은 字가 之道, 號는 太初子이다. 그는 처음에 저명한 문학가인 吳萊로부터 배웠기에 經史에 정통하였다. 단계는 그의 총명함과 학문을 좋아하는 태도를 보고 의술을 가르쳤는데, 마침내 『丹溪心法』을 깊이 익혀서 치료하기만 하면 바로 효험이 있었다고 한다. 저작으로는 『丹溪藥要』가 있다. 이것은 단계의 견해와 임상경험을 서술하고 여기에 자신의 견해를 첨가한 것이다. 戴士垚는 字가 仲積으로 저명한 문학가인 戴良의 형이다. 그의 어머니가 용렬한 의사의 잘못된 치료로 돌아가시자 유학을 포기하고 의학을 공부하게 되었는데, 아들 思恭과 함께 義烏까지 가서 단계에게서 배웠다. 당시에 단계 문하에는 제자가 매우 많았지만, 단계는 대씨 부자를 매우 총애하여 그의 의술을 깊이 전수하였다고 한다. 劉叔淵의 字는 橘泉으로 劉純의 아버지이다. 유순은 "옛날 단계선생이 江東에서 의학으로 이름을 떨치고 계실 때, 아버지께서 그를 좇아 학문을 하여 그 마음으로 전해 주신 것을 받아들이셨다(昔丹溪朱先生以醫鳴江東, 家君親從之游, 領其心授)"라고 하였다.

단계의 학문으로 가장 성취를 이룬 사람은 戴思恭과 王履 두 사람이다. 대사공은, 氣는 陽에 屬하는데 움직여 火를 일으키고, 血은 陰에 屬하는데 가장 쉽게 이지러지며, 火가 動하면 五志가 모두 焚하고, 陰이 不足해지면 燥熱이 반드시 이긴다고 하였으니, 『단계심법』을 가장 잘 깨달은 자이다. 왕리는 단계의 補陰, 開鬱의 이론을 밝힌 것이 많았다. 대사공은 祁門의 汪機에게 다시 학문을 전한다. 왕기는 대사공으로부터 단계 의학사상을 이어받았고 단계의 陰常不足論을 중시하여 음양의 보익에 뜻을 두었다.

이 외에 단계에게서 사숙하여 크게 학술적 성취를 이룬 사람으로는 王綸, 虞摶이 있다. 왕륜(15세기 중엽~16세기 초)은 단계의 학문을 전승하여 잡병을 치료하는 心法을 깊이 체득하였다. 그는 다음과 같이 말하였다. "단계선생의 질병 치료는 氣, 血, 痰

에서 벗어나지 않는다. 그래서 약을 쓰는 요점은 세 가지이다. 氣는 四君子湯, 血은 四物湯, 痰은 二陳湯, 오래되어 鬱에 속하는 병은 鬱을 치료하는 處方을 만들어 越鞠丸이라고 하였다. 대개 氣, 血, 痰의 세 가지 병은 대부분 鬱을 겸하는데, 鬱이 오래되어 병이 생기거나 혹은 久病에 鬱이 생기기도 하며, 혹은 藥을 그릇되게 섞어서 鬱을 이루기도 한다. 그러므로 내가 매번 이 처방을 써서 병을 치료할 때마다 鬱法을 참고하니, 氣病에 鬱을 겸하였으면 四君子湯에 開鬱藥을 加하는데, 血病과 痰病에도 다 그러하다. 그러므로 이 네 가지 法은 병을 치료하고 약을 쓰는 큰 요체이다.(丹溪先生治病, 不出于氣 血 痰, 故用藥之要有三: 氣用四君子湯, 血用四物湯, 痰用二陳湯, 久病屬鬱, 立治鬱之方, 曰越鞠丸. 蓋氣 血 痰三病, 多有兼鬱者, 有鬱久而生病, 或久病而生鬱, 或誤藥雜亂而成鬱, 故余每用此方, 治病時以鬱法參之, 氣病兼鬱則用四君子加開鬱藥, 血病 痰病皆然. 故四法者, 治病用藥之大要也)"

虞摶(1438~1517)의 경우는 증숙조인 虞誠齋가 일찍이 주진형의 문하에서 유학하였기에 세대를 이어가면서 모두 주진형을 종주로 삼았다.

단계학파의 학술적 원류를 따져보면 비록 火熱을 논하였지만 하간학파에 육음의 火邪에 대한 연구와 달리 "陽常有餘, 陰常不足"에 뜻을 두어, 濕熱과 相火가 병이 되는 것을 강조하였고, 內傷發熱의 병기를 깊게 연구한 것을 알 수 있다. 비록 내상잡병의 치료를 강조하였지만 역수학파의 비위를 중시한 것과는 같지 않으며, 滋陰降火에 뜻을 두어 새롭게 주장하였다. 이로 인하여, 하간학파를 이어 역수학파의 뒤에 단계학파가 또한 별도로 생겨 독자적인 하나의 유파를 형성할 수 있게 되었다.

단계학파는 원대에 시작하여 명대에 이르러 흥성하게 되었는데, 하간학파의 火熱학설을 발전시켰을 뿐만 아니라, 내상발열의 기전을 깊이 탐구하여, 음양기혈의 생리·병리를 심도있게 발전시켰다. 또한 자음강화이론을 크게 주장하여 내상잡병의 치료를 氣, 血, 痰, 鬱에서 원인을 찾는 독창적인 의학의 기틀을 세웠다.

동시에 단계학파의 형성과 발전은 다른 의학유파의 탄생에 깊은 영향을 끼쳤다. 예를 들어, 주단계는 "相火論"을 주창하였는데, 이는 뒤에 온보학파의 여러 의가들이 논한 命門火의 이론적 근거가 되었다. 王履는 傷寒, 溫暑를 혼용해서는 안 된다고 하여, 溫病과 熱病은 裏熱이 근본이 되므로 치료는 마땅히 淸裏熱이 위주가 되어야 한다고 주장하여 상한과 온병을 명확히 구분함으로써 명청대 온병학파의 탄생에 중요한 영향을 끼쳤다. 명청대에 확립된 온병의 養陰, 救液, 塡精의 치료법은 바로 단계의 자음이론의 영향을 받은 것이다.

脾腎 및 命門水火의 생리·병리를 연구하여 치료를 溫陽과 補虛를 중심으로 한 의학유파를 溫補學派라 한다. 이 학파는 명대에 형성되어 중국 남방에서 성행하였다.

역수학파가 명대까지 발전해 오면서 많은 의가들이 그 학설을 이어나갔다. 온보학파는 역수학파의 장부병기학설의 연구를 바탕으로 脾腎의 관계 및 命門水火에 중점을 두어 연구를 진행하였다.

이 학파의 형성 원인은 세 가지가 있다. 첫째, 그들은 역수학파의 영향을 깊이 받아 인체에서 장부를 중시하였는데, 특히 命門水火의 기능을 더욱 중시하였고 이를 통해 인간의 생명활동의 신비를 밝히려고 노력했다. 둘째는 이들의 처한 시대적 배경과 관계가 있다. 명 왕조는 몽골의 귀족통치 정권을 전복시킨 후 백성들의 부담을 줄이고 생활을 안정시켜 원기를 북돋우는 것이 정권을 공고히 하는데 중요하다고 생각하였다. 이 때문에 사회적 불평등이 어느 정도 완화되어 농업생산은 비교적 빨리 회복 발전되었고 도시의 상공업 또한 그에 따라 번영하게 되어 백성들의 생활은 한층 나아지게 되었다. 시대가 이러했기 때문에 부자들은 補益하여 오래 살기를 구했고, 가난한 이들은 脾腎虧損한 경우가 많아서 溫養補虛가 필요했다. 셋째는 기존 의학계의 폐단을 없애기 위해서였다. 하간학파, 공사학파, 단계학파는 火熱을 많이 말하면서 寒凉攻下, 滋陰降火를 중시하여, 『화제국방』의 溫熱剛燥한 약을 남용하는 풍조를 바로잡았다. 명대에 이르자 일부 의가들이 그 법을 제대로 배우지 않고 걸핏하면 寒凉한 약물을 마음대로 사용하여 腎陽을 억제하고 치게 되자, 온보학파들은 "腎命의 眞陽과 眞火는 생명의 지극한 보배로 늘 보호하고 보양해도 오히려 부족한데 어찌 공격하여 치는 것을 남용한단 말인가"라고 생각하였다. 그리하여 그들은 腎命水火學說을 크게 부르짖고 溫補腎陽이 양생과 질병 예방에 필수적임을 주장하면서 한량한 약을 과용하는 것에 반대하였다. 이상의 세 가지 내용이 온보학파 형성의 원인으로 작용하였다.

薛己(1486~1558)는 이 학파의 선도적인 인물이다. 그는 장원소와 이동원의 학술을 채용하였고, 여기에 멀리는 왕빙과 전을의 학설을 이어 받아 補脾와 益腎을 잘했다. 그는 陽虛發熱에는 補中益氣하는 방법을 써야 하지만, 陰虛發熱에는 六味地黃丸으로 補益腎精해야만 한다고 생각하였다. 그가 이렇게 甘溫한 약으로 補脾益腎하는 것을 중시하여 脾와 腎을 함께 중요시한 학술사상은 이후의 의가들에게 큰 영향을 끼쳤다.

孫一奎(1522~1619)는 命門의 부위가 兩腎의 사이에 있다고 생각했지만, 거기 존재하는 것은 水火가 아니고 일종의 原氣가 발동하는 중추로서 장부의 근본이 되고 생명의 근원이 된다고 생각하였다. 그리하여 그는 命門學說을 밝혀 腎間動氣說을 제시하였고, 아울러 질병의 치료에도 溫補를 숭상했다.

趙獻可(16세기 후반)는 설기의 학문을 사숙하여 설기의 補腎하는 일면을 더욱 더 밝혀 腎命水火學說을 크게 주창하였다. 그는 兩腎이 모두 水에 속하고 명문은 그 가운데 있어 火에 속하며, 命門火는 腎水에서 길러져 生機와 관련이 있는 것으로 여겼다. 조헌가는 이러한 腎命水火學說을 제창하여 온보학파의 학술적 내용을 더욱 발전시켰다.

張介賓(1563~1640)은 이동원과 설기의 학술사상을 계승하면서 또한 왕빙의 水火學說을 가장 많이 연구하였다. 그는 당시의 의가들이 하간과 단계의 치우친 면을 지지하여 한량한 약을 남용하는 것에 반대했다. 그는 腎命學說을 밝힘으로써 命門의 火는 元氣가 되고 腎中의 水는 元精이 되어, 陰精이라는 形이 없으면 元氣를 실어 나르기에 부족하고 元氣가 없으면 陰形을 생성하기에 부족하다고 생각하여, 사람 몸의 陽이 有餘한 게 아니고 眞陰이 늘 부족하다는 이론을 주장했다. 이렇게 腎, 命門으로 元氣를 논한 것은 이동원의 "脾胃論"을 보충한 것이었을 뿐 아니라 주단계의 "陰不足論"에서도 큰 발전을 이룬 것이다.

명말의 李中梓(1588~1655)는 멀리 역수학파를 계승하면서 脾腎을 학술사상의 핵심으로 삼았다. 그는 앞 사람의 이론을 종합하고 그 위에 선·후천의 근본론을 제시하여 선천의 근본은 腎에 있고 후천의 근본은 脾에 있다고 인식하였다. 그는 脾에는 陰과 陽이 있고 腎은 水와 火로 나뉘어 있으므로 마땅히 균형을 이루어 치우치지 말아야 하고 서로 만나야 하고 분리되어서는 안 된다고 하면서, 치법을 운용할 때에는 補氣를 補血보다 당연히 먼저 해야 하고 養陽을 滋陰보다 우선해야 한다는 것을 주장하였다. 이러한 점은 설기의 학설과 비슷하지만 똑같은 것은 아니다. 이러한 과정을 통해 溫補學派의 학설이 점차 완벽해지게 되었다.

이상으로 볼 때 온보학파 의가들의 공통적인 특징은, 첫째, 그들이 모두 脾腎과 命門水火의 생리적 특성 및 병리 변화를 밝히는 것을 중심 과제로 삼은 것이다. 둘째는 그들이 경전의 이론 연구뿐만 아니라 실제 임상에서 경험을 쌓는 것도 중시했다는 점이다. 셋째는 내상잡병의 치료에 한량한 약을 과용하여 生氣가 억눌려지고 공격당하는 데 반대하고, 또한 『화제국방』이 辛熱剛燥한 처방을 남용하여 온보를 숭상하는 것에도 반대하고, 甘溫柔潤한 약을 많이 사용하여 眞陰과 元陽을 보하였다. 이 때문에 온보학파의 주요한 공헌은 역수학파의 장부병기학설을 계승, 발전시킨 데에 있다. 아울러 비위를 조리하는 것을 강조하여 내상잡병의 치료를 더 적극적으로 하도록 하였고 腎命學說을 더욱 깊이 있게 연구하여 眞陰과 眞陽의 두 가지로부터 인체 음양의 평형이 조절되는 기전 및 그 의의를 밝혔다. 또한 명문의 부위와 그 생리작용에 관하여 적지 않은 학술적 견해를 제시하여 의학의 이론적 발전을 더욱 촉진시켰다. 이리하여 溫陽補虛로써 비위 및 신 명문의 질병을 치료하는 값진 경험들이 풍부하게 쌓이게 되었다.

온보학파의 의학사상은 후세 임상 각과에 모두 깊은 영향을 끼쳤기에 추종하는 학자가 매우 많았다. 예를 들어 李中梓의 학설은 沈朗仲, 馬元儀에게 전해졌고, 馬元儀는 또한 尤在涇(?~1749)에게 전하였다. 심랑중은 이중재의 학설을 충실히 따라 일찍이 『病機滙論』 18권을 찬집하였는데, 60門으로 나누어 먼저 맥, 그 다음은 원인, 증상, 치료의 순서로 앞선 여러 이론들을 열거하였다. 그는 여기에서 모두 이중재의 학설로 마무리를 하고 있다. 마원의는 이중재로부터 배워 모든 것을 전수받았던 당시의 명의로 『印機草』 1권을 편찬하였고, 별도로 심랑중이 찬집한 『병기회논』을 교정하였다. 尤在涇은 마원의에게서 배웠는데, 역시 이중재의 학술사상을 계승하였다. 또한 청대 초 의가인 張璐는 잡병의 변증치료에 설기, 조헌가, 장경악 등 제가의 방론에서 많이 취했는데, 이로부터 그가 온보학파의 영향을 받았음을 확실히 알 수 있다. 또한 청대 의가인 高鼓峰도 설기와 조헌가의 설을 본보기로 삼아 오장의 여러 병들의 변증치료를 중시하였는데, 그 중에서도 특히 養腎하는 일면에 치중하여 설기와 조헌가가 益腎한 뜻을 더 크게 밝혔다고 볼 수 있다. 呂留良, 董廢翁 역시 설기와 조헌가의 학문에 뜻을 두었다. 이러한 의가들은 모두 여러 면에서 온보학파의 의학사상을 계승 발전시킨 것이다.

7 診斷學의 발전

진단학의 발전에서 명대는 望聞問切 四診의 체계를 확립한 시기로 볼 수 있다. 맥과 증상에 대한 세밀한 기술과 그 정보를 분석할 수 있는 다양한 의학이론 등이 개발되면서 명대의 진단학은 다양하고 광범위한 데이터베이스를 토대로 나름의 체계를 세워가는 시기이며, 기존의 진단학에서 중시되어오던 맥진의 연구뿐 아니라 설진과 문진 등에서도 나름의 성과를 도출해냄으로써, 진단학의 균형적인 발전을 꾀할 수 있었다.

7.1 舌診

명대의 설진에 대한 연구는 16세기 말 申斗垣의 『傷寒觀舌心法』이 대표적이다. 이 책은 元代 敖氏가 지은 『金鏡錄』의 계통을 이어받아 당시 설진에 관한 자료를 모두 모아 정리한 것이다. 신두원은 원래 외과전문의였는데, 환자를 치료하면서 혀의 상태와 질병의 관계를 특히 유심히 관찰하였다. 후에 그는 그의 경험과 기존의 연구를 종합하여 135개의 설진 그림을 그리고 경락, 운기 등의 이론을 활용해 설진에 대한 나름의 체계를 수립하였다. 그의 이러한 연구 때문에 설진은 한의학의 중요한 진단기술로 자리매김할 수 있었다. 청대에 張登은 신두원의 『傷寒觀舌心法』을 증보수정하여 설진 그림 120폭이 담긴 『傷寒舌鑑』을 저술하였다. 이 책은 당대 임상가들에게 실용적 가치가 많은 의서로 평가되어 많은 영향을 끼쳤다. 한편 설진은 청대 온병학자들의 주요진단기법으로 사용됨으로써 임상적인 가치가 더욱 높아졌다.

7.2 問診

문진에 대해서는 『내경』 이래로 진단학의 중요한 진단요소로 강조하였지만, 실제 이것이 임상 현장에서 구체적인 형태로 드러난 것은 명대에 들어서면서부터이다. 李梴은 『醫學入門』에서 문진을 할 때 반드시 물어봐야 할 항목 55개를 선정해서 체계적으로 수록하였다. 徐春甫는 진단할 때 망문문절을 모두 고려해야 하며 지나치게 맥진에 의존해서는 안 된다고 강조하면서 다음과 같이 주장하였다.

보통 사람들은 진찰할 때 맥만을 보게 해서 의사가 무슨 병인지 알아맞히기를 시험하곤 한다. 그러나 맥을 통해서는 병의 허실과 한열만을 알 수 있을 뿐이다. 병이 생긴 연유와 상해를 준 것이 어떤 것인가는 맥만을 통해서는 알 수 없다. 그래서 의사는 반드시 그 연유를 물어야 하고 환자는 반드시 자초지종을 말해야 한다. 唐代의 孫眞人조차도 진찰하기 전에 먼저 묻는 것이 가장 중요하다고 하였다.

이중재도 "환자를 볼 때 진찰하기 전에 먼저 묻는 것이 가장 중요하며, 환자가 고의로 병세를 숨기고 의사가 맥을 통해 병을 맞추기를 기대하는 것은 성현이 망문문절을 모두 둔 깊은 이치를 모르기 때문이다"라고 말하는 등 명대에는 맥진에만 의존하지 않고 문진 등을 통해 진단정보를 다양하고 구체적으로 확보하는 것을 중요하게 생각하였다. 張三錫은 『醫學六要』에서 이천의 『의학입문』에 나와 있는 문진 55문항을 26문항으로 축약하였으며 장개빈은 『景岳全書』에서 10개의 핵심문항으로 정리하여 「十問歌」를 만들었으며 이 「십문가」는 간결하면서도 실용적이어서 사람들에게 널리 알려졌다.

7.3 脈診

명대의 맥진에 대한 연구는 그 범위를 정할 수 없을 정도로 많다. 처방, 본초, 임상각과 심지어 기초이론을 언급한 의서 등 거의 모든 의서에서 맥진과 맥학에 관한 내용을 수록하고 있기 때문이다. 그만큼 맥진에 대한 연구는 『황제내경』 이래로 진단학에서 가장 중요한 분야로 인식되어 왔고 연구성과도 그만큼 많고 다양하다. 명대에 간행된 주요 맥학전문서 중에서 가장 큰 영향을 끼친 저술은 李時珍의 『瀕湖脈學』을 들 수 있고 대표적인 책으로는 吳昆의 『脉語』, 李中梓의 『診家正眼』, 方谷의 『脈經直指』, 許兆禎의 『診翼』, 翁宜春의 『脉家指南』, 劉會의 『脈法正宗』, 皺志夔의 『脉辨正義』, 張世賢의 『圖注脈訣』, 王元標의 『紫虛脈訣啓微』, 方炯의 『脈理精微』, 申相의 『診家秘要』, 呂夔의 『脈理明辨』, 邢增捷의 『脈訣刪補』, 唐繼山의 『脈訣』, 孫櫓의 『脈經探要』, 繆坤의 『方脉統宗』, 傅懋光의 『醫宗正脉』, 孫光裕의 『太初脉辨』, 吳景隆의 『脈證傳授心法』, 賀岳의 『診脈家寶』, 王執中의 『東垣先生傷寒正脈』, 李

盛春의 『脉理原始』, 呂復의 『切脈樞要』, 吳洪의 『診脈須知』 『診脈要訣』, 潘文源의 『方脉纂要』, 翟良의 『脈訣匯編總統』 등이 있다. 이 외에 장개빈은 『경악전서』에 「脉神章」을 별도로 두어 맥상의 형태와 변화에 대해 상세하게 기술하였다. 한편 당시에는 맥진을 통해 사람의 빈부, 귀천, 수명 등을 알아보는 太素脉法이 일부 유행하기도 하였다. 관련 의서로는 『古今圖書集成醫部全錄』에 수록되어 있는 彭用光의 『太素原始脈訣』이 있다.

7.4 진료부의 記案

명대 진단학 특징 중의 하나로 일정한 격식을 갖춘 진료부의 등장을 들 수 있다. 진료부의 등장은 환자의 진단이 객관화되고 보편화되어 간다는 것을 보여주는 중요한 계기가 된다. 이에 대한 대표적인 의학자로 韓懋와 吳崑을 들 수 있다.

한무는 그의 저서 『醫通』에서 병력을 기록하는 원칙을 6가지로 대별하여 설명하였다. 6가지 원칙이란, 望 · 聞 · 問 · 切 · 論 · 治 6가지를 말한다. 망진에서부터 시작하여 절진에 이르기까지 자세히 진찰하고 질병의 상태에 대해 세밀하게 관찰하여 기록하며, 마지막에 치료원칙과 치료처방 및 치료결과까지도 세밀하게 기록하는 것을 원칙으로 삼았다. 그리고 이와 같은 내용은 한 장의 종이에 기록하되 환자는 의사에게 치료를 받을 때는 항상 이 종이를 휴대하고 다니면서 혹시 다른 의사에게 진료를 받을 때라도 치료방향에 기준이 되도록 해야 한다고 하였다.

吳崑은 그의 저서 『脈語』에서 일정한 틀을 갖춘 진료부를 '脈案'이라고 명명하고 그 안에 포함되어야 할 내용을 7가지로 대별하여 정리하였다. 첫째는 시간과 貫籍, 성명인데, 이것을 통해 운기와 지역적 특색을 고려한다. 둘째는 望診과 聞診으로 여기에는 연령, 체형, 형색, 언어 등이 포함된다. 셋째는 환자의 苦樂, 병의 유래와 발생시점, 정신상태, 질병의 경과를 확인한다. 넷째는 질병의 발생, 그간의 조치내력과 결과 등을 기록하고 다섯째로 주야간의 질병의 상태, 한열, 기호음식, 질병의 상태, 기혈, 장부음양 등을 자세히 살펴 기록한다. 여섯째는 병명의 진단, 진단의 이론적 근거, 표본완급 등을 구분하여 어느 장부를 치료할 것인지 등을 기록하고 일곱 번째로 처방과 용약의 목적, 처방의 원칙, 약물 배오방법 등을 기록한다. 아울러 吳崑은 이 진료기록 뒤에 반드시 의사가 서명을 하게 하여 그 책임까지도 분명히 하였다.

8 처방의 정리와 종합의서의 간행

8.1 대규모 처방정리 및 총서류

한편 명대에는 조판인쇄술의 발달로 대량의 醫學全書와 叢書가 출간되었다. 全書中에서 대표적인 것으로는 1406년에 간행된 관찬 처방서인 『普濟方』과 1556년에 徐春甫에 의해 간행된 『古今醫統大全』, 1601년에 44종의 주요의서를 모아 간행한 『古今醫統正脈全書』 등이 있다.

① 『普濟方』

『普濟方』은 현존하는 중국 의서 중에서 가장 규모가 크다. 15세기 이전의 중국 의학에 관한 거의 모든 기록이 보존되었다고 알려져 있으며 도교나 불교의학에 관한 내용에서 민간에 알려져 있는 방담 같은 내용도 광범위하게 채록되어 정리되어 있다. 이 책은 명대 정부의 창업자인 주원장의 아들 朱橚의 책임 아래 紋首인 滕碩과 長史인 劉醇 등이 참여하여 1406년 永樂 4년에 168권의 분량으로 제작되었다. 후에 이 책은 『四庫全書』에서 426권으로 재편되었으며, 모두 2,175개 항목으로 나뉘어 있고 총 61,739개의 처방과 239폭의 그림이 실려 있다.

이 책의 총론은 방맥, 운기, 장부에 관한 자세한 설명과 함께 인체의 오관 및 머리, 얼굴, 이빨, 인후 등에 대해서도 자세하게 기술하였다. 「諸風門」으로 시작하는 각론에는 외감, 내상의 각종 증후군과 부인, 소아, 외과, 침구 등 모든 전문 분야가 망라되어 있다. 각 항목설명에는 이론설명과 처방내용이 자세하고 다양하게 기록되어 있으며 치료방법도 탕액뿐 아니라 안마, 침구, 외치 등 다양한 형태의 치료기술들이 소개되어 있다.

『四庫全書總目提要』에서 "이 책에 채록된 내용은 매우 풍부한데다 편제가 상세하게 짜여져 있으며 고대 경방에서부터 이 책에 나오지 않는 처방이 없을 정도이다"라고 평하였다. 이시진의 『본초강목』에도 『보제방』에서 간접 인용한 내용이 적지 않다. 그가 당시 800여 종의 문헌을 참고하여 본초에 관한 거작을 만들 수 있었던 것도 이 『보제방』의 역할이 크다고 할 수 있다.

② 『古今醫統大全』

이 책은 徐春甫가 1557년 嘉靖 35년에 편집하여 간행한 것으로, 총 100권이며 명대 이전까지의 의서와 기타 문헌에 실려 있는 의학 관련자료를 계통적으로 정리한 것이다. 1권의 "歷代聖賢名醫姓氏"에는 270명의 중국 의학사의 주요 의학자들에 대한 소개가 실려 있고 2권부터 5권까지에는 『황제내경』 등에 나와 있는 기본적인 의학에 관한 총론과 운기의 내용이 실려 있다. 6권부터 7권까지는 침구경락에 관한 내용이며, 8권부터 92권까지는 임상 각과에 관한 상세한 내용이 실려 있다. 여기에 실린 증후는 약 400종이다. 93권부터 98권까지는 경험비방, 본초에 관한 내용이고 99권, 100권은 양생에 관한 내용이다. 이 책에 실린 자료는 매우 풍부하여 기초이론에서 임상 각과의 의학의 모든 분야가 망라되어 있어서 의학연구에 귀중한 자료가 되고 있다.

③ 『古今醫統正脈全書』

『古今醫統正脈全書』는 『醫通正脈』이라고도 하며 『황제내경』 이래 명대까지의 주요의서를 선별하고 吳勉學이 교정하고 왕긍당이 편집하여 1601년에 간행한 일종의 叢書이다. 여기에는 명대까지의 주요 의서 44종이 실려 있다. 목록을 열거하면 다음과 같다. 『黃帝內經素問』 24권, 『黃帝內經靈樞』 12권, 『黃帝鍼灸甲乙經』 12권, 『中藏經』 8권, 『脈經』 10권, 『難經本義』 2권, 『註解傷寒論』 10권, 『傷寒明理論』 4권, 『脈訣』 1권, 『類證活人書』 22권, 『素問玄機原病式』 1권, 『黃帝素問宣明方論』 15권, 『傷寒直格方論』 3권, 『傷寒標本心法類萃』 2권, 『素問病機氣宜保命集』 3권, 『傷寒心鏡』 1권, 『傷寒心要』 1권, 『儒門事親』 15권, 『內外傷辨惑論』 3권, 『脾胃論』 3권, 『蘭室秘藏』 3권, 『脈訣指掌病式圖說』 1권, 『醫壘元戎』 1권, 『此事難知』 2권, 『湯液本草』 3권, 『癍論萃英』 1권, 『格致餘論』 1권, 『局方發揮』 1권, 『活法機要』 1권, 『金匱鉤玄』 3권, 『丹溪心法』 5권, 『醫學發明』 1권, 『外科精義』 2권, 『醫經溯回集』 1권, 『傷寒醫鑑』 1권, 『證治要訣』 12권, 『證治要訣類方』 4권, 『傷寒家秘的本』 1권, 『傷寒殺車槌

法』 1권, 『傷寒一提金』 1권, 『傷寒截江網』 1권, 『傷寒明理續論』 1권 등이다.

8.2 종합의서의 간행

이 시기에 간행되어 세인들에게 회자된 주요 의서로는 『明醫雜著』 『醫學正傳』 『醫學綱目』 『醫學入門』 『赤水玄珠全集』 『萬病回春』 『名醫類案』 『證治準繩』 『景岳全書』 등이 있다.

『明醫雜著』는 王綸이 1502년에 저술하였지만, 초간본은 현재 확인할 수 없고 후에 薛己가 1549년에 교정하여 간행하였다. 왕륜은 그의 저서에서 "外感에서는 仲景을 본받고 內傷에서는 東垣을 본받으며 熱病에서는 河澗을 본받고 雜病에서는 丹溪를 본받아야 의학의 도가 완전해진다(外感法仲景, 內傷法東垣, 熱病用河間, 雜病用丹溪, 一以貫之, 斯醫道之大全矣)"라고 언급함으로써 그가 주진형의 입장에서 다른 금원시대 의학자들의 학문적성과를 종합하려는 입장에 있음을 보여주고 있다. 이 책은 모두 6권으로 되어 있고 1권부터 3권까지는 의학이론과 잡병의 증치, 임상 각과에 대한 변증시치를 설명하였다. 4권은 중풍에 관한 전문기술이며 5권은 소아에 관한 내용, 6권은 附方이다.

『醫學正傳』은 주진형과 동향이면서 그의 학문적 영향을 많이 받은 虞摶이 1515년에 지은 것이다. 이 책은 모두 8권이며 1권에 '醫學惑問' 51조를 두어 의학의 원류, 계통, 亢害承制, 주진형의학이론, 진단, 주요질병 등에 대해 문답의 형식을 빌려 저자의 독특한 견해를 피력하였다.

『醫學綱目』은 樓英이 30여 년의 집필기간을 거쳐 1565년에 완성한 종합의서이다. 총 40권이며 그는 이 책에서 장부와 음양이라는 기준으로 의학이론을 정리하고 질병을 분류하는 독창적인 방법을 소개하였다. 1권부터 9권까지는 음양장부에 관한 내용으로 陰陽과 臟腑, 察病, 診斷, 用藥, 鍼灸, 攝養, 禁忌 등 총론적인 내용이 나와 있고 10권부터 15권까지는 간담부, 16권부터 20권까지는 심소장부, 21권부터 25권까지는 비위부, 26권은 비폐부, 27권은 폐대장부, 28권 · 29권은 신방광부이다. 30권부터는 상한 온열 등의 외감병, 부인, 소아에 관한 전문적인 기술이다.

『醫學入門』은 1575년 강소성 출신의 李梴이 지은 것으로 劉純의 『의경소학』 『옥

기미의』, 方廣의『丹溪心法附餘』 등을 저본으로 하여 만든 것이다. 총 9권으로 되어 있으며 크게 기초이론을 설명한 內集과 질병치료를 설명한 外集으로 나뉜다. 내집에는 先天圖, 歷代醫學姓氏, 原道通說, 陰騭, 保養, 經絡, 臟腑, 本草, 鍼灸 등 연구와 임상에 필요한 기본적인 내용이 실려있고, 외집은 일반 내과질환을 내상과 외감, 상한과 잡병으로 크게 나누어 기술하였고, 뒤에 부인, 소아, 외과에 관한 내용을 별도로 수록하였다. 전체적인 내용은 주진형의 의학이론에 바탕을 두고 제가의 이론을 두루 섭렵하였으며, 편제와 목차는 방광의『단계심법부여』를 본따 구성하였다.

『萬病回春』은 龔廷賢이 1587년에 지은 것으로 부친 龔信의 저술을 이어받아 완성한 것이다. 이 책은 현존하는 판본만도 30여 종이 넘을 정도로 많은 영향을 끼쳤고 한국과 일본 의학자들에게도 널리 읽힌 의서이다.『황제내경』이래 금원사대가 제가의 학설을 두루 섭렵하여 종합정리한 것으로서, 질병을 184개의 항목으로 나누어 병인, 병기, 치법, 처방, 의안 등의 내용을 고루 수록하였다.

『證治準繩』은『六科證治準繩』 혹은『六科准繩』이라고도 하며 왕긍당이 11년의 집필기간을 걸쳐 완성하였다. 1602년에『雜病證治準繩』8권과 부록으로『臟病證治類方』8권을 완성하였고, 이어『傷寒證治準繩』을 1604년에『幼科證治準繩』9권,『婦科證治準繩』6권,『瘍醫證治準繩』6권을 1608년에 완성하였다. 이 책의 내용은 脈, 因, 證, 治의 원칙에 입각하여 각과에 해당하는 질환을 체계적으로 정리하였다. 이 책은 수록된 내용의 범위가 넓으면서도 정연하게 구성되어 있어서 17세기 중국 의학계에 많은 영향을 주었다.

1624년에 張景岳은 자신의 임상경험을 정리하여『景岳全書』64권을 저술하였는데, 내과, 외과, 부인과, 소아과 등 임상 각과와 기초의학이론을 포괄하고 있다. 이 책의 특징은 여러 의가들의 견해를 정밀하게 취합하여 기본이론에 대하여 체계적인 분석을 하였다는 점이다. 그는 이 책에서 "陽非有餘, 眞陰不足"이라는 학설을 주장하였다. 장경악은 임상경험도 풍부하며 학술적으로는 李東垣과 薛立齋의 계통을 잇고 있으므로 병의 치료에도 溫補를 위주로 하였다. 그가 지은 의서는 논리적으로 설득력이 있으며 독창적인 견해가 많다.

이 외에도 醫案이나 醫話에 관해 소개한 책들도 많다. 1552년에 王璀이 편찬한『名醫類案』12권은 명대 이전의 역대 명의들의 의안을 유형별로 정리한 것으로 내과, 외과, 부인과, 소아과 등 임상 각과의 질환을 망라하고 있다. 의안에 나와있는 변증방법, 처방 등은 임상적으로도 활용가치가 높아 실용적인 의서로 인정받고 있다. 汪機가 지은『王石山醫案』은 임상경험을 기록한 의서로 널리 읽혔으며 黃承昊가 지은『折肱漫錄』 6권은 養神, 養氣, 醫藥 3부분으로 나누어 의학이론과 의안을 정리한 것으로 이것 또한 참고할 가치가 높다.

9 임상 각과의 발전

9.1 내과학의 발전

명대는 송금원대의 의학적인 성과를 계승하여 점차 발전시켰다. 그 중에서 1529년에 薛己가 편찬한『內科擇要』는 이동원의 학술사상을 계승한 것으로 치료법이 溫補에 치중되어 있다. 1617년에 趙獻可가 저술한『醫貫』은 설기의 학술사상을 계승하였고 설기의 의학이론을 더욱 발전시켜 命門火가 인체의 중요한 근본이 된다고 주장하였는데 명문의 眞火와 眞水의 작용을 강조한 것이다. 이 책에서는 中風, 傷寒, 溫病, 血證의 증후와 치법에 대해 기술하였는데 八味地黃丸과 六味地黃丸을 주된 처방으로 삼고 있다.

1515년에 저술된 虞摶의『醫學正傳』은 임상 각과에서 자주 나타나는 증상들에 대해 증별로 門을 나누고 문마다 증상을 열거하고 脈法과 治法을 차례로 기술하였다. 증상을 논술할 때는『황제내경』에 나와 있는 요지를 강령으로 삼고 있으며 치료법은 주단계의 학술사상과 치법을 근본으로 삼았다. 우단의『의학정전』은 후대 의학자들에게 많은 영향을 끼쳤다.

또한 徐彦純이 짓고 후에 劉宗厚가 증보하여 편찬한『玉機微義』가 있는데, 이 책의 원제목은『醫學折衷』으로『黃帝內經』의 이론을 근간으로 하여 금원대의 여러 의학자들의 논술을 두루 참고하여 만들어진 것으로 中風, 痿證, 傷風, 帶下, 泄瀉, 頭痛, 頭眩, 咳逆, 痞滿, 吐酸, 痓, 痔, 癘風, 破傷風, 風癎, 損傷 등의 병증에 대한 병인과 병리를 서술하였는데 총 17개 문으로 되어 있다. 劉宗厚는 이러한 체계를 근간으로 하여 咳嗽, 熱, 火, 暑, 濕, 寒, 瘡瘍, 氣, 血, 內傷, 虛損, 喉痺, 眼目, 牙齒, 腰痛, 心痛, 黃疸, 婦人, 小兒 등의 항목을 추가하여 33개의 門으로 재편하여 『玉機微義』라고 이름붙였다. 이 책은 대부분 유완소, 주단계, 이동원의 학설을 두루 취합한 것이다. 서언순과 유종후는 모두 주단계의 제자들이다.

이외에 王綸이 지은 『明醫雜著』 6권이 있는데 이 책은 1권부터 3권까지 發熱, 勞病, 泄瀉, 痢疾, 咳嗽, 痰飮 등의 내과, 부인과, 오관과 등의 질환에 대해 기술하였고, 4권에서는 風病을 전문적으로 서술하였으며, 5권에서는 소아과의 여러 증상과 소아에게 약을 쓰는 방법에 대해 논술하였다. 6권에는 附方이 실려있다. 이 책에서는 外感에는 仲景의 법을 쓰고, 內傷에는 東垣의 이론을 따르며, 熱病에는 河間의 이론을, 雜病에는 丹溪의 의학이론을 따르고 있어서 당시 내과질환을 치료하는 방법을 모두 망라하고 있다.

1673년에 李中梓는 『醫宗必讀』 10권을 저술하였는데 1권에서는 의학의 원류를 소개하고 있고 의학을 배우는 방법에 관해 기술하고 있고, 2권에서는 맥진법에 관해서 강령을 제시하고 있다. 3권과 4권에서는 본초에 대하여 설명하고 있고, 5권부터 10권까지는 내과의 여러 질환 33종에 대해 원인과 증상 치료법 및 의안을 소개하고 있다. 이 책에는 임상적인 가치가 뛰어난 처방이 많이 의학에 처음 입문하는 사람들에게 좋은 참고가 된다.

한편 1575년에 李梴이 지은 『醫學入門』은 의학에 처음 입문하고자 하는 사람들에게 매우 많은 영향을 끼쳤으며, 龔廷賢이 지은 『壽世保元』 10권은 진단과 치료의 기초적인 이론을 소개하고 여러 증상들의 변증논치를 기술하였으며 풍부한 처방과 치료법을 소개하고 있다. 이 책에 수록된 처방과 치료법은 매우 다양하여 임상적인 활용도가 매우 높다.

9.2 外科, 傷科의 발전

외과학 분야도 명대에는 꾸준하게 발전했고 그에 관한 저술들도 다수 간행되었다. 1519년에 汪機가 저술한 『外科理例』 7권이 있는데 이 책은 154개의 門으로 되어 있고 165개의 처방이 실려 있다. 이 책에서는 외과병증을 병리적으로 해석했는데, 외과

질환의 대부분이 內因에 의해서 발생하므로 元氣를 보양하는 것을 우선해야 한다고 주장하였다. 그리고 趙宜眞이 편찬한 『仙傳外科集驗方』이 있는데 『仙傳外科秘方』이라고도 한다. 이 책은 癰疽의 陰陽虛實과 發背와 疔瘡의 치료 및 溫, 熱, 凉의 세 가지 外用藥의 用法과 기타 通用方을 수록하고 있는데 당시 민간에서 통용하던 처방들이다.

명대 외과학의 발전에 있어서 가장 큰 공적을 남긴 사람은 陳實功이다. 그는 외과분야를 40여 년 연구한 끝에 1617년 『外科正宗』 4권을 지었는데 이 책에는 총론, 진단, 치법, 병례, 방제의 편제로 구성되어 있으며, 흔히 나타나는 외과질환의 증상감별과 치료에 대해 논술하고 있다. 그리고 당대부터 명대에 이르는 동안 꾸준히 발전해온 여러 내복약과 외용약을 소개하고 있고, 氣管縫合術이나 下顎骨脫臼校正術, 痔核除去術 등 여러 가지 수술요법도 기재되어 있다. 그리고 환자를 조리할 때 영양상태에 신경쓸 것을 강조하였으며 무분별한 飮食禁忌는 반대하였다. 이 책은 내용이 풍부하고 논리전개가 정밀해서 외과학을 연구하는 의학자들에게 많은 귀감이 되었다.

그 밖에 薛己의 『外科心法』 『外科發揮』 『外科經驗方』 및 張介賓의 『外科鈴古方』 등의 의서들이 명대 외과학의 발전에 많은 공헌을 하였다.

한의학에 있어서 傷科學에 관한 저술은 당대에 이미 전문적인 저술이 등장하였고 원대에 이르러서는 현저하게 발전하였다. 1529년 薛己가 지은 『正體類要』 2권은 상권에서 먼저 正體主治大法을 소개하고 그 다음으로 打撲傷, 墜落傷, 金瘡, 湯火傷 등에 대해 醫案을 기록하고 있다. 하권에서는 傷科에서 사용하는 일반적인 처방을 소개하였다. 이 책에서는 이론과 실제를 연결시키고 있으며 임상적으로도 유용한 처방이 다수 실려 있다. 1608년 왕긍당이 지은 『瘍科準繩』에는 인체의 골격과 형상이 기재되어있으며 각종의 골절과 탈구 등에 대한 치료방법이 소개되어 있다. 이 책은 명대 이전의 傷科 의학의 여러 저술들을 종합한 것으로 방대한 자료수집으로 많은 처방이 소개되어 있어서 외과학의 임상에 많은 영향을 끼쳤다.

9.3 婦人, 產科의 발전

명대에는 산부인과 분야에서 많은 임상경험을 축적시켰고 그것을 바탕으로 하여 많은 저술들이 출간되었다. 王肯堂의 『女科證治準繩』은 『女科準繩』이라고도 하는데 명대 이전 산부인과 분야의 여러 학설을 취합하여 계통적으로 정리한 것으로 명대의 대표적인 산부인과 전문저술이라고 할 수 있다. 또한 武之望이 지은 『濟陰綱目』 5권은 調經, 經閉, 血崩, 帶下, 虛勞, 積聚癥瘕, 求子, 浮腫, 生殖器疾患, 胎前, 臨產, 產後, 乳病 등의 항목이 있고 항목마다 각종 질환에 대해 상세히 기술하고 있다. 그리고 자신의 임상경험을 결부시켜 산부인과에 사용하는 많은 처방들에 대해 나름대로 논평하고 있는 점이 특징이다. 이 책에서는 자료의 수집이 풍부하고 산부인과의 질환을 분류하는 방식이 세밀하고 또한 기재된 방제도 임상적인 효과가 뛰어난 것들이어서 후세에 많은 영향을 끼쳤다. 1548년에 薛己가 지은 『女科撮要』 5권은 부인과 질환의 증상과 처방을 상세히 기술하고 있고 또 증상 유형마다 경험방을 붙여 임상응용에 편리하도록 하였다.

9.4 小兒, 痘疹科의 발전

명대에는 소아과 분야에서 많은 임상경험을 축적시켰고 그것을 바탕으로 하여 많은 저술들이 출간되었다. 또한 痲疹, 風疹, 痘疹, 驚風 등의 질환을 전문적으로 기술하고 있는 의서들도 등장하였다.

명대 초기 魯伯嗣가 지은 『嬰童百問』 10권은 영유아의 신생아 조리 및 질병에 대한 진단과 치료에 대하여 100개의 문제를 제시하고 각종의 소아과 질환에 대한 원인과 증상, 치법, 처방 등에 대해 상세히 기술하고 있다. 1468년에 寇平이 지은 『全幼心鑑』 4권은 이전부터 내려오던 소아과의 유용한 처방을 소개한 외에 안면부망진과 虎口三關指紋法에 대해 자세하게 서술하고 있고 도해도 40여 폭이 기재되어 있다.

薛鎧의 『保嬰撮要』 20권은 216개의 항목으로 나누어 각종 소아과질환의 증상과 치료에 대하여 상세히 기술하고 있다. 薛鎧는 수유기의 영유아가 질병에 걸렸을 때는 반드시 유모의 질병을 다스려야 한다고 강조하였다. 즉 유모가 병들면 수유하는 영유아도 병이 들며 유모가 건강하면 수유하는 영유아도 또한 건강하다는 주장이다. 이러한 설개의 주장은 이전에 소아과를 전문으로 연구하는 의학자들에게서 볼 수 없는 견해이며 현재까지 임상적으로 가치있는 견해로 받아들여지고 있다. 그의 아들인 薛己는 자신의 의안을 덧붙여 『保嬰金鏡錄』 1권을 저술하였는데 소아과 안면부의 망진법과 치험례를 소개하고 있고 다음으로 소아의 지문진단법과 치험례를 소개하였다. 그리고 마지막으로 상용처방 60여 개를 싣고 있다.

1549년 萬全이 지은 『萬密齋醫學全書』 일명 『萬密齋醫書十種』이라고 하는 의서가 있는데, 그중에는 『幼科發揮』 『育嬰保秘』 『痘疹心法』 『片玉痘疹』 등의 의서가 포함되어 있고 소아과 관련 내용이 대부분을 차지하고 있다. 그 중에서도 특히 急驚風에 대한 내용은 전대 의서들에 비해 훨씬 상세하며, 어떤 증상에 대한 후유증까지도 자세하게 기술하고 있다. 萬全은 여러 의서를 참고하였고 임상 각과에도 능통하였지만 특히 소아과에 뛰어난 의사였으며 그는 집안대대로 내려오는 경험방에 근거하여 痘疹을 치료할 때 "虛則補之, 實則瀉之"의 원칙에 충실하여 보법이나 사법을 두루 응용하여 실제 많은 환자를 치료하였다.

痘疹科 분야에서 1529년 魏直은 자신의 풍부한 경험을 바탕으로 『博愛心鑒』(『痘疹博愛心鑒』)을 지었으며 두진은 氣血에 근본하고 있기 때문에 扶正祛邪하는 것을 원칙으로 삼아야 한다고 강조하였다. 그리고 6일이 되기 전에는 解毒하는 치료법에 溫補하는 약을 약간 가미하며, 6일이 지나면 溫補하는 약에 해독하는 약을 약간 가미하여 치료해야 한다고 하였다. 그는 두진의 증상을 변별할 때 順, 逆, 險의 3종으로 나누었으며 그 치료법은 온보를 위주로 하였다. 그는 그의 두진에 대한 경험을 총결하여 保元湯이라는 두진 치료 전문처방을 만들기도 하였다. 1549년 朱惠明이 지은 『痘疹傳心錄』에는 두진의 변화상, 변증, 치법 등에 대해 독특한 견해를 제시하였다. 그는 음양을 살펴 허실을 조절하고 표리를 살펴 順逆을 헤아린다는 기준을 세워 임상에서 많은 효과를 보았다. 1519년에 翁仲仁이 지은 『痘疹金鏡錄』(일명 痘疹全嬰金鏡錄) 3권은 저자가 자신의 임상경험을 바탕으로 저술한 책으로 내용이 간결하고 실용적이며 처방이 무난하여 널리 읽혀졌다. 1616년에 聶久吾가 지은 『活動心法大全』 9권은 일명 『痘疹慈航』이라고도 하는데, 痘疹의 원인과 여러 가지 진행단계, 발병 특징, 증상, 치법 등에 대해 자세히 기술하고 있다. 그리고 痧疹과 驚風, 吐瀉 등의 증상에 대해서도 치료원칙을 제시하였는데 그의 독특한 견해는 후세 의학자들에게 매우 중시되었다. 이 책은 두진과 분야에서 종합적인 성격을 띠고 있으며 후대에 가장 많이 영향을 끼친 의서이기도 하다.

그 밖에 孟繼孔의『幼幼集』4권이 있는데 두진의 치료법에 대해 자신의 경험을 기술한 것이고 또 1531년에 汪機의『痘證理辨』, 1601년에 吳勉學의『痘疹大全八種』, 談志遠의『痘疹全書』등 나름대로의 경험과 탁견을 실은 많은 의서들이 출간되었다.

명대에는 이처럼 두진에 관한 전문의서들이 다수 출간되었으며 정부 의료기관에 두진전문분과도 설치되는 등 상당한 발전이 있었다. 그리고 人痘接種法을 발견해 天然痘를 예방하는 기술까지 등장하였다. 문헌의 기록에 의하면 중국 의학에서 人痘接種法은 대략 1567~1572년 사이에 시작되어 17세기 경에는 그 기술이 상당히 축적되었고 오래지 않아 해외 여러 나라에 전파되었다.

9.5 眼科의 발전

안과 분야에서는 송원대에 손사막의 이름을 가탁한『銀海精微』라는 안과전문의서가 출간되었는데, 이 책에는 안과의 여러 증상에 대해 상세히 기술되어 있다. 그리고 명대 초기인 1370년에 倪維德이 지은『原機啓微』2권이 간행되었다. 이 책에서는 안과질환을 원인별로 분류하고 안과질환에 응용할 수 있는 처방과 본초를 분석한 내용이 실려있으며 당대 안과전문의서로서 널리 알려졌다. 鄧苑이 지은『一草亭目科全書』1권은 안과의 72개의 증상을 內障과 外障으로 크게 분류하고 그 증상과 치법에 대해 간략하고 실용적으로 기술하였다. 1644년에 傅允科가 지은『審視瑤函』(일명『眼科大全』) 6권은 안과의 생리와 증상치법에 대한 대강을 먼저 기술하고 그 다음으로 안과질환을 108개로 나누어 비교적 자세하기 기술하고 있으며 300여 개의 처방을 소개하고 있다. 이 책에는 안과의 침구치료법과 點眼法, 洗眼法, 外用法, 吹法 등 다양한 外治療法이 실려있다. 내용이 풍부하지만 서술방식이 간략명료하여 안과 분야에서 중요한 의서로 취급된다.

9.6 鍼灸科의 발전

명대의 침구학은 송금원대 침구학의 발전에 그 토대를 두고 있다. 기본적 골격은 변하지 않았지만, 침구이론은 보다 정밀하고 체계적인 형태로 정리되었으며 침구기술은 다양한 방법들이 개발되었다. 그리고 洪武 11년(1378)에는 중앙정부의 태의원에서 鍼灸銅人을 새로 제작하여 교육과 취재에 사용하도록 하였으며, 지방에서도 여러 형태의 침구동인이 개발되기도 하였다. 명대의 침구학에 대한 발전은 크게 두 가지로 나누어 볼 수 있다. 하나는 침구학의 이론에 대한 연구이며 또 하나는 침구법의 다양한 기술의 개발이다.

9.6.1 침구이론의 개발

침구학의 이론에 대해서는 여러 학자들이 이전의 침구이론에 자신의 경험을 토대로 침구기술의 다양한 활용을 위한 이론을 정립하여 나갔다. 汪機는 그의 저서 『外科理例』에서 경락의 배수혈과 복모혈이 종기치료에 나름의 진단적 치료적 가치가 있음을 지적하였고 설기는 艾灸의 보양작용에 대해 다음 3가지를 설명하였다. 첫째는 艾灸요법이 화농을 촉진하며 기혈을 순환시키고, 둘째로는 어혈을 몰아내어 통증을 없애주며, 셋째로는 扶正祛邪하여 邪毒이 머물지 않도록 한다는 것이다.

高武는 당시 유행하던 특정시간에 특정혈을 자침해서 모든 병을 치료한다는 획일적 운기침법의 한계를 보완하여, 질병의 특징에 맞게 자침하되 그 침자리의 운기속성을 이해하면 훨씬 높은 치료효과를 거둘 수 있다고 주장하였다. 그는 질병을 우선 12경락의 허실로 파악한 뒤 해당경락의 경혈이 시간대별로 열리고 닫힌다는 이론을 응용하여 '十二經始動所生病補瀉迎隨法'을 창안하였으며 후에 이 침법은 후대 의학자들에 의해 '子午流注納子法'으로 바뀌었다.

楊繼洲는 『鍼灸大成』에서 井穴의 중요성을 강조하여 '十二經井穴圖'를 그려넣고 12경맥의 정혈을 써서 치료할 수 있는 증상을 나열하였다. 또한 '八脈八穴' 및 '十二經主客原絡配穴法'에 관한 이론도 체계적으로 정리하였다. 李時珍의 『奇經八脈考』는 기경에 대한 이론적 임상적 가치를 높인 침구서로 그 가치를 인정받고 있다. 이시진은 문헌의 기록과 기공연구자들의 도움을 받아 奇經八脈에 대한 위치 및 유주경로를 면밀하게 고찰하고 주요 치료증상들을 기록함으로써, 후대 학자들에 기경팔맥의 의의와 임상적 가치에 좀더 주목하는 계기를 만들었다.

9.6.2 침구기술의 발전

명대 침구학의 또 다른 특징으로 보다 다양하고 복잡한 침구기술의 개발을 들 수 있다. 徐鳳은 竇杰(1196~1280)의 『鍼灸指南』에 나와 있는 手指補瀉法을 토대로 다양한 捻轉, 按壓, 插鍼의 기술을 응용한 龍虎升騰法, 燒山火法, 透天凉法, 陽中隱陰法, 陰中隱陽法, 子午搗臼法, 進氣法 등의 십수 종의 침구기술을 정리하였다. 李梴도 竇杰의 수기법과 다른 침구기술에 대해 주석을 달아 설명하였으며, 楊繼洲는 『鍼灸大成』에서 竇杰 이래의 여러 수기법과 자신의 집안에서 전해지는 침구기술을 더하여 수십 종의 침구수기법을 체계적으로 정리하였다. 그리고 이런 침구수기법을 이용하여 치료할 수 있는 300여 종의 병증을 수록하여 임상적인 가치를 더욱 높였다.

汪機, 薛己 등은 구법의 적용범위를 외과에까지 확대시켰고, 이천은 『醫學入門』에서 배꼽에 뜸을 떠서 질병을 예방하는 치료기술을 자세히 설명하기도 하였다. 장개빈은 『類經圖翼』에서 명대 이전의 구법에 관한 문헌기록 100여 종을 수록하였다.

9.6.3 전문 침구의서의 간행

명대에 간행된 주요 침구의서로는 徐鳳의 『鍼灸大全』, 高武의 『鍼灸聚英』, 楊繼洲의 『鍼灸大成』이 널리 알려져 있고, 朱橚의 『普濟方・鍼灸』, 吳崑의 『鍼方六集』, 장개빈의 『類經圖翼』『琼瑤神書』『秘傳常山敬齋楊先生鍼灸全書』 등도 침구학의 이론과 임상에 관해 종합적이고 체계적으로 정리한 의서들이다. 가장 많은 영향을 끼친 침구의서로는 1601년에 楊繼洲가 지은 『鍼灸大成』이 있다. 이 책은 각종 침구문헌을 수집하고 명대에 행해진 여러 침구치료술을 종합하여 내용이 매우 풍부하여 지금까지 침구학을 연구하는 의학자들에게 중요한 문헌으로 인정받고 있다. 그리고 陳會와 劉瑾補가 지은 『神應經』 1권은 119개의 주요 혈자리와 취혈방법, 보사법, 도해 및 여러 증상에 활용할 수 있는 침구처방 등을 소개하고 있고, 高武의 『鍼灸素難要旨』에서는 『내경』과 『난경』의 침구학에 관한 내용을 분류 정리하였다. 이 외에 『癰疽神妙灸經』『小兒明堂灸經』『靈樞經脈翼』『析骨分經』『經學會宗』『經穴發明』『經絡全書』『經絡考』 등의 여러 의학자들의 다양한 침구의서가 간행되었다.

9.7 法醫學

명대에는 법적으로 사망자의 검시를 실시하도록 『大明律例』 『大明令』 등의 법전에 규정하였다. 따라서 검시에 참고하기 위하여 『洗寃提錄』 『洗寃法錄』 『洗寃集覽』 같은 법의학 서적들이 간행되었다. 이들은 거의 모두가 宋慈가 1247년에 저술하여 간행한 『洗寃集錄』과 元代 王與가 지은 『無寃錄』에 기초하여 편제를 바꾸거나 내용을 축약하여 만들어진 것이다. 한편 明代에 다시 간행된 『無寃錄』은 조선과 일본 등지에 전해졌고, 조선에서는 1384년에 『무원록』에 주석을 달아 『新注無寃錄』을 간행하여 시체의 검시에 널리 활용하였으며 1792년에는 한글언해를 붙인 『增修無寃錄諺解』를 간행하기도 하였다.

10 중국과 조선의 의학교류

조선은 개국 당시부터 의학기술과 약재를 중국에 의존하였으나 그후 의존을 벗어나기 위해 부단히 노력하였고, 이를 위해서 조선초기인 15~16세기 동안 중국 의학과 지속적으로 교류하였다. 진료와 교육을 위해 중국의 의사를 자주 초빙하였으며 중국의 의서와 중국산 약재의 수입도 빈번히 이루어지는 등 명대는 의학분야에서 조선과의 교류가 가장 활발하게 이루어진 시기이다.

명나라 당시 조선은 그간 수입에 대다수 의지하던 약재의 공급을 자국산으로 대체하려는 이른바 "鄕藥化" 과정을 마무리하고 있었다. 마무리작업이 한창이던 1421년에 조선정부는 黃子厚 등을 중국에 파견하여 조선에서 나지 않는 중국 약재를 광범위하게 조사하였으며 1423년과 1430년 두 차례에 걸쳐 盧重禮 등을 파견하여 명나라 태의원의 周永中과 高文中 등에게 조선산 약재의 효능과 진위를 감별해달라고 요청하였다. 이때 감별을 요청한 약재 중에 진품으로 감별해 준 것은 赤石脂, 厚朴, 百部, 香薷, 獨活, 羌活, 前胡, 射香, 白花蛇, 烏蛇, 海馬 등이며 丹參, 防己, 厚朴, 紫菀, 川芎, 通草, 京三陵 등이 조선에서 나는 약재와 중국산 약재가 효능이 다르다고 판명되었다. 엄정한 마무리과정을 거친 후에 조선에서는 자국산 약재 개발 성과를 종합하여

『鄕藥集成方』을 간행함으로써 자국산 약재개발의 일단락을 보게 되었다.

중국 의서의 수입에도 조선정부는 깊은 관심으로 보였다. 당시 과학기술 분야에 업적이 많은 조선 세종은 모든 중국 의서를 갖추어둘 것을 하명하였고, 1415년에는 조선사신 尹吳眞이 중국에 특별히 『鍼灸銅人經』을 요청하여 명나라 태의원에서는 『鍼灸銅人仰俯彩畵』를 기증하는 등 조선의 사신이 중국에 오갈 때마다 중국의 의서를 대량으로 수집하여 돌아갔다. 그 결과 당시 조선정부가 소장하고 있던 중국 의서는 213종에 달했으며, 그 모든 내용은 조선에서 『醫方類聚』를 간행하는 데 중요한 참고의서로 활용되었다. 그리고 조선정부에서는 1430년부터 1585년까지 『黃帝素問』『靈樞』『八十一難經』『直指方』『聖惠方』『得效方』『傷寒類書』『醫學正傳』『脈經』『衍義本草』 등 70여 종의 중국 의서를 조선판으로 재간행하기도 하였다.

법의학 분야에서도 조선정부는 세종대부터 중국의 『無冤錄』을 관료의 취재시험에 사용하였으며, 이를 위해 『無冤錄』에 주를 붙인 『新注無冤錄』을 재간행하여 조선 전역에 배포하기도 하였다. 이외에 1617년 조선의 사신을 수행한 崔順立 등은 명정부에 의약관련 32개의 질문을 제시하였고 명정부에서는 傅懋光 등이 회답하였으며 이 내용은 그의 저서 『醫學問答』에 자세히 실려 있다.

한편 중국에서 조선으로 의사를 파견한 기록이 있다. 1352년 중국 복건성 출신의 楊宗眞은 조선으로 건너가 당시 조선정부의 典醫가 되었으며 1407년에는 조선에서 왕세자 일행을 파견하였는데 그중에 判典醫監事 楊弘達을 비롯한 조선 의사가 다수 포함되어 있었다. 1425년에는 명나라 사신을 수행한 태의 張本立과 요동의 何讓이 조선 세종의 병을 진찰하고 조선 내의원 의사들과 왕의 병세에 대해 식견을 주고받았으며, 1427년에 명나라 사신을 수행한 의사 王賢도 조선 세종의 병을 진찰하였다. 1427년에는 중국의 단동에 사는 權僨이 조선정부의 요청으로 내의원 주부에 임명되었으며 후에 그는 공조판서까지 역임하였다. 1598년 명나라 의관 潘繼 등이 조선 선조의 요청으로 조선으로 와서 의료에 종사하기도 하였으며 『景岳全書』의 저자 장개빈은 임진왜란 당시 명나라 원군의 일원으로 참군하였다.

11 서양선교사의 의료활동

명나라 당시의 유럽에서는 15세기 신대륙 발견을 시작으로 해외 식민지건설에 열을 올리고 있을 시기이다. 로마 교황청에서도 이에 맞춰 해외 선교활동을 활발하게 추진하였다. 중국에도 그런 선교사들이 와서 다양한 선교활동을 하였으며 그 중에는 당시 유럽의 과학기술과 의학에 조예가 깊은 선교사들도 상당수 있었다.

중국에 온 최초의 선교사로는 이탈리아 선교사 Metthoeus Ricci(1522~1610)가 있다. 그는 당시 중국의 지식인들과 함께 서양의 과학기술서적을 다수 번역하였으며 그가 번역한 『西國紀法』는 서양의 신경학에 관한 내용을 번역한 것으로서, 중국에 서양의 신경학과 심리학을 최초로 소개하였다. 그가 『西國紀法』에서 소개하고 있는 '기억은 뇌의 후두부에서 주관한다'는 내용은 당시 의학자들에게 많은 영향을 주었으며, 方以智의 『物理小識』과 汪昂의 『本草備要』에 그와 유사한 내용이 담겨있다. 『六科准繩』을 쓴 王肯堂도 그와 친분이 있었던 것으로 알려져 있다.

Metthoeus Ricci를 필두로 이탈리아 선교사 Alphonsus Vagnoni(1566~1640)의 『空際格致』, Sabbathinus de Urisis(1575~1620)의 『泰西水法』, Julius Aleni(1582~1649)의 『性學粗述』, Martinus Martini(1614~1661)의 『眞主靈性理論』, 독일 선교사 Adam Schall von Bell(1591~1666)의 『主制群徵』, 포르투갈선교사 Franciscus Furtado(1587~1653)의 『寰有詮』『名理探』, 폴란드 선교사 Nicolas Smonglenksi (1611~1656)의 『天步眞理』 등에서도 일부 서양의학과 관련된 내용을 소개하였다.

특히 스위스 선교사인 Joannes Terrenz(1576~1630)는 선교사이면서 의사로서 철학과 수학에도 조예가 깊었다. 35세에 교회에 입문하여 1621년에 마카오에서 의료활동을 하였다. 후에 북경에 들어와서 역법을 연구하였으며 만년에는 서양의 해부학을 중국어로 번역한 『泰西人身說概』와 『人身圖說』이라는 전문 서양의학 번역서를 출간하였다. 이 책에는 고대 서양의학에 관한 내용이 담겨 있다.

12 주요 의학인물

12.1 戴思恭

戴思恭은 字가 原禮, 號는 肅齋이다. 명대의 의가로서 1324~1405년간 생존했으며, 浦江(지금의 浙江 浦江) 사람으로 戴士垚의 아들이다. 어릴 적 아버지를 따라 "주단계로부터 의학의 지도를 받았는데, 주단계는 그 영민함을 보고 마음을 기울여 학문을 전수하였다(從朱先生彥修學醫, 先生見其穎悟倍常, 傾心授之)"고 한다. 그는 학문을 모두 전수받은 후에 丹溪의 학설을 계승한 제자가 되었다. 대사공의 의술은 매우 뛰어나 기이한 병을 치료한 경우가 많아 "그의 약물을 복용하면 깊은 고질도 씻은 듯 나았다(服其劑者, 沈痾豁然如洗)"고 하였다. 洪武 연간에는 조정의 어의가 되어 太醫院使를 지냈고, 늘 胡濙과 함께 『內經』『難經』 등의 경서를 연구했으며 여러 차례 뛰어난 인재들을 천거하였다. 永樂 初年(1405)에는 나이를 이유로 사직하고 집에 머물면서 세월을 보내다가 세상을 떠났다. 대사공은 단계의 학술사상의 영향을 받아 스승의 뜻을 연구하여 그 학술을 더욱 발전시켰다. 이론적인 면에서는 단계의 "陽常有餘, 陰常不足論"과 "相火論"의 미진한 부분을 더욱 자세히 기술했고, 雜病에서는 痰과 鬱에 중점을 두어 많은 것을 밝혔다.

戴思恭의 저서로는 『秘傳證治要訣』이라고도 불리는 『證治要訣』 12권이 있다. 이 책은 단계의 학설을 기본으로 여기에 『內經』『難經』 등과 송원대 의가들의 경험을 모아 자신의 견해를 첨가하여 많은 종류의 雜病을 논술한 것이다. 또한 『證治要訣類方』 4권이 있는데, 1443년 경에 간행되었다. 이 책은 『證治要訣』 중 각 門의 병증에서 인용된 처방들을 모아 湯·散·丸·丹·膏로 분류하고 그 주치, 배오와 복용법 등을 간략하게 설명해 놓은 것이다. 1955년 商務印書館에서 이 책과 『證治要訣』을 합하여 『秘傳證治要訣及類方』이라는 이름으로 출판하였다. 그 밖에 『推求師意』 2권이 있는데 1403년에 씌어진 것이다. 여기에는 각종 병증의 병인, 병리, 증맥, 치법 등이 논술되어 있는데, 그의 스승 주진형의 養陰學說의 뜻을 고루 담아 이를 더욱 밝히고 그 응용을 깊이 있게 분석하고 있다. 본래 刻本이 없었는데, 嘉靖年間에 汪機가 이를 歙縣에서 구하게 되어 그의 제자인 陳桷이 校刊함으로써 세상에 나오게 되었으니. 책 이름도 또한 汪機가 붙인 것이다. 이 외에 대사공은 단계의『金匱鉤玄』3권을 보충하여 정리하여 후대 의학자들에게 많은 영향을 주었다.

12.2 薛己

薛己는 字가 新甫, 호는 立齋인 명대의 의가로 江蘇省의 呈縣(현 蘇州) 사람이다. 대략 1486년에 태어나 1558년에 죽었다. 설기는 世醫 출신으로, 부친인 薛鎧는 당시의 名醫로 太醫院에서 직책을 맡았는데 兒科에 뛰어났다. 설기는 어려서부터 家學을 이어받아 처음에는 瘍醫가 되었으나 후에 內科로 명성을 날렸다. 明의 正德年間(1506~1521)에 御醫로 뽑혀 太醫院判에 발탁되었고, 嘉靖年間(1522~1566)에 太醫院使로 옮겼으며, 중년이 되어서는 고향으로 돌아갔다. 설기는 의학을 岐伯과 黃帝의 학문을 중심으로 하였고, 아울러 諸家의 장점을 모아 임상 각과에 능통하였으며, 미세한 부분의 뜻까지도 모두 근본을 찾아 철저히 연구하였다. 그는 外科를 정밀하게 연구하지 않으면 經絡의 본말을 관통할 수 없고,『內經』을 정밀하게 연구하지 않으면 반드시 陰陽의 變合을 깊이 연구할 수 없다고 생각하였다. 또한 內外科가 비록 달라도 그 이치는 하나로 관통한다고 생각하였다. 그는 장원소, 이동원 등의 영향을 받아 病의 大小를 불문하고 그 본원을 힘써 찾을 것을 주장하여 本을 치료하는 것을 중요하게 여겼다.

설기는 만년에 편찬과 저술에 진력하여 저서가 굉장히 많았다. 그 자신의 저작으로는『內科摘要』2권,『婦科撮要』2권,『保嬰金鏡錄』1권,『外科發揮』8권,『外科心法』7권,『外科樞要』4권,『正體類要』2권,『口齒類要』1권,『癘瘍機要』3권,『外科經驗方』1권 등 모두 10종에 31권이 있다. 그가 校注한 醫書는 송대 陳自明의『婦人大全良方』24권,『外科精要』3권, 宋代 錢乙의『小兒藥證直決』3권, 宋代 陳文仲의『小兒痘疹方論』1권, 明代 王綸의『名醫雜著』6권, 明代 倪維德의『原機發微』3권, 薛鎧의『保嬰撮要』20권 등으로 모두 7종에 60권이다. 이 외에 그가 또한 校刊한 것은, 元代 滑壽의『十四經發揮』3권, 元代 杜本의『敖氏傷寒金鏡錄』1권, 明代 徐用成의『本草發揮』4권, 明代 陶華의『癰疽神秘驗方』1권 등으로 모두 4종 9권이다.

12.3 李時珍

李時珍의 자는 東璧이며 만년의 자호가 瀕湖이다. 명나라 蘄州(지금의 湖北省 蘄春縣 蘄州鎭) 사람이다. 1518년에 출생하여 1593년에 생을 마감했다. 부친은 李言聞은 자가 月池이며 당시 그 고장의 명의였다. 저술도 많아서 『四診發明』『月池人蔘傳』『痘疹證治』『奇經八脈考』 등이 있다. 이시진은 일찍이 뛰어난 재질을 가졌으나 체력이 약하여 유학공부를 포기하고 의학에 전념하게 되었다. 특히 그는 본초학의 연구에 전념하였는데 800여 종이나 되는 문헌을 연구하였고 그것을 토대로 전국 각지를 다니면서 약초를 채집하며 조사하였다. 그는 전국을 두루 다니면서 전국의 명의는 물론이고 어부, 농부, 상인, 산림꾼 할 것없이 본초에 관해서 알 만한 사람들에게 두루 자문을 구하였다. 그는 본초의 효과 또한 중시하여 직접 임상경험을 토대로 각 본초의 효능에 대해서도 깊이 연구하였으며 본초의 진위 여부를 가리는 데도 매우 고심하였다. 그리하여 역대 본초서에 나온 많은 오류들을 시정하기도 하였다. 그는 27년간의 각고의 노력 끝에 3번의 교정을 거쳐 『本草綱目』을 저술하였다. 이 책은 총 52권이며 기재된 본초의 가짓수는 1892종이다. 그중에서 이시진이 새로 첨가한 본초는 374종이며 도해 1160폭, 처방 11,096개가 실려 있다. 이 책은 본초 연구에 뛰어난 업적을 남겼지만 그 밖의 생물학, 광물학, 화학, 지리학 등의 자연과학의 발전에도 많은 영향을 끼쳤다. 이후 이 책은 세계 각국의 언어로 번역되어 출간되었다. 이시진의 그 밖의 저서로는 『瀕湖脈學』과 『奇經八脈考』가 있다.

12.4 楊繼洲

楊繼洲는 이름이 濟時이며 명나라 三衢(지금의 浙江省 衢縣) 사람이다. 그의 조부는 太醫院의 太醫를 역임하였으며 그의 조부의 의업을 계승하였다. 여러 의서를 연구하여 각가의 학설에 밝았으며 40년의 임상경험을 쌓았는데 특히 침구술에 정통하였고 치료에는 항상 침과 약을 병행하였다. 萬曆年間(1573~1620)에는 태의원의 의관에 임명되었다. 그의 저작으로는 『鍼灸大成』이 있다. 이것은 그의 집안에서 대대로 전해오던 『鍼灸元機秘要』라는 침구전문서를 기초로 하여 여러 의서들을 광범위하게 수집하고 아울러 『素問』의 이론에 근거하여 자신의 임상경험을 종합하여 저술한 책이다. 이 책은 기존의 침구관련자료를 광범위하게 인용하고 있어서 이후 침구학을 연구하는 의학자들의 필독서가 되었고 외국에 널리 알려졌다.

12.5 王肯堂

王肯堂은 자는 宇泰이며 호는 損庵이고 자호는 念西居士이다. 명나라 金壇(지금의 江蘇省 金壇) 사람이다. 대략 1551~1631년 사이에 생존하였다. 萬曆年間(1573~1614)에는 進士에 합격하였으며 翰林院의 檢討職을 역임하였다. 후에 병이 들어 낙향한 뒤 의학에 전념하였고, 고향에서 환자를 치료하면서 명의로 이름이 알려졌다. 그는 여러 의서를 두로 섭렵하면서 각 의가들의 장점을 취합하였으며 거기에 자신의 임상경험을 결부시키고 장기간에 걸쳐 자료를 수집하는 등 11년간의 노력 끝에 『證治準繩』 40권을 저술하였다. 이 책은 雜病, 類方, 傷寒, 外科, 小兒科, 婦人科 등 6개로 나뉘어 있어서 『六科證治準繩』이라고도 한다. 이 책의 편제는 번잡하지 않고 조리가 분명하고, 증상과 처방을 기술하는 방식이 비교적 정확하여 많은 의학자들의 호평을 받았다. 이 책은 명대 이전의 의학적인 성과를 집대성하였는데 의론을 전개하는 방식이 논리적이고 명료할 뿐 아니라 처방 또한 실용적이어서 임상적인 가치가 매우 높다. 그러한 이유로 이 책은 널리 알려졌으며 후대에 많은 영향을 끼쳤다.

12.6 張介賓

張介賓은 字가 景岳 혹은 會卿이다. 명대의 저명한 의가로서 약 1563~1640년에 걸쳐 생존했다. 조상은 본래 四川 綿竹縣 사람인데 軍功이 있어 紹興衛指揮로 임명되었다. 景岳은 『明史』에 전해지지 않고 있으며 그의 일생은 黃宗羲가 쓴 『南雷文定·張景岳傳』과 景岳 자신이 쓴 저작과 序跋에서 찾아볼 수 있다. 장경악은 어릴 때 아버지를 따라 서울로 가서 夢石先生이라 불리는 金英으로부터 의학을 배웠다. 장성해서는 군대에 몸담았고, 중년 이후 말년까지는 의학에 몰두하여 세상에서 이름을 떨쳤다. 그는 "爲人端靜, 好讀書"(『浙江通志』)했다고 전해지는데, 天文과 音律을 연구하기를 좋아하였고 "魚腹八陣"을 공부하였다. 의학에 대한 조예가 깊고 지식의 폭이 넓어 의학이론의 연구뿐만 아니라 실제 임상도 매우 중요시하였다. 그는 초기에 朱震亨의 "陽常有餘, 陰常不足" 이론을 매우 신뢰하였으나 40세 이후에 학식과 경험이 풍부해짐에 따라 張元素, 李東垣의 益氣補脾 학설을 매우 추종하게 되었다. 그는 『內經』의 "陰平陽秘, 精神乃治"의 원리에 따라 "陽非有餘, 陰常不足"의 說을 제창하였고, 치료에서 補陰溫陽을 중시하고 寒凉한 약으로 攻伐하는 것을 신중히 할 것을 주장하였다. 임상에서는 溫補하는 방제를 주로 사용하여 후세에 一代의 溫補宗師로 칭해져 후세에 큰 영향을 끼치게 되었다.

경악의 저서에는 다음과 같은 것들이 있다. 먼저, 『類經』은 모두 32권으로 되어 있는데, 1624년에 간행되었다. 이 책은 『素問』과 『靈樞』의 내용을 분류, 개편하여 만든 것으로, 攝生, 陰陽, 藏象, 脉色, 經絡, 標本, 氣味, 論治, 痰病, 鍼刺, 運氣, 會通 등의 12類로 나뉘어 있다. 이 책은 『內經』의 원문을 비교적 광범위하고 자세하게 연구, 해석해 놓았기 때문에 『內經』을 공부하고 연구하는 데 중요한 참고서적이다.

『類經附翼』은 모두 4권으로 1624년에 간행되었는데, 『類經』을 보충한 것이다. 『類經圖翼』은 모두 11권으로 1624년에 간행되었다. 이 책은 도해방식으로 『類經』의 문장의 부족한 점을 보충하여 "圖翼"이라는 이름을 붙인 것이다.

『景岳全書』는 모두 64권으로 1640년(明 崇禎 庚辰年)에 간행되었다. 이 책은 傳忠錄, 脉神章, 傷寒典, 雜證謨, 婦人規, 小兒則, 麻疹論, 痘疹論, 外科鈴, 本草正, 新方, 古方, 外科方 등으로 나뉜다.

『質疑錄』은 醫論을 모두 45편을 싣고 있다. 이 책은 처음 청나라 康熙 丁卯年(1687)에 東海 땅의 石氏에 의해 간행되었지만 세상에 잘 알려지지 않았는데, 후에 乾隆 연간에 錢塘江의 王琦에 의해 『醫林指月叢書』 중에 포함되어 함께 간행되게 되었다.

12.7 李中梓

李中梓는 字가 士材이고 號는 念莪이며 明末의 의가로 華亭(지금의 上海시 松江) 사람이다. 증조부인 李府(字一樂)는 지방의 武官이었는데 왜구와 싸우다가 전사하였고, 부친인 尙衮(字補之)는 辰砂로서 兵部에서 일하였다. 이중재는 어려서부터 유학을 공부하여 여러 분야의 책을 많이 보았고 일찍이 과거에 응시하기도 하였다. 후에 자신이 병을 얻고 아들이 또한 용렬한 의사에 의해 죽자 의술에 전념하게 되었다. 그는 『內經』『傷寒論』 등의 옛 의서들을 깊이 공부하고 송원 의가들의 학문을 연구하여 張元素, 劉河間, 李東垣, 朱丹溪, 薛己, 張景岳 등 학술사상의 영향을 많이 받았다. 아울러 동시대의 名醫인 王肯堂, 施笠澤, 秦昌明 등과 함께 절차탁마하여 의학이론에 조예가 깊어져서 마침내 名醫의 반열에 오르게 되었다.

이중재의 저술은 비교적 많은데, 대표작으로는 『內經知要』를 들 수 있다. 이 저작은 1642년에 간행되었으며 『內經』에서 選輯하여 만들어졌는데, 道生 · 陰陽 · 色診 · 脈診 · 臟象 · 經絡 · 治則 · 病能 등의 8篇으로 나뉘며, 역대에 『內經』을 選注한 諸家의 저작 중 가장 간명하면서도 요점을 잘 정리한 것으로 초학자들의 사랑을 받았다. 『醫宗必讀』은 모두 10권으로 1637년에 쓰여졌다. 卷一은 醫理를 논하였고, 卷2는 脈法을 논하였고, 3 · 4卷은 本草를 논하였고, 5卷부터 10卷까지는 33종의 병증을 나누어 논하고 아울러 의안을 덧붙여 놓았다. 병기의 분석은 『內經』의 이론을 綱으로 삼고 처방의 선택은 대부분 실용적인 것으로 하여 의학의 입문서로서 그 영향이 비교적 컸다. 이 외에 또 세상에 나온 저작으로는 『傷寒括要』『雷公炮炙藥性解』『頤生微論』『診家正眼』『病機沙篆』『本草通玄』 등이 있다.

12.8 吳有性

吳有性은 字가 又可, 號가 淡齋로 明末의 의가이다. 姑蘇洞庭(지금의 江蘇省 蘇州 太湖洞 庭山) 사람이다. 구체적인 생몰년은 미상이다. 『明史』에는 전하는 것이 없고, 趙爾가 지은 『淸史稿』의 吳氏列傳의 기록에 따르면 "崇禎 辛巳(1641)를 맞아 南北直隶(옛 省 이름. 明代에는 수도가 들어 있는 지역의 省을 直隶라고 구분하였다), 山東, 浙江 지역에 大疫이 발생하여 의사들이 傷寒 치법으로 치료해도 효과가 없자, 吳有性은 病源을 연구하여 자신의 여러 경험을 가지고 『溫疫論』을 지었다. 예전에는 온역의 전문서가 없었는데, 吳有性이 책을 내고부터 비로소 생기게 되었다(當崇禎辛巳歲, 南北直隶, 山東, 浙江大疫, 醫以傷寒法治之不效, 有性推究病源, 就所歷驗, 著『溫疫論』. 古無瘟疫專

書, 自有性書出, 始有發明)"라고 적고 있다. 오유성이 태어난 명말청초 시기는 세상이 크게 혼란하여, 張獻忠, 李自成 및 각 지방 농민들이 잇달아 봉기하였는데, 지배계급들이 농민의 봉기를 잔혹하게 진압하였다. 큰 전쟁 후엔 반드시 큰 疫病이 따르는 법인데, 계속되는 전쟁으로 온역이 계속 유행하였다. 吳又可의 집과 마을도 예외는 아니었다. 그는 백성들의 疾苦를 깊이 동정하여 역병이 발생한 지역에 들어가 병자들을 치료하면서 역병 치료의 풍부한 경험을 쌓게 되었다. 그는 이러한 경험을 종합 정리하여 책으로 편찬하여 후세에 전해줌으로써 온병학의 형성과 발전에 깊은 영향을 끼쳤다.

『溫疫論』2卷은 明·崇禎 임오년(1642)에 만들어진다. 青·乾隆 연간에는 다시 洪天錫의 補注本인『補注溫疫論』이 나온다. 뒤를 이어 鄭重光의 補注本인『溫疫論補注』가 1955년 人民衛生出版社에서 영인 출판된다. 그 외에도『醫門普度溫疫論』이 있는데 淸의 孔毓禮, 龔紹林 등이 吳又可의 원저에 근거하여 評을 가한 것이다. 그 원문과 편집배열 순서가『溫疫論補注』와는 약간 다르다. 특히, 하권에는 喩嘉言, 林起龍, 劉宏璧 등의 온병과 관련있는 논술들을 모아놓고 있고, 아울러 名方과 앞 사람들의 疫症에 대한 의안 등을 부가하였는데, 현재『中國醫學大成』에 들어 있다.『溫疫論』은 출판된 후 중국내에서 널리 유행하였을 뿐 아니라 해외(예를 들어 日本)에도 금방 전해져 그 영향이 매우 크다는 것을 알 수 있다.

12.9 方有執

方有執의 자는 中行이며 安徽省 歙縣 사람이다. 明代 嘉靖2년(1523)에 태어나서 萬曆 21년(1593) 71세까지 생존하였으나 구체적인 사망일시는 자세하지 않다. 그는 의학을 배울 때 적지 않은 시련을 겪었다. "나는 우둔하여 의학을 처음에는 공부하지 않았다. 나 자신 계속하여 병마로 피곤하였고 두 차례에 걸쳐서 喪妻를 하였는데, 병이 모두 風寒에 맞아 상하여 생긴 것이었고, 이에 두루 많은 의사들을 찾아다니면서 여러 가지로 치료하였지만 효과가 없음을 개탄하였다. …… 마침내 30을 채우지 못하고서 죽었다. 전후로 한결같이 소녀가 驚風을 당하여 일찍 죽은 자가 다섯이었다(余以魯鈍, 於醫初未學也. 慨自連困, 兩番喪內, 病皆起於中傷風寒, 遍求多醫, 治殊弗效 …… 竟墮不滿三十而短世. 前後若一, 兒女遭驚風, 歷殤者五"(『傷寒論條辨·痙書叙』) 이에 분개하여 의학을 배울 것을 결심하고 仲景의 책을 사서 읽었다. 아울러 "여기에 오로지 뜻을 두고 예리하게 힘써 노력하여 여러 방면의 고초를 겪은 끝에 구레나룻이 하얗게 된 나이가 되어서 깨달음이 열리게 되었다.(篤志專此, 銳利憤斂, 涉苦萬端, 鬢霜而後豁悟)" 방유집은『傷寒論』을 수십년 동안 연구하여 명나라 萬曆 20년(1592)에『傷寒論條辨』8권을 저술하였다. "단서를 찾아 구하여 비슷한 것들은 빼버리고 엮었는데, 일일이 작자의 뜻을 미루어서 考訂하였다. 條辨이라고 이름 붙인 것은 바로 이러한 이유이다(尋求端緖, 排比成編, 一一推作者之意, 爲之考訂, 故名曰條辨)(『四庫全書總目提要』권104)" 이 책은 그가 일생동안『傷寒論』을 연구한 결정체이다. 그는 王叔和와 成無己의 舊本『傷寒論』의 錯簡을 주장하여 처음으로 교정하여 명대의 傷寒學 연구로 유명한 대표적 인물이 되었다.

12.10 王履

王履의 字는 安道이고, 號는 畸叟이며, 別號는 抱獨山人인데, 원말명초의 의가로 1332년에서 1391년까지 살았으며, 江蘇省 昆山縣 사람이다. 소년시절에 "의학을 금화 주진형에게서 배워 그 의술을 다 얻었다(學醫於金華朱震亨, 盡得其術)" 洪武初에 秦王府良醫正이 되었으며, 글과 그림에도 능했다.『古今醫統』에서 "하늘과 사람을 배우고 연구하여, 문장이 세간에서 뛰어났으며, 醫源을 극진히 탐구하여 바로 오묘한 이치를 궁구하였다(學究天人, 文章冠世, 極探醫源, 直窮奧妙)"고 하였다. 왕리는 醫를 논함에 의학이론에 대한 연구가 많았는데,『內經』『難經』『傷寒論』등 경전의 이론과 송 이후의 저명한 의가들의 논점에 이르기까지 "亢害承制", "四氣發病" 등을 비롯하여 앞 사람들이 밝히지 못한 적잖은 독창적인 주장을 하였다. 溫病과 熱病의 나뉨, 三陰寒熱의 구별과 瀉南補北 등 여러 이론들은 더욱 더 지극한 이치를 갖추고 있다.

王履의 저작으로는『醫經溯洄集』1卷이 있는데, 1368년에 지은 것이다. 이 책에는 23편의 論이 있다. 이 책은 의학의 근원을 찾고 원류의 뜻을 관철시키는 데에 목적을 두고 있기에 이름을『醫經溯洄集』이라고 하였다. 이외에도, 또한『標本原病式』1卷,『百病鉤玄』20卷,『醫韻統』100卷 등이 있는데, 망실되어 현존하지 않는다.

12.11 孫一奎

孫一奎는 字가 文垣이며 號가 東宿, 生生子이다. 명대의 의가로서 安徽省 休寧縣 사람이다. 嘉靖, 萬曆 연간(1522~1619)에 활동하였다. 그는 일찍이 括蒼 지방을 여행하던 중 어떤 도사가 비방을 주어 써보니 효험이 많아 의학에 뜻을 두게 되었다. 그러나 그는 틀에 얽매여, 마음으로 융통할 수 없었기 때문에 方을 제대로 쓰지 못할 수밖에 없었다. 이에 그는 의학을 배우는 동안 먼저 汪機의 제자인 黃古潭에게 의학을 배웠고, 후에 江蘇, 浙江 등지로 스승을 찾아다녔다. 뛰어난 바가 있으면 바로 가서 가르쳐 주기를 청하였는데, 우연히 뛰어난 사람을 만나게 되면 감복하여 복종하였다. 30년을 널리 배우고 삼가 물어 그의 의학은 갈수록 향상되었다. 그래서 "天地 간의 浮沈升降의 機, 陰陽闔闢의 運, 氣化의 推薦, 盈縮之數의 消息, 人身의 寒熱虛實, 順逆表裏의 다름(于凡天地間浮沈升降之機, 陰陽闔闢之運, 氣化推薦, 消息盈縮之數, 人身之寒熱虛實, 順逆表裏之異)"에 있어서는 모두 정밀한 논술을 함으로써 '鏡瑩于中(가슴 속이 밝은 거울처럼 환히 비치는 모양)'의 경지에 도달했다. 그는 사람을 치료할 때 "天時를 살피고 運氣를 헤아리며 병이 생긴 원인을 살피고 君臣佐使의 쓰임을 배합하여 투약하였으므로 좋은 효과를 보았다(察天時, 稽運氣, 審受病之因, 酌君臣佐使之用, 故投劑輒效)"고 했는데, 이로 말미암아 이름이 크게 알려졌고 저술도 날로 증가하였다. 그는『赤水玄珠』『醫旨緖餘』『醫案』등의 책를 저술하여 의학의 발전에 큰 공헌을 하였다.

『赤水玄珠』는 전 20권으로 1584년에 간행되었다. 모두 風門, 瘟疫門, 火熱門 등 70개의 門으로 되어 있고, 門마다 병증이 나열되어 있는데 내과, 외과, 부인과, 소아과 등 각과 질병의 변증치료를 포괄하고 있다.

『醫旨緖餘』는 총 2권으로 明代 萬曆 연간에 저술되었다. 이 책은 저자의 의학적인 견해를 모은 것이다. 아울러『內經』원문의 일부를 발췌하여 기록하고 있다. 내용은 脈象, 診法, 病機, 藥性과 醫案 등 60편에 대해 다양하게 논하고 있다. 현재 인쇄본이 나와 있다.

『孫文垣醫案』은 또『生生子醫案』『赤水玄珠醫案』이라고도 하는데 총 5권이다. 이 책은 孫一奎의 아들 泰來와 明來 그리고 제자 余煌이 편집하여 완성한 것이다. 이 책에는 의안 250여 개가 수록되어 있는데, 치료한 구역에 따라 三吳醫案, 新都醫案, 宜興醫案이라고 하여 치료한 병증의 子目을 나열했다. 현재 『中國醫學大成』본이 있다.

12.12 趙獻可

趙獻可는 字가 養葵이고 自號는 醫巫閭子이다. 明代의 醫家이며 鄞縣(지금의 浙江省 寧波) 사람이다. 16세기 후반에 살았으며 일찍이 陝西, 山西 등지를 여행하였다. 趙獻可는 "학문을 좋아하였고 깊이 통달하였는데, 특히 易學을 잘하였고 醫學에 정통하였다. 그 醫學은 火를 기르는 것을 主로 하였다(好學淹貫, 尤善于易而精于醫, 其醫以養火爲主)"라고 전해진다.

『醫貫』은 조헌가의 대표적인 저작이다. 총 6권으로 되어 있으며 1617년에 지었다. 玄元膚論, 主客辨疑, 絳雪丹書, 先天要論, 後天要論 등으로 나뉘어 있다. 이 책 전체에는 "命門之火"를 保養하는 것의 養生과 治病의 관계를 연관시켰기 때문에 書名을 『醫貫』이라고 한 것이다. 이 외에 『內經鈔』『素問注』『經絡考』『正脈論』 등의 저작이 있다.

12.13 繆希雍

繆希雍의 字는 仲淳이며 號는 慕台이다. 명나라 江蘇省 常熟 사람이며, 생몰연대는 분명하지 않지만 대체로 1546년에 나서 1627년에 죽은 것으로 보인다. 목희옹은 어려서부터 병치레가 많았기 때문에 나이가 들면서 의학을 연구하게 되었다. 無錫의 名醫인 司馬銘鞠에게 가서 스승이 되어줄 것을 청하여 오래지 않아 그의 의학사상과 치료경험을 모두 다 계승하게 되었다. 그는 스승에게서 배운 것에만 만족하지 않고 "醫方을 수집하여 藥의 道를 자세히 연구하여 백성들을 이롭게 해주고 구제해 주는 데에 그것을 사용한다(蒐輯醫方, 精究藥道, 用存利濟)"는 데에 뜻을 두었다. 그는 趙玄度가 소장하고 있었던 많은 의서들을 열심히 탐독하여 풍부한 지식을 쌓았다. "古今이 같지 않고 각 지방이 다르고 邪氣를 感受하는 데에도 深淺이 있고 사람의 稟賦에도 厚薄이 있다(古今不同, 五方異處, 感受深淺, 稟賦之厚薄)"고 인식하여 "古方에만 집착하여 환자를 치료하는 것은 기러기 발을 고정시키고 거문고를 연주하는 것과 같다(執古方以臨之, 似膠柱鼓瑟矣)"고 주장하였다. 그는 『傷寒論』의 "변화시켜 통달하여야만 법이 끝내 다하지 않는다(變而通之, 則法終不窮矣)"라는 말에 유념하여 이전 의학자들이 세운 법칙을 과감히 혁파하고 새로운 학설을 창립했다. 繆希雍은 중년 이후에 배움이 얻은 바가 있어 전국을 유람하면서 의사생활을 하여 일찍이 "周覽吳會, 薄游七閩, 歷齊魯燕趙之墟, 縱觀乎都會之大, 返策秣陵, 浮江西上雲夢, 泝三湘而入豫章"하여 가는 곳마다 타관살이를 하였으므로 스스로를 "寓公"이라고 칭했다. 사람을 위하여 병을 치료할 때, "이따금 죽은 사람을 살리기도 했는데, 사례하는 손을 물리치고 스스로 만족하여 사례를 찾지 않았다. 위로는 공경대부로부터 아래로 노비와 걸인에 이르기까지 다만 평등하게 보았다. 그러므로 처방을 구하는 자들이 날로 알아보게 되었다(往往生死人, 攘臂自快, 不索謝, 上自明公卿, 下至卑田院乞兒, 直平等視, 故索方者日益相知)"고 하였다. 그는 마음을 비우고 민간의 의료경험을 널리 받아들였다. "그러므로 풍부하게 비방을 모을 수 있었다(故搜羅秘方甚富)"고 한다.

그는 『先醒齋醫學廣筆記』『本草經疏』『醫學傳心』『本草單方』 등을 저술했다. 『本草經疏』 30권은 『證類本草』를 저본으로 삼아 약물 하나하나에 주석을 달아 약의 이치를 자세하게 설명한 책이다. 『先醒齋醫學廣筆記』는 원래 이름이 『先醒齋筆記』이다. 이 책은 繆希雍이 평소에 쓰던 처방을 丁元荐이 수집하여 1613년에 간행한 것이다. 후에 목희옹 자신이 "뭇 처방들을 증익하고 아울러 본초경에서 상용하는 약물을 채집하여 400여 개를 덧붙이고 그 말을 상세하게 하였다. 또한 傷寒, 溫病, 時疫의 治法의 要旨를 增入하였다(增益群方, 兼采本草常用之藥, 增至四百餘品, 詳其修事, 又增入傷寒, 溫病, 時疫治法要旨)"라고 하였기 때문에 『廣筆記』라고 이름붙였다. 책 중에서 서술하고 있는 내용들은 일반적인 의학이론에 구애되지 않고 새로운 견해가 많기 때문에 목희옹의 학술사상을 대표한다고 할 수 있다.

12.14 樓英

樓英의 字는 全善이고 浙江星 蕭山 출신이다. 1332년에 출생하여 1401년에 작고하였다. 어려서부터 의학에 깊이 심취하였으며, 30세가 넘어 그보다 12세 연장인 주단계 제자 戴原禮를 만나 학문적인 친교와 함께 인척관계까지 형성하는 등, 깊이 교류하면서 여러 학문적인 자극을 받았다. 그는『內經』『難經』등 의학경전을 두루 섭렵하고 동시에 역대 명의들의 의안도 깊게 연구하는 등 비교적 다른 의학자와 사승관계 없이 독자적으로 일가를 이룬 의학자로 알려져 있다. 그의 의학사상은 주로 장부의 음양오행에 집중되어 있다. 장부의 음양관계를 깊이 연구하여 실제 임상에까지도 널리 응용한 학자이다. 1377년 명의로 이름이 알려져 명나라 태조 朱元璋이 있는 南京으로 불려가 태의가 될 것을 요청받았지만 극구 사양하였다. 누영은 의학뿐 아니라 운기학과 풍수지리학에도 조예가 깊어 그의 유명한 저서『醫學綱目』40권 외에『內經運氣類注』4권,『仙岩文集』2권,『周易參同契藥物火候圖說』『江潮論』등의 저서를 남겼다.

12.15 虞摶

虞摶의 자는 天民이며 浙江省 義吳 출생이다. 어려서 과거를 보기 위해 유학을 공부하였으나 모친의 병이 계기가 되어 의학을 연구하였다. 그는 작은할아버지인 虞誠齋에게 의학을 전수받았는데, 虞誠齋는 주단계와 同鄕이면서 동시대에 활동했던 의학자이다. 그는 일찍이 단계의 문하에서 의학을 공부하였고 우단은 그로부터 간접적으로 주단계의 학풍을 계승하였다. 그는 주단계의 의학사상에 근본을 두면서도 멀리『黃帝內經』『難經』『脈經』으로부터 전을, 유하간, 장자화, 이동원에 이르기까지 여러 의학자들의 학설을 두루 포용하였다. 그는 만년인 78세에『醫學正傳』을 지어 후대에 많은 영향을 끼쳤고, 멀리 조선과 일본에까지 알려지게 되었다.

12.16 李梴

李梴은 字가 健齋이며 江西省 南豊 출신으로 1500년대에 江西省과 福建省에서 활동한 의사이다. 이천의 생몰연대는 분명하지 않다. 이천에 관한 기록은『南豊縣誌』에 "字는 건재이며 읍상에서 공부를 하였고 재주가 뛰어났다. 隆慶(1567~1572)과 萬曆(1572~1615) 연간에 병이 난 것을 계기로 의학에 은거하였고『醫學入門』8권을 저술하였다"라는 기록이 있을 뿐이다. 『醫學入門』「引」에서는 이전 자신이 병을 앓아 여러 차례 치료를 하였는데도 결국 낫지 않자 4년간을 두문불출하고 의학을 연구하여 『의학입문』이라는 책을 짓게 되었다고 하였다. 『醫學入門』은 의학의 기초와 임상을 종합한 의학서이다. 이 책은 1575년에 처음 출간된 이후에 중국과 한국, 일본 등지에서 여러 차례 간행되었으며 현존하는 판본만도 약 20여 종에 이른다.

12.17 龔廷賢

龔廷賢은 자가 子才이며 호는 雲林이고 별호는 悟眞子이다. 1538년에 출생하여 1635년에 향년 97세로 작고하였다. 江西省 金溪縣 사람이며, 일찍이 太醫院에서 吏目을 지냈다. 그의 부친인 龔信도 『古今醫鑑』 등을 저술하고 태의원에 봉직한 저명한 의학자이다. 공정현은 부친이 저술한 『古今醫鑑』을 완성하여 간행하였으며 이어 『萬病回春』『壽世保元』 등을 저술하여 널리 이름을 날렸고, 이 밖에 『雲林神彀』『種杏仙方』『濟世全書』『小兒推拿方脈活嬰秘旨全書』 등을 저술하였다.

제 9 장

淸代(1644～1911)의 醫學

1 시대개요

1644년 3월 18일, 李自成은 농민기의군을 이끌고 北京을 공략하여 명왕조는 멸망을 선고받는다. 당시 동북지역의 여진족은 太祖 누르하치(努爾哈赤, 1616～1626), 太宗 홍타시(皇太極, 1626～1643), 世祖 順治帝(1643～1661)의 삼대에 걸친 노력으로 1644년(崇禎 17년) 6월 北京에 도읍을 정하고 새롭게 淸王朝를 건립한다. 淸代의 통치자는 명말 농민봉기 승리의 결과를 탈취하여 정권을 세운 것이다.

淸은 이민족으로 중국에 들어와 漢族을 268년 동안 지배하였는데, 그 중 聖祖 康熙帝(1661～1722), 世宗 雍正帝(1722～1735), 乾隆 高宗(1735～1795)의 134년은 최전성기로, 그 연호를 따서 康雍乾時代라고도 부른다.

만주족은 전투에 능하고 용감할 뿐 아니라, 정치적 재능도 있고 고도의 모방능력도 있어서 외래의 문화와 인재들을 아낌없이 흡수하였다. 외척, 환관, 권신, 번진 등의 위험을 감소시키고, 청대 전기에는 대외적으로 여러 번 무공을 세우기도 하였고, 변방민족도 효과적으로 다스렸다. 그러나 창조력의 결핍으로 한족의 문화에 흡수된 결과 漢化가 급속도로 진행되었다.

청왕조는 건립 이후에 경제적으로 안정책을 펴서 농촌의 생산력이 점차로 회복되고 전국의 경지면적이 점차로 증가하였다. 그러나 청왕조는 생산이 많은 지역에 대해서는 잔혹한 압박과 수탈을 가하여 새롭게 만들어진 생산력을 훼손시켰다. 동시에 쇄국정책을 실시하여 인민과 상품의 출구를 봉쇄하였고, 또한 외국상품, 상인 및 사상, 기술 등의 입구도 봉쇄하였다. 심지어 외국으로부터 과학지식을 갖춘 선교사가 들어올 때 국경 밖으로 쫓아내기까지 하였다. 당시 구미국가들은 몇 차례의 혁명을 통하여 자본주의의 발전을 이루었고 의학의 발전도 이루었다.

이 시기 한족에 대한 지배 방법은 회유와 위압의 두 가지를 잘 혼용하였다. 관리를 등용함에 실권은 만주인에게 주어졌지만, 한인들에게도 과거를 실시하여 관리로 등용하고 특별히 지식인을 회유하려고 유학자들을 불러들여 이들에게 『明史』를 비롯한 史書와 『康熙字典』『古今圖書集成』『四庫全書』 등을 편찬하게 하여 반청의식을 갖지 못하도록 하였다. 청왕조 지배자들은 한족 학자들이 다른 생각을 갖지 못하도록 정치적 목적으로 각별히 우대하고 국가적인 사업으로 서적의 편찬사업에 몰두하게 하였다.

한족 지식인들은 그들의 지식을 가지고 고대문헌을 정리하는 것을 중심으로 考證과 訓詁를 통한 考證學에 치중하여 실사구시의 방법을 추구하였다. 이런 연구방법은 역사학, 지리학, 서지학, 음운학, 금석학 등 각 방면에 걸쳐서 커다란 성과가 있었다. 이러한 연구 결과는 고대의 고전을 정확하게 읽어내어 그 사상을 명백하게 드러낼 수 있게 되었다는 점에서 후세 학문에 끼친 영향이 크다고 볼 수 있다. 이러한 고증의 기풍은 의학자의 의학연구에도 영향을 끼쳐 經典을 높이 여기는 학풍을 이루었다.

이 시기에 강남 일대는 경제발전이 한층 가속되어 도시에 인구가 집중됨으로써 위생방역에 관한 새로운 문제가 등장하였다. 明淸 이래로 疫病의 유행은 심각한 사회문제였다. 1644년(順治 1년)부터 1839년(道光 19년)까지 기재된 것만도 247회에 달하며, 매번 大疫 때마다 "사람이 죽은 것을 셀 수가 없었다"고 한다.

2 의학발전의 개요

청대의학은 금원사대가의 유파를 계승한 명대의학의 체계를 위주로 형성되었다. 그와 동시에 秦漢, 唐宋의 학설을 주종으로 받드는 복고주의 성향의 학파도 출현하였으며, 역대의 의학이론에 기반하지 않고 독자적인 의학사상을 세운 의학자들도 없지 않았다.

청대의학의 특징이라고 한다면 어디까지나 溫病學의 발전이라고 할 수 있다. 淸代의 醫家들은 元明 이래의 의학을 계승하여 疫癘와 時病이 일으키는 질병의 경험을 총결하여 溫病學에 관한 전에 없었던 성과를 얻었다. 溫病學의 발달은 傷寒과 溫病에 대한 쟁론을 유발하였다. 傷寒을 우선시 하는 학자들은 張仲景의 理法方藥이 완전한 형태이기 때문에 그 안에서 운용만 잘 한다면 溫疫의 질병까지도 포괄할 수 있다는 입장이었고, 溫病學者들은 시종일관 傷寒과 溫病은 전연 다른 질병이며 다른 치료법을 요구한다고 맞섰다. 傷寒과 溫病에 관한 논쟁 외에 이 시기의 의학자들은 經方, 時方 두 파의 논쟁이 있었다. 經方派의 醫家들은 薛生白, 柯韻伯, 徐靈胎, 張隱菴 등이며, 時方派의 醫家들은 葉天士, 吳鞠通, 王孟英 등이다. 經方과 時方의 論爭은 傷寒과 溫病 논쟁의 연장선상에 있는 것으로서 '經方'이란 『傷寒論』과 『金匱要略』의 처방을 말하며 '時方'이란 金元時代 이후 학자들이 만든 처방인데, 특히 溫病學者들의 처방이 많다. 각 학파들은 자신의 기풍을 서로 유지하면서도 우위를 점하려고 끝없는 논쟁을 하였다.

청대 초기에 고증학의 영향으로 의학에서도 醫學經典의 본래 면목을 재현하려는 경향에 따라 금원시대 이후 이치적인 색채가 가미된 의학체계를 부정하는 경향을 보이기도 하였다. 이들을 崇古派 또는 古派라고도 하는데, 이들은 『內經』이나 『難經』에 주석을 달거나 그 내용을 간략히 요약하여 정리하였으며, 특히 『傷寒論』의 원형에 대해서 시비를 가리는 논쟁을 많이 하였다. 이 고증학파의 기본적인 주장은 증거를 요구하면서 공리공담을 배격하는 데 있었다. 그래서 실증이 없는 공리, 공담은 비록 성현의 유고라 할지라도 비판의 대상이 되었다. 그리고 청대의 의학은 이 고증학의 학풍과 불가분의 관계에 있다.

위에서 서술한 상황 이외에 王淸任의 의학개혁론은 중국 의학의 진보에 큰 공헌을 하였다. 또한 淸代에는 醫話, 醫案 같은 저작의 출판이 매우 많았는데, 임상치료에 참고할 만한 가치가 있다.

3 의료제도와 의학교육

3.1 의료제도

3.1.1 太醫院

청대 의료제도는 명대의 제도를 많이 답습하였다. 1644년에 太醫院을 독립된 중앙 의료기구로 삼아서 황제와 궁궐내 사람들의 질병을 진료하고, 약물을 제조하면서 그 외에 醫藥에 관한 사무를 담당하게 하였다. 처음에는 院使 1명(正五品), 左右院判 각 1명(正六品)을 두어 太醫院을 관장하여 소속된 사람들을 통솔하게 하였는데, 소속관원은 御醫 10명, 吏目 30명, 醫士 40명, 醫生 20명을 두어 9과를 관장하여 질병을 치료하도록 하였고, 切造醫生 20명은 제약과 법제를 맡아서 약품을 관리하도록 하였다. 이후 인원이 변동되는데, 1730년에 食糧醫員 30명이 늘어났고, 乾隆 2년(1737) 食糧醫員을 정규직으로 하였다. 태의원은 궁정의료를 담당한 것 외에도 왕궁의 관사와 문무대신들이 질병을 치료해 주기를 청하면 황제의 교지를 받들어 의관이 방문하여 진료하였다. 만일 환자가 답례하는 선물이 있으면 황제에게 아뢰고, 선물을 받아들일지는 황제의 명령을 따르도록 하였다. 군영, 과거시험장, 감옥 등에 환자가 있으면 의관을 파견하여 진료하였다.

태의원은 처음에 11과로 나뉘어 御醫, 吏目, 醫士, 醫生이 각각 1과씩 전공하게 하였는데, 大方脈科, 小方脈科, 傷寒科, 婦人科, 瘡瘍科, 鍼灸科, 眼科, 口齒科, 咽喉科, 正骨科, 痘疹科 등이었다. 그 후 痘疹은 小方脈으로 편입되었고, 咽喉 · 口齒는 1과가 되어 9과로 줄어들었다. 관직의 승진은 院使가 결원이면 左院判이 승진하고, 左院判이 결원이면 右院判이 승진하고, 右院判이 결원이면 御醫가 승진하고, 御醫가 결원이면 吏目이 승진하고, 吏目이 결원이면 醫士가 승진하는 형식으로 진행되었다.

3.1.2 御藥房

御藥房은 궁궐 내에서 필요로 하는 약물의 포제와 각종 약품을 제조하는 기구이다. 順治 10년(1653)에 설치하여 總管首領內監(太監)이 관리하도록 하였다. 강희 30년(1691)에 總管首領內監을 없애고, 內管領 1명과 副內管 2명을 파견하여 관리하였다.

그 직관의 명칭이 번잡하고 여러 차례 개정되었다. 『欽定大淸會典』에 의하면, 관원을 설치하되 정해진 인원이 없었고, 主事 1명, 委署主事 1명, 兼管司員 2명, 副內管領 2명, 庫掌 2명 등이 있었다.

御前藥房은 東·西醫藥房 두 곳을 설치하여 西藥房에는 太醫院의 院吏, 院判 및 御醫, 吏目 등이 번갈아 직무를 담당하였는데, 이를 "宮直"이라 하여 궁중의 일을 맡았고, 東藥房에서는 吏目 및 醫士가 번갈아 직무를 담당했는데, 이를 "六直"이라 하여 궁궐 밖의 일을 맡았다.

圓明園藥房·西苑壽藥房은 太醫院에서 醫官을 파견하여 근무하도록 하였다. 皇帝가 순행하면 太醫院의 관리가 교지를 받들고 파견되거나, 정기적인 순번에 따라 번갈아 근무하였다.

醫官이 황제나 황후의 병을 진찰할 때는, 太監을 회동하고 부서 내에 있는 약을 합해 약첩·약성·치료법 등을 나열하여, 날짜 아래에 醫官과 太監이 서명한 뒤에야 약재를 올리도록 하였는데, 기록하여 하나하나 살폈다. 약제의 전탕은 醫官과 太監이 감시하고, 두 그릇에 나누어 한 그릇을 主治御醫, 院判, 太監 등이 차례로 나누어 맛본 뒤에 나머지를 황제가 복용하였다.

3.1.3 藥庫

藥庫는 生藥庫라고도 한다. 의사 중에서 2명을 선발하여 약고를 관리하도록 맡겨서 약재를 사들였고, 2년에 한 번 바꾸어 吏目으로 승진시켰다. 각 지방의 약재가 산출되는 지방에서는 매년 상례에 따라 약재를 방출하여 藥庫에 건네주고 약고를 맡은 관리가 받아서 저장하였다. 청대에는 동북지방에서 생산되는 人蔘에 대해 皇家의 독점채취와 전매제도를 실시하였는데, 최고통치자의 궁중 생활에 중요한 경제적 원천이 되었다. 따라서 御藥房의 인삼 사용은 비교적 엄격히 제한되었으며, 이용 방법을 보고하도록 하였다. 수요량 제한은 없었으나 모두 썼을 때는 소비량을 기록하고, 수요량 및 관직명을 보고한 뒤라야 쓸 수 있었다.

3.1.4 사회구휼조직

淸初에는 明代의 제도를 모방하여 약을 나누어 주는 제도가 있었다. 順治年間에 북경의 경산 동문 밖에 약방을 설치하고 醫官이 만주족과 한족의 군대와 백성들에게 약을 나누어 주도록 하였다. 강희 중기에는 이를 다시 확충하여 북경의 五城에 藥廠을 설치하고 약을 나누어 주었는데, 이것은 강희 40년(1701)까지 이어졌다. 청대의 통치자, 지주, 고관 등은 養濟院, 普安堂, 育嬰堂 및 粥廠 등의 사회구휼조직을 운영하여 빈곤층과 고아 등을 보살피는 일을 담당하였다.

3.2 의학교육

청대 의학교육은 여전히 家傳과 사제관계에 따라 전수해 주는 것 위주였다. 공식적으로는 教習廳을 설치하여 醫學徒를 양성하였다. 教習廳은 內教習과 外教習으로 구분된다. 여기는 각각 教習 2명을 두고 御醫, 吏目 중에서 인품과 학식이 모두 우수한 사람에게 맡겼다. 內教習은 東御藥房에 있으면서 藥房의 太監이 醫書를 학습하는 것을 담당하였다. 外教習은 처음 太醫院 教習廳에 진출하여 의학을 익히는 肄業生과 醫官子弟들에게 의학을 가르쳤다. 太醫院에 와서 학습하는 사람들은 통상 六品 이상의 동향 관원이 추천하는데, 만주인의 경우 해당 관리 보좌관의 추천을 거치고 본원 醫官이 보증을 하며, 首領管을 통해 시험을 치르는데, 의학의 이치를 대략 알고 북경어를 제대로 구사하여야 합격이 되어 입학이 된다. 이들을 "醫生"이라고 하였다. 태의원에 들어와 학습을 한 뒤에는 "이업생(肄業生)"이라고 불렀다.

교육 내용은 주로 『內經』『本草綱目』『傷寒論』『金匱要略』 및 이와 관련된 전문과 의서였는데, 나중에 『醫宗金鑑』을 더 익혔다. 『醫宗金鑑』은 점차 주요 교과서가 되어 시험을 모두 그 속에서 출제하여, 시험관들이 『醫宗金鑑』에서 출제하지 않으면 의학생들이 답을 할 수 없어서 다시 출제하는 지경에 이르렀다. 보통 이업생의 학습기간은 3년이었다. 예부 장관이 시험을 주관하여 합격자는 醫士가 되었고, 불합격자는 계속 의학을 익혀 재시험을 대비하였다.

同治 5년(1866)에 교습청을 의학관으로 바꾸어 태의원에서 教習 3명, 收掌 3명을 파견하였으며 상주시키지 않고 단지 醫士, 恩粮生, 肄業生 등에게 매월 초하루에서 보름까지 각각 논문 한 편을 써내도록 하여 학습의 정도를 평가하였다. 계절별 시험은 봄·가을 두 차례로 나누어 시행하였다. 의사, 은량생, 이업생은 모두 구술고사를 치르렀는데, 『醫宗金鑑』『傷寒論』『金匱要略』 및 『內經』『難經』 등이 주요 과목이었다. 매 寅·申 해에 이르면 원리, 원판은 예부당관과 회동하여 어의는 시험을 면제하고 모든 이목 이하 각 구성원은 일률적으로 모여 시험을 치렀다.

청대 지방에서도 의학교가 설립되었고, 시험제도가 규정되어 있었으나 규모가 작았다. 府에는 正科, 州에는 典科, 縣에는 訓科를 설치하였는데 정원이 각 1명이어서 모두 일정 수준에 이르지는 못하였다.

청대의 의학교육은 주로 유구한 전통을 가진 家傳과 師承 관계에 따라 의학이 계승되었고, 이들로부터 적지 않은 名醫들이 배출되었다. 민간에서 家傳하는 경우에는 世醫가 많았다. 예를 들면 王維德은 그 증조부의 家學을 이어서 瘍科로 이름을 날렸고, 張志聰은 무리를 모아 의학을 강습하였으며, 陳修園은 벼슬을 버리고 고향에 돌아와서 의학을 가르쳤는데 제자들이 매우 많았다. 이외, 독학으로 名醫를 私淑하여 醫術을 정밀히 연구한 경우도 있었는데, 王士雄은 葉天士를 私淑하여 溫熱學派의 거장이 된 것이 그 예이다. 師承의 방법은 인재를 수준에 따라 가르칠 수 있고 제자들이 醫書를 誦讀하는 이외에 스승을 따라 진료하는 것을 보고 익혀 의학의 이론과 실천교육을 겸비할 수 있었기 때문에 의학 계승의 주요 수단이 되었다.

4 本草學과 方劑學의 발전

4.1 本草學의 연구

청대를 통틀어서 획기적인 本草學의 걸작은 나오지 않았지만 나름대로 매우 융성한 시기였다. 적어도 본초학 서적의 출간은 수적으로 전에 비해 많아졌고 종류도 풍부해졌다.

明代 繆希雍의 『本草經疏』이 나온 이래로 明淸代에는 본초이론 탐구에 새로운 바람이 불었다. 반드시 『本經』을 우두머리로 삼아야 한다는 尊經派는 『神農本草經』의 본초작용 기전과 이치를 밝히는데 치중하기도 하였고, 『神農本草經』의 원문복원을 하기도 하였으며, 張仲景이 썼던 本草 내용을 연구대상으로 하여 "經方"의 본초에 注疏

작업을 하기도 하였다. 이러한 尊經復古의 경향은 청대 의학계를 통틀어 나타났던 復古思潮와 관련되며, 清政府가 사상과 문화를 禁錮시켜서 발생한 考證學風과도 연관된다.

명말에 藥典의 작용을 하였던 『本草品滙精要』는 궁궐에 저장된 지 200년 후인 강희 39년(1700)에야 나와서 다시 중간되었다. 당시 태의원 吏目 王道純, 醫士 汪兆元 등이 글자를 교정하고 증보하는 작업을 하였다. 이와 함께 왕도순 등은 『本草品滙精要』를 본떠서 『本草品滙精要續集』 10권을 편찬하여 완성하였다. 여기에는 本草 498종을 수록하고 있으면서 『本草綱目』을 기본으로 하여 인용하고 있는데, 내용이 부실하여 방치되었다. 관청에서 편수한 약전 성격의 본초저작은 唐代에 시작되어 宋代에 융성하였으나, 元明清에 이르면서 이전만 못하게 되었다. 다만 민간의 醫家들이 뛰어난 걸작들을 만들어내었다.

① 『本草綱目拾遺』

『本草綱目拾遺』는 趙學敏이 30여 년간의 노력을 통하여 1765년에 편찬하여 만든 것이다. 趙學敏(1719~1805)은 字가 恕軒이며 號는 依吉이고 雅名은 利濟였다. 錢塘(지금의 항주) 사람으로 어려서부터 유학을 공부했으나 오히려 의학에 심취하였다. 임상의사는 아니었지만 의학에 대한 소양이 높아서 여러 책들을 폭넓게 읽고 醫家들을 찾아다녀서 그가 수집한 醫學資料가 풍부하였다. 그는 『本草綱目』의 격식이 지나치게 번잡하고 名實이 상응하지 않는 곳이 있다고 보았기 때문에 번잡한 體例를 잘라내고 다만 각 본초의 이름 아래에 수집한 각종 문헌들을 나열하였다. 여기에서 인용한 문헌은 대략 600여 종이며 의약서적, 지방지, 수필과 소설에서 언급된 본초까지 모두 채록하였다.

전체의 책은 10권으로 『本草綱目』에 수록되지 않은 본초를 수록하고, 이미 실린 본초도 필요에 따라 보충을 하였다. 水・土・金・火・石・木・草・籐・花・果・諸穀・諸蔬・器用・禽・獸・鱗・介・虫 등의 類로 나누고, 원래 있었던 "人"部를 없애고, 金石部를 "金", "石"의 두 部로 나누고, "籐", "花" 두 부분을 증가하여 모두 18부가 되게 하였다. 수록된 본초는 모두 921종인데, 그 중에 새로운 약재가 716종으로 『本草綱目』에 실리지 않은 것이고, 161종은 『本草綱目』에 이미 수록된 본초를 보충한 내용이다. 이런 본초들은 주로 浙江이고 廣東, 廣西, 雲南, 貴州, 臺灣, 西藏, 新疆, 蒙古 등지에 분포되어 있는 것들도 있다.

작자는 여러 종의 문헌자료를 광범위하게 참고하고 민간의 용약경험을 수집하여 개인이 모은 것과 결합하여 이름을 "拾遺"라고 지었다. 西洋參, 冬蟲夏草, 鴉膽子, 太子參, 萬年青, 鷓鴣草 등의 본초의 응용과 臭梧桐으로 頭風을 치료한 것이나 劉寄奴로 瘡癧을 치료한 것이나, 一枝蒿로 活血解毒시키는 것 등은 기존의 경험적 지식을 모두 사람들이 경험한 趙學敏이 실은 것이다. 또 일부는 국외의 본초지식을 흡수하였는데, 예를 들면 학질을 치료하는 金鷄勒, 인후종통을 치료하는 胖大海, 외용약인 日精油, 衝鼻水, 刀創水 등이다.

『本草綱目拾遺』는 매우 풍부한 본초자료를 수록하여 本草學史에서 중요한 위치를 점하고 있다. 그러나 여기에 수록된 것들이 대부분 草本이고 또한 이론적인 설명이 없기 때문에 일반 의사들의 입장에서는 사용처가 많지는 못했다. 따라서 이 책은 당시 그다지 크게 영향력을 갖지는 못하였다. 『本草綱目拾遺』는 『本草綱目』을 계승하여 후대에 本草學을 한번 총결한 것이다.

② 『植物名實圖考』

『植物名實圖考』는 『本草綱目拾遺』의 뒤를 이어 吳其濬이 편저하여 만든 것으로 1848년에 간행되었다. 吳其濬은 자가 瀹齋이고 호는 吉蘭이며 별호는 雩類農이었다. 固始(하남성 固始) 사람으로 각지에서 벼슬을 하고 돌아다니면서 그 지방의 식물을 특별히 주의깊게 관찰하였는데, 채집하거나 기록하여 그림을 그리기도 하였고 민간의사와 그 지역 사람들에게 묻기도 하였다. 이러한 다년간의 경험이 누적되어 풍부한 본초학 지식을 쌓았다. 동시에 그는 800여 종의 고대문헌을 참고하여 정리하고 총결하여 『植物名實圖考長編』을 편성하였는데 수록된 본초가 780여 종이었다. 이를 바탕으로 다시 수정하고 보충한 것이 『植物名實圖考』이다.

전부 38권으로 모두 1714종의 식물이 실려 있는데, 穀類·蔬類·山草·隰草·石草·水草·蔓草·芳草·毒草·群芳·果類·木類 등의 12類로 나누었다. 각종 식물의 形色, 性味, 用途, 山地 등에 대한 서술이 비교적 상세하며 그림도 실려 있다.

『植物名實圖考』는 고대의 문헌자료를 기초로 하고 있으나 그대로 답습하지는 않았다. 그는 의사라면 마땅히 약을 알아야 한다고 강조하고 있는데, 만약 醫家가 약을 모르고 처방을 쓰면 일을 그르치지 않음이 드물 것이라고 하였다.

이 책은 식물의 명칭과 실물에 대하여 考證을 하여 植物名이 실제와 일치하도록 하였는데, 식물분류학에 귀중한 자료를 제공하였다. 同物異名 혹은 異物同名의 약품에 대해서도 모두 고증을 하고, 역대 본초서의 오류들을 바로잡았다. 책에 그려 놓은 그림은 비교적 정밀하여 실제모양과 흡사하며, 『本草綱目』에 비해 500여 종의 약물이 증가하였고 특히 운남지역과 귀주지역의 식물이 많았다. 아울러 민간의사의 경험과 민간약의 지식을 광범위하게 수집하였을 뿐만 아니라 과거의 본초에 대한 잘못된 기술을 바로잡았다. 이 책의 일부분은 상당한 과학적 수준이 있는 저작으로 중국의 19세기 약용식물학의 전서로서 국내외의 많은 호평을 받았다.

③ 『本草述』 및 후속저작

청초에 『本草綱目』을 개편하여 편찬한 저작 가운데 1666년 劉若金이 편찬한 『本草述』이 있다. 劉若金의 字는 元密이고 潛江 사람이다. 天啓 연간(1621~1627)에 진사 벼슬을 하였다. 漣水(지금의 江蘇省 漣水縣)와 淳安(지금의 江蘇省 淳安縣)에서 현령을 역임했고 그 후에는 벼슬이 監司, 大司寇에까지 올랐다. 그는 장년에 병이 많아서 항상 의약으로 스스로를 보익하였는데 그로 인해 醫學에 심취하게 되었다. 그는 『本草綱目』을 요약하고 수정하기 시작하였다. 아울러 송·원 의가들의 본초에 관한 내용을 정리하여 30년의 시간동안 『本草述』을 편성하였다. 이 책에서는 本草를 水·火·土·五金·石·草·穀·菜·果·木·蟲·介·禽·獸·人部로 나누어 여기에 전대 醫家들의 본초와 관련된 논술들을 인용하여 기술하였고 때로는 자신의 견해를 표현하기도 하였다. 이 책이 本草의 藥性에 대해서는 『本草綱目』보다는 상세하지만 博而不精하다는 결점이 있었다.

楊時泰는 이 책이 비록 여러 학설을 포괄적으로 수용하여 다양한 내용이 담겨져 있다는 점이 있으나 글이 만연하여 이해가 어렵다고 보았다. 그래서 그는 道光 6년(1826)에 『本草述』을 요약하고 내용을 보충하기 시작하였다. 1832년에 약 500종의 본초를 수록하고 내용을 간명화시켜 『本草述鉤玄』이라는 이름의 서적을 편찬하였다.

④ 보급형 본초서

청대에 400여 부의 본초저작 중에서 일반인들이 쉽게 응용할 수 있도록 편재된 본초서적이 반이 넘었다. 이러한 본초서적들은 평이한 내용이지만 수준이 높은 본초서도 적지 않았다.

1694년에 汪昂은 『本草備要』 8권을 지었다. 汪昂(1615~?)은 字가 訒庵이며 호는 好古이다. 休寧(안휘성 休寧) 사람인데, 명말에 태어나 어려서부터 문학을 좋아하여 『訒庵詩文集』을 저술하였고, 명나라가 멸망한 후에는 醫藥學에 힘썼다. 그는 스승없이 혼자서 本草書와 醫書를 공부하여 藥性을 소개하는 전문의서로서 이 책을 지었다. 『本草綱目』의 내용이 비록 매우 상세하지만 요점이 드러나 있지 않다고 인식하여, 자신의 입장에서 『本草綱目』과 『神農本草經疏』를 기초로 여기에 다른 醫家들의 본초저술을 종합하고 요약하여 『本草備要』를 편성하였다. 『本草備要』에는 모두 470여 종의 本草를 싣고 있는데 각 本草의 성미 및 용도 등에 대하여 모두 개괄적이면서 종합적인 서술을 하고 있다. 汪昂은 의서들의 문자가 심오하고 종류가 번잡하여 권질이 너무 많은 것을 유감으로 여겨 비교적 통속적이고 쉬운 글로 많은 종류의 의서를 편성하였는데 모두 널리 퍼져 나갔다. 청대의 본초학 서적들 중에서 가장 널리 보급되었으며 가장 영향력이 높은 책이다.

1757년 吳儀洛은 『本草從新』을 편찬하였는데, 그는 字가 遵程이고 澉水(지금의 浙江省 海鹽) 사람이다. 吳儀洛은 汪昂의 『本草備要』를 높이 평가하면서 동시에 汪昂이 醫家出身이 아니어서 임상경험이 부족하여 전인들의 논술을 흡수할 때에도 선택하기가 힘들었을 것이라고 생각하였다. 이에 따라 그는 『本草備要』를 수정, 보완하여 『本草綱目』의 분류법을 참조로 원서의 내용을 절반만 남기고 나머지 절반을 개정하였다. 『本草從新』 18권은 720여 종의 본초를 수록하고 있다. 본서에 수록된 본초 중에는 西洋參, 珠兒參, 冬蟲夏草 등도 있다. 치료를 위한 本草 이외에도 救荒・養生에 관한 내용을 싣고 있으며, 眞僞의 鑑別과 本草의 性味, 加工炮製方法 등도 모두 소개하고 있어서 실용적 가치가 높다.

⑤ 기타 본초서적

1695년에 張璐가 『本草逢源』 4권을 지었다. 모두 700여 종의 본초를 싣고 있는데,

많은 것들이 후세에 상용되는 본초들이며, 본초에 대한 논술들은 대부분 개인의 견해와 경험을 통하여 얻은 것들이다. 1769년에는 黃宮繡가 『本草求眞』 10권을 지었다. 모두 436종의 본초를 싣고 각각의 본초 모두에 氣味, 形質을 醫方應用과 결합시켜 비교적 깊이 있는 서술을 하고 있는데, 모두 하나의 견해를 주장하고 있다. 기타 본초서적으로는 郭佩蘭의 『本草滙』, 陳修園의 『本草經讀』, 張志聰의 『本草崇原』, 周巖의 『本草思辨錄』, 陸仲德의 『本草拔萃』 등의 책이 있다.

4.2 方劑學의 연구

方劑學은 晉代 葛洪의 『肘後備急方』으로부터 梁代 陶弘景의 『肘後百一方』, 唐代 孫思邈의 『備急千金方』이후로 고루 발전해왔다. 淸代의 方劑學은 本草學의 발전에 따라 상당한 진보가 있었다.

1682년에 汪昻이 『醫方集解』 3권을 편찬하였는데, 이 책은 고금의 醫書들 중에서 상용방제 600~700개를 뽑아 각 方劑의 方名과 主治를 모두 설명하고 있다. 이 책에 수록된 方劑는 正方과 附方이 각 300여 종이며 대부분 常用方劑이다. 왕앙은 의학에 처방은 많으나 그 처방을 설명하는 내용이 적어, 의사들이 처방만 알고 그 처방의 이미를 모른다고 생각하였다. 이에 처방들을 분류하고 여기에 상세한 해설을 붙여 읽는 이로 하여금 辨證論治에 착오가 없도록 배려하였다. 책 전체는 역대에 이름난 처방들을 뽑아 正方과 附方으로 나누고, 正方 378개에 대하여 주로 설명하고 正方에 연계된 附方 475개를 덧붙여 보충설명 하였다. 왕앙은 처방을 주치와 효능에 따라 21門으로 나누었는데, 補養의 처방으로 未病의 치료를 말하고 發表, 涌吐, 攻裏, 和解의 처방으로 吐汗下和의 방법을 설명하였다. 이어 理氣, 理血의 처방으로 氣血을 다스리는 방법을 말하고 祛風, 祛寒, 淸暑, 利濕, 潤燥, 瀉火의 처방을 실어 外感六淫의 사기를 몰아내는 방법을 기록하였다. 이어 除痰, 消導, 收澁, 殺蟲의 처방을 실어 內傷을 조리하는 법을 세우고, 마지막으로 明目, 癰瘍, 經產의 方劑로 전문 분과의 처방을 해석하였다. 책 말미에는 '救急良方'으로 갑자기 발생한 구급상황에 대처하게 하였고, '勿藥元詮'을 통해 예방섭생의 중요함을 강조하였다.

왕앙은 모든 門의 처음에 해당 門에 분류된 처방들의 效能, 主治, 病症의 병기를 대략적으로 설명하여 병의 원인과 치료방법 등을 알리고자 하였다. 그런 뒤에 正方을 나열하고 이들의 적응병증, 약물구성, 만드는 방법, 性味와, 歸經 配伍의 의미 등을 자세하게 설명하였다. 正方의 밑에는 다시 附方을 두고 약제가 가감되는 모습을 보여주었다. 汪昴은『內經』과 『傷寒論』의 주요 이론을 근간으로 처방을 설명하였으며, 명청대 여러 의가들의 명언 또한 널리 모아 놓고 있다. 책의 제목이 '醫方集解'라고 되어 있으나 그 내용이 병의 原因, 脈候, 臟腑, 經絡, 藥性, 治療 등 한의학의 전 부분을 아우르고, 이것들을 처방 해설이라는 관점에서 정리하고 있어 상당한 의의가 있다.

1698년에 張璐가 찬한 『千金方衍義』 30권은 『備急千金要方』을 교감하고 수록된 방제에 대하여 주석을 달고 있는데, 立方原則 가운데 "反用, 激用"의 法을 서술하고 있다.

1761년에는 吳儀洛이 『成方切用』 13권을 편찬하였다. 이 책은 『醫方考』와 『醫方集解』 두 책의 내용을 종합, 보충한 것이다. 古今의 成方 1180개를 수록하고 각 方劑의 조성, 가감법, 처방의 및 주치를 소개하고 있다. 選方이 모두 매우 실용적이고 주석도 비교적 상세하다. 『醫方集解』와 비교하면 수록한 처방이 많고 조리가 분명하며 주석이 상세하여 방제를 학습하고 임상 응용에 가치가 있다.

1803년에 陳修園이 『時方妙用』 4권을 지었다. 이 책은 여러 종의 常見病證의 常用方 및 그 임상응용을 나열하고 있는데, 서술이 간명하고 選方이 실용적이어서 널리 읽혔다.

1675년에는 羅美가 『古今名醫方論』 4권을 편집하였다. 이 책은 청나라 이전의 常用方劑와 자신의 경험처방 130여 개를 뽑아서 처방 뒤에 설명을 붙이고 淸代 名醫들의 處方에 평가를 기술하고 있는데, 選方을 매우 실용성의 측면에서 하였다.

기타 王子接의 『古方選注』, 葉桂의 『本事方釋本』, 羅東美의 『古今名醫滙粹』, 汪昴의 『湯頭歌訣』 등이 있다.

5 醫書의 考證, 연구와 간행

5.1 청대 고증학과 의학

清代에는 적지 않은 醫家들이 考證學의 영향에 따라 전문적으로 의서를 고증하고 교정하는 작업에 종사하였다. 따라서 이 시기에는 古代醫書를 고증하여 주석을 하는 것이 유행처럼 성행하여 고대의학 문헌의 보존과 연구에 공헌을 하게 되었다.

특히 이러한 경향은 乾隆·嘉慶 시기에 심해져서 尊經復古思潮가 나타나게 되었다. 이러한 사조는 金元時代 이래의 학설들을 배척하는 태도로 나타났는데, 『內經』『難經』『傷寒論』『金匱要略』『神農本草經』 등의 연구를 빌려 자신의 견해를 나타내었다. 清代에 尊經復古를 기치로 내걸은 醫家들로는 徐大椿, 黃元御, 陳修園 등이 대표이다.

黃元御(1705~1758)는 字가 坤載이고 號는 研農, 別號는 玉楸子로 山東 昌邑 사람이다. 의사가 잘못 시술하여 왼쪽 시력을 잃은 것이 계기가 되어 의학에 몰두하였다. 그는 黃帝, 岐伯, 秦越人, 張仲景 네 사람을 四聖으로 칭하고 경전을 재해석하는데 힘을 쏟았다. 그는 금원 이래 諸家들을 맹렬하게 비판하였는데, 그의 영향을 받은 醫家들로는 張琦, 歐陽兆熊 등이 있다.

이 밖에 金元 이래 諸家들에 異義를 제기하고 尊經復古를 주장한 醫家로 徐大椿이 있다. 그는 학문적인 태도가 매우 엄격하였고, 풍부한 임상경험이 있었을 뿐만 아니라 이론적으로도 독창적인 견해를 많이 가지고 있었다. 그의 『醫學源流論』은 독일의 醫史學者인 Paul U. Unschuld가 번역하여 西方의 醫史學者들에게 회자되기도 하였다. 徐大椿의 의학사상은 다양성을 가지고 있지만, 金元 이래의 醫家들에 대한 평가는 黃元御와 가깝지만 黃元御보다 극단적이지는 않았다. 다만 徐大椿은 金元諸家들의 학문이 『內經』에서부터 淵源하였음은 인정하였지만 그들이 張仲景이 制方한 뜻을 깊이 깨닫지 못한 것에 대해 불만을 품었을 뿐이다.

徐大椿은 당시의 폐단을 시정하려고 노력하였는데, 특히 당시에 유행하였던 熱藥으로 溫補하는 것에 대하여 반대하는 입장을 분명히 하였다. 따라서 그는 溫補를 제창한 趙獻可의 주장에 반대하여 『醫貫砭』이라는 저술을 지어 그의 학설을 공격하였다.

5.2 『內經』의 연구

역대 의학연구의 절대 다수는 『內經』 『難經』에 관한 이론을 탐구한 것이었다. 『內經』 등 고대 경전에 대한 연구는 청대에도 이어졌다.

張志聰(1610~1674, 字 隱庵, 浙江 錢塘人)은 名醫들이 많이 배출된 항주에 살면서 名醫 張卿子를 私事하였다. 張志聰은 항주의 胥山에 侶山堂을 세우고 동료와 제자들을 초청하여 여기에서 강의하였다. 그리고 5년만에 『黃帝內經素問集注』(1669)와 『黃帝內經靈樞集注』(1672) 각 9권을 완성한다. 이는 당시 侶山堂에서 집단적으로 연구한 성과의 결정체이다. 여기에는 심지어 자신과 견해를 달리하는 제자들의 주장도 직접 인용하여 싣기도 하였다. 이런 민주적 학풍은 예전에 보기 힘든 것이었다.

이 책의 특징은 전인의 설을 답습하지만 않고 그들의 학식과 임상경험에 근거하여 『內經』을 연구한 것이다. "以經解經"의 자세로 『內經』을 꾸밈없이 실용에 도움이 되도록 한 것이 특징이다. 이 외에도 張志聰은 傷寒, 本草 분야에서 자신의 견해를 많이 밝혔다.

1689년에 汪昂은 『素問靈樞類纂約注』 3권을 지었다. 이 책은 청나라 1688년(康熙 27년)에 만들어 졌다. 『黃帝素問靈樞合纂』이라고도 하며 모두 3권으로 이루어져 있다. 『素問』과 『靈樞』의 정수를 가려 비슷한 내용끼리 모으고, 여기에 여러 주석들을 모아 놓고 있다. 卷上에서는 臟象 및 經絡을 논하였고, 卷中에서는 病機에 대하여 상술하였다. 卷下에서는 脈要, 診候, 運氣, 審治, 生死, 雜論 등을 펼쳐 모두 9가지 類로 나누어 주석을 달았다. 왕앙은 『素問』이 이론적 가치가 높고, 『靈樞』는 鍼灸에 대한 설명이 자세하다고 여겨 『素問』을 중심으로하고 『靈樞』의 내용을 보충하는 방식으로 책을 꾸몄다. 주석은 王冰, 林億, 馬蒔, 吳崑, 張志聰 등 여러 의가들의 『內經』 주석을 중심으로 왕앙 자신의 주석을 보충하였다. 왕앙은 앞선 사람들의 醫論에 얽매이지 않고 임상경험과 부합되는 내용을 간단명료하게 설명하기 위해 노력하였다.

1695년에 나온 高世栻의 『素問直解』은 『素問』내용 전체를 교정하여 편주를 더한 것이다. 1752년에 黃元御가 撰注한 『素問懸解』 『素靈微蘊』은 『內經』의 내용을 포괄적으로 다루고 있다. 이외에도 薛生白의 『醫經原旨』 6권은 『內經』의 중요 내용을 뽑아서 싣고 여기에 各家의 學說들을 참고로 간단한 주석을 단 것이다. 1865년에는 陳

念祖가 『靈樞素問節要淺註』 12권을 집주하였다. 『內經』의 원문을 분류하여 모았는데, 道生·藏象·經絡·運氣·望色·聞聲·問察·審治·脈診·病機·生死·雜論 등의 12가지로 나누고 각각의 내용에 대해 간명하게 주석을 달고 있다. 또한 張璐의 『素問釋義』, 柯琴의 『內經合璧』 등이 있다. 이것들은 모두 『內經』을 종주로 하여 자신의 주장을 담고 있는 것들이다.

5.3 『難經』의 연구

이 시기의 난경 연구는 대체적으로 『內經』과 『難經』의 관련내용을 서로 대조하면서 『內經』의 이론으로 『難經』의 이치와 연원을 서술하는 방식이었다.

1727년, 徐大椿은 『難經經釋』 2권을 편찬하였다. 그는 『難經』은 經이 아니라 『內經』의 심오하여 알기 어려운 내용을 가설하여 문답식으로 그 뜻이 제대로 드러나도록 해 주는 책이라고 인식하였다. 그는 자신의 책을 『難經』을 주로 『內經』으로 실증하여, 經으로 經을 해석한다 하여 『難經經釋』이라고 이름하였다. 혹 『內經』으로 실증할 수 없을 경우에 『傷寒論』 『金匱要略』의 내용으로 증거를 삼았고, 간혹 『甲乙經』이나 『脈經』의 내용을 인용하기도 하였다.

黃元御가 저술한 『難經懸解』(1756) 2권은 주로 개인의 학식과 『難經』을 읽으면서 깨달은 점을 결합하여 81난에 대해 단마다 주해를 하고 있는데, 주석이 簡要하며, 때때로 『內經』의 이론으로 설명하고 있다.

5.4 『傷寒論』 『金匱要略』의 연구

청대에 『傷寒論』 『金匱要略』을 연구한 사람들도 적지 않았다.

명대 이전의 『傷寒論』 연구의 경향은 대체로 그 내용 가운데 학술적인 문제를 연구하는 것이었고, 『傷寒論』의 글 자체에 대한 연구를 하는 사람은 매우 적었다. 그러나 명대 후기에 이르러 方有執은 연구의 초점을 당시까지 전해지고 있는 『傷寒論』의 편제에 대한 문제로 바꿨다. 그는 20여 년 동안 『傷寒論』을 연구하여 王叔和가 『傷寒雜病論』을 정리하고 편차할 때 原書의 차례를 바꿨다고 인식하게 되었다. 또한 명대에 돌아다니는 『傷寒論』 판본 내용 중 '傷寒例', '辨脈法', '平脈法' 등의 12편은 모두 張仲景의 원문이 아니고 王叔和가 張仲景의 말을 서술하면서 자신의 생각을 경전에 덧붙인 내용이라고 간주하였다. 이외에도 그는 成無己의 『注解傷寒論』은 『傷寒論』의 원래 모습을 변형시켰다고 보았다. 그리하여 그는 '傷寒例'를 없애고 '經絡內經圖說'을 『傷寒論條辨』의 머리에 실어 六經分證의 표리관계를 해석하였다. 그리고 그는 '風傷衛', '寒傷營', '風寒相感, 營衛俱傷'을 太陽病의 三綱領으로 삼았다.

1648년에 喩昌이 『尙論篇』 8권을 지었다. 喩昌(1585~1664, 字는 嘉言, 新建人)은 傷寒硏究에서 주로 方有執의 『傷寒論條辨』을 참고하였는데, 편차를 달리하여 내용을 보충한 것이다. 『尙論篇』의 원명은 『尙論張仲景傷寒論重編三百九十七法』으로 후인들이 『尙論篇』이라고 간칭하다. 그의 제자 徐彬은 1667년에 『傷寒一百三十方發明』 1권을 지었다. 徐彬은 『尙論篇』의 方論이 간략하다고 보아, 方論을 모으고 『尙論篇』 중의 論證大意를 뽑아서 싣고, 『傷寒論』 113가지 처방의 아래에 나누어 주를 달았는데, 方解部分에서 그의 독창적인 견해가 많이 담겨져 있다.

현재 『尙論篇』 全書는 전후 두 편으로 되어 있다. 前篇은 원래의 『尙論篇』 8권으로서 1763년 江西陳氏가 重刻할 때 합하여 4권으로 만들고, 流暢의 『尙論後篇』 4권을 별도로 새겨서 이 두 가지를 합하여 『尙論篇』 8권으로 한 것으로 이것이 현재 통용되고 있는 것이다. 『尙論篇』 前篇 4권은 주로 傷寒六經에 관한 치료원칙을 정리한 것이다.

『尙論篇』의 397법을 『傷寒論』을 정정하는 표준으로 삼았는데, 每 經의 아래에 약간의 법을 만들고 法마다 『傷寒論』 條文을 예로 들어 주석을 하였다. 條文의 배열과 주석은 모두 方有執의 『傷寒論條辨』과 같았다. 張璐, 吳儀洛, 周揚俊 등은 모두 그 법을 좇아서 『傷寒論』을 연구하였다.

喩昌은 方有執이 『傷寒論』을 착간으로 보아 거듭 교정한 것에 대해 찬성하고 있고, "冬傷於寒, 春傷於溫, 夏秋傷於暑熱"을 사계절의 주된 병의 대강으로 삼았다. 四時感冒는 冬月傷寒을 대강으로 삼았고, 太陽病은 '風傷衛, 寒傷營, 風寒兩傷營衛'를 대강으로 삼았는데, 이것이 이른바 "三綱鼎立"이었다. 柯琴과 尤怡 등은 이에 찬성하지 않았다. 그 결점은 이론적으로 억지가 있으며 임상실제와 부합되지 않다는 것이었다.

柯琴의 저서로는 『傷寒論注』 4卷(1669), 『傷寒論翼』 2卷(1674), 『傷寒附翼』 2卷

(1706)이 있는데, 이를 합하여『傷寒來蘇集』이라고 한다. 柯琴은 張仲景의 六經으로 모든 병을 치료하는 법칙을 삼을 것을 주장하여『傷寒論』의 응용범위를 확대하였는데 그 가치가 높아 후대에 끼친 영향이 매우 컸다. 예를 들면 1759년 徐大椿의『傷寒類方』은 기본적으로『傷寒來蘇集』의 분류법을 사용하고 있다.

1667년에 張石頑이『傷寒鈷論』『傷寒緒論』각 2권을 지었다. 이 두 책은 작자가『傷寒論』에 各家의 주석을 두루 보고 많은 연구를 한 결과로 얻은 성과이다. 편차에 있어서는 王叔和의 定理本에 篇을 더하여 各家의 주석을 뽑아 개인의 견해를 참고하고 있는데, 이것이 "纘論" 부분이다.『傷寒論』원서에 빠진 부분의 證治가 완전하지 않은 것을 앞사람들의 方論을 널리 찾아서 보충을 하였는데, 이것이 "緒論" 부분이다. 그의 아들 張登은 1667년에『傷寒舌鑑』1권을 찬하였다. 白, 黃, 黑, 灰 등의 舌苔와 紅, 紫 및 妊娠, 傷寒 등의 舌質을 모두 나누어 서술하였고, 아울러 그림도 덧붙였다. 그의 아들 張倬은『傷寒兼症析義』1권을 지었다. 17종의 傷寒을 겸한 병증의 원인, 병리, 증후 및 치법 등을 서술하였다. 察舌辨證에 대하여는 임상적으로도 참고할 가치가 많다. 1683년 張隱庵의『傷寒論集注』6권은 五運六氣의 원리로『傷寒論』을 연구할 것을 주장하고 있다. 1712년에는 張錫駒가『傷寒論直解』6권을 지었다. 이 책은 편의 배열이 간략하고『內經』의 이론으로 仲景의『傷寒論』을 주석하고 있는데, 張隱庵의『傷寒論·金匱要略』을 근거로 삼고 있다. 1803년에 陳念祖가『傷寒論淺注』6권을 지었다. 이 책에서는「平脈辨脈篇」「傷寒序例」「緒可與不可」등의 편을 삭제하였다. 주석의 문장은 張令韶의 학설을 위주로 여러 醫家들의 주장들을 다양하게 수용하였으며 그의 독창적인 견해도 다수 포함되어 있다.

1729년에 尤怡(?~1749)는『傷寒貫珠集』8권을 편찬하였다(1810년 초간). 이 책은 六經에 각각의 강령을 취하여, 太陽證에는 正治法 이외에 權變法·斡旋法·救逆法·類病法 등을 두었고, 陽明證에는 明辨法·雜治法 등을 두었고, 少陽證에는 權變法·刺法 등을 두었고, 太陰證에는 臟病法·經病法·經臟俱病法 등을 두었고, 少陰證에는 少陰脈證 및 淸·下·溫·生死法 등을 두었고, 厥陰證에는 厥逆進退의 幾微와 生死微甚의 구별과 淸法·溫法·病禁·簡誤·瘥後諸病 등의 치법을 두어서 治療法의 方面에서『傷寒論』을 연구하였다. 그는 또한 1729년『金匱要略心典』3권을 지었는데, 여러 醫家들의 장점을 모아 자기의 경험과 결합하여 설명하였는데, 그 이론이 분명하였다. 그 후 尤怡는 『金匱翼』을 편찬하였는데, 歷代方書들을 참고하여 여기에 자신의 지식을 결합시켜 雜病의 證治를 논술하여 『金匱要略心典』을 보충하였다.

그 외, 1759년에 徐大椿이 『傷寒類方』을 편찬하였다. 徐大椿은 『傷寒論』 연구를 깊이 한 사람으로 "方之治病有定, 而病之變遷無定"이라고 인식하였다. 『傷寒論』의 113가지 처방을 가지고 桂枝湯, 麻黃湯, 葛根湯, 柴胡湯, 梔子湯, 承氣湯, 瀉心湯, 白虎湯, 五苓散, 四逆湯, 理中湯 및 雜法 등의 12가지의 類로 나누었다. 類마다 먼저 主方의 條文을 논하고 아울러 同類의 처방 조문을 뒤에 붙였고, 마지막에는 六經脈證 및 別證變證을 실어서 사람들이 證을 참고하여 方을 구할 수 있게 하는 등 조리있게 구성되어 있다.

이상의 의서들이 모두 이 시기에 『傷寒論』 『金匱要略』을 연구한 비교적 중요한 저작들로서 후세에 영향을 끼친 주석본들이다.

기타의 저작으로는 程應旄의 『傷寒後條變』, 周揚俊의 『傷寒論三注』 『金匱玉函經二注』, 沈明宗의 『傷寒六經辨證治法』 『金匱要略編注』, 魏蘇彤의 『傷寒金匱本義』, 沈堯封의 『傷寒論讀』, 黃元御의 『傷寒說意』 『傷寒懸解』 『金匱懸解』, 吳儀洛의 『傷寒分經』, 章虛谷의 『傷寒論本旨』, 姜國伊의 『傷寒方經解』, 汪琥의 『傷寒論辨注』, 陳修園의 『傷寒眞方歌括』 『傷寒醫訣串解』 『金匱要略淺注』 『金匱方歌括』 등이 있다.

6 醫書의 출간

6.1 醫學全書, 類書, 叢書

『古今圖書集成醫部全錄』(1726)은 청대 蔣廷錫이 편찬한 것으로서 총 520권의 대규모 총서이다. 이 책은 『古今圖書集成』중의 일부로서 원래는 청대 康熙帝의 칙명을 받아 만들어진 것이며 후에 의학과 관련된 내용을 따로 『醫部全錄』이라는 이름으로 간행하였다. 권1부터 권70까지는 醫經과 그 주석에 관한 내용이며, 권71부터 권92까지는 진단에 관한 내용, 권93부터 권216까지는 臟腑와 身形에 관한 내용, 권217부터 권358까지는 內科 각 질환에 관한 내용, 권359부터 권380까지는 外科 각 질환에 관한 내용, 권381부터 권400까지는 婦人科 질환, 권401부터 권500까지는 小兒科 질환, 권501부터 권520까지는 기타 의학관련기사, 열전 등의 내용이다. 이 책은 총서로서 춘추전국시대 이래의 약 120여 종의 문헌이 출처와 함께 실려 있기 때문에 문헌에 대한 조사를 하기에는 더 없이 귀중한 사료이다.

『醫宗金鑒』(1742)은 청대 吳謙이 지은 것으로 원래 명칭은 『御纂醫宗金鑒』이다. 즉 정부에서 오겸에게 칙명을 내려 간행하게 한 것이다. 이 책은 춘추전국시대 이래 청대에 이르기까지의 의학에 관한 정수를 취합하여 정리한 것으로서, 기초이론에서 시작하여 상한, 잡병, 부인, 소아, 침구, 진단, 방제 등 한의학의 모든 내용을 망라하였다. 이 책은 『傷寒論』과 『金匱要略』의 내용에 있는 오탈자를 다각도로 검증하고 주석을 덧붙인 「訂正傷寒論注」「訂正金匱要略注」, 유명한 방제 200여 개에 대한 해설과 제가의 학설을 붙여 편집한 「刪補名醫方論」, 望聞問切 四診에 대한 요점을 기록한 「四診心法」, 五運六氣의 이론과 도해를 붙인 「運氣要訣」「傷寒論」의 내용을 정리한 「傷寒心法要訣」, 각과의 질병의 내용을 정리한 「雜病心法要訣」「小兒雜病心法要訣」「外科心法要訣」「痘疹心法要訣」「刺灸心法要旨」「眼科心法要訣」 등으로 구성되어 있다.

개인이 스스로 편찬한 것으로는 1695년에 張路玉이 찬한 『張氏醫通』 16권이 있다. 『證治準繩』의 체제를 본받아 고대문헌 및 역대의 관련 醫論들을 모아서 자신의 임상경험과 결합하여 門을 나누고 類를 더하여 서술하고 있다. 門마다 治驗과 處方을 더하여 내용이 풍부하고 서술이 체계적이어서 널리 읽혔다.

개인이 스스로 편찬한 것으로는 1695년에 張路玉이 찬한 『張氏醫通』 16권이 있다. 『證治準繩』의 체제를 본받아 고대문헌 및 역대의 관련 醫論들을 모아서 자신의 임상경험과 결합하여 門을 나누고 類를 더하여 서술하고 있다. 門마다 治驗과 處方을 더하여 내용이 풍부하고 서술이 체계적이어서 널리 읽혔다.

기타 陸懋修의 『世補齋醫書』, 黃坤載의 『黃氏八種』, 王孟英의 『潛齋醫學叢書』, 景嵩崖의 『尊生書』, 林佩琴의 『類證治裁』, 陳士鐸의 『石室秘錄』, 程永培의 『六醴齋醫書』, 高士宗의 『醫學眞傳』, 沈金鰲의 『沈氏尊生書』 등이 있다.

6.2 의학입문서의 출판

의학계몽서과 입문서의 출현은 명청시기 의학의 특징이다. 의학자가 학습하는 데 편리하게 하기 위해서 明代에 李梴은 자신이 편찬한 의서를 『醫學入門』이라고 하였는데, 청대에 이르러 程國彭은 『醫學心悟』(1732)를 편찬하였다. 이 책에서는 간결한 글로 四診·八綱·八法·臨證各科疾病의 證治 등을 간단명료하게 논술하고 있는데, 본인의 30년간의 경험을 소개하여 초학자들에게 도움이 되었다.

청대에 의학계몽과 보급에 많은 역할을 하였던 陳念祖(1753~1823, 字 陳修園 號 愼修)는 어려서부터 經史百家의 저작을 통독하고 의학을 학습하여, 편찬한 의서가 매우 많았다. 그 중에 『醫學實在易』『醫學三字經』『時方歌括』 등은 모두 글이 통속적인 문체로, 의학계몽보급서이다.

『醫學實在易』 8권(1808)은 綜合醫書로 의학이론(臟腑易知, 經絡易知, 四診易知, 運氣易知 등) 및 內科雜證의 證候方藥 등을 포함하고 있는데, 독자가 古典醫籍을 이해하고 응용하기 쉽도록 하였다.

『醫學三字經』(1801)은 三字一句의 歌訣로, 주로 『內經』 등의 주요 醫籍의 서술에 근거하여 이름난 醫家들의 주요한 논술과 자신이 체험한 것들을 종합하여 주석을 덧붙여 만들었다. 내용에는 醫學源流, 內科, 婦人科, 兒科 등의 常見病의 證治와 常用方劑, 陰陽, 臟腑, 經絡, 運氣, 四診 등이 있다.

『時方歌括』 2권(1801)은 상용방제 108首를 수록하고 있는데, 10劑 분류법에 寒·熱 두 종류를 첨가하여 모두 12類로 하고 있다. 여기에는 宣·通·補·泄·輕·重·滑·澁·燥·濕·寒·熱 등이 있다. 歌訣의 형식으로 方劑의 조성, 효능, 주치를 서술하고 있고, 가결 중간에 주석의 형식으로 本草의 用量과 煎湯과 服用法을 설명하고 있고 가결 뒤에는 陳修園의 方論 51首와 柯琴, 李士材 등 諸家의 方論을 수록하였다.

7 해부학의 연구

중국의 해부학은 『內經』과 『難經』에 기재된 이래 큰 변화없이 이어져 내려왔다. 이후 『內經』과 『難經』에 기재되지 않는 내용이 첨가되기는 하였지만 큰 흐름상의 변화는 없고 세부적인 내용을 몇 가지 추가하거나 기존의 내용을 재구성, 내지는 재표현하는 정도에 지나지 않았다. 송대에는 실제 해부를 거쳐 완성한 「歐希範五臟圖」가 있었다. 일명 「存眞圖」라고 하는 이 그림은 없어졌지만, 원대 손환이 지은 「重刊玄門脈訣內照圖」에 「存眞圖」의 내용이 계승되어 왔고 그것을 토대로 『針灸聚英』 『醫學入門』 『萬病回春』 『鍼灸大成』 『三才圖會』 『類經圖翼』 『萬壽丹書』 『醫宗金鑑』에 내경도 혹은 장부도가 만들어졌다. 여기에 다시 王淸任이 실측을 통해 인체해부도를 재구성하였는데, 엄밀히 말하자면 중국 해부학은 王淸任에 이르러 비로소 시작되었다고 볼 수 있다.

淸代의 의가인 王淸任(1768~1831, 字 勛臣)은 古代醫書에 나오는 해부학 내용에 의문을 제기하여 의사는 臟腑의 중요성을 이해해야 한다고 강조하였다. 그는 병의 치료에 臟腑에 밝지 못하면 어리석은 사람이 꿈을 설명하는 것과 같다고 인식하였다. 그래서 그는 직접 무덤이나 형장에 가서 시체의 장기를 관찰하여 『醫林改錯』(1830)을 지었다. 그는 42년간 100여 구의 시체를 자세히 관찰하여 『親見改正臟腑圖』를 그렸는데, 『內經』과 기존의 의서에 실린 오장육부 관련내용을 하나하나 바로잡았다. 아울러 "靈機性在腦不在心"이라고 하였고, 肺에는 또한 "六葉二耳"가 아니고 단지 五葉이 있다는 것 등을 주장하였다. 그의 인체의 주요 동맥, 정맥의 분지와 膽總管 및 그 개구부와 시신경의 묘사 등은 모두 실제모습에 가깝다. 그는 또한 血瘀證의 치료에 대해서도 깊이 연구하여 독창적인 처방을 만들었다. 이 책에 실은 活血化瘀와 補氣活血의 방제, 예를 들면 血府逐瘀湯, 補陽還五湯 등은 지금도 관상동맥질환, 반신불수, 중풍후유증 등의 병에 광범위하게 응용되고 있다.

8 醫案의 연구

醫案은 질병의 진단과 치료과정을 기록한 문헌으로 점차 醫學著作의 類型으로 발전하였다. 西漢 淳于意(倉公)의 「診籍」이 현재 알려진 최초의 醫案이다. 『史記』에 倉公의 診籍 25개가 기록되어 있는데 환자의 성명, 주소, 직업, 병증, 진단, 처방용약 및 질병의 변화 등을 기술하고 있다. 이후 唐代 孫思邈이 『千金方』 등의 醫書에서 治療醫案을 넣고 있다. 醫案은 임상경험을 총괄하기 편하고 사고의 방향을 깨우쳐 주었기 때문에 청대 『古今醫案按』의 작자 兪震은 "醫之有案, 如奕之有普, 可按而復也"라고 하였다. 吳鞠通이 葉天士의 의안에서 새로운 방제와 치법을 총괄한 예에서 볼 수 있듯이, 醫案을 모아 책을 만드는 것이 의학문헌에서 상당히 특색있는 저작 분야로 자리잡아 가게 되었다.

송대 許叔微의 『傷寒九十論』은 현재까지 알려진 최초의 의안 저작이다. 송 이후 명초까지 현존하는 의안은 매우 적다. 여의사 談允賢의 『女醫雜言』을 명대 초기의 醫案으로 본다. 이는 談氏가 50세가 되던 때 평소 조모에게서 가르침을 받은 것과 스스로 체득한 것을 30例의 의안으로 소개하는 형식으로 책을 편찬하여 1511년에 간행한 것이다. 여기에 특별한 설명은 없고 다만 치료한 정황을 충실히 반영한 30例의 醫案이 있을 뿐이다.

이 이후로 醫案著作은 날로 많아져서, 명대 醫案 가운데 유명한 것은 汪機의 문인들이 모은 『石山醫案』 3권(1519), 周之干의 『周愼齋醫案稿』 3권(1573), 孫一奎의 『孫文垣醫案』 5권(1573) 등이 있다. 이들은 모두 독자적인 의안으로 주로 개인의 치료경험을 반영한 것이다. 이 이전에 江瓘이 편집한 『名醫類案』 12권(1549)이 있었는데 醫案의 정수를 모아 한 책에 기록한 선례를 남겼다. 이후 嘉靖 시기 薛己의 『醫案』은 諸家들의 醫案과 자신의 醫案을 古人의 方書門類 아래에 삽입하였다.

청대의 醫案著書는 훨씬 많아져서 청초 喩嘉言의 『寓意草』는 과거의 치료경험을 회고하는 형식으로 治療醫案을 소개하고 있다. 이와 같은 醫案은 원형이 아니라 이것저것 끼워 넣어 잡다하게 설명한 醫話의 성격을 띠고 있다. 이것의 장점은 작자의 치료관과 경험을 이해할 수 있다는 점이다. 그러나 원래의 醫案 기록을 편찬한 책에도 우수한 점이 있다. 즉 修飾을 가하지 않아 당시의 치료과정을 성실하게 반영하고 있기 때문이다. 이런 종류의 의안은 매우 많아 葉天士의『臨證指南醫案』10권(1746)이 가장 유명하다.

『臨證指南醫案』은 葉天士의 문인인 華岫雲 등이 葉氏의 醫案을 수집하여 편성해 간행한 것이다. 10卷 89門으로 되어 있으며, 권1에서 권8까지 內科, 外科, 五官科 등의 雜病이며, 권9는 婦人科, 권10은 小兒科이다. 門마다 醫案을 약간 나열한 뒤 문인 등이 편찬한 논치 1편을 싣고 치법의 대강을 제시하고, 책 끝에 방제를 부록으로 실어서 열람하도록 하였다. 葉天士의 임상경험을 기록한『臨證指南醫案』은 특히 葉氏의 독창적인 견해가 많아 후대에 큰 영향을 끼쳤다. 이 책은 나중에 徐靈胎의 評議를 病의 끝마다 부기하였는데, 시사하는 바가 많다.

魏之琇의『續名醫類案』36권(1770), 兪震의『古今醫案按』10권(1778), 柳寶治의『柳選四家醫案』(1790) 등은 모두 전인들의 醫案에서 정수를 모아 만든 것이다. 청대에는 수많은 임상가들이 있었고 모두 醫案을 남겨 이러한 저작들은 그들의 이론서와 함께 서로 빛을 발할 수 있었다. 예를 들어 吳楚의『吳氏醫案錄』(1683), 李用粹의『舊德堂醫案』(1687), 尤怡의『靜香樓醫案』(1729), 徐大椿의『洄溪醫案』(1759), 薛雪의『掃葉山莊醫案』(1764), 陳修園의『南雅堂醫案』(1800) 등 백여 종이 넘는다. 이런 의안에는 시대별로 모아서 만든 것이 있고, 전문과에 따라 모은 것이 있으며, 또한 의안에 주를 단 것도 있다. 이와 같은 의안형태의 간행물들이 청대 임상의학의 발전을 촉진시켰다는 것은 주지의 사실이다.

9 溫病學의 발전

溫病學은『內經』『難經』『傷寒論』등의 책에서 시작되어 그 후 송・원・명・청을 거치면서 부단히 보완되고 발전하여 점차 하나의 독립된 학파가 되면서 그 이론체계도 점차 완비되었다. 청대 의학사에서 가장 뚜렷한 업적은 溫病學의 진보이다. 현재 일컬어지는 "溫病"은 傷寒에 대응되는 말로 外感急性熱病이며 그 발병기전과 치료방법 등이 傷寒과 많이 다르다. 수많은 急性傳染病은 溫病의 범주에 속한다. 중국과 외국의 교류가 빈번해짐에 따라 청대에는 수많은 전염병들이 연이어 중국본토에 창궐하였다. 그 당시 강남(특히 江蘇, 浙江 일대) 지역은 水路가 그물처럼 종횡으로 연결되어 있었고 인구가 조밀하여 전염병들이 빨리 전파될 수 있었다. 전염병의 횡행은 淸代의 醫家들에게 의학적으로 직면하는 수많은 문제를 던져주었다. 溫病學이 청대에 비약적으로 발전하였지만 그 발전의 기초는 수천 년을 이어 온 外感病과 관련된 경험의 누적이었음을 부정할 수 없을 것이다.

9.1 청대 이전의 온병학의 발전

이른바 內經時代의 '溫病', '熱病', '傷寒'은 실제로 서로 명칭만 다를 뿐 동일한 熱性傳染病을 가리키는 용어들이었다. 즉 『素問 · 熱論』의 "今夫熱病者, 皆傷寒之類也"란 말에서 볼 때 熱病이란 말은 곧 病證을 말한 것이고, 傷寒은 病因을 말한 것이라 볼 수 있다. 그리고 『素問 · 生氣通天論』에서 "冬傷於寒, 春必病溫"이나 『素問 · 熱論』의 "凡病傷寒而成溫者, 先夏至日者爲病溫, 後夏至日者爲病暑"에서 볼 때 溫病이나 暑病도 모두 傷寒의 일종으로 다만 발병시기로 구분했을 따름이다. 동한시대에 이르러 『難經』에서 "傷寒有五, 有中風, 有傷寒, 有濕溫, 有熱病, 有溫病. 其所苦各不同"이라 하고, 『傷寒論』의 太陽病篇에서도 中風, 溫病, 傷寒, 風溫 등 여러 가지 명칭과 증상들이 나왔지만 모두 상한의 일종으로 본 것이라는 점에서 『內經』과 같다.

진대의 王叔和는 『傷寒論 · 傷寒例』에서 한편으로는 『內經』의 설을 그대로 계승하면서도 한편으로는 '時行', '冬溫', '溫毒' 등의 새로운 명칭을 썼으며, 時行病의 병인을 傷寒으로 보지 않고, "非其時而有其氣"니, "春時應暖而反大寒"이니 하여 이상기후의 발병성을 강조하였다. 아울러 老少의 발병양상이 서로 비슷함을 강조하여 이 병에 病因과 유행성이 있는 것이 傷寒과 좀 다르다는 것을 표현하려 하였다. 또 葛洪은 그의 『肘後方』에서 '傷寒', '時行', '溫疫' 등은 같은 것인데, 다만 傷寒은 총칭이기 때문에 "時行"이라고 부른다고 하였다. 이로 보면 당시에 비록 時行과 溫疫의 유행성을 강조하긴 하였지만, 傷寒과 분리시키지는 않았음을 알 수 있다. 사실상 仲景의 『傷寒論』 自序의 내용에도 이미 傷寒의 유행을 알고 있었음을 볼 수 있다. 따라서 유행성으로 傷寒과 時行溫疫을 구별하기는 어렵다.

이후 남북조 · 수 · 당 · 오대에서 송에 이르기까지 傷寒, 溫病, 溫疫 등에 대한 견해는 기본적으로 앞서 서술한 범위를 벗어나지 못하였으며, 특히 질병의 발전과정과 치료원칙에 대해서는 기본적으로 모두 "三日以前汗之, 三日以後下之"에 따른 구분이었으며, 구체적인 辨證論治와 處方用藥도 『傷寒論』의 규범을 벗어나지 못했다.

송대 龐安時(1043~1100)는 『傷寒總病論』을 저술하였는데, 이는 『傷寒論』을 연구한 비교적 초기의 전문서로서 5권에서 기본적인 溫病을 언급하고 있다. 이 책에서 그는 傷寒과 溫病은 나누어서 치료해야 한다고 명확하게 주장하였다. 그는 溫病을 "異氣"에 감염되어 변한 것으로 보았다. 그의 책에서 "異氣", "乖氣", "疫氣" 등의 뜻은 서로 같다. 이는 모두 유행성이 있는 急性傳染性 熱病의 病原에 기인한다고 보았다. 이런 異氣에 감염된 뒤 다시 風熱을 만나면 風溫으로 변하고, 熱을 만나면 溫毒으로 변하고, 습기를 만나면 濕溫으로 변하며, 거듭 寒邪에 감수되면 溫瘧으로 변한다. 이것이 바로 龐安時가 말한 4종의 溫病이다. 동시에 그는 暑病, 濕溫, 風溫 등은 원인이 같지 않고 증상이 각기 달라 치료에 별도의 방법이 있다고 하였는데, 이는 최초로 寒, 溫을 나누어 각각 치료한 것으로 溫病學이 독립적으로 나아가는 중요한 첫걸음이다. 그러나 그는 여전히 傷寒治法의 구태에서 벗어나지 못했기 때문에 처방 용약의 방면에서 혼란을 초래하여 大寒, 大熱, 發汗, 攻下, 滋陰藥을 한 처방에 섞었다. 그러나 그가 과감하게 寒, 溫의 분리를 주장한 것은 후세 溫病硏究에 큰 영향을 끼쳤다.

이후에 북송의 朱肱, 남송의 郭雍 등의 醫家들은 모두 龐安時의 주장을 기초로 다시 溫病學의 내용을 보충하였다. 朱肱은 『南陽活人書』에서 風溫과 濕溫을 發汗시킬 수 없음을 명확히 밝히고, 發表藥을 쓰려면 마땅히 淸裏藥을 적당히 가해서 쓰고, 蒼朮白虎湯으로 溫病을 치료할 것을 주장하였다. 그리고 郭雍은 그의 『傷寒補亡論』에서 더욱 분명히 봄에 風溫의 기운을 감수하여 발병한 것이 곧 溫病이라고 설명하였다. 이는 곧 王叔和의 이론에서 한 단계 진보한 것이다.

남송 초기에 북방에 溫熱病이 많이 유행되어 그 곳 사람들이 溫病에 대하여 적지 않은 경험을 쌓았다. 이를 바탕으로 金元時期에 劉完素가 당시의 효과적인 치료방법을 수집하였고, 아울러 『素問・熱論』에 근거하여 六經傳變이 모두 熱證이라 주장하였으며, 치료에는 表裏雙解, 補陰退熱法을 쓸 것을 제창하고 스스로 防風通聖散, 雙解散, 六一散, 黃連解毒湯 등을 만들어 즐겨 사용하였다. 여기서 특히 중요한 것은 解表의 방법에 辛凉한 약물들을 사용했다는 것이다. 이는 熱病의 치료에서 매우 커다란 변화로 후세에 "外感病은 仲景을 따르고, 熱病은 河間을 따른다(外感宗仲景, 熱病用河間)"라는 칭송을 받게 되었다.

명대에 이르러 王履(王安道, 1322~?)의 溫病과 傷寒에 대한 분석연구는 매우 특기할 만한 내용이 있다. 그는 먼저 『醫經溯洄集』에서 溫病을 傷寒과 혼칭할 수 없음을 주장하고, 아울러 이론상 溫病의 병리기전이 傷寒과 다르다는 것을 명확히 했다. 즉, 그는 傷寒은 病因으로 病名을 붙인 것이고, 溫病과 熱病이란 말은 天時와 病形을 따라 명명한 것이며, 溫熱病은 怫熱이 안에서 밖으로 나오는 것으로 傷寒이 밖에서 안으로 病邪가 傳入되는 것과는 그 傳變過程이 다르기 때문에 治法도 마땅히 淸裏熱을 위주로 하여, 裏熱이 없어지면 表部도 저절로 풀리게 될 것이라고 주장하였다. 이 설은 劉完素가 단순히 解表에도 辛凉한 약물을 쓸 것을 주장한 것보다 한층 溫病의 병리와 그 치료이론을 논리적으로 설명한 것으로, 溫病의 개념을 명확히 하여 溫病學說의 발전에 역할이 컸다.

그러나 溫病과 溫疫을 傷寒에서 완전히 분리시키고, 病因·發病·傳變過程 및 치료원칙 등 각방면에 대해서 새로운 주장을 한 사람은 明代의 吳又可이다. 그는 『溫疫論』을 통해서 질병의 傳變에 대해 전통적인 六經傳變을 탈피하여 疫邪(戾氣)가 口鼻를 통해서 들어오면 "募原"에 잠복하였다가 表部로 혹은 裏部로 9가지 방식으로 전변된다고 하였다. 이는 전염병의 특징을 정확히 표현한 것이다. 그리고 치료방면에서도, 溫疫의 치료에 마땅히 "達原"(達原飮으로 募原을 소통시킴)과 "三消"(三消飮으로 疫毒을 分消함) 등의 법을 사용할 것을 제시하였다. 病邪가 氣分에 있으면 汗戰으로 풀고, 血分에 있으면 發斑으로 풀되, 반드시 津液을 보존하는 것을 원칙으로 삼았다.

9.2 청대 溫病學의 발전

溫病은 고전에 계통적으로 정리된 학문체계가 아니었기 때문에 明末 이후의 의학자들은 각기 자신들의 경험에 입각하여 다양한 형태로 자신의 주장을 펼쳐나갔다. 청초의 戴天章은 吳又可의 이론을 기초하여 溫疫의 病狀을 상세히 언급하였는데, 氣·色·舌·神·脈 등의 방면에 따라 溫疫과 傷寒을 구별하고, 그 치법에 汗·下·淸·和·補 등의 5법을 두었다.

청초 喩嘉言은 溫病과 傷寒의 관계에 대하여서는 『內經』의 설을 따랐지만 溫疫에 대해서는 다른 견해를 보였다. 즉 四時의 不正한 氣에 의하여 발생하는 병은 "疫"이라 부르지 않고, 병으로 죽은 病氣나 時氣가 不正之氣와 혼합되어 발생한 병을 "疫" 또는 "溫疫"이라고 하며, 溫疫의 邪氣는 口鼻로 들어오며, 中道로 직행하여 三焦에 유포되므로 치료에서는 급히 사기를 쫓는 것이 가장 좋은 방법이라고 하였다. 上焦는 '升而逐之'하고, 中焦는 '疎而逐之'하고, 下焦에 있으면 '結而逐之'하되 아울러 해독을 겸해야 한다고 주장하였다. 이는 溫疫을 三焦로 나누어 치료한 시초이다. 이 밖에 그는 『素問』에서의 "秋傷於濕"을 "秋傷於燥"로 고쳐 秋燥論을 창시하였다.

청대 乾隆(1736~1795) 이후에 중국 江南에 溫疫이 다시 유행하여 葉桂, 余師愚, 薛生白, 陳平伯, 吳鞠通, 王孟英, 周揚俊 등 溫病을 전적으로 연구하는 학자들이 출현하였다. 이들은 溫病이 傷寒과 다름을 주장하고, 각기 자기의 주장과 경험으로 저술을 하고, 학설을 세워 이른바 溫病學派가 형성되었다. 이들 중에서도 葉桂, 吳鞠通, 王孟英의 영향이 가장 컸으며, 그 가운데 葉桂는 溫病學派의 창시자로 일컬어지고 있다.

余霖(18세기, 字 師愚, 安徽 桐城 사람)은 『疫疹一得』(1785)을 저술하였다. 그는 아버지가 時疫에 걸려 많은 의사들이 傷寒의 法으로 誤治하여 죽게 되자 이에 마음을 오로지 疫疹 연구에만 두었다. 그는 石膏를 써서 疫疹, 溫病을 치료하여, "非石膏不足以治熱疫"이라고 주장하였다. 溫疫은 運氣의 淫熱이 胃로 들어가 12經으로 퍼지기 때문이라고 보았다. 그는 淸瘟敗毒飮을 창제하고 石膏를 다량으로 사용하여 모든 經의 表裏의 火를 瀉하였으며, 斑疹의 판별에 대해서도 상세히 밝혔다.

葉桂(1667~1746)는 3代가 의학에 정통하였는데, 10여 년간 17명의 스승을 모셨다. 내과의 진단과 치료 특히 溫病에 뛰어났는데, 세상에 전해지는 『溫熱論』은 그의 문인이 받아 적은 것으로 溫病과 관련된 그의 유일한 의서이다.

이 책에서 그는 溫病의 침범경로와 傳變順序를 분명하게 밝혔다. "溫邪上受, 須先犯肺, 逆傳心包. 肺主氣屬衛, 心主血屬營, 辨衛氣營血, 雖與傷寒同, 若論治法, 則與傷寒大異也"가 그것이다. 구체적 治法으로는 衛氣營血의 순서로 언급하여, 사기가 衛分에 있으면 汗法, 氣分에 도달하면 淸氣, 營分에 들면 犀角 · 元參 · 羚羊角 등의 약물로 透熱轉氣해야 한다고 보았다. 血分에 들어가면 耗血 · 動血을 우려하여 바로 涼

血・散血하였는데, 예를 들어 生地・丹皮・阿膠・赤芍 등의 본초가 이러한 것들이다. 이런 논술로 葉桂는 衛氣營血辨證法을 세워 溫病을 淺部에서 深部로 들어가는 4단계로 나누었다.

葉桂가 세운 溫病體系는 傷寒과 확연히 구분되는 점들이 많다. 그는 사람들에게 傷寒과 溫病의 판별을 가르칠 때 "傷寒多有變證, 溫病雖舊, 總在一經, 以此爲別"이라고 하였다. 이는 溫病은 傷寒六經의 辨證을 적용할 수 없음을 밝힌 것이다. 진찰 수단에서도 傷寒의 辨脈析證과 다른 점은 溫病에 주로 察舌・驗齒・辨斑疹白痦 등으로 진단하였다는 점이다. 溫病이 주로 나타나는 것이 肺・胃에 있기 때문에 舌診을 특히 중시하여 舌診과 관련된 내용이 『溫熱論』에 많이 등장한다. 이는 후세 醫家들이 溫病을 진찰하는 중요한 근거가 되었다.

薛雪(1681~1770, 字 生白, 號 一瓢)은 청대 중기에 葉桂와 더불어 명성을 날린 醫家이다. 『醫經原旨』 6권(1754)를 편찬하였고, 『濕熱條辨』이라는 서적이 있는데 여기에서 논한 濕熱病은 傷寒과 다를 뿐만 아니라 溫病과도 전혀 다른 질병이다. 薛雪은 "熱은 하늘의 기운이고, 濕은 땅의 기운이다. 熱이 濕을 얻으면 더욱 치성해지고, 濕이 熱을 만나면 더욱 횡행한다. 濕과 熱이 양분되면 그 병은 가볍고 완만해지며, 濕熱이 합해지면 그 병이 무겁고 급박해진다"라고 보았다. 薛雪의 濕熱病은 지금의 腸傷寒이며, 濕熱病은 陽明・太陰이 함께 병든 것이고, 일반적인 溫病은 少陰・太陽이 겹친 것이다. 薛雪은 濕熱病의 病因・病機・病證 및 治法을 상세하게 논하여, 이를 傷寒・溫病과 구별하고 理法方藥이 구비된 독립된 체계로 만들었다.

吳瑭(1758~1836, 字 鞠通, 江蘇 淮陰人)은 북경으로 가서 『四庫全書』를 베끼고 교정하는 작업에 참여하다가 吳又可의 『溫疫論』을 보고 깊이 깨닫게 되었다. 그의 학문은 가까이는 葉天士를 私事하고 멀리는 張仲景을 追從하였으며, 또한 진・당 이래 많은 醫家의 이론을 연구하였다. 그리고 수십 년간 임상치료에 종사하여 溫病의 진단과 치료에 깨친 바가 있었다. 그는 王履에 대해 "비로소 傷寒에서 벗어나 溫病을 변증하였으나 그 이론이 상세하지 못하고 立法도 미비하다"라고 하였고, 吳又可는 "溫疫을 거론하여 醫論이 광범하고 전인이 밝히지 못한 것을 밝혔다"라고 하였다. 그러나 이론과 입법으로 말한다면 오직 葉天士만이 "주장하는 이론이 치우치지 않고, 立法이 치밀하고 자세하다(持論平和, 立法精細)"고 하였다. 葉天士의 이론은 너무 간단하고 임상에서 溫病을 치료한 葉氏의 경험이 대부분 그의 醫案 속에 산재되어 있어 사람들이 기재를 소홀히 하는 경우가 많기 때문에 吳鞠通이 葉氏 醫案의 論과 方 및 諸家의 精論을 모아 뽑고 자신이 임상에서 체득한 것을 결합하여 『溫病條辨』 7권(1798)을 저작하였다. 이 책은 『傷寒論』의 기술방법을 본뜨고 스스로 조문에 주석을 가하였다. 吳氏는 위로는 葉天士, 아래로는 王孟英과 함께 온병학발전의 주요 계보를 형성하였다.

吳鞠通은 비교적 계통적이면서 구체적인 溫熱學說의 이론체계를 세웠다. 이 체계는 三焦辨證을 채용하고 있어서 傷寒의 六經分證과 구별된다. 『溫病條辨』은 三焦로 강령을 삼았다. 1권은 上焦로 溫病 초기의 증상과 요법을 서술하였고, 2권은 中焦로 邪氣가 胃府에 들어간 證治를 기술하였고, 3권은 下焦로 溫病 後期의 誤治와 失治 등 變證을 기재하였다. 또한 각종 溫病을 그 증후에 따라 각 권에 분류하였다. 三焦病機說은 『內經』의 三焦 명칭을 따서 사용하였다. 그러나 삼초 부위를 취하여 溫病의 傳變經路와 추세를 구분하였을 뿐이다. 上焦病은 肺와 心包絡을 가리키고 中焦病은 脾胃를 가리키며 下焦病은 肝腎을 가리킨다. 吳鞠通은 삼초변증에 대해 다음처럼 설명한다.

> 溫病은 사기가 口鼻를 통해 침입하는데, 鼻氣는 肺에 통하고 口氣는 胃에 통한다. 肺病이 逆傳하면 心包病이 된다. 上焦病이 낫지 않으면 中焦의 脾와 胃로 옮기고, 中焦病이 낫지 않으면 下焦의 肝과 腎으로 옮긴다. 上焦에서 시작해서 下焦에서 끝난다
> (溫病自口鼻而入, 鼻氣通於肺, 口氣通於胃, 肺病逆傳, 則爲心包. 上焦病不治, 則傳中焦胃與脾也. 中焦病不治, 卽傳下焦肝與腎也. 始上焦, 終下焦)

三焦辨證은 葉天士의 衛氣營血辨證理論과 서로 보완관계에 있지만 傷寒의 六經辨證과는 현저한 차이가 있다. 吳氏는 『溫病條辨』의 범례에서 傷寒 · 溫病의 辨證體系와 질병 사이의 관계를 나타낼 때, 傷寒은 六經을 논하여 表에서 裏로 들어가고 淺部에서 深部로 들어가는 횡적인 것으로 보아야 하고, 溫病에서는 三焦를 논하여 위에서 아래로 내려가 淺部에서 深部로 들어가는 종적인 관계로 보아야 한다고 하였다.

吳氏는 "傷寒은 인체의 陽을 손상시키기 때문에 辛溫, 甘寒, 甘鹹한 약을 즐겨 이

용하여 陰을 救濟한다"라고 하였다. 陽邪는 陰을 손상시키고 溫熱은 津液을 쉽게 손상시키기 때문에 養陰保液法을 제창하여 傷寒에서 扶陽保陽을 중시한 것과 구별하였다. 溫病의 치법에서 清絡·清營·育陰 의 세 가지 방법을 제시하였는데, 辛凉하고 방향성이 있는 清絡飮으로 暑溫의 餘邪를 치료하고, 鹹寒苦甘한 清營湯으로 清熱養陰하였다. 또 一甲復脈湯, 二甲復脈湯, 三甲復脈湯을 만들었는데, 下法을 쓴 후 陰虛하고 滑脫해진 경우에 一甲復脈湯으로 보양하여 澁하게 하고, 陰虛하여 潛陽이 안되는 경우에는 二甲復脈湯으로 보양하여 진정시키고, 陰虛하여 心腎이 교류하지 않하면 三甲復脈湯으로 보양하여 相濟하게 한다.

임상에 기초하여 銀翹散을 辛凉平劑로 삼고, 桑菊飮을 辛凉輕劑로 삼고, 白虎湯을 辛凉重劑로 삼아서 溫病의 치법을 단계별로 분명하게 밝혔다. 적지 않은 方劑는 葉天士가 임상에서 용약한 것에서부터 끌어온 것이다. 葉天士는 임상에서 용약할 때 깨달은 바를 그때그때 적용하였기 때문에 처방에 이름을 붙이지는 않았다. 그러나 吳鞠通은 用藥法을 깊이 고려하여 유명한 방제인 桑菊飮, 清宮湯, 連梅湯 등을 만들었다. 이 때문에 吳氏의 학문이 葉天士에 뿌리를 두고는 있지만 葉天士의 기초 위에 溫熱病의 病機·辨證·論治·方藥 등 각 방면에서 모두 한층 더 향상시켜 溫病學의 발전을 최고조에 이르게 한 것이다.

王士雄(1808~1868, 字 孟英, 自號 隨息居士)은 鹽官(지금의 浙江 海寧) 사람으로 부친이 일찍 죽고 모친의 권유로 어려서부터 醫書를 공부하였다. 처음에는 『景岳全書』를 좋아하여 溫補하는 약을 많이 사용하였다. 그의 어머니 劉氏는 그가 믿는 이론이 참되지 못하고 주관이 없음을 책망하여, 外感은 물론 內傷도 溫補하는 약을 함부로 투여해서는 안 된다고 깨우쳐 주어 마침내 방법을 바꾸어 清滋法을 공부하게 되었다.

王士雄이 살았던 청대 말엽에 溫疫이 유행하였다. 王士雄은 오랜 임상을 기초로 前人의 학설을 절충하여 『溫熱經緯』(1852)를 저술하였다. 이 책은 軒岐과 仲景을 經으로 삼고, 葉天士와 薛雪 등 諸家의 설을 위로 삼았으며 各家(특히 陳平伯, 余師愚 등의 이론)의 장점을 채집하였다. 여기에서 "新感"과 "伏邪"를 변증의 양대 강령으로 삼았다. 六氣 가운데 "暑"에 대하여 그는 "陽邪爲熱, 陰邪爲暑"의 설을 강력히 배척했는데, 暑는 곧 하늘의 熱氣로 純陽無陰이라고 보았다. 清末에 그는 上海에서 개업하였는데, 당시 霍亂이 유행하였다. 王士雄은 환자를 치료하면서 그의 경험을 바탕으로

『霍亂論』을 저술하여 당시에 큰 영향을 끼쳤다. 그는 당시에 들어온 西醫에 대해서도 많이 논평하였다.

9.3 傷寒學派와 溫病學派의 논쟁

傷寒과 溫病은 外感病의 두 줄기라고 할 수 있다. 傷寒은 張仲景이 『傷寒論』에서 六經으로 辨證體系를 정리한 후 큰 이견이 없이 후세 醫家들에 의하여 보충, 발전되어 왔다. 그러나 溫病은 葉天士와 薛雪, 吳鞠通, 王孟英, 章虛谷 등 청대 의가들이 各家의 의견을 폭넓게 정리한 후 비로소 일정한 체계를 잡는다. 淸代에 溫病이 학파로서 자리를 잡으면서, 溫病을 傷寒의 한 범주로 보는 傷寒學派와 溫病을 傷寒과 傳病 체계가 다른 별개의 질환으로 인식하는 溫病學派의 논쟁이 일어나게 된다.

傷寒學派 주장의 근거는 『黃帝內經』과 『難經』에서 그 뿌리를 찾을 수 있다. 즉 溫病도 傷寒의 理・法・方・藥의 범주에서 그 해결이 충분히 가능하다고 주장하는 傷寒學派들은 『素問・熱論』에 나오는 "今夫熱病者, 皆傷寒之類也", "凡病傷寒而成溫者, 先夏至日者, 爲溫病, 後夏至日者, 爲病暑"라는 것과, 『難經・五十八難』에 나오는, "傷寒有五, 有中風, 有傷寒, 有濕溫, 有熱病, 有溫病, 其所苦各不同"이라 하는 등의 내용에 근거를 두고 있다. 또 『傷寒論』에 나오는 溫病과 風溫에 대한 언급과 『傷寒論・傷寒例』 등에 나오는 詩行・冬溫・溫病 등은 이러한 주장을 뒷받침한다. 傷寒學派에 속하는 醫家는 주로 "尊經復古主義"를 주장한다고 할 수 있는 王朴莊, 陸九芝, 徐靈胎, 張隱庵 등이 해당된다.

이에 반해 溫病學派에서는 傷寒의 치법으로 溫病을 치료하면, 크게 사람을 해칠 것이라고 주장하였다. 金元四大家의 선구자인 劉河間은 仲景이 外感初期에 辛熱한 약을 써서 치료하는 것에 반대하고 辛凉한 약을 써서 鬱熱을 풀어 치료해야 한다고 주장하여, 溫病學派의 鼻祖로 추숭받고 있다. 그리고 明代의 王履는 病因・病名・病形의 세 가지 측면에서 傷寒과 溫病을 구분하고 있다. 病因으로 본다면 傷寒이나 溫病이 모두 風寒으로 같지만 병이 발작하는 시기와 증상이 다르기 때문에 한 가지로 이름할 수 없다는 주장을 하고 있다. 傷寒은 風寒邪로 인해 表氣, 즉 陽氣가 울체되어 발생하기 때문에 辛溫한 약으로 풀어주면 되지만, 風寒邪가 안에 잠복되어 있다가 기후가 따뜻한 시기에 발작한 溫病과 熱病은 表裏가 모두 뜨겁기 때문에 表裏를 서늘하게 해주는 辛凉・苦寒한 약으로 치료해야 한다는 주장을 하고 있다. 그러나 河間과 王履는 病因을 風寒으로 한정했다는 면에서 傷寒學派의 주장에서 벗어났다고 하기는 어렵다고 할 수 있다. 그러나 河間과 王履의 주장을 근간으로 하여 吳又可・葉天士・薛雪・吳鞠通・王孟英 등의 溫病學派들이 출현하면서 기존의 六經辨證體系와는 다른 衛氣營血辨證과 三焦辨證을 주장하면서 변증체계에 다른 면을 주장하게 되었다. 아울러 병인에서도 新感溫病의 경우 風寒邪가 아닌 溫熱邪로 인식을 하게 되었다.

이와 같은 傷寒學派와 溫病學派 간의 논쟁은 處方에서도 『傷寒論』『金匱要略』의 방제를 주로 이용하는 經方派와, 金元 이후의 학자들이 만든 방제를 주로 사용하는 今方派(時方派)로 구분이 되게 된다. 즉, 傷寒學派들은 대부분 經方派로 분류가 되고, 溫病學派들은 時方派 혹은 今方派로 분류가 된다.

10 임상 각과의 발전

10.1 內科의 발전

淸代의 임상의학에서 內科의 성과를 종합하여 정리한 전문서적이 적지 않게 나왔다. 1658년에는 喩昌이 『醫門法律』 6권을 지었다. 변증론치의 법칙을 서술하고, 일반 의사들이 변증치료상에서 범하기 쉬운 착오를 지적하고, 금기를 주장하였다. 병마다 병의 원인, 병리, 치법 등에 대한 분석이 투철하다. 1825년에는 章楠이 『醫門捧喝』 4권을 편찬하였다. 작자는 스스로 醫理의 요점을 밝혔다 칭하고 여러 醫家들의 폐단을 평론하며, 당시의 세상을 경계한다 하여 "捧喝"이라 이름을 붙였다. 논술의 내용은 개인의 임상경험과 결합하여 매우 정미롭고 완벽하다. 더욱이 溫病의 변증과 치료에서는 많은 새로운 견해와 주장이 있다. 1820년에는 程文囿가 『醫術』 16권을 편찬하였다. 내용은 작자가 평소에 적어 놓은 의서의 내용을 분류하여 모아서 만든 것이다. 인용자료는 비교적 많으나 조리가 정연하고 매우 실용적이다. 1820년에는 陳念祖가 『醫

學從衆錄』 8권을 지었다. 內科의 雜證을 위주로 병마다 먼저 病源, 病理 및 診治 등을 서술하고 그 다음에 脈診을 말하고, 뒤에 方劑를 붙여 놓아 임상에서 매우 실용화하기 편하게 되어 있다. 1663년에는 蔣示吉이 『醫宗說約』 6권을 편저하였다. 질병을 논함에 있어 證을 나누어 서술하고, 論과 方을 두어 비교적 널리 알려졌다. 1751년에는 何夢瑤가 『醫碥』 7권을 지었다. 앞서 서술한 바와 같이 청대 임상의학 중 내과분야에서는 溫病學이 전에 없이 발전하였다.

10.2 外科의 발전

外科學은 明代에 汪機가 『外科理例』에서 처음으로 "治外必本諸內"의 說을 주장한 이후로 外科의 治法은 변하였다. 1740년에 王洪緖가 조상으로부터 전해지는 秘術을 꺼내어 『外科證治全生集』 1권을 찬하였다. 癰疽의 診治의 요점을 총괄하여 서술하고 있으며, 아울러 人體를 上, 中, 下의 세 부분으로 나누어 각종 外科의 치료를 논하고, 外科에 효과가 있는 75개의 處方을 싣고, 200여 종 本草의 주요 효능 및 그 炮劑法을 소개하고 있다. 王洪緖는 癰疽의 治法을 논함에 마땅히 分淸陰陽해야 하고 칼과 침을 남용하는 것을 반대하였으며, "以消爲貴, 以托爲畏"를 주장하였다. 내용이 간단하고 실용적이어서 外科學 중에서 비교적 널리 퍼진 책이다. 1760년에 나온 顧世澄의 『外科大成』, 1809년에 나온 高秉鈞의 『瘍科心得集』, 그리고 祁坤의 『外科大成』, 邵澍의 『外科輯要』 등의 外科書들이 있는데, 각각의 독창적인 면이 있어 모두 청대 外科學의 명저로 볼 수 있다.

10.3 婦人科의 발전

傅青主는 婦人科에 뛰어났는데, 『女科 · 產後編』을 찬하였다. 그 중에 『女科』 2권은 婦人科 각 병의 증치를 논술하고 있다. 『產後編』 2권은 내용으로는 產後總論과 產前, 產後, 方症, 宜忌 및 血結, 血暈, 厥症 등 모두 43종의 產科疾病에 대한 證治가 있다. 내용이 간결하고 選方이 실용적이다. 비교적 널리 읽혔다. 1684년에 蕭賡六이 편찬한 『女科經論』 8권이 있다. 婦人科의 병증 163조를 기술하고 各家의 논술과 증치를 비교적 넓게 인용하였는데, 婦人科의 臨床辨證에 대해서 어느 정도의 참고 가치가 있다. 기타 葉其蓁의 『女科指掌』, 沈堯封의 『女科輯要』, 竹林寺의 승려가 찬한 『女科秘傳』 등은 모두 세상에 전해지는 여과의 저작이다.

清代에는 胎産과 관련된 저작들도 있는데, 1730년에 閻純璽가 『胎産心法』 3권을 편찬하였다. 이 책에는 胎前, 臨産, 産後에 따르는 각종 병의 진단과 치료에 대하여 모두 서술해 놓았다. 1780년에 汪喆이 『産科心法』 2권을 지었다. 産科에서 흔히 나타나는 병의 치료방약에 대하여 기술한 것이 비교적 정확하다. 張曜孫이 지은 『産孕集』 2권은 妊娠 및 臨産, 産後의 병증의 증치를 정확하게 소개하고 있다. 1715년에 極齋居士가 『達生篇』 1권을 편찬하였다. 臨産時에 안정시키고 "睡, 忍痛, 慢臨盆"의 六字訣을 익힐 뿐만 아니라 약을 복용하지 말거나 혹은 적게 복용할 것을 주장하였다. 이와 같은 주장은 실제로 경험한 이야기로 자못 실용적이다. 1762년에 唐千頃이 『大生要旨』 5권을 편찬하였다. 胎産, 小兒科의 常見疾病 및 보호법을 논술하였는데, 내용이 비교적 간단하여 널리 읽혔다.

10.4 小兒科의 발전

清代 小兒科學의 임상경험은 날로 풍부해져서 이로 인하여 痘疹方面까지 포괄하는 小兒科의 저작이 많았다. 1750년에 陳復正이 『幼幼集成』 6권을 편찬하였다. 작자가 小兒科를 깊이 연구하여 고대 소아과의 주요한 내용인 指紋의 임상적 의의, 驚風 및 傷寒病, 痙, 雜病이 搐이 되는 것을 감별하는 것 등을 정리하였다. 1720년에 孟河가 편찬한 『幼科直言』 6권, 葉桂가 편찬한 『幼科要略』 2권은 모두 소아과 잡병의 辨證 및 方藥에 대하여 간략하게 서술하였다. 1774년에 沈金鰲가 지은 『幼科釋謎』 6권이 있다. 이 책은 처음에 小兒科의 診法을 논하고, 아울러 小兒의 주요 병증의 辨證 및 治法과 여러 병의 應用方藥을 덧붙여 서술하였다.

중국은 16세기에 人痘接種術이 발명되었으며, 17세기에 이미 보편적으로 사용되었다. 1713년에 朱純嘏가 편저한 『痘疹定論』 4권은 痘疹의 證狀, 病理, 診斷 및 治法에 대하여 모두 비교적 상세한 서술을 하고 있으며, 아울러 人痘接種을 이용하여 痘瘡을 예방한 역사와 방법을 소개하고 있다. 1794년에 周甄陶가 『痘疹精詳』 10권을 편찬하였다. 痘疹의 證治와 種人痘法을 논술한 것은 매우 많은 경험에 의한 것이다. 1748년에 謝玉琼이 『麻科活人全書』 4권을 찬하였다. 여러 종의 麻疹 저작을 참고하여 麻疹의 辨證, 治療, 常用本草를 概述하였다. 내용이 풍부하고 麻疹의 저작 중 비교적 좋은 敎本이다. 기타의 全書로는 張霞谿의 『麻疹闡注』, 朱載陽의 『麻證集成』, 楊開泰의 『麻科合壁』 등이 있다. 이상의 것들은 麻疹의 치료에 대하여 각각의 독창적인 면이 있다.

10.5 喉科의 발전

중국의 喉科는 청조 이전에는 저작이 매우 적었으나, 淸代에 이르러서는 喉科의 경험이 이미 풍부해져서 많은 喉科書籍들이 나왔다. 예를 들면 1757년에 나온 張宗良의 『喉科指掌』 6권이 있다. 권1에서는 咽喉病의 診斷과 治療의 大綱, 分經 및 鍼穴圖 등을 總論하고 있고, 권2에서는 選方 및 製藥法을, 권3에서부터 권6까지는 咽喉, 乳蛾, 喉痺, 喉風, 大舌, 小舌, 喉癰 및 雜喉 등 8문으로 나누어 전부 73病의 치료를 논하고 있는데 내용이 풍부하다. 1808년에 方補德은 『喉風論』 4권을 지었다. 喉風 위주의 인후병의 치법을 기술하였다. 그는 喉風의 치료는 마땅히 逐風藥을 위주로 해야 하고 苦寒한 약을 마음대로 써서는 안 된다고 주장하였다. 沈善謙은 『喉科新法』 2권을 지었다. 喉科病의 病因과 診法 및 辨證을 포괄하며 咽喉, 口, 舌 등 여러 病證의 임상적 특징을 밝히고, 아울러 작자가 喉症을 치료한 經驗方을 소개하여 喉科의 임상치료에 어느 정도의 가치가 있다. 1838년에 鄭梅澗은 『重樓玉鑰』 2권을 지었다. 이 책은 喉風의 명칭, 증상, 치법, 方藥 등에 대하여 모두 서술하고 있는데, 내용이 임상과 결합되어 비교적 실용적이다. 淸代의 嘉慶과 道光年間에는 白喉가 성행하였는데, 이로 인하여 白喉의 證治에 관한 저작이 끊이지 않고 나왔다. 1891년에 나온 耐修子의 『白喉忌表抉微』 등은 당시 의학가들이 白喉를 치료한 경험의 총결이다.

11 太平天國과 의학 위생

1840년 영국이 일으킨 아편전쟁 이후로 중국은 제국주의의 침입이 시작되어 반식민지 상태로 변하게 되었다. 중국에 아편이 수입되고, 값싼 자본주의 생산품이 들어오게 되면서 중국의 수공업적인 생산물은 압도하기 시작했다. 이에 대한 농민 대중의 저항 운동으로 일어난 것이 太平天國 운동(1851~1864)이었다. 이 운동은 청 왕조를 타도하는 데에도 목적이 있어, 漢族의 민족 운동이라고도 볼 수 있었다. 태평천국의 실패로 중국은 제국주의 침략에 효과적으로 대처할 수 있는, 강력한 주권의식과 능률적인 정치체제 및 근대적 개혁의 기회를 잃게 되었다.

11.1 太平天國의 위생시설

태평천국은 南京에 도읍을 정한 1853년 이후 다양한 형태의 의약위생사업을 벌였지만 태평천국의 혁명이 실패하여 남경이 함락된 이후에는 점차 없어져 버렸다. 의약위생의 단편적인 사료는 태평천국의 주도자들 중 한 명인 干王 洪仁玕의 『資政新編』과 『英杰歸眞』 중에서 대략적으로 엿볼 수 있다.

太平天國은 진군 중에 "努力護持老幼男女病傷"이라고 주장하였다. 이를 위하여 건국 이후에 적극적으로 의원을 세웠다. 당시에 세워진 의원, 요양원 등은 모두 "能人館"이라 불린다. 干王 洪仁玕은 자기가 있는 곳에 의원을 짓고 친히 앞장서서 군중을 치료하였다. 그는 사당, 미신에 드는 비용을 이용하여 의원을 세웠다. 군대의 부상병은 먼저 군의가 약초를 발라 처리한 후 의원으로 보내서 계속 의사의 치료와 요양을 받게 하였다.

11.2 의사의 활동

太平天國 혁명운동이 일어난 이후에 매우 많은 의사들이 태평군에 참가하여 의료에 종사하였는데, 그 중에 저명한 의생으로는 李俊良, 黃益藝, 何潮元, 哈文台, 宋耕堂 등이 있다. 그들은 中草藥을 써서 많은 太平天國의 군인들을 치료하였다. 太平軍은

南京에 도읍을 정한 이후에 의사를 초빙한다고 고시하여 먼저 시험을 치른 후, 초빙하여 고용하였다. 醫事制度는 朝內・軍中・居民의 3개 부분으로 나뉘었다. 정부 내에 國醫 1명을 두어 위생업무를 맡게 하였고, 군대 내에는 恩掌檢点督醫將軍 1명을 두고, 그 아래에 內醫, 掌醫, 診脈醫生, 拯危急(군대의생) 등을 두었다. 아울러 總藥庫를 설립하여 內醫가 관장하였다. 별도로 騍馬醫(수의)를 두어 군마의 질병을 전담하게 하였다. 그리고 街道醫生 60명을 두어 南京 거주민의 질병치료를 담당하게 하였다.

11.3 위생업무 전개

당시 모든 군・민은 의료비용이 면제되었으며, 軍醫는 家屬의 진료도 담당했는데 그 비용도 일률적으로 '聖庫'에서 지출되었다. 천왕 洪秀全은 公醫制度를 실시하여 南京 거주민의 진료에 쓰인 경비를 모두 공비로 충당하였다. 각 街道醫生의 館舍는 곧 거주민을 위한 진료소가 되었다. 이 시기에 남경 거주민에게 무료로 牛痘를 접종하여 天然痘를 예방하게 하였다.

한편 태평천국 정부는 군・민의 건강을 보장하기 위하여 도시와 농촌의 위생을 중요시하였다. 예를 들어, 도시에 "老民殘廢館"을 설립하여 跛, 盲, 聾, 啞, 老殘人 등을 거두어 들여 그들의 생활을 보장하고, 아울러 그들이 할 수 있는 일을 시켰는데, 매일 거리를 청소하여 城市의 위생을 유지하게 하였다. 농촌에는 "鄕兵"을 설립하여 거리를 청소하고 오물을 제거하여 질병의 발생을 예방하는 일을 맡게 하였다.

11.4 禁煙, 禁酒, 禁鴉片

太平天國은 술을 가꾸면서 서서히 금연을 실시하였다. 아편을 피우는 것을 금지하였고, 아편을 피우는 사람들을 잡아들이는 법률을 제정하였다. 동시에 술마시고 주정하는 것도 금지시켰다. 이러한 개혁적인 조치를 통해 사회질서의 안정과 군민의 건강을 보장하고자 하였으며, 노비, 전족, 창기, 영아익사 등 부녀자를 박해하는 봉건적 악습을 금지시켜 부녀자와 아동을 보호하는 정책도 아울러 시행하였다.

12 서양의학의 영향

12.1 교회의원과 의학교의 설립

교회의원의 설립은 제국주의가 중국에 진행한 문화침략의 중요 수단이었다. 아편전쟁 이전부터 외국 자본주의가 침략하였지만, 상품만으로는 중국의 문호를 크게 열지 못하였고, 선교의 방법도 또한 중국 국민의 환영을 받지 못하였다. 이에 진료소, 병원 등을 개설하는 것을 선교의 도구로 삼아 문화침략을 진행하였다. 1827년(道光 7년)에는 영국의 선교의사인 東印度會社의 Thomas Richardson Colledge가 마카오에 진료소를 개설하여 중국의 국정과 민속을 조사하였다. 1836년(道光 16년)에 그는 선교사가 중국에 파견된 교회는, 의사들을 동시에 중국에 파견하여 먼저 중국어를 배우게 한 뒤 治病救濟를 하도록 하는 방식으로 선교방식을 대체할 것을 영국 교회에 건의하였다.

1844년에 영국 교회 의사인 Willam Lockhart는 진료소를 舟山에서 上海로 옮겨 의원으로 확대하였다. 1847년에는 미국 선교의사인 Peter Parker가 廣州의 博濟醫院에서 당시 발명한 에테르 마취법으로 외과수술을 시행하여, 한편으로는 중국인 환자를 이용하여 시험을 하였고, 한편으로는 중국인의 믿음을 얻어갔다. 한번 이름이 나자 Parker의 이야기가 퍼져나가서, 서방의 대포로도 흔들지 못했던 중국의 문호가 그의 수술칼 하나로 열리기 시작하였다. 외국 선교사들은 먼저 연해의 각지, 예를 들면 厦門, 寧波, 上海 등지에 교회의원을 설립하였다. 1859년 이후에는 서양의학이 제국주의의 군함과 대포에 이어 중국의 내부에 깊이 들어왔으니, 교회의원은 北京, 杭州, 鎭江, 漢口, 梧州, 宣昌 등지에 설립되었다.

1876년(光緖 2년)에 중국에는 교회의원이 16곳, 진료소가 24곳이었다. 1905년(光緖 31년)에 이르러서는 교회의원이 166곳, 진료소가 241곳이 되었다. 동시에 39개의 교회의원에서 중국의 학생들을 받아들여 조수로 길러 문화침략의 도구로 사용하였다.

교회의원이 학생들을 모집하여 가르침에 따라 저급한 의료인력은 배출되었으나, 중국인에 대한 "精神支配"의 작용은 크지 않자, 이로 인하여 또 "醫院聯合設校"論이 주장되었다. 1866년에 "醫藥宣教會"는 廣州에 제일 먼저 博濟醫學校를 열었다. 1897년까지 이러한 醫學校는 15곳에 달했다. 이 때 청왕조는 醫學校를 개설하는데 착안하여, 1881년에 李鴻章이 天津에 醫學館을 개설하고 나중에 北洋醫學堂으로 바꾸었다. 1902년에는 袁世凱(위안스카이)가 天津에 北洋軍醫學堂을 세웠다. 1903년에 京師大學堂에 醫學館을 증설하고, 나중에 京師專門醫學堂으로 바꾸었다.

辛丑條約(1901, 의화단사건 최종의정서) 체결 이후에 제국주의 국가들의 문화침략이 더해져서, 1901년 광동에 夏葛醫學院, 1903년 北京에 協和醫學院, 1904년 濟南에 共和醫學堂을 세웠는데 나중에 齊魯大學醫學院으로 바뀌었다. 1908년 上海에 同濟德文醫學院, 1909년 廣州에 赫蓋脫女子醫學專門學校, 그리고 1910년 成都에 華西協和醫學院이 세워지고, 1907년 長沙에 牙禮醫學院이 개설되어 뒤에 湘雅醫學院으로 바뀌었다. 미국의 Rockefeller 기금위원회의 중국의약부에서 1915년 北京協和醫學院을 인수하고 개조하여 당시의 최대인 교학의학교를 만들었는데, 후에 일본이 1911년 세운 南滿醫學堂과 서로 충돌하여 중국의 서양의학교육의 패권을 위한 쟁탈전을 벌였다. 이러한 시기에 세워진 교회의학교가 모두 20여 곳에 이른다.

의학교가 날로 증가하자 배출되는 의사의 수도 늘어나서, 중국 사회에서 두 종류의 醫師(中醫와 西醫)가 생기게 되었다. 西醫의 업무기구는 의원으로 비교적 활기가 있었으며, 內科・外科・婦產科・小兒科 등으로 나뉘었는데, 시험진단까지 하여 비용이 비교적 높았다. 中醫는 개인적인 단위의 형식을 유지하여 병상도 없고 비용도 비교적 저렴하였다. 西醫는 도시에 집중하였고, 中醫는 대다수가 농촌에 흩어져서 서로 다른 진료대상군을 형성하였다.

12.2 외국 의서의 번역과 잡지의 창립

교회의학교가 교육의 수요가 증가함에 따라 번역한 서양 醫書의 수가 날로 증가하였는데, 이런 작업의 대부분은 교회의사의 몫이었다. 최초는 영국 의사인 Hobson(哈信)이 중국 사람들의 협조 아래 『西醫五種』을 번역하였는데(1874), 즉 『全體新論』(1850), 『西醫略論』『內科新編』『婦嬰新說』『醫學語滙』 등이 그것이다. 그 뒤에 미국교회 의사인 John Kerr(嘉約翰)이 또 10여 종의 의서를 번역하여 내었는데, 내용은 기초, 임상 및 위생학 등의 각과를 포괄하고 있다. 중국인 최초의 西醫飜譯은 廣州 博濟議院의 조수 의사인 尹端模가 1894년까지 5종의 西醫書를 번역한 것이다. 1908년에는 丁福保가 일본 의서 여러 종을 번역하였다. 이 외에도 미국 선교사가 上海에 설립한 "美華書館"에서도 여러 종의 중역의서를 출간하였다. "博醫會"의 성립 이후에는 中譯醫書가 더욱 많아지고 범위도 더욱 넓어졌다. 외국 의서의 번역은 초기 西醫의 전파에 촉매제가 되었다.

교회의원, 의학교의 설립으로 西醫의 수가 증가하고 학술교류가 자연히 증가하여 잡지를 만드는 바람이 따라서 일어났다. 1880년에 廣州 박제의원은 중문판 『新西醫報』를 내었다. 1886년에 尹端模가 창간한 『醫學報』는 중국이 최초로 창간한 西醫 잡지이다. 같은 해에 중국에 들어온 선교의사가 중국에 있으면서 활동을 하는 조직을 만들어, 博濟醫會를 성립하고 아울러 다음해에 『博濟會報』를 창립했으며, 1932년에는 中華醫學雜誌와 합간하여 『中華醫學雜誌外文版』으로 바꾸었다. 기타 상해신의원이 펴낸 『醫學世界』와 상해 중서의학연구회가 펴낸 『中西醫學報』가 있다.

12.3 中西醫匯通派의 출현과 발전

서방제국주의자들이 중국에서 서양의학을 소개한 목적은 중국 의학의 발전을 촉진시키려 한 것이 아니라, 식민주의의 수요에 의한 것이었다. 그러나 서양의학이 하나의 학과로 중국에 들어온 이후에는 새로운 지식과 새로운 기술을 지니고 와서 중국의 의학에 영향을 끼치게 되었다. 특히 조수와 같이 밀려오는 서양의학의 충격으로 중국 의학계는 큰 영향을 받아 中西醫匯通學派를 탄생시켰다.

中西醫匯通의 사조는 일부 진보적 中醫師들에 의해 추구된 것으로 중의학의 입장에서 이를 서의학과 비교하여 연구하는 것이었다. 이 학파의 초기 대표는 唐容川(1862~1918)이다. 『中西匯通醫經精義』는 唐容川의 대표작이다. 『內經』의 원문을 수록하고 『醫林改錯』의 장부도설을 수록하여 서의의 해부, 생리를 이용하여 중의이론을 증명하려고 시도하였다.

이 시기에 匯通中西醫學을 시도한 의사로 唐容川 이외에 朱沛文, 惲鐵樵, 張錫純 등이 있다. 朱沛文은 의학에 20년 종사하였으며, 아울러 의원내에서 인체해부를 직접 보았다. 그는 1892년에 『華洋臟腑圖像合纂』 한 권을 지었는데, 中醫와 西醫가 각각의 장단점이 있다는 주장이다. 中醫는 "精于窮理, 而拙于格物" 하며, 西醫는 "長于

格物, 而短于窮理" 하다고 하였다. 또 "各有是非, 不能偏主"라고 하였다. 그는 장점을 취하고 단점을 버리는 시도를 하여 중서를 결합하였으나 큰 영향을 끼치지는 못하였다.

惲鐵樵는 中西醫匯通을 주장하였는데, 그는 『群經見智錄』에서 학자는 반드시 『內經』을 연구해야 하고 『內經』을 파악하는데 그치는 것이 아니라 정복해야 한다고 말하였다. 그는 西醫學의 영역이 中醫에 비해서 앞선 부분이 있으니, 中醫學이 마땅히 西醫學의 장점을 흡수하여 자신의 발전을 추구해야 한다고 인식하였다.

張錫純은 衷中參西를 주장하였는데, 중국 의학을 위주로 하여 西醫와 西藥의 장점을 흡수하여 장점을 취하고 단점을 버려 中西를 회통시키고자 하였다. 당시의 의학계는 그를 "醫學革命家"라고 불렀으며, 그를 "爲中醫開一新紀元"이라고 찬양하였다. 그가 지은 『醫學衷中參西錄』은 中西醫學을 연구한 것으로, 西醫의 지식을 이용하여 中醫理論을 해석한 것이다. 예를 들면, 그는 西醫의 혈액순환론을 中醫의 脈診을 해석하는데 이용하였다. 그의 주장에 따르면 中醫理論이 이미 西醫學說을 포괄하고 있다는 것이다. 그는 질병의 병기를 연구할 때, 늘 서양의학의 내용을 이용하여 쉽게 설명하였고 임상에서 상견질병을 치료할 때 중서본초를 결합시켰다.

中西醫匯通의 사상은 이후 여러 중국 의서에 반영되어 있다. 예를 들면 阮其煜 등이 편찬한 『本草經新注』는 단순히 화학분석하는 방법으로 본초를 연구하는 것을 반대하였고 蔡陸仙이 찬한 『中國醫藥匯海』는 중서 두 종의 이론을 운용하여 주해를 달고 있다.

결론적으로 말하면 中西醫匯通派는 서양의학이 대량으로 중국에 유입되자 中醫 스스로 자신의 생존과 발전을 위하여 특수한 역사적인 조건에서 생겨난 것이다. 다만 당시에 이러한 의가들은 中西醫의 정확한 발전방향을 보지 못하였고 그들의 연구능력이나 서양의학을 이해하는 수준도 미약했기 때문에 그 성과는 제한적일 수밖에 없었다.

13 주요 의학인물

13.1 喩昌

喩昌은 字는 嘉言이고 다른 호는 西昌老人이며, 新建(지금의 江西 南昌) 사람으로 1585년에서 1664년까지 살았다. 崇禎 3년(1630)에는 貢生으로 뽑혀 경성에 갔으나, 하고자 하는 바가 받아들여지지 않자 머리를 깎고 중이 되었다가, 얼마 뒤 다시 머리를 기르고 강남으로 갔다. 清兵이 들어온 이후에는 은거하면서 의학연구에만 몰두하며 南昌, 靖安 등지를 유람하였다. 나중에는 江蘇 常熟에서 의료를 행하였는데, 의술로 이름이 났으며, 가난한 사람을 치료할 때 더욱 성의를 다하였다. 喩昌이 생활하던 江西省 新建 땅은 기후가 고온다습하여 전염병의 발생이 잦았고, 또한 喩昌의 생존 당시에 明나라와 清나라의 많은 전쟁으로 백성들은 굶주리고, 추위에 떨었다. 이런 시대적인 영향으로 喩昌은 傷寒과 溫病에 대하여 깊은 연구를 할 수 있었다.

喩昌은 어릴 때 內養法을 전수받아 평생 병으로 눕지 않았다고 하며, 禪家와 道家에도 밝았다. 또 바둑을 좋아하여 말년에 국수 李元兆와 사흘 밤낮을 바둑을 두고서 죽었다고 한다. 張璐, 吳謙 등과 함께 청대 전기의 三大家로 일컬어진다.

그는 학술적으로 특별히 『傷寒論』을 숭상하여 方有執의 『傷寒論條辨』을 기초로 하여 『傷寒論』 조문을 더욱 분류하고 귀납시켜 이를 자신의 견해로 해석하였다. 喩昌은 "治病必先識病, 識病然後議藥"이라는 辨證論治를 강조하였고, 임상의사는 평소에 醫案을 쓰는 것을 특별히 강조하였다. 喩昌은 70세가 지나서 『尙論篇』『寓意草』『醫門法律』 등의 책을 지었다. 그는 大氣, 秋燥 등의 여러 이론에 대해서도 조예가 있었다.

13.2 傅山

傅山의 初名은 鼎臣이고 字는 青竹이었는데 나중에 青主로 고쳤다. 호는 公之它라 했으며 또 朱衣道人이라 불렀는데, 명말청초 陽曲(지금의 山西 太原) 사람으로 1607년에서 1684년까지 살았다. 사대부의 집안 출신으로 어려서부터 영리하여 14살에 博士

弟子員이 되었다. 명 崇禎 9년(1636)에 옥고를 치르기도 하였다.

그는 민족의 절개를 강조한 우국지사였으며 동시에 의술에 정통했으며 특히 脈理에 뛰어났다. 哲理에 뛰어났고 민간의료의 경험을 중요시하여 이를 원활하게 응용하였기에 옛사람의 말에 얽매이지 않아도 치료 효과가 좋았다. 치료 받으러 오는 사람이 항상 집에 넘쳐났는데, 귀천을 구분하지 않았다. 그는 의학을 배우려면 經典에서부터 시작하여야 하고, 경험이 풍부한 노련한 의사에게서 지도를 받아야 빨리 습득할 수 있다고 강조하였다.

傅山의 著書로 전해지는 것은 『女科』(『產後編』 포함), 『男科』 『兒科』 등이 있는데, 그 내용이 쉽게 쓰여 있고, 方藥이 실용적이다. 특히 『傅靑主女科』는 널리 알려져 많은 영향을 끼쳤다. 다만 지금 전해지는 것은 실은 後人인 陳士鐸의 『辨證錄』에서 나온 것으로 약간의 윤식을 가하여 傅山의 이름을 가탁하여 간행한 것이다.

傅山은 이 외에도 매우 많은 경사의 고증과 평론 및 시문이 있는데, 『十三經字區』 『周易偶釋』 『周禮音辨條』 등이다.

13.3 張志聰

張志聰의 字는 隱庵이고 錢塘(지금의 浙江 杭州) 사람으로 1610년에서 1674년까지 살았다. 선조들이 河南에 거주하면서 9대 동안 대대로 의사가 되었다. 張志聰은 어려서 아버지를 잃고 張卿子를 따라 의학을 배웠으며, 名醫 盧之頤의 영향을 받아 일생동안 의학 경전을 부지런히 연구하여 "先難其難, 以後易其所易"를 주장하였다. 『素問』 『靈樞』 두 고대 醫籍을 깊이 연구하였으며, 『傷寒論』 『神農本草經』도 매우 중요하게 여겼고 陰陽과 五運六氣의 이론으로 傷寒, 本草를 설명할 것을 강조하였다. 저서는 『素問集注』 『靈樞集注』 『傷寒論集注』 『傷寒論宗印』 『本草崇原』 등이 있는데, 스스로 일가를 이루어 후대 의학가에 상당한 영향을 끼쳤다. 張志聰은 수십 년 동안 의업을 하였는데, 順治 연간에서 康熙 초까지 40년간을 西湖 주변에 "侶山堂"을 세우고 동료와 제자들 수십 명을 모아 醫論을 강의하면서 연구하였다. 『素問集注』 『靈樞集注』 등도 이 단체의 지혜를 모은 것이다.

그가 저술한 『侶山堂類辨』은 醫論 100여 편을 보면 작자의 풍부한 임상경험과 이론지식의 깊이를 보여준다. 의문점을 판별하여 시비를 감별하고, 이치를 밝힌 것이 족히 후학들의 규범이 될 만하다고 王琦가 평하였다. 이 책은 『醫林指月叢書』에 수록되어 있다.

13.4 張璐

張璐는 字는 路玉이고 字號는 石頑老人이며, 淸의 長洲(지금의 江蘇 吳縣) 사람으로, 1617년에서 1700년까지 살았다. 소년시절에는 재능이 출중하여 儒家의 서적을 넓게 보았으며, 의학서적에 마음을 쏟아 고금의 서적을 보지 않은 것이 없었다. 명말의 전란의 시기에 나서 洞庭山에서 10여 년을 숨어 살면서 의술을 연구하여 책을 쓰는 것을 스스로 즐겨서 죽을 때까지 60여 년을 의술을 행하면서 저술을 많이 내었다. 그는 王肯堂의 『證治準繩』의 체제를 본떠서 『張氏醫通』을 지었다. 그는 역대 60여 명의 醫家들의 저술을 채용하고, 100여 종의 서적을 참고하여 수십 년을 지나면서 원고를 열번이나 바꾸었다. 이 외에도 『傷寒鑽論』『傷寒緖論』『本草逢原』『診宗三昧』등의 저술이 있다. 그의 저작은 대부분 실용적이며, 적잖은 주장이 있어서 널리 읽혔다. 張璐는 83세까지 살다가 죽었다. 그의 아들인 登과 倬는 모두 가업을 이어 登은 『傷寒舌鑑』, 倬는 『傷寒兼證析義』를 지었다.

13.5 葉桂

葉桂는 字가 天士이고 江蘇 吳縣 사람으로 1667년에서 1746년까지 살았다. 할아버지, 아버지가 모두 醫業을 하였고 아버지는 그 지역에서 의술로 이름을 날렸다. 葉桂는 어려서부터 가학을 계승하여 詩文詞賦, 經史子集 등에 두루 통했으며 더욱이 의술에 조예가 깊었다. 14세에 아버지를 여의고 의술이 뛰어난 사람이 있다는 이야기를 들으면 바로 가서 스승으로 삼았는데, 10년 동안 17명의 스승을 모셨다. 그는 임상경험이 풍부하여 30세 때에 이미 이름을 江南北에 날렸다. 그는 여러 의가의 장점을 널리 채용하고, 동시에 자신의 주장을 과감하게 펴기도 하였다. 葉桂는 時疫과 痧痘의 치료에 뛰어나 衛氣營血辨證의 강령을 만들고 溫熱病의 전변과정, 치병부위 및 변증논치 등의 방면에 모두 독창적인 주장을 펴서 溫病學의 터를 닦은 사람 중의 하나이다. 의학이론은 주로 仲景을 따라 옛것을 배웠으나 옛것에 얽매이지는 않았으며, 또한 민간의 單方, 經驗方도 채용하였다. 溫病에서는 仲景의 설을 體로 삼고 劉完素의 論을 用으로 삼았으며, 雜證은 孫思邈, 李杲, 朱震亨, 張景岳, 喩昌 등 여러 의가를 취하고, 아울러 이를 나름대로 해석하였다. 葉桂는 생을 마칠 때까지 진료를 하여 친히 쓴 저작이 매우 적으며 80세까지 살다가 죽었다. 죽은 후에 제자들이 醫案을 수집하여 정리한 『臨證指南醫案』이 있는데, 부록 『幼科心法』 1권은 葉桂가 직접 쓴 것이다. 또 『溫證證治』 혹은 『溫熱論』 1권은 제자들이 구전되는 문장을 수록하여 만든 것이다. 葉桂는 溫病의 진단에 창조적인 견해를 피력하였는데, 察舌, 驗齒, 斑疹과 白痦를 분별하는 방법이 그것이다. 이러한 경험은 임상에 매우 가치가 있다. 葉桂가 溫病學說에 대하여 중요한 공헌을 함으로 말미암아 당시에 의학을 말하는 이들이 모두 葉桂를 종주로 삼았다. 章楠, 吳瑭, 王士雄 등은 모두 그의 영향을 받은 의학자들이다.

13.6 薛雪

薛雪은 字는 生白이고 號는 一瓢이며, 江蘇 吳縣 사람으로 1681년에서 1770년까지 살았는데, 어머니가 병을 많이 앓아서 의학의 연구에 마음을 두고 넓게 여러 책을 읽고 의술에 정통하게 되어 葉天士와 더불어 동시대의 명의로 이름이 드높았다. 葉桂와 薛雪 두 사람은 서로 교류하였는데, 薛雪이 葉桂의 처방법에 매우 감복하였다. 薛生白은 온병을 연구하여 溫熱病에 더욱 뛰어났으며, 저서로는 『溫熱條辨』, 일명 『濕溫篇』이 있다. 濕熱辨證論治에 탁월한 능력을 발휘하였고, 溫熱學의 내용을 충실하게 정리하였다. 『靈樞』와 『素問』의 원리를 나름대로 정리하여 『醫經原旨』를 지었다.

13.7 柯琴

柯琴은 字는 韻伯이고 號는 似峰이며, 원래는 浙江省 慈溪 사람인데, 나중에 吳의 虞山(지금의 江蘇省 常熟)으로 옮겨 살았다. 柯琴은 의학을 열심히 연구하였고, 『內經』『傷寒論』 연구에서도 자못 체득한 바가 있었다. 저서로는 『內經合璧』『傷寒來蘇

集』(1669) 등이 있다. 그는 仲景의 傷寒學을 깊이 연구하였기 때문에 仲景의 功臣이라 칭송을 받기도 한다. 그는 『內經』의 이론에 근거하여 仲景의 상한론을 정리하였다. 그는 仲景의 책은 王叔和가 편찬할 때 잘못된 것이 많게 되었고, 기타 여러 醫家들, 예를 들면 方有執, 喻昌 등의 주석도 더욱 원래의 뜻에서 벗어난다고 인식했다. 仲景이 六經의 법을 세운 것은 비단 傷寒 하나에 국한된 것이 아니라 雜病도 또한 그에 응한다고 생각하여 六經의 편을 나누는데, 證으로 분류하고 類로 方을 나누는 방법을 썼다. 傷寒 및 雜證을 六經에 근거하여 분류하고 주해를 가하고, 辨證論治의 법을 더욱 실용적이면서 쉽게 볼 수 있게 하여 후세 醫家들에게 상당한 영향을 주었다.

13.8 徐大椿

徐大椿은 다른 이름은 大業이고, 字는 靈胎이며, 晩號는 洄溪이다. 江蘇 吳江 사람으로 1693년에서 1771년까지 살았다. 할아버지는 翰林院檢討를 역임하였고 『明史』를 撰修하는 데 참가하기도 하였다. 처음에는 과거 공부를 하다가 포기하고 經典을 연구하고 易理를 탐구했는데, 특히 黃老의 책과 『陰符經』을 즐겨 읽었다. 그의 학문은 대대로 가전되어 왔기에 天文, 水利 등에 능통하였고, 또한 詩文도 공부하였다. 어렸을 때 식구들이 많이 병을 앓아서 의학을 공부하고 이를 열심히 연구하여 마침내 저명한 의사가 되어 세상에 많은 업적을 남겼다. 그는 50년간 임상경험을 쌓는 동안 두 번에 걸쳐 조정에 불려가 太醫院의 관직을 행하였고, 임기를 다하면 돌아와 만년에는 洄溪畵眉泉에 은거하여 洄溪老人이라 불렸다. 저술로는 『神農本草百種錄』 『難經經釋』 『傷寒類方』 『蘭臺軌范』 『醫學源流論』 『愼疾芻言』 『醫貫砭』 등의 여러 서적이 있다. 徐大椿은 또한 外科에 정통하여 『外科正宗』에 주석을 달아 많은 의학자들의 호평을 받았고 『臨證指南醫案』 중의 辨證과 用藥에도 자신의 견해를 붙여 설명하였다. 그 내용중에는 太素脈(사람의 智愚, 貴賤, 장수와 단명, 빈궁함과 영달함이 모두 脈象에 반영된다고 하는 것)의 그릇된 설에 대해서도 비판도 실려 있다. 徐大椿은 기존의 방식에 구애되지 않았으며 峻補, 辛熱藥을 남용하는 풍조에 반대하여 의사는 반드시 藥性에 통달해야 한다고 주장하였다.

13.9 吳瑭

吳瑭은 字가 鞠通이고 江蘇 淮陰 사람으로 1758년에서 1836년까지 살았다. 葉天士를 계승한 溫病學者이다. 그의 의학은 위로는 『內經』『傷寒論』, 吳又可와 닿으며, 특히 葉天士가 저술에서 밝힌 바를 받아들였고 당대의 명의로 이름을 날렸다. 1790년대에 京師에서 溫病이 유행하였는데, 그는 이를 깊이 연구하여 과거 명의들의 저술을 수집하고 자기의 임상경험을 결합하여 1798년에 『溫病條辨』 6권을 완성하였다. 溫熱病의 三焦辨證理論을 주장하여 淸熱養陰 등의 치법을 서술하였으며, 아울러 한 계열의 온병치료의 방제를 입안하였는데 그 중의 적지 않은 방제가 뛰어난 효과가 있어서 후세의 많은 醫家들이 이용하였다. 그 책이 간명하여 널리 읽혔으며 溫病學의 발전에 상당한 공헌을 하였다.

13.10 王士雄

王士雄의 字는 孟英이고 浙江 海宇縣 사람으로 1808년에서 1867년까지 살았다. 杭洲, 上海 등지로 옮겨 살았다. 증조부인 王學權은 의학에 정통했다. 王士雄은 어릴 때 집안이 가난하여 소금가게의 회계일을 하면서 의학을 연구했다. 열네 살에 아버지를 잃고 의학을 배우려고 외삼촌에게 가서 집안일을 도우며 공부하였다. 당시에 疫病이 유행하였는데 王士雄이 치료하여 살린 자가 많았다. 그는 霍亂의 辨證論治에 경험을 쌓아 『霍亂論』을 지었다. 특별히 溫病의 이론과 증치에 대하여 독특한 견해가 있었는데, 저서인 『溫熱經緯』는 『內經』『傷寒論』 중의 溫病과 관련된 조문을 經으로 삼고, 葉天士, 薛生白, 陳平伯 등 여러 醫家들의 설을 緯로 삼아 본인의 생각을 첨가하여 편집하여 만든 것이다. 아울러 자기의 임상경험을 정리하여 『王氏醫案』을 만들었다. 또한 적지 않은 醫書에 주를 달았는데 『女科輯要』『四科簡效方』 등이 그것이다. 이렇듯 王孟英은 淸朝 후기의 유명한 溫病學者로 중국 의학사에서 영향력이 있는 의학가 중의 한 사람으로 꼽힌다.

13.11 章楠

章楠의 字는 虛谷이며 會稽(지금의 浙江 紹興) 사람이다. 대략 乾隆 중후반에 태어났다. 嘉慶, 道光 年間에 활약하였다. 어려서부터 병이 많아 의학을 배우게 되었다. 廣東, 江蘇, 河北 각지의 名家들을 방문하여 지도를 받았고 葉天士, 薛生白 등 諸家의 溫病學說에 영향을 받아 溫熱病에 대해 깊이 연구를 하였다. 그가 1825년에 편찬한 『醫門棒喝』 4권은 溫補派 理論과 異見을 보여서 立論에 치우친 점이 많았다. 여기에 30여 편의 논문이 들어 있는데 의학의 이치를 밝히고 諸家의 학설을 비판하였으며, 溫病의 辨證과 治療에 대해서도 서술하였다.

13.12 唐宗海

唐宗海는 字가 容川이고 四川 彭縣 사람으로 1851년에서 1908년까지 살았다. 어릴 때는 유교서적을 읽고 일찍이 진사를 지냈으며, 나중에 저명한 의학자가 되었다. 唐宗海는 中醫로서 西醫를 배운 비교적 이른 시기의 인물로 中西匯通을 주장하였다. 저작인 『中西匯通醫經精義』 2권에서 人身陰陽, 五臟所屬, 血氣所生, 臟腑爲病 등을 28절로 나누어 중국이 당시에 西醫學說을 채용한 것에 대해 비평하였고 解剖圖도 첨가하였다. 이는 중국에서 가장 이른 시기에 中西匯通을 시도한 저작이다. 그의 『傷寒論・金匱要略淺注補正』은 陳修園의 저작을 기초로 자신의 관련문제에 대한 견해를 밝힌 것이다. 『血證論』은 血證에 대하여 자신의 임상에서 얻은 경험을 정리한 것이다. 그의 저작은 이상 서술한 것 외에도 『本草問答』이 있으니, 이를 합쳐서 『中西匯通醫書五種』이라고 부른다.

13.13 張錫純

張錫純은 字가 壽甫이고 河北 鹽山 사람으로 1860년에서 1933년까지 살았다. 張錫純은 대대로 유학자였으나 과거에 급제하지 못하여 이에 의학을 공부하여 스스로 일가를 이루었다. 일찍이 향리에서 진료를 하였으며, 신해혁명 후에는 덕주 주둔군의 군정의로 초빙되었다. 1918년에는 沈陽에서 中醫院院長에 임명되고 전쟁 후에는 滄州로 옮겨 살았다. 張壽甫는 의술을 수십 년 행하면서도 濟世와 活人의 덕에만 관심을 두었고 병자의 貧富를 차별하지 않았으며 어려운 증상을 잘 치료하는 경우가 매우 많았다. 江蘇의 陸晋笙, 楊如候, 廣東의 劉蔚楚 등과 더불어 醫林四大家라 불리기도 하고, 또 慈溪 張生甫, 嘉定 張山雷 등과 나란히 名醫三張이라고 불리기도 한다. 1928년에는 天津에 거처를 정하고 國醫函授學校를 열었다.

張壽甫는 혁신적인 사상을 갖춘 의학가로서 衷中參西를 주장하고 생리에 대한 주장 혹은 병리에 대한 해석도 항상 中西學說을 겸하여 채용하였다. 臨床에서는 中西本草를 결합하여 古方을 변형하고 新方을 만들어 스스로 일가를 이루었다. 그의 근대실험과학의 방법론을 도입한 연구방향은 일대 새바람을 불러일으켰다. 張錫純의 저작으로는 『醫學衷中參西錄』이 있는데, 뒤에 합하여 8권으로 편찬되기도 하였다. 死後에 그의 아들 및 문인들이 편을 이어 새로운 판본을 만들었다.

제 10 장

近代(1911~1949)의 醫學

1 시대개요

청나라가 아편전쟁에서 패배하고 서구에 강제로 문호를 개방하면서 연해 지역의 대부분을 넘기게 되었다. 1911년 孫中山이 이끈 신해혁명은 만청왕조를 물러나게 하여 2000여 년을 지속한 중국의 봉건군주제의 종지부를 찍었다. 그러나 곧이어 袁世凱가 그 결실을 빼앗아 북경에 북양군벌정부를 세우고, 중국은 외세의 침략으로 반식민지로 전락하여 전란이 끊임없이 이어졌다. 1921년에 공산당이 결성되고, 1927년 蔣介石은 남경에 국민당정부를 수립하면서 국내에서는 국민당과 공산당의 대립구도가 형성되었고, 3번의 내전이 일어났다. 이 시기 국제적으로는 1, 2차 세계대전이 일어났고, 1917년에 러시아혁명이 일어났으며, 1937년에는 일본이 중국을 비롯하여 동아시아 지역으로 세력을 확장하면서 태평양전쟁이 터졌다.

전쟁이 연속되고 정세가 다변하는 가운데 사회, 경제, 정치, 문화 전반이 불안한 상태로 빠져들게 되었다. 의학계도 예외는 아니었다. 청나라 말기까지 발전하던 中醫學은 아편전쟁 이후 서양의학이 유입됨에 따라 많은 지각변동을 일으켰다.

많은 중국 의학자들은 『內經』『難經』『傷寒雜病論』『神農本草經』 등과 같은 原典에 대한 고증, 주석, 교정 및 편집을 통하여 문헌정리와 보존에 노력을 기울였다. 임상에서도 내과, 외과, 부인과, 소아과를 비롯하여 종합적인 저술과 전문저서가 간행되었고, 특히 溫病·癨亂·中風·虛勞·瘡瘍·痲疹·驚風·痘疹 및 안과, 咽喉 질환 등에서 뛰어난 업적이 이루어졌다. 中藥과 處方에 대한 연구에서 그 동안 逸失된 古書를 考訂하였고, 약물의 감별과 효능 연구에서 성과를 올렸으며, 민간에 널리 퍼진 單方, 秘方, 經驗方을 수집하여 체계적으로 정리하였다. 특히 中醫의 보존을 위하여 다양한 叢書, 類書, 醫案, 醫話, 의학 입문서, 의학 참고서 등을 대대적으로 간행하여 출판하였다. 일부 저명한 중의학자들은 中醫學과 西洋醫學의 이론과 임상, 약물과 처방을 융합시켜 中西醫匯通에 노력을 기울였으며, 中醫學에 대한 편견, 억압, 말살 정책에 맞서 민족의학을 살리기 위한 민중투쟁을 이끌었다. 또한 어려운 역경 속에서도 中醫學校을 재건하고, 中醫藥 관련 교재를 편찬하였으며, 학술단체의 결집과 중의잡지의 간행 등 다양한 활동으로 중의학의 수호에 최선을 다하였다. 중국 내부에서 정치적 대립관계인 국민당과 공산당은 中醫學에 대한 각자의 정책에 따라 도시와 농촌 지역에서 의료보건사업을 추진하여 中醫學은 상대적으로 의료시설이 낙후된 농촌지역에서 보다 민중과 가까이 접하면서 전멸의 위기를 넘길 수 있었다.

그러나 북양정부가 들어선 민국시기와 국민당의 집권기를 거치면서 시행된 일련의 의사제도와 규정들은 중의학의 발목을 잡았고, 심지어 중의학 말살정책이 대두되면서 민족의학은 가장 암흑한 시대를 맞게 되었다.

2 의료제도와 의학교육

2.1 北洋政府 시기의 의료제도 및 법령

북양정부 시기에는 각 지역의 군벌이 권력을 분할하여 지배하는 구도를 형성하였다. 중앙에서는 비록 민국원년(1912)에 내무부에 위생사를 설치하여 전국의 위생행정을 담당하도록 하였지만 통일된 의약관리가 사실상 불가능한 상태였다. 또한 의료계 전반을 통설하고 관리하는 전담부서가 없어 의학학술 및 교육, 의료종사자는 교육부가 담당하고, 공공위생은 내정부 및 경찰총서에서 맡았으며, 공공방역과 통관절차는 외교부에서 책임을 맡아 그 질서가 혼란하여 의료계의 발전은 사실상 전무하였다. 1924년 북양정부는 中藥의 등록관리를 위하여 상해에 '중약주책관리국'을 설치하였지만 마약을 제한하고 세수를 늘리기 위한 방편으로 시행된 藥政이었다. 각 지방에서 위생기구를 설치한 것은 광주가 1921년에 가장 일찍 시작하였으며, 1925년에 경사경찰소는 협회의원의 도움으로 공공위생사업소를 개설하여 전염병의 관리와 부인 및 소아과, 학교 및 공장, 환경위생 및 위생교육, 출산통계와 의료전반에 관한 사업을 관장하였다.

북양정부 시기에 위생행정을 전담하는 시스템이 구축되지 않아 中醫學은 내정부에서 관장하였다. 1922년 의사관리법령을 발표하였지만 전란과 中西醫 모두의 반대에 부딪쳐 무산되었다. 1925년 또 다시 中醫와 관련된 '의사관리규칙'을 발표하기에 이르는데, 이 규칙은 당시 중의계의 현실을 인정하는 한편 교육부의 승인을 얻지 못한 중의약학교에도 합법적인 지위를 부여하였다. 하지만 이 규칙이 발표되는 시점에 북양정부는 이미 위기를 맞기 시작하여 이행하지는 못하였다.

2.2 국민당 집권시기의 의약위생

1927년 국민당정부는 남경에 수도를 정하고 위생행정은 청나라의 제도를 답습하여 위생사를 내정부에 설치하였다. 1928년에 정부기관에 위생부를 개설하여 전국의 위생행정사무를 전담하도록 하였다. 그후 위생부를 감축하여 위생서로 개편하고 내정부 직속에서 행정원 산하의 기관으로 정했으며, 위생서에 중의위원회가 편성되었다. 1928년 12월에 국민당정부는 「위생행정계통대강」을 公布하여 각 성에 위생처를 설치하고, 시와 현에는 위생국을 설치하도록 규정하였다. 전국의 7개 성에 위생전담기구가 있었으나, 실제로 설치된 곳은 강서 1개 성이었다.

당시의 전국공립의원은 200개가 못되었고, 그 중에 성립이 18곳, 시립이 20곳, 현립이 158곳이었다. 1934년 난주에 서북방역처를 설립하였다. 1935년에는 내몽골에 몽수방역처를 설립하였다. 1936년에도 내몽골에 몽골위생원을 세웠다. 1945년까지 전국의 22개 성 중에서 단지 16개 성만이 위생처를 설치하였다. 1947년에는 전국의 대소의원이 약 2000여 곳이 되었고 그 중에 公立이 3분의 2정도 되었다. 국토가 넓고 인구가 상대적으로 많은 중국의 근대 사회현실에 비추어 볼 때 이와 같은 규모의 공중위생

전담기구와 병의원 수는 근본적으로 질병예방을 담당하고 대중의 건강을 책임지기에 역부족이었다. 그럼에도 불구하고 남경정부는 1929년에 제1차 중앙위생위원회를 소집하여 중의계의 존재를 인정하기보다 '중의폐지론'을 거론하여 민족의학을 말살시키고 서양의학의 전면대체를 도모하였다. 중의학계는 유래없는 격렬한 반대에 나섰으며, 이에 밀려 정부당국은 결국 정책시행을 잠정 보류하게 되었다.

중의계의 불만을 무산시키기 위하여 당국은 1931년에 '과학적 방법으로 중의약을 정리하고 치료 및 제약법을 개선시키기 위한 취지'를 내세워 중앙국의관을 개설하고, 정부에서 경비지원을 해주는 시책을 폈다. 그러나 다음해 지원이 반으로 축소되자 사실상 각지의 중의학계 관련 단체에서 경비를 조달하여 간신히 유지할 수 있었다.

중앙국의관은 정부에서 발족하였지만 실제로는 정부, 민간, 학술단체가 공동으로 운영하였던 시설이다. 중앙국의관의 관장은 焦易堂이 역임하였고, 이사장은 陳立夫의 이름을 걸었다. 중앙국의관이 창설되어 1936년까지 9개 성과 북평, 상해 두 도시에 분관을 증설하였고, 필리핀 등 해외 4곳에도 분관을 설립하였다. 1946년 다시 남경으로 본관을 이전하고 '중의혁신운동'을 추진하는 등 중의약단체, 중의약학교를 통솔하고 국의자격심사와 국약의 유통을 감독 관리하였다. 비록 정부의 견제를 받으면서 중의약의 소멸에 일부 악용되었지만 당시 중의학계를 이끈 주력이었다.

중앙국의관의 역사적 활동을 요약하면 다음과 같다.

우선 국의조례의 의정 및 시행에 적극 관여하였다. 中醫의 합법적인 지위를 확립하기 위하여 1932년 국의관은 행정원에 공문을 보내어 국민조례 심의회의에 참석할 것을 요구하였다. 1933년 6월 焦易堂 등은 국의조례제정에 관한 초안을 작성하여 중앙국의관에서 국의를 관리하도록 하고, 국의조례에 관한 원칙을 정하여 입법원에 상정하고 1936년에 정식으로 공포하기에 이른다. 조례의 제정과 더불어 1932년 10월에 '국의약학술표준대강초안'을 의정하여 1933년 4월에 통과시켰다. 1934년 11월에는 통일된 中醫病名을 공포하였고, 1936년 중의학 교재를 편찬하여 정규 교육과목으로 지정하였다. 그 외에 中醫學者들이 저술한『驗方新編』『藥物圖考』등을 심의하기도 하였다. 또한 국의약연구기관을 창설하고, 국의의원을 세우며, 1932년 10월에는『國醫公報』를 창간하여 매월 1期씩 1936년 12월 폐간될 때까지 모두 38期를 발행하였다.

국의관은 中醫의 권익보호에도 적극 가담하여 中醫師의 사회적 지위향상에 관여하였고, 엄격하게 중약의 제조와 유통을 감독 관리하여 虛僞 약품을 근절하는 데 중점을 두었으며, 1935년 처방감정위원회를 출범시켜 약품관리하는 전담기구를 조직 운영하였다. 1932년 국의관의 조례가 통과되면서 입법원에서는 중의연구원을 내정부의 직속기관으로 지정하였으며, 그 취지는 과학적으로 중의를 정리하기 위한 것이었다.

1936년 1월 22일에 남경정부는 서양의학의 조례보다 6년 늦게 '중의조례'를 공포하였다. 이 조례의 핵심내용은 中醫에 대한 관리권은 내정부에 속하며, 그후 위생서로 이전되었고, 서내에 중의위원회를 설치하였다. 이는 中西醫學이 공존하는 체제에서 중의학에 관한 의약관리 행정시스템이 구축되었음을 상징한다. 따라서 中醫 및 西醫는 평등한 지위를 갖고 중의학 교육의 합법성을 인정받게 되었다.

비록 '중의조례'가 공포되었지만 남경정부는 사실상 평등의 원칙을 지키지 않았으며 중의학 말살정책을 계속 추진하였다.

남경정부 시기 衛生署 산하의 중의위원회는 1937년 3월 중의학계의 강력한 요구에 따라 설치되었다. 이는 근세기 동안 중앙 위생기관내에 설치한 유일한 중의고문기관이다. 중의위원회가 설치된 이후 1차 회의에서 중의약관리에 잔존하고 있는 문제점, 중의학교, 중의교재 등에 관한 쟁점을 논의하여 많은 부분을 해결하였지만 중의교육의 합법화에 대한 문제점은 결론을 맺지 못하였다. 중의위원회는 중의자격 심의를 담당하기도 하였는데, 항일전쟁이 폭발하면서 그 기능이 사실상 마비되었고, 중의특별연구반을 일시적으로 개시하여, 1946년에 일부 대도시에서 중의고시를 시행하였다.

3 中醫廢止論의 대두와 반응

청말에서 근대의 기간을 거치는 시기에 중의학을 둘러싼 다양한 시각과 주장이 나오면서 크게 中西醫匯通論, 中醫廢止論, 中醫改造論으로 대립되는 학파가 등장하였다. 앞 장에서 살펴본 中西醫匯通을 찬성하는 대표적인 인물들의 주장 외에 많은 저술과 論文이 잇따라 간행되고 발표되면서 그 영향력은 날로 확산되었다. 이와 반대로 중의학에 대한 강한 거부감을 나타내며 폐지를 거론한 세력도 그 당시에 상당한 영향력을 발휘하며 양측의 첨예한 대립구도로 논쟁이 시작되었다.

3.1 中醫廢止論의 대두

中醫廢止論을 가장 먼저 제기한 인물은 兪樾(1821~1906)로서, 그는 중국 근대의 文人이며 그의 작품은 『春在堂全書』로 묶어 출간되었다. 그는 『兪樓雜纂』이란 저술에서 醫道를 廢止하자고 주장하였으며, 특히 『廢醫論』에서 '本義', '原醫', '醫巫', '脈虛', '藥虛', '證古', '去疾' 등 7篇으로 나누어 醫道를 廢止하는 입장을 서술하였다. 그 핵심적 내용은 주로 醫術과 巫術이 고대로부터 같은 맥락을 하고 있으며, 현재 巫術을 금지하여 점차 사라진 상황에서 醫術을 보존할 필요가 없다는 논리를 전개하였다. 문인으로서 고대의 많은 경전을 통독한 그로써 이와 같은 입장을 밝힌 것은 다소 의외이긴 하지만 그 당시 胡適 등이 전면적인 서양화를 중국에 도입할 것을 강력히 주장하는 시대적 흐름에 큰 영향을 받은 것으로 보인다.

의학계에서 가장 먼저 中醫學의 廢止를 주장한 학자는 余云岫라는 인물이다. 그는 『醫學革命論』 3篇을 저술하여 中醫廢止에 대한 태도를 표출하였다. 1914년부터 저술한 『靈素商兌』를 통하여 中醫學 理論의 陰陽五行, 五臟六腑, 十二經脈, 寸口診脈, 六氣六淫, 六經辨證 등을 공격하며, 부정적인 시각을 드러냈다. 그는 중의학의 치료효과에 대한 의심도 서슴없이 표출하며 中西醫匯通에 반대하였고, 唐宗海와 吳輔堂 등 匯通派에 대해 적대감을 보였다. 특히 그는 中醫學 교육에 대한 방해에 앞장서서 中醫學의 교육과정을 제도화하려는 중의학계의 요구를 묵살시키려 하였고, 언론을 동원하고 중의학교의 설립을 금지하는 제안을 중앙위생위원회에 상정하는 등 각종 수단을 이용하여 중의학의 말살정책에 총력을 쏟았다.

여론을 앞세워 中醫廢止를 거론한 또 하나의 인물은 바로 汪企張(1877~1935)이다. 그는 일본에 유학한 경험이 있으며, 文人으로 의학에 입문한 인물로 余云岫와 친분이 각별하였으며, 저술로는 『二十年來中國醫事芻議』가 있다. 그는 이 책에서 中醫學界에 대한 동향을 분석하고, 中醫를 무자격의 擯絶派, 경험과 자격을 어느 정도 인정하는 同化派, 무시되는 放任派로 분류하여 中醫에 종사하는 醫師들을 점차 말살시키는 구체적인 방법을 제시하기도 하였다. 1925년에는 余氏 등과 '上海醫師公會'를 창립하여 『醫藥評論』 등의 간행물을 통하여 중의학에 대한 폐지를 대대적으로 홍보하고 나섰으며, 中醫學의 말살에 적극 동참하였다.

3.2 中醫의 改造論

한편, 격렬한 中醫廢止 찬반논쟁 속에서 일부 의가는 중의학을 수호하고 발전시키기 위하여 시대의 흐름을 거스르지 않고 부응할 수 있는 방향으로 혁신하는 필요성을 인식하게 되었다. 그들은 중의학의 '현대화'와 '과학화'를 기조로 中醫의 개조론이 대두되어 '중의과학연구사'라는 단체를 설립하고, 『中醫科學』 잡지를 창간하는 등 새로운 돌파구를 찾는 시도를 전개하였다. 그 대표적인 인물이 陸淵雷와 譚次仲이다. 陸淵雷(1894~1955)는 惲鐵樵에게 의학을 전수받으면서 중의를 발전시켜야 하는 옹호론의 영향을 자연스럽게 접하게 되었다.

그 후 余云岫의 中醫廢止에 대한 논쟁이 대두되자 그는 중의학의 과학화에 힘쓰기 시작하였다. 그의 저술은 『傷寒論今釋』 『金匱要略今釋』 『陸氏論醫集』 『中醫生理術語解』 『中醫病理術語解』 및 『生理補正』 『病理補正』 등이 있으며, 그의 中醫改造論을 반영하는 내용은 『改造中醫之商榷』에 수록하였다. 그는 中醫의 치료효과에 대해서는 긍정적인 입장을 밝혔고 과학적인 실험방법으로 이를 입증하려 하였으며, 『內經』은 병리학에 해당하는 내용으로 구성되었고, 『傷寒』과 『金匱』는 치료학에 해당하는 내용으로 구성되어 中醫學 원전의 이론을 명확히 규명하려면 과학적으로 접근해야 한다고 피력하였다. 따라서 中醫學의 과학화는 다른 영역의 지식을 충분히 활용하여야 하는 것으로 생물학, 물리, 화학, 수학은 물론이고 해부, 조직, 생리, 胚胎 등 의학의 기초학문이나 해부, 病理, 병원세균, 진단 등 서양의학의 지식도 활용할 수 있다고 하였다. 그는 학문의 특성상 서양의학자들보다 中醫學者가 두 가지 의학체계를 이해하기에 보다 유리한 입장에 처해 있으므로 中西醫匯通은 中醫學的 측면에서 쉽게 추진할 수 있는 과제라고 확신하였다.

中醫學의 과학화에 관하여 그는 구체적인 방법론으로, 증후에 착안하여 기전 연구에 집중할 것을 강조하였다. 일찍이 서양의학자들이 진단적 측면에서 중의는 서양의학에 뒤지지만 약물은 좋은 효능이 있다고 생각하여 화학분석, 동물실험 등을 통하여 그 성분을 찾으려 했지만 이와 같은 방법은 중의의 약물활용 원리와 대부분 부합되지 않는다고 지적하였다.

中醫學의 과학화에 체계적인 추진계획을 제시한 또 하나의 인물은 譚次仲(1897~

1955)이다. 그의 저술은『中醫與科學』『中藥性類槪說』『傷寒評注』『金匱削繁』『醫理淺釋』『醫學論集』등이 있다. 그는 중의학의 과학화에 대한 필요성과 가능성을 언급하면서 구체적인 추진방향과 방법론을 제시하여 그 내용을『中醫與科學』에 수록하였다.

그는 中醫學이 난해한 것처럼 보이지만 사실 그 핵심은 玄理, 經驗, 藥物 3가지 측면으로 이루어져 소박한 경험의 축적은 고대의 과학적 바탕이 뒷받침하고 있어 충분히 현대적 과학화에 가능성을 열어놓고 있음을 확신하였다. 비록 그는 중의학의 과학화에 대한 명확한 내용을 밝히지 못하였고 중의학을 서양의학의 모델로 변형시키려는 시도처럼 보였으나, 중의학이 결코 과학과 거리가 있는 학문이 아님을 강조하였다.

그는 중의학의 과학화는 적절한 방향과 방법론이 따라야 한다는 '理眞效確'의 원칙을 제시하였다. 즉 이론적 진실성을 검증하고 그 효과를 통계적으로 확인하는 내용으로서 해부학, 생리학, 세균학, 물리학, 화학, 병리학, 약리학 등의 학문을 중의학 이론에 접목시켜 검증하려 하였고, 이를 실현하기 위하여 그는 의약편집소를 설치하여 새로운 학문으로 재해석된『國醫理論書』를 편찬하고, 실험연구소를 설치하여 中藥에 관한 대대적인 실험을 추진할 것을 호소하였다. 그는 陸氏가 주장한 중국 의학계에 치중된 中醫改造論과는 달리 중의학 과학화를 위하여 중의학 및 서양의학을 연구하는 모든 학자에게 이와 같은 책임이 있음을 지적하였다. 譚氏는 中醫學의 과학화를 통하여 中西醫의 장벽을 허물고 서로 회통함으로서 中藥을 연구하는 세계 각국의 수요를 충족시키고 세계적인 의학으로 도약하기를 기대하였던 것이다. 그는 中醫學의 廢止論에 반대하였을 뿐만 아니라 보수적인 중의학계의 경향에도 경종을 울렸다.

근대의 중국 의학의 존폐에 관한 치열한 논쟁 속에서 상당수의 학자들은 중국 의학의 발전을 위하여 다양한 노력을 하였고, 사회적으로 중국 의학을 말살시키려는 급진파에 대항하여 중의학교를 창설하고, 중의학 종사자를 양성하며, 관련 학술단체와 학술지를 간행하는 등 중의학 이론의 진보적 발전에 심혈을 기울였다. 당시의 유명한 학자로서 曹穎甫, 張山雷, 包識生, 楊則民, 謝利恒, 曹炳章, 秦伯未 등이 있다.

4 근대 중국 의학의 성과

근대에 접어들어 중국은 외세의 침략과 청조의 몰락으로 불안정한 격동기를 겪었다. 북양정부가 집권하는 시기에는 정규교육과정의 자격을 소지한 경우에만 의학에 종사할 수 있도록 훈령을 발표하였다. 이는 사실상 中醫學을 폐쇄시키는 조치였다. 그러나 민중 속에 깊이 뿌리내린 中醫學을 그리 쉽게 말살시키지는 못하였다. 민중에게 익숙한 中國醫藥은 서양의학에 비해 편리함과 경제성을 내세워 중소도시 및 농촌지역에서 서양의학보다 인기가 많았으며, 대도시에서도 많은 사람들이 中醫를 계속 이용하여 中國醫學은 그 명맥을 유지할 수 있었고, 악조건 속에서도 발전을 거듭할 수 있었다.

4.1 문헌정리 및 연구성과

근대에 이르러 고대 문헌 연구에 대한 새로운 시도들이 나타났다. 원전에 대한 고증, 교정, 주석, 재편성 등으로 많은 저술이 간행되었고, 임상에 유용한 문헌, 특히 『傷寒論』에 대한 연구가 활발하게 전개되었다. 서양의학의 유입으로 새로운 의학지식으로 原典을 주석하였으며 '醫案', '醫話', '叢書', '類書', '工具書' 등의 형식으로 다양한 문헌자료가 등장하기 시작하였다.

이 시기에 『內經』『難經』『傷寒』『金匱』에 대한 정리 및 연구가 가장 집중적으로 이루어졌다.

4.1.1 『內經』에 대한 연구

『內經』에 대한 연구의 특징은 주로 주석과 내용을 발췌한 저술이 대량 간행되어 60여 종에 이르며, 그 형식도 註解・考證・訓詁・校註・摘要・專題・分類・評述・發揮・雜著 등 10여 가지에 이른다. 청말의 고증학이 흥행하여 이와 같은 연구에 영향을 준 것으로 보인다.

대표적으로 兪樾이 『內經』을 고증하여 저술한 『內經辨言』이 있으며, 兪正燮이 편찬한 『持素脈篇』『持素持篇』『持素正篇』『持素目錄序』 등은 『素問』에 대해서 요점을 뽑아 주해를 한 것에 속하고, 1866년 陸懋修가 편찬한 『內經難字音義』『內經音義

稿』 등과 1880년 胡澍가 저술한 『黃帝內經素問校義』 등은 모두 訓詁의 형식을 취한 주석본이다. 전체 내용에 대하여 주석한 저술은 1840년 鄒漢黃이 편찬한 『素靈雜解』, 淸代 醫家인 高玉章 및 그의 제자 羅濟川이 편찬한 『素問直講』 9卷이 있다.

1910년 上海 廣益書局에서는 明代 醫家 馬蒔 및 淸代 醫家 張志聰이 저술한 『素問』『靈樞』의 註釋本을 합쳐 『素問靈樞合注』를 간행하였다. 그 밖에 丁甘仁의 『醫經輯要』 7卷, 吳保神의 『素靈輯粹』, 周偉呈의 『內經摘要類編』, 陸石如의 『黃帝內經素問精要』, 田晉蕃의 『內經素問校正』, 孫治讓의 『素問王氷注校』, 秦伯未의 『讀內經記』, 淸代 名醫 周學海가 저술한 『內經評文』 등이 있다.

1913년에는 廖平이 편찬한 『六譯館醫學叢書』 총 22권이 간행되어 『內經』과 유관한 評注를 모아 기록하고, 『黃帝內經明堂』『黃帝內經太素診皮篇補證』『榮衛運行楊注補證』『分方治宜篇』『靈素五解篇』 등의 다섯 종류를 수록하였다. 張驥가 저술한 『內經藥瀹』『內經方集釋』 등도 모두 임상에 유용한 처방 및 약물 내용을 발췌하여 편찬한 책이다. 그 밖에 陳無咎가 저술한 『明教方』은 原典의 내용을 토대로 자신의 經驗方을 집대성하였다.

이 시기에 『內經』의 운기학설에 대한 연구도 집중적으로 이루어져 陸九芝의 『內經運氣表』를 비롯하여 薛福辰의 『素問運氣圖說』, 陳在山의 『運氣擧要』, 戴緒安의 『五運六氣』, 高思敬의 『運氣指掌』, 朱思華의 『素問運氣淺說』, 汪九峰의 『六氣論』, 陸儋辰의 『運氣辨』, 王仁叟의 『氣化眞理』, 朱振聲의 『內經運氣輯要』 등 전문저서가 대량으로 출판되었다. 동시에 『內經』에 대한 새로운 연구 성과를 이룩, 唐宗海의 『醫經精義』에서는 중의학의 이론을 새롭게 분류하는 한편, 서양의학의 생리해부도를 삽입하여 설명하였다. 惲鐵樵의 『群經見智錄』에서도 中西醫 이론을 병행하여 상세한 설명을 덧붙였다.

또한 『內經』에 관한 교재가 간행되었는데, 惲氏가 편찬한 『內經講義』 및 冉雪峰이 펴낸 『內經講義』, 秦伯未가 저술한 『秦氏內經學』과 陳景岐의 『內經入門』, 王一仁이 저술한 『內經讀本』과 張光三이 편찬한 『內經講義』 및 時逸人이 編著한 『時氏內經學』 등이 그 당시의 영향력이 있는 『내경』 교재이다. 1928년에 許半龍은 『內經硏究之歷程考略』을 저술하여 『內經』에 관한 연구업적을 총망라하였다.

4.1.2 『難經』에 대한 연구

『難經』에 대한 연구는 19세기 후반부터 시작하여 原文에 대한 교정, 보충, 정리에 관한 저술 20여 편이 간행되었다. 대표적으로 1840년에 鄒漢璜이 편찬한 『難經解』와 王廷俊이 저술한 『難經摘抄』, 張驥가 補證한 『黃帝八十一難經正本』 등이 있다. 그 밖에 葉霖이 편찬한 『難經正義』에서는 제가의 주석을 참고하여 전반적인 교정을 하였으며, 張山雷도 滑壽의 『難經本義』 및 徐大椿의 『難經經釋』을 주로 참고하여 원문에 대한 대폭적인 校註를 실시하였다. 『難經』의 내용을 發揮하여 그 이론을 천명한 저술로는 廖平의 『難經經釋補證』이 있는데, 이는 徐大椿의 『難經經釋』을 토대로 개인의 경험을 결부하여 이론적으로 발전시킨 책으로서 참고적 가치가 매우 높은 것으로 평가된다. 袁崇毅의 『難經晰解』, 吳補神의 『難經集義』, 吳琴脩의 『難經注論』 등도 이에 속한다.

清代 말기 王三重이 편찬하고 그후 郁宦光이 删補하여, 개인적인 경험을 첨가하여 간행된 『難經廣說』이나 龔迺疆의 『難經啓蒙』, 任錫庚이 편찬한 『難經筆記』, 施麟이 纂注한 『秦越人難經剪錦』 등도 이 시기 『難經』 연구의 일면을 엿보게 하는 책들이다.

『難經』은 原典 중에서 비교적 난해한 책으로 인식되어 많은 학자들은 원문과 자구를 고증하는 것을 중시하였는데, 예를 들어 孫鼎宜의 『難經章句』와 張驥의 『難經叢考』가 있다. 또한 교재의 형식으로 간행된 王一仁의 『難經讀本』, 孟世忱이 편저한 『難經秘解講義』, 蔡陸仙이 저술한 『難經』 및 黃竹齋가 편찬한 『難經匯通』 등도 중요한 저서로 꼽힌다.

4.1.3 『傷寒論』에 대한 연구

『傷寒論』에 대한 연구도 근대에 이르러 중요한 전기를 맞게 되었다. 唐代 孫思邈이 『千金翼方』에 『傷寒論』의 내용을 수록한 이래 清代 말기에 이르기까지 1300여 년 동안 『傷寒論』에 관한 저술은 약 150여 종에 불과하지만 근세 약 100년 동안 저술된 책은 170여 종에 이른다. 연구의 형식도 考證, 註解, 訓詁, 校註, 辨疑, 發揮, 綜述, 普及, 教材, 圖表 등으로 진행되었으며, 六經辨證 및 처방에 대한 연구에 가장 많이 집중되어 있고, 고정관념을 타파하고 새롭게 『傷寒論』을 해석하여 新義, 新解, 新詮, 新釋에 관한 저술이 대량으로 간행되었다. 특히 서양의학의 이론체계로 『傷寒論』

의 醫理에 접근하려는 시도가 돋보이며, 다소 어색한 면이 있으나 고대의 舊說에 구애받지 않고 대담한 혁신을 추구하는 경향이 강하게 나타났다.

원문에 대한 주석을 중심으로 편저된 책으로는 다음과 같은 것들이 있다. 陳恭溥의 『傷寒論章句方解』는 先人들의 저술을 토대로 자신의 견해를 덧붙여 간략하게 해석하였으며, 鄒漢璜의 『傷寒卒病論箋』, 楊希閔의 『傷寒論解略』, 趙雄駒의 『傷寒論旁訓』, 江誻의 『傷寒論句解』, 巫燡이 주석을 붙인 『傷寒論廣訓』 등도 모두 주석본에 해당한다.

또한 先人들의 주석에 대한 修補를 통하여 오류를 고친 책으로는 陸九芝의 『校正王朴庄傷寒論注』와 喩嘉言의 『尙論篇』의 부족한 부분을 대폭 보완한 高學山의 『傷寒論尙論辨似』가 있다.

역대 의가의 주석을 집대성한 주석본으로는 1924년에 간행된 黃竹齋의 『傷寒論集注』가 있는데, 이 책은 『靈樞』 『素問』 『難經』 『肘後方』 『諸病源候論』 『千金翼方』 『外臺秘要』 및 송나라 이후의 상한의가인 柯琴, 成無己, 喩嘉言, 尤在涇, 吳謙 및 일본의 丹波氏에 이르기까지 傷寒證과 관련이 있는 모든 治法, 治方을 수록하였다. 吳考槃의 『百人名家合注傷寒論』이나 잇따라 간행된 『傷寒新集詳解便覽』 『傷寒辨證集解』 『傷寒分類集成』 『傷寒論集注折衷』 등도 그 당시의 중요한 주석본으로 세상에 잘 알려져 있다.

근대의 의학자들은 『傷寒論』에 대한 연구에서 특히 실용성을 강조하였다. 呂震名은 『傷寒尋源』을 저술하였고, 周學海는 개인의 경험을 가감하여 『傷寒補例』를 편찬하였으며, 陳伯壇을 비롯하여 蔡宗玉, 王桔泉, 劉鱗, 黃了凡 등도 모두 임상에 유용한 저술을 간행하였다. 또한 傷寒의 특정 經脈이나 특정 病證을 중심으로 저술하는 경향이 이 시기에 두드러지게 나타났다. 陸九芝는 『傷寒論陽明病釋』을 저술하였고, 張節은 『傷燥論』을 발표하였으며, 王廷鈺과 葉隱衡은 傷寒雜病에 대한 전문저서를 펴내는 등 다양한 성과를 이루었다. 『傷寒論』의 내용을 보다 실제에 맞추어 발전시킨 曹穎甫는 『傷寒發微』를 저술하여 자신의 경험을 소개하였다.

근세의 『傷寒論』 연구는 처방에 관한 부분이 큰 비중을 차지하고 있다. 姜國伊는 1887년 『傷寒方經解』를 편찬하여 藥性에 대한 원리를 상세히 밝혔으며, 左季云도 『傷寒論』의 처방을 분석한 『傷寒論類方匯參』을 펴내 금기사항 및 복용법과 예후, 배

오관계 등을 소개하였다. 그 밖에 楊希閔, 陸九芝, 慶恕, 何汝夔, 祝味菊, 于有五 등이 저술한 다수의 傷寒方 관련 책이 중요한 참고적 가치를 지니고 있다.

근대 서양의학을 과감하게 『傷寒論』 이론에 도입하려는 시도도 활발하게 전개되어 唐宗海는 陳念祖의 『傷寒論淺注』를 토대로 1894년에 『傷寒論淺注補正』을 편찬하였다. 惲鐵樵도 中西醫學의 시각으로 『傷寒論』 연구에 열중하였으며 傷寒六經에서 약물활용, 傷寒病型, 傳變, 治法 등에 이르기까지 中西醫匯通의 관점으로 설명하였다. 匯通의 이론으로 『傷寒論』 硏究를 진행한 학자로 陸淵雷도 포함되어 있다. 그는 세균설을 도입하여 傷寒證을 설명하였고, 중약은 직접적인 살균작용보다 扶正을 통한 자연요법에 해당하는 것임을 밝혔다. 譚次仲 역시 『傷寒論』을 서양의학의 『傳染病總論』과 비교하여 匯通의 입장에서 접근하였다. 張錫純의 『傷寒講義』, 閆德潤의 『傷寒論評釋』 및 余無言의 『傷寒論新義』 등도 中西醫匯通의 측면에서 저술된 의학서이다.

이 시기에 『傷寒論』의 보급을 위하여 많은 강의서가 등장하게 되는데, 대표적으로 陸九芝의 『宏維新編』, 王恒楚의 『傷寒新集詳解便覽』, 王正樞의 『傷寒論新元編』, 王趾周의 『國醫傷寒新解』, 胡劍華의 『傷寒論新注』, 王秉鈞의 『傷寒論新解』, 祝味菊의 『傷寒新義』, 潘澄濂의 『傷寒論新解』, 陳拔群의 『傷寒論新釋』, 廖勤民의 『傷寒論新詮』, 余無言의 『傷寒論新義』, 夏禹甸의『傷寒論新詮』 등 10여 종에 이른다.

『傷寒論』에 대한 연구가 깊어지면서 대중에게 쉽게 전수되는 보급서가 등장하기 시작하였고, 廉臣校와 俞根初가 편찬한 『通俗傷寒論』, 陳景岐가 저술한 『傷寒入門』, 邱宗山이 저술한 『傷寒論淺說』, 王一仁의 『傷寒讀本』, 程天靈의 『傷寒漫談』과 『傷寒方歌』 등은 『傷寒論』에 대한 대중들의 이해를 돕는데 기여하였다.

4.1.4 『金匱要略』에 대한 연구

『傷寒論』과 더불어 『金匱要略』에 대한 연구도 근세에 이르러 많은 성과를 거두었다. 『金匱要略』에 대한 정리 및 고증을 중심으로 黃竹齋는 『金匱要略方論集注』를 편찬하였고, 吳考槃은 『金匱要略五十家注』를 편찬하여 古今의 註釋을 모두 수록하였다. 그 외에도 鄒漢璜이 저술한 『金匱要略釋』을 비롯하여 周考垓의 『金匱要略集解』, 高學山의 『高注金匱要略』, 陳開乾의 『雜病論串解』, 王秉鈞의 『金匱要略新注』, 朱壺山의 『雜病論通注』 등 20여 저서가 간행되었다.

내용적으로 새롭게 보충된 저서는 曹穎甫의 『金匱發微』, 王介庵의 『金匱平脈·辨脈匯編』, 戈頌平의 『金匱指歸』, 汪近垣의 『金匱要略闡義』 및 陳伯未의 『群經大旨金匱』와 『金匱雜記』 등을 꼽을 수 있다.

처방에 대한 연구로는 楊希閔이 저술한 『金匱百七十五方解略』, 陸九芝의 『仲景方匯錄』, 張靜濤의 『金匱方解』, 許宗正의 『金匱論方合解』, 惲鐵樵의 『金匱方論』, 何舒의 『傷寒金匱方易解』 등이 있다.

서양의학의 이론체계로 『金匱要略』을 재해석한 저술은 唐宗海의 『金匱要略淺注補正』으로 그 내용이 반영되어 있다. 惲鐵樵의 『金匱輯義』, 陸淵雷의 『金匱今釋』, 楊淑澄의 『金匱折衷』, 胡毓秀의 『金匱要略集注折衷』, 歐陽逸休의 『金匱折中』 등이 있다.

근세의 『傷寒論』과 『金匱要略』에 대한 통합적인 연구는 두 원전이 하나의 저술로 간주되어 이를 복고시키는 의미에서 전개되었다. 따라서 두 원전에 대한 註釋, 校訂, 考證 등을 하나로 合編하여 간행한 책들이 많이 나왔다. 余聽鴻의 『余注傷寒論翼』, 李彥師의 『傷寒金匱條釋』, 胡嗣超의 『傷寒雜病論』, 李纘文의 『訂正醫聖全集』, 王秉鈞의 『傷寒論·金匱要略新注』, 葉勁秋의 『仲景學說之分析』, 蔡陸仙의 『傷寒雜病論』, 黃竹齋의 『傷寒雜病論會通』 등은 모두 『傷寒』과 『金匱』의 내용을 통합하여 논술한 의학서이다.

4.2 醫案 및 醫話, 醫史學의 연구

4.2.1 醫案의 연구

청말 이후 근세에 중의학의 문헌연구에서 일어난 가장 큰 변화는 醫案 및 醫話에 관한 새로운 형식의 자료정리를 꼽을 수 있다. 세습되는 中醫學의 특성으로 보면 醫案은 개인의 경험을 담았을 뿐만 아니라 世醫家門의 수대에 거친 經驗集이기도 하여 후세에 전해지는 소중한 자료로 간주된다. 1929년에 간행된 何廉臣의 『全國名醫驗案類編』에는 80여 명에 이르는 名醫의 治案 300例를 수록하였다.

醫案의 종류는 인물 중심으로 수록되거나, 개인적인 경험을 정리하여 기록하거나, 世醫家門의 전통 및 秘法을 傳授하거나, 특정 병증에 대한 치료경험을 수록하는 등의로 분류된다. 秦伯未의 『清代名醫醫案精華』에는 청나라 시기의 葉桂, 薛雪, 吳塘, 張聿青 등 20여 명의 醫家에 관한 2000여 例에 이르는 醫案을 集大成하였다. 그의 또 다른 저서인 『清代名醫醫案精華』에서도 喩昌, 張璐, 徐大椿, 王士雄 등 20여 명의 治案을 수록하였다. 王孟英의 『王氏醫案』과 王旭高의 『王旭高臨證醫案』, 曹氏의 『曹穎甫醫案』, 惲鐵樵의 『藥庵醫案』 등은 대표적인 개인 경험을 수록한 醫案이다. 徐養恬, 徐兆豊, 徐士玉, 徐同煦 및 徐景文에 이르는 四代의 의학경험을 기록한 『徐氏第一世醫案』에서 『徐氏第四世醫案』까지 잇따라 간행되었고, 『醫方經驗匯編·翼經經驗錄』도 余奉仙과 余無言 부자가 공동 저술한 醫案이다.

張山雷의 『濕溫病古今醫案平議』, 嚴鴻志의 『退思廬古今女科醫案選粹』, 馬培之의 『馬培之外科醫案』, 章納川의 『章納川疑難雜證醫案』, 陸士諤의 『葉天士幼科醫案』 등은 대표적인 전문분야에 관한 醫案이다.

4.2.2 醫話

陸以湉의 『冷廬醫話』는 5권으로 구성되어 있으며 醫范, 醫鑒, 愼疾, 愼藥, 保生과 診法, 用藥 등을 1권에 수록하였고, 古今의 醫家 및 醫書를 2권에 수록하였으며, 3권에서 5권까지는 病證, 治法에 관한 歷代의 醫案을 수록하여 辨證分析을 덧붙였다. 柳寶詒의 『惜余醫話』, 丁福保의 『醫話叢存』, 傅嫩園의 『嫩園醫話』, 裘吉生의 『醫話集腋』, 張山雷의 『籀簃醫話』, 黃漢如의 『黃氏醫話』, 許勉齋의 『勉齋醫話』, 許松如의 『診余脞談』 등도 근세의 저명한 醫話로 꼽힌다.

4.2.3 醫史學의 연구

근세의 醫史學에 관한 연구도 通史, 斷代史, 專科史, 疾病史, 醫林傳記, 文物目錄, 年表, 圖譜 등 상당히 풍부한 내용이 포함되어 있다. 清代의 曹禾가 편찬한 『醫學讀書誌』는 역대의 명의 및 그 저술을 중심으로 편성되어 醫史學的 가치가 높은 것으로 평가된다. 鄭文焯의 『醫詁』 역시 유명한 醫史著書로 알려져 있다. 1919년에 陳邦賢이 펴낸 『中國醫學史』는 체계적으로 醫史學의 발전과정을 수록한 책이다. 1940년에 간행된 李濤의 『醫學史綱』은 최초의 中西醫史를 기록한 醫史著述이다. 그 외에 謝觀의 『中國醫學源流論』은 中國醫學의 分期, 變遷, 醫書, 醫方, 學派, 醫學各科, 治療

法, 疾病 및 中西醫匯通 등의 내용을 담고 있어 영향력이 큰 醫史學 서적에 속한다. 1930년대에 들어서면서 의학 전문분야, 疾病史, 시대별 醫史學에 대한 저술이 잇따라 간행되었고, 醫史學 관련 강의가 등장하면서 중의학 교육의 일환으로 역사에 대한 지식을 전수하려는 노력들이 끊임없이 이어졌다. 특히 中醫學과 西洋醫學의 역사를 서술한 李濤의 저술 외에 李廷安은 『中外醫學史概論』을 편찬하였고, 宋大仁은 『世界醫學變遷史』를 출간하였으며, 陳帮賢 역시 『中外醫事年表』를 간행하였다. 1938년에는 中華醫學會醫史博物館이 설립되면서 中國醫學史 최초의 醫史 전문 박물관이 세워졌고, 王吉民이 館長으로 취임하여 후세에 많은 역사적 자료를 보존하는 데 기여하였다.

4.3 叢書, 全書 및 참고서

4.3.1 叢書

한편 근대 醫家들은 叢書의 편찬에 많은 관심을 가졌다. 근대의 中醫 관련 叢書는 匯刻叢書, 一家叢書, 個人叢書의 3가지로 분류된다. 淸代 陳修園의 『南雅堂醫學全集』이 가장 널리 알려진 대표적인 叢書이다. 陸九芝의 『世補齋醫書』도 陸氏의 저술 및 그가 校訂한 醫書를 수록하였으며, 周學海의 『周氏醫學叢書』, 鄒漢璜의 『鄒氏純懿廬集』, 雷豊의 『雷氏愼修堂醫書三種』, 韓氏 父子의 『韓氏醫課』 등도 叢書의 성격을 띠는 책이다. 唐宗海가 저술한 『中西醫學群書國粹部第一集』과 張錫純의 『醫學衷中參西錄』, 惲鐵樵의 『藥庵醫學叢書』 등은 中西醫學의 匯通에 관련된 叢書이다.

근세에 이르러 대대적인 全書의 편찬은 거의 진행되지 않았다. 개인 또는 학술단체에 의하여 편찬된 全書는 6종에 불과하다. 中華書局에서 간행한 『醫學易知』에는 13種 醫書를 수록하였고, 陳景岐가 편찬한 『醫學入門叢書』에는 16種 醫書를 수록하였으며, 陸淸潔 編著 및 陸士諤 校訂의 『醫藥顧問大全』에는 應急, 性病, 禁煙 등에 관한 내용이 수록되어 다른 全書와 차별되는 독특한 체계를 구성하였다. 그 밖에 널리 보급된 蔡陸仙의 『中國醫藥匯海』 및 周禹錫의 『中國醫學約編十種』은 실용성이 뛰어난 全書로 알려져 있다.

근세에 이루어진 의학공구서의 편찬은 중의문헌학의 형성을 상징하고 있다. 辭典,

書目, 索引, 提要, 考證 및 간행물의 목록, 자료색인 등의 형식으로 편찬된 도서들은 중국 의학 공부에 많은 도움을 주며, 보다 편리하게 자료를 찾고 연구하도록 편성되었다.

근세에 이룩한 문헌연구의 성과는 고대 원전에 대한 정리, 고증을 비롯하여 새롭게 醫案으로 정리되는 형식으로 발전하였으며, 中西醫匯通을 반영하는 다양한 저서와 총서가 등장하면서 보다 편리한 연구를 위하여 다양한 공구서의 편찬이 잇따라 진행되었음을 알 수 있다.

5 임상의학의 발전

근대의 중의학 임상은 외세의 침입으로 서양의학이 유입되어 많은 탄압을 받으면서도 수천년 동안 민중 속에 뿌리를 깊이 내려 굳건하게 그 명맥을 지킬 수 있었다. 또한 많은 中醫學者들이 中西醫匯通을 통한 中醫 수호에 힘입어 임상 각 분야에서 어느 정도의 발전을 가져올 수 있었다.

5.1 내과학

5.1.1 종합성 저작

中醫 내과학 綜合醫書인『醫醇賸義』가 1863년에 간행되었다. 이 책은 당시의 名醫 費伯雄(1800~1879, 字 晉卿)이 저술한 것으로, 처음에는 모두 24卷이었지만 전란으로 인하여 대부분 유실되고, 다시 기억을 더듬어 정리한 내용이 4卷 26門, 論治 104條, 처방 186首로 구성되어 지금까지 전하고 있다. 이 책은 舌脈診을 매우 중요시하였으며, 증상에 따른 辨證을 치료의 중요한 근거로 삼았다. 특히 虛勞를 비롯하여 내과의 常見病과 多發病을 망라하였고, 火證에 대한 논술만 해도 10여 종에 이른다. 그 밖에 費氏의 저술은『醫方論』과『怪疾奇方』등이 있다.

이 시기 內科에 造詣가 깊은 醫家로는『醫略十三篇』을 편저한 蔣寶素,『內科摘錄』을 저술한 文晟,『內科學要』를 저술한 徐鏞,『內科概要』의 저자 許半龍,『內科約

編』을 편찬한 周禹錫 등도 대표적인 인물이다.

5.1.2 내과 질환에 대한 인식

당시 내과 질환에 대한 인식도 한층 발전하여 中風, 肝臟病, 肺結核, 霍亂 등에 대한 새로운 인식이 확산되었다. 吾錫璜이 저술한 『中風論』을 비롯하여 中風病에 대한 病因病機 및 治療大法에서도 많은 성과를 거두었다. 특히 張伯龍은 『類中秘旨』에서 中風의 발병은 '氣血幷走於上'으로 기인한 것이라고 밝혀 서양의학에서 알려진 血衝腦의 기전과 인식이 거의 일치하였으며, 張山雷는 이를 토대로 '中風八法'인 閉證宜開, 脫證宜固, 肝陽宜潛鎭, 痰涎宜開泄, 氣逆宜順降, 陰虧宜培補, 腎陰宜滋, 偏癱宜宣通 등의 원칙을 제시하여 중풍치료에 많은 영향을 끼쳤다.

肝臟病에 대한 인식은 주로 王旭高의 『肝症論治』, 朱振聲의 『肝胃病』, 楊志一의 『胃病硏究』 등에서 그 일면을 엿볼 수 있다. 당시 王旭高가 창안한 '治肝三十法'은 서양의학의 소화기질환을 치료하는 범주를 크게 뛰어넘었고, 전염성 간염이나 황달 등에 중약을 활용한 치료에서도 큰 성과를 이루었다.

肺結核은 中醫學的으로 '肺癆'로 인식되어 왔다. 近代에 이르러 『虛勞要則』을 저술한 沈靈犀, 『癆病指南』을 편저한 秦伯未, 『吐血與肺癆』를 저술한 楊志一, 『癆病述要』를 저술한 羅禎符 등은 폐결핵과 관련된 전문의서를 저술하여 중의학에서의 '癆蟲'을 結核桿菌과 결부시켜 인식하기 시작하였다. 肺癆의 治療劑 개발에도 많은 성과를 올려 保肺神膠膏, 補血膏, 淸露丸, 潤肺玄霜 등이 폐결핵에 주로 활용되었다.

霍亂에 관하여 『內經』과 張仲景은 上吐下泄의 급성 胃腸炎이나 음식중독에 해당하는 질병으로 간주하였다. 19세기 초 국외로부터 전염병에 속하는 곽란이 傳入되면서 중국의 각 지역으로 신속하게 확산되었는데, 정확한 원인을 규명하지 못하였다. 당시 이와 같은 전염병에 대하여 '痧證', '吊脚痧', '絞腸痧', '癟螺瘟'이라는 다양한 병명이 붙여졌지만, 1847년 『霍亂輯要』가 연재되면서 '霍亂'이라는 용어로 통일되었다. 또한 田晉元의 『時行霍亂指迷』가 간행되면서 전염성도 인식되기 시작하였고, 병증에 대한 인식도 구체적으로 밝혀졌다. 王孟英은 寒熱로 구분하여 치료법을 제시하였고, 당시 대부분의 醫家들은 回陽救逆의 원칙을 따랐으며, 張錫純은 '急救回生丹'과 '衛生防疫寶丹'을 창안하여 곽란의 퇴치에 기여하였다.

5.1.3 저명한 내과 의학자

근대 中醫內科學 영역에서 활약한 醫家 중 費繩甫(1851~1914)는 費伯雄의 장손이며, 『臨證便覽』을 저술하여 虛證 및 胃氣를 다스리는 治療法에 뛰어난 업적을 쌓았다.

張內修(1844~1905, 字 聿青) 역시 당시의 명의로서 診脈에 능했으며 특히 계절, 음식 등의 요인이 질병에 끼치는 영향을 강조하였다. 그는 『張聿青醫案』을 후세에 남겼다.

陸仲安(1882~1949)도 내과분야에서 명성을 널리 알린 의가이며, 서양의학의 진단법을 활용하여 중의이론에 따른 辨證法을 병용한 인물이다.

施今墨(1881~1969)은 당시의 肖龍友, 孔伯華, 汪逢春과 함께 北平(지금의 북경)의 4대 명의로 꼽혔으며, 최초로 서양의학의 병명을 활용한 中醫師로서 中醫醫匯通 및 中醫 科學化에 적극 나섰다.

그 밖에 上海의 周小農과 夏應常, 浙江의 範文甫와 金子久, 成都의 沈紹九와 單雨農 및 陸景亭, 安徽의 王仲奇, 南京의 張簡齋, 北京의 顧膺陀, 山東의 劉惠民, 湘東의 文廣鈞 등 각지의 명의들이 내과학의 발전을 위하여 많은 업적을 남겼다.

5.1.4 學派間 투쟁의 완화

근대 서양의학의 유입은 중의학계의 구도에도 많은 변동을 일으켰다. 명말청초에 형성된 溫病學은 기존의 傷寒派와 수많은 대립과 갈등을 겪어 왔다. 그러나 서양의학이 유입되면서 中醫學廢止論이 거론되자 중의학계 내부에서는 학파간의 갈등을 완화하고 중의학 수호에 힘을 모으기 시작하였다. 이 시기에 傷寒 및 溫病의 이론을 서로 융합시켜 임상에 활용한 醫家들은 曹穎甫를 비롯하여 丁甘仁, 範文甫, 周小農 등이 대표적인 인물이다. 傷寒學派와 溫病學派의 융합은 물론 서양의학의 이론을 중의학과 접목시킨 張錫純은 '衷中參西'의 방향을 제시하였고, 張山雷는 中風의 病因病機에 대하여 중서의학의 시각에서 접근하였으며, 施今墨은 서양의학의 의료기계 및 생화학적 검사결과를 참작하여 내과학의 발전에 기여한 바가 크다.

5.2 외과학

5.2.1 일반외과학의 발전

外科學 영역에서는 馬培之, 巢崇山, 巢謂芳, 余聽鴻, 張山雷, 許半龍, 顧攸岩, 徐少鰲 등을 대표로 하는 醫家들이 전문저서 및 임상치료에 많은 업적을 쌓았다.

馬培之(1820~1903)는 費伯雄의 처남이며, 世醫家門에서 성장하였고, 外科 治瘡術이 매우 뛰어나 풍부한 경험을 남겼으며, 治療法으로는 丸・散・膏・丹과 같은 古方을 활용하였을 뿐만 아니라 刀鍼을 사용하여 內外治에 모두 能通했다. 그의 저술은 1884년에 간행된 『馬評外科證治全生集』, 1896년에 간행된 『醫略存眞』, 1892년에 간행된 『外科傳薪集』 및 『青囊秘訣』 『外科集腋』 등이 있다.

『醫略存眞』에는 乳癌의 발병원인, 기전, 증상 및 치료에 대한 내용이 상세하게 소개되었으며, 『馬評外科證治全生集』은 癰과 疽에 대한 鑑別 및 辨證施治 내용을 주로 수록하였고, 陽和湯의 효과를 긍정적으로 평가하였다. 『外科傳薪集』에서는 외과에 사용되는 수술기구를 기록하였으며, 外用藥과 膏藥을 만드는 방법을 소개하기도 하였다. 당시 外瘍의 치료에 유능했던 丁甘仁, 火鍼으로 排膿하여 腸癰 치료에 뛰어난 醫術를 보였던 巢謂芳, 내과 및 외과에 모두 능통했던 鄧星伯과 賀季衡 등은 모두 馬氏의 제자였다.

근대 中醫外科에 지대한 영향을 끼친 학자 余景和(1847~1907, 字 聽鴻)는 醫德을 강조하여 당시 가난한 사람에게 무료진료를 실시하여 많은 존경을 받았다. 그는 대표적인 外科醫書 『外證醫案匯編』 『余注傷寒論翼』 『診余集』 등을 남겼으며, 『外證醫案匯編』에서 瘡瘍을 乾과 濕으로 구분하여 치료해야 한다고 주장하였다.

瘍科에 대한 造詣가 깊은 張壽頤(1873~1934, 字 山雷)는 『瘍科綱要』 『瘍科醫案評議』 『瘍科治案心詮』 등 瘍科에 대한 전문의서를 대량으로 저술하였으며, 국소의 증상과 臟腑의 氣血 關係에 근거를 두고 外證內治의 주장을 제시하였으며, 양약과 한약을 倂用하여 외과치료에 활용하였다.

그 밖에 1918년 中西醫匯通에 입각하여 顧鳴盛은 『中西合纂外科大全』을 편찬하여 간행하였다. 1840년 鄒漢璜은 『瘡瘍』을 저술하여 癰疽에 관한 전문 의서를 간행하기에 이른다. 張鏡의 『刺疔捷法』은 침으로 疔瘡을 치료하는 방법을 소개하였고, 梁希曾

은 『癧科全書』를 저술하여 '點癧法'을 소개하였다. 또한 근세에 이르러 문둥병(痲風病)과 性病 梅毒을 치료하는 전문 외과의서도 적지 않게 간행되어 외과학의 발전에 기여하였다.

5.2.2 骨傷科學의 성장

瘡瘍과 같은 외과질환에 대한 인식과 치료법이 발전한 동시에 骨傷科 분야에서도 많은 성과를 이루었다.

江考卿(약 1770~1845)은 『江氏傷科方書』를 저술하여 1840년에 간행하였다. 그는 骨折傷을 뼈에서 나는 摩擦音으로 구분해내는 방법을 창안하였다.

趙廷海(1821~1861)는 1852년에 『救傷秘旨』를 간행하여 골절 및 외상에 사용하는 固定法을 소개하였고, 골절 및 외상 시술 후 조기의 운동요법이 효과적임을 지적하여 골상과의 임상에 유익한 견해를 제시하였다.

趙濂도 근대의 外傷學 발전에 기여가 큰 의학자이다. 그는 『醫門補要』와 『傷科大成』 등을 저술하였다. 특히 趙濂은 손톱의 색깔을 통하여 환자의 瘀血을 알아내는 진찰법을 개발하여 中醫傷科學의 진단에 새로운 내용을 보충하였으며, 外傷에 대하여 引經藥을 활용하는 독특한 방법을 개발하였다.

5.2.3 外治法의 다양화

근대의 中醫外科學은 吳尙先(약 1806~1886, 字 師機)에 의하여 꽃을 피워 성대한 결실을 얻었다고 하여도 과언이 아니다. 太平天國 시기를 거치면서 吳氏는 전란으로 약이 부족한 상황에서 복용이 불편한 湯劑를 대신할 外治法을 발굴하기 시작하였다. 『內經』에는 桂心을 술에 담가 寒痺를 치료할 때 찜질(熨)로 사용하였고, 張仲景은 薰火하여 發汗함으로써 太陽表證을 풀었고, 또한 돼지 쓸개를 꿀로 달여 灌腸시킴으로써 陽明熱을 瀉하였으며, 葉天士는 平胃散을 볶아 찜질함으로써 설사를 치료하는 등 外治法은 고대 문헌에 자주 등장하였다. 따라서 吳氏는 이를 토대로 많은 外治法을 발굴하고 보완하여 『理瀹騈文』을 저술하였고, 최초로 外治法을 체계적으로 소개하였다.

『理瀹騈文』에 수록된 外治法은 '齅鼻法', '枕藥法', '搗塗法', '掌攤法', '絹熨法', '點

眼法', '納臍法', '臥砂法', '圍爐法' 등 수십 가지에 이르며, 瘧·痢·疝·瘕·鼓·脹·癃·閉·中風·頭風·痺 등 내과·외과·부인과·소아과 질환 등을 망라한 많은 질환에 적용하였다. 이와 같은 外治法은 피부를 통하여 약물이 직접 흡수되고, 膏藥 등의 劑型은 약물의 작용을 오래 지속시키는 장점이 있어 새로운 치료법으로서 활용가치가 매우 높았다.

근대의 외과학 및 상과학의 발전은 질병의 원인규명, 증상 및 치료에 대한 충분한 인식을 토대로 內外治法의 병용은 물론 刀鍼 등을 이용한 수술요법이 도입되었고, 특히 다양한 外治法이 발굴되고 개발되어 다양한 질병의 치료에 용이하게 활용될 수 있었으며, 골상학의 발전도 주목할 만하였다.

5.3 婦科, 產科

산부인과 분야에서도 전문 醫家의 활약으로 많은 경험을 쌓았다. 陳筱寶(1872~1937)는 望診으로 환자의 眼神을 살펴 상태를 명확히 파악하였으며, 대화를 통하여 환자의 생활습관이나 심경 등을 알아내고 심리치료를 겸하여 부인과 질환의 치료효과를 높였다고 전해진다. 그의 저술은 『醫事散記』가 있었으나 전란으로 아쉽게 逸失되었다.

朱南山(1872~1938)은 부인과 질환의 특성을 감안하여 '婦科診病要訣'를 확립하고, 부인과 질환에 臟氣의 조절을 통한 치료법을 착안하여 소중한 경험을 쌓았다.

근대의 산부인과에 관한 전문 醫書로는 1883년에 간행된 潘蔚이 저술한 『女科要略』과 1856년에 單南山이 저술한 『胎產指南』 및 1920년에 嚴鴻志가 편찬한 『女科精華』 등이 유명하다.

『女科要略』은 調經, 安胎, 臨產, 產後로 나누어 상세하게 부인과 常見病을 서술하였으며, 부인과 질환의 치료에는 脾胃 기능의 조절을 강조하였고, 내용은 부인과 분야의 대표적인 의서 『達生篇』을 많이 참고하였다.

『胎產指南』은 8卷으로 구성되어 產科의 각종 병증은 물론 辨證, 病因, 치료원칙 등을 상세하게 나열하였으며, 胎前 및 產後에 관한 大法을 제시하여 產科의 소중한 저술로 간주된다.

『女科精華』는 고대 원전에 수록된 부인과에 대한 논술을 정리하였을 뿐만 아니라 근세에 유입된 서양의학의 부인과 이론을 인용하여 논술한 의서로서 中西醫 匯通의 측면에서 婦人科의 발전을 촉진시키는 계기를 제공하였다.

그 밖에 1931년에 간행된 時逸人의 『中醫婦科病學』은 調經에 관한 가장 상세한 論著로서 中醫 및 서양의학의 이론을 통합하여 부인과의 생리, 해부, 분만시술 등에 관한 내용을 수록하였으며, 中西醫匯通을 통하여 부인과학의 발전에 기여한 학술적 가치가 높은 책으로 평가된다.

근대 부인과학의 가장 큰 발전은 胎前 및 產後의 治療大法을 확립하였고, 중의학의 장점을 살리는 동시에 서양의학의 해부, 생리, 병리 등 이론을 도입하여 부인과의 특성을 보다 명확하게 파악하는데 도움을 준 것으로 새로운 내용이 많이 보완되었다.

5.4 소아과

소아과 분야에서도 文晟은 『慈幼便覽』을 편찬하고, 張鑾은 『幼科詩賦』를 저술하였으며, 葉隱衡은 『幼科指南』을 저술하고, 姚濟蒼은 『兒科輯要』를 펴내는 등 소아과 관련 醫書가 등장하면서 病因, 病證, 診斷, 治療의 체계가 명확하게 정립되었다. 근대 중의소아과학은 소아과의 痲疹과 痘瘡에 대한 인식에서 많은 발전을 이룩하였다.

1840년에 간행된 張霞裕의 『痲疹闡注』는 '胎原之毒'으로 인하여 痲疹이 발생한다고 밝혔고, 痲疹이 자연계의 '邪陽火旺'과 밀접한 관련이 있음을 지적하였다. 그는 痲疹이 가라앉은 다음 養血을 강화하는 원칙을 확립하여 소아과 痲疹의 치료를 보완하였다.

痘瘡에 대한 접종은 1805년 마카오에서 유입된 이래 1840년에 이르러 북쪽까지 이미 전파되었다. 1850년에 程國佩는 『痘疹辨證』을 저술하여 痘瘡은 전염병임을 확인시켰으나 중의학 이론으로 병리기전을 설명하는데 다소 어색한 부분이 많았다. 痘瘡의 治法에 있어서 그는 清燥를 강조하여 '風藥發散'이나 '重用苦寒攻瀉' 등의 방법을 배척하였고, 그 당시 유행했던 '痘宜溫補'의 大法보다 더욱 합리적인 대안을 제시하였다.

소아과의 외치법도 근대에 이르러 많은 발전을 가져오게 되었다. 張振鋆의 『厘正按

摩要術』은 1889년에 간행된 대표적인 소아과 外治法에 관한 醫書이다. 이 책은 明代의 소아과 醫書 『小兒推拿秘訣』을 토대로 소아과 常見病에 대한 추나법을 상세하게 소개하였는데, 소아의 胸腹診察法은 張氏가 최초로 고안하였다.

근대 소아과 분야에서 이룬 가장 큰 성과는 중의학의 整體觀에 입각하여 內治, 外治, 推拿, 按摩 등의 방법을 종합적으로 활용한 다양한 治法의 개발을 꼽을 수 있다.

5.5 침구과

1822년 청의 태의원에서 침구를 폐쇄한 이후 침구과는 발전에 큰 타격을 받는다. 그러나 치료의 편리성과 유용성을 토대로 침구는 민간에서 보존되어 근세에 이르러 140여 권의 전문 저서가 쏟아져 나오면서 재기의 불씨를 다시 지피게 되었다. 특히 辛亥革命 이후에 많은 침구학 저서가 완성되어 사회적 혁신에 따라 의학의 구도가 재편되는 시대적 상황이 연출되었다.

1914년 北洋政府의 집권 시기에 中醫中藥에 대한 말살정책으로 침구학은 低潮期에 처하게 되었다. 1923년 趙熙(1877~1938)는 이와 같은 현실에 맞서 침구학의 부활을 위해 많은 활동을 전개하였다. 그는 『鍼灸傳眞』 8권을 집필하여 辛亥革命 이후로 간행된 최초의 침구학 巨作을 완성하였다. 그 후 잇따라 『鍼灸要訣』 『按摩十法』 『鍼灸經穴用表』 『鍼灸驗案』 등을 간행하여 침구학의 학술적 발전에 많은 기여를 하였다. 그는 『內經』에서 제시한 九鍼은 이미 시대에 뒤떨어져 활용하기 불편하다고 생각하여 새롭게 침구도구를 직접 제작하여 사용하기도 하였다.

黃石屛(약 1860~1920)은 '神鍼'의 별명을 가진 근대 침구학자로 명성을 널리 알렸다. 그는 北洋政府 袁世凱의 頭風을 침으로 치유시켰고, 독일인의 질병을 고쳐 서양 의학자들의 경악을 자아냈다. 그러나 黃氏는 매우 뛰어난 침술을 소유하고 있음에도 불구하고 저서를 남기거나 후학을 양성하지는 못하였다. 침구학에 관한 저술은 廖潤鴻이 1874년에 편찬한 『鍼灸集成』이 대표적이며, 기존의 침구학 관련 原典인 『甲乙經』 『千金方』 『資生經』 등의 精髓를 수록하는 동시에 『銅人經』을 근거로 穴자리의 위치를 考證하여 잘못된 내용을 수정하였고, 禁忌穴에 대한 언급이 추가되어 그의 경험을 엿볼 수 있다. 근세 침구학의 대표주자 趙熙, 孫祥麟, 王秉禮 등이 공동으로 저술한 『鍼灸傳眞』은 1923년에 간행되었다.

1931년에 承淡庵이 中國鍼灸硏究社를 창설하면서 각지에 침구학술단체 및 침구학 간행물이 뒤를 이었고, 그 세력이 빠르게 확산되었다. 承淡庵(1898~1957)은 1931년 『中國鍼灸治療學』을 집필하였고, 1933년에는 『鍼灸雜誌』를 발행하면서 몰락한 침구학의 재건을 시도하였다. 그의 노력으로 침구학은 빠른 발전을 가져와 연구의 붐이 전국적으로 일어났으며 또한 일본의 침구학 발전성과를 몸소 체험하기 위하여 1934년 일본으로 견학을 떠났다. 귀국 후 그는 『鍼灸新傳』 『經穴學』 『經穴圖解』 등 10여 권의 저술을 간행하였고, 經穴을 정확하게 알기 위하여 해부학을 기초학문으로 공부하여야 한다고 강조하였다.

承淡安의 『中國鍼灸治療學』은 1931년에 간행되었다. 『中國鍼灸治療學』에는 특히 補瀉의 手技法을 강조하였고, 해부학적 지식을 도입하여 取穴에 도움을 주었다. 이에 이어 羅兆琚는 1936년에 『新著中國鍼灸外科學』을 집필하여 내용을 보완시켰는데, 그는 『鍼灸實用指要』에서 經穴을 氣·血·虛·實·寒·熱·風·濕의 8종류로 분류하여 임상에 활용하였다.

1937년에 간행된 方愼安의 『金鍼秘傳』은 해부학적 시각에서 經穴을 설명하는 것은 단지 구멍에 해당하는 것에 불과하고 『內經』에서 언급한 바와 같이 반드시 몸을 돌리고 나서 氣의 흐름을 촉진시켜야 經穴을 얻을 수 있다고 하여 氣의 출입을 담당하는 穴의 실체를 밝히는데 독특한 시각을 제시하였다. 근대의 침구학 발전은 기존의 이론을 재정립하여 비합리적인 부분을 배제하고, 서양의학의 해부학적 시각에서 經穴을 파악하는 경향이 지배적이었다.

5.6 안과

안과 및 耳鼻咽喉科 분야에서는 王錫鑫의 『眼科切要』, 陳國篤의 『眼科六要』, 中西醫匯通이 영향을 받은 陳滋의 『中西眼科匯通』, 康惟恂의 『眼科菁華錄』 등이 간행되어 당시의 안과 임상을 어느 정도 반영하고 있다. 그 특징은 안과 질환이 점차 압축되었고, 치료법이 다양하게 개발되어 洗·點·塗·敷·薰·水淋·溫包·藥枕 등을 활용하였고, 中西醫匯通에 따른 임상적용이 붐을 일으켰으며, 전문저서의 간행이 뒷받

침되었다는 사실이다.

5.7 喉科

19세기 말에 喉痧가 유행하면서 많은 의가들은 喉科 질환에 관심을 돌리기 시작하였다. 1847년 沈善謙은 『喉科心法』을 저술하여 상세하게 검사에 활용되는 壓舌板을 소개하였으며, 치료에서 輕·透·莅·降·鎭·潤·養·陰 등의 八字訣을 요약하였고, 그 후 『喉疫淺論』과 『喉痧症治概要』가 출간되어 喉科에서 淸法을 강조하는 임상치료가 널리 활용되었다.

같은 시기에 白喉에 대한 論著도 대량으로 간행되었는데, 대표적으로 張紹修의 『時疫白喉捷要』, 李紀方의 『白喉全生集』, 耐修子의 『白喉治法忌表抉微』, 陳葆善의 『白喉條辨』 등이 있다.

이들 저서는, 白喉와 爛喉痧(猩紅熱)가 해외에서 傳入된 지 100년이 안 되는 짧은 기간에 치료경험의 부족으로, 명확하게 밝혀지지 않은 白喉의 病因病理에 대하여 다양한 시각을 제시하였다. 辨證은 寒熱虛實 및 經絡, 色脈을 참작하여 猩紅熱과 혼돈하기 쉬운 白喉의 감별에 중점을 두었고, 치료법도 吹藥(瓜霜散), 噙藥(蛐蜒辟毒散), 貼藥(救急異功散), 瀉血法 등이 활용되어 임상효과를 높이는 데 기여하였다.

5.8 養生學

養生學 분야에서는 1852년에 葉志詵이 『頤身集』을 간행하였고, 鄭官應은 1890년에 『中外衛生要旨』를 간행하여 중국 전통의 양생법인 食餌, 氣功 등을 수록하는 외에 외국의 여행이나 스포츠에 관한 내용을 소개하였다.

1858년에 편찬된 潘霨의 『內功圖說』은 최초의 기공 전문저서로서 질병에 대한 예방법을 소개하였다. 이 책에는 구체적으로 十二段錦, 易筋經, 祛病延年 등 3부분으로 나누어 35폭의 그림을 넣어 동작을 설명하였다.

근대 100여 년의 임상 성과를 요약하면 저술이 대량으로 간행되어 현재 전해지는 의서의 절반 분량이 이 시기에 집필된 것이다. 일부 전염병을 비롯하여 난치성 질환에 대한 인식이 깊어지면서 전문의서가 등장한 것도 또 하나의 특징이다. 의학교육의 보급 및 서양의학의 유입으로 인하여 강의록이 대량으로 유포되었고, 서양의학의 영향을 받아 병인, 병리, 증상, 변증, 치법, 용약으로 정리되는 강의가 인기를 끌었다. 전란과 전염병을 겪으면서 名醫들의 진료활동은 시간에 쫓겼고, 그의 제자들이 경험집을 정리하여 醫案 또는 醫話로 출간되는 저서가 이 시기에 성행하였다. 임상 분야에서는 서양의학을 도입하여 衷中參西 및 中西匯通의 시각이 대두되었고, 중의학을 체계화, 과학화시키려는 노력들이 끊임없이 이어졌다.

6 본초학의 발전

6.1 옛 본초저작의 연구와 정리

근대 본초학의 발전은 문헌정리에서 약물효능, 藥物의 鑑別 및 炮製에 대한 연구에 이르기까지 많은 성과를 이루었다. 100여 년 지속된 근세에 간행된 本草書는 약 20여 종에 이르며, 戰亂으로 逸失된 자료를 정리하고 註釋을 붙이는 종류가 많다.

대표적으로 顧觀光은 전쟁으로 이미 散失된 『神農本草經』을 복원시키기 위하여 『本草綱目』을 토대로 많은 고증을 거쳐 道光 24년(1844)에 重輯本 4권을 완성시켰다. 이에 뒤이어 仲昴庭은 『本草崇原集說』 3권, 孫子云은 『神農本草經注論』을 각각 편찬하였다. 孫氏는 1923년 북경에서 北京實善社를 창설하였고, 그 후 北平中醫院을 창설하여 본초학 강의를 실시하였으며, 그의 『神農本草經注論』에는 고려인삼 등을 비롯하여 많은 약물에 대한 분석 내용이 덧붙여져 임상활용에 지침이 되었다.

蔡陸仙은 근대 저명한 의학교육자이다. 그는 上海中國醫學院에서 강의를 하는 동안 중의학의 이론을 보다 효율적으로 전수하기 위하여 제자들과 함께 1937년에 『中國醫藥匯海』를 엮어냈고, 본초학 부분에서 약효에 대한 상세한 설명을 나열하여 의학을 공부하는 학생들이 藥理, 生理 및 病理病因을 두루 파악하여야 임상에서 실수를 피할 수 있다고 강조하였다. 그는 本草經에 대한 역대 醫家의 주석을 집대성하였는데, 葉天

士, 張隱庵, 陳修園의 『本草經三家注』를 비롯하여 鄒潤安의 『本經疏證』, 阮其煜의 『本草經新注』, 吳保神의 『本經集義』, 吳普, 陶弘景, 蘇敬, 寇宗奭, 張元素, 李時珍, 廖仲淳 등의 자료를 수록하였다. 그는 약물의 효능 및 配伍關係, 四氣五味, 炮製, 약물 활용원칙 등을 체계적으로 밝혀 中藥史의 연구에도 소중한 자료를 제공하였다.

阮其煜(1891~1946)은 民國 시기에 廣濟 의학전문학교를 졸업한 후 광제의원에서 임직하였으며, 1925년 鐵樵函授中醫學校의 교육과정을 이수하여 서양의학자로서 중의학을 배운 최초의 인물이다. 그는 1933년 『本草經新注』를 완성하여 새로운 형태의 본초학 저술을 간행하였는데, 식물의 같은 속에 해당하지만 藥效가 서로 다른 순서로 나열하여 쉽게 감별 비교하도록 편성하였다. 예를 들어 橘皮의 항목 뒤로 靑皮, 橘核, 橘葉, 橘白 등을 배열하고, 茯苓의 항목 아래에 赤茯苓, 茯苓皮, 茯神, 茯苓木 등을 배열하는 것으로 본초학의 중요한 저술을 남겼다. 특히 이 책은 서양의학의 병리, 약리와 용량, 금기사항 등을 상세하게 서술하였다. 중의학의 五味와 관하여 酸味는 운동신경에 대한 진정효과가 있는 것으로, 대표적인 약물 酸棗仁은 安神의 작용이 있어 불면을 치료하고, 五味子는 平氣의 효능이 있어 咳逆上氣를 치료하며, 苦味는 殺菌解毒, 消散, 祛濕의 작용을 하는 것으로 蒼朮이 땀을 배설하도록 하고, 天門冬이 祛濕 작용을 한다고 밝혔다. 또한 甘味는 자양강장의 성질이 있는 것으로 인삼은 五臟을 補하고 桃仁은 滋養의 효능이 있는 약으로 꼽았으며, 辛味는 발산시키는 성질이 있어 사향은 흥분제에 해당하고, 두충은 腰膝痛을 주로 치료하며, 鹹味는 消炎 등의 작용을 하므로 決明子는 眼部의 염증을 가라앉히고 각막의 瘢痕을 解消시키며 桑螵蛸는 通五淋 및 消炎의 효능이 있다고 밝혔다.

서양의학의 원리로 중약을 설명하는 과정에서 다소 한계가 드러나고 있으나 中西醫匯通에 쏟은 阮氏의 노력이 돋보이며, 특히 그는 단순히 화학성분에 대한 분석으로 中藥의 효능을 파악할 수 없다고 지적하여 시사하는 바가 크다.

그 외의 본초학에 대한 주석본은 葉志詵의 『神農本草經贊』과 姜國伊의 『神農本經』, 劉復의 『神農古本草經』 등이 있다.

6.2 본초효능의 연구

근대의 본초학은 다양한 주석본을 토대로 중약에 대한 약효 연구가 본격적으로 진행되었다.

屠道和는 중의학과 서양의학을 함께 공부한 醫家로서 1863년『本草匯纂』10권을 편찬하였다. 그는 약을 사용할 때 병세에 맞추어 사용하는 것이 기본이지만 부작용도 함께 따르기 마련이라고 지적하면서 어떤 약은 특정 질병에 안 맞거나 특정 체질에는 禁忌하여야 한다고 밝혔다. 그는 炮製 방법에 따라 藥性이 변화하며 그 효능이 달라짐을 구체적으로 설명하여 임상에서 활용할 때 참고하도록 하였다.

周岩은 어린 시절 麻黃을 誤服하여 목숨을 잃을 뻔하였다. 그 후 寒痢를 앓을 때 약물의 誤治로 또 한번의 고초를 겪게 되었다. 약물의 부작용을 여러 번 경험하면서 周氏는『傷寒論』과『金匱要略』에 빠져들었고, 자신의 경험을 가미하여 1904년에『本草思辨錄』4권을 완성하였다. 이 책은 근대 약물 효능에 대한 연구에 매우 소중한 저술로 간주된다.

淸末 및 民國 초기의 醫家이며 저명한 의학교육자인 丁甘仁(1864~1926)은 1915년 상해중의전문학교를 창설하고 이어 1917년에『藥性輯要』를 집필하여 교재로 활용하였다. 그는 약물효능을 중심으로『本草經』및『本草從新』의 내용을 보완하는 한편 약물의 配伍 및 宜忌에 대한 설명을 자세하게 추가하였다. 책의 뒷부분에『本草續編』을 덧붙여 임상에 활용되는 약물을 중심으로 수록하였으며 약물의 眞僞, 품질의 優劣, 사용 宜忌 등을 일일이 밝혔다. 그의 본초학 저서에서 좋은 의사가 약을 사용할 때는 우선 약성을 변별할 줄 알아야 함을 강조한 철학을 알 수 있다.

약물의 효능을 중심으로 저술된 근대의 本草書는 張希白의『藥性蒙求』가 있고, 저자 미상의『草藥性』도 큰 참고적 가치를 지닌 책이다.

이 시기에 丁福保(1873~1950)는 일본 유학을 다녀와 귀국한 후 中醫學의 과학화에 앞장서며 일본의 의서를 번역하여 학계에 알리기 시작하였다. 그는 일본에서 본초학에 대한 연구 방법 및 성과를 모아『中藥淺說』을 엮어내 1933년에 출판하였다. 그의 本草書는 약물의 산지, 기원, 형태, 성분, 응용 등을 기록하여 역대의 本草書에서 찾아볼 수 없었던 독특한 형식을 취하였다. 특히 약물의 화학성분을 밝힘으로서 중약의 새로운 연구방법론을 제시하였지만 中藥學의 四氣五味, 陰陽配合 등을 부정하여 그 한계를 드러내고 있다.

1935년에 溫敬修는 『實驗藥物學』을 저술하여 출판하였다. 이 책은 생물학, 화학 등 자연과학의 지식을 활용하여 약물효능을 중심으로 설명하였다.

총괄하면, 근대의 중약학은 약효연구를 중심으로 새로운 전기를 맞게 되었으며, 전문저서가 간행되면서 화학적 분석이나 추출방법 등에 관한 지식을 축적하여 주목할만한 성과를 거두었다.

6.3 약재감별과 포제법의 연구

북송 시기에 관약국이 창설되면서 약물의 조제나 판매는 전문 의가의 관리하에 가능하였다. 그러나 진료에 치중하고 약물을 소홀히 하는 성향이 확산되면서 의약은 점차 분리되었고, 특히 근대에 이르러 양약이 중국으로 대량 유입되어 시장에 약품이 무분별하게 유통되는 혼란을 겪게 되었다. 이에 의학계는 약물의 眞僞를 판단하는 것이 급선무로 인식되었다.

曹炳章은 鄭肖岩의 『僞藥條辨』을 토대로 『增訂僞藥條辨』을 간행하여 약물의 형태, 氣味, 색상, 산지 등을 감별하고 眞僞를 선별하였다. 1913년에 그는 紹興에서 和濟藥局을 개설하여 方書에 대한 대폭적인 개편에 착수하였고, 『規定藥品之商確』을 편집하여 中藥業의 개혁에 선도적 영향을 주었다. 그 밖에 陳仁山의 『藥物出產辨』, 沈家征의 『中國藥物形態學』, 汪雪軒의 『鑒選國藥常識』 등은 약물 감별의 전문저서이다. 文晟의 『藥性摘錄』이나 丁甘仁의 『藥性輯要・本草續編』에도 물론 약물의 眞僞를 구분하는 내용들이 다수 수록되어 임상에서 약물 활용시 유용한 자료로 참고하였다.

특히 좋은 품질의 약물을 선별하여 사용하는 것도 중요하지만 약물의 적절한 炮製를 통하여 효능을 향상시키는 방법은 많은 본초학자들의 方書에 이미 소개되었다. 1938년 楊叔澄은 『製藥學大綱』을 편찬하여 소대의 炮製法을 간략하게 소개하였고, 中藥의 각종 劑型을 구체적으로 설명하였다. 특히 丸이나 膏의 제작법을 상세하게 소개하여 참고적 가치가 매우 높은 저술이다. 그는 生藥의 炮製法을 크게 火製, 酒製,

水製, 藥製(薑製, 礬製, 膽製, 甘草製) 및 自然製法 5종으로 나누어 약물 修治法을 체계화시켰다.

7 방제학의 성과

7.1 방제이론의 연구

方劑學 분야에서도 이론적 탐구, 자료의 재편성, 單方이나 秘方 또는 經驗方에 대한 수집 및 정리에 대한 많은 업적을 거두었다. 방제학 이론에 대한 연구는 費伯雄의 『醫方論』, 陸懋修의 『金鑒方論』, 저자 미상의 『分類古今論方』 및 『醫方通論』, 張贊臣의 『方藥考論類編』, 王泰來의 『證治實驗方解』, 蔣文芳의 『時方論』, 唐宗海의 『六經方證中西通解』 등, 많지 않은 저술에서 확인할 수 있다. 근세에 들어서서 일부 醫家들이 『醫方集解』의 처방을 그대로 따르고 辨證에 의한 처방 활용이 제대로 이루어지지 않는 현실을 타파하기 위하여, 費氏는 『醫方集解』의 처방 355개를 일일이 분석하고 1865년에 『醫方論』 4권을 탄생시켰다. 그는 병증에 대한 通用方의 사용을 반대하였으며, 對證에 따른 처방의 투여를 강조하였다. 그는 과감하게 古方의 부적절함을 지적하고 처방의 誤濫用을 막기 위하여 方劑의 이론적 해석에 많은 심혈을 기울였다.

蔣文芳은 내과 및 부인과에 能한 醫家이며, 동시에 교육자이기도 하다. 그가 집필한 『時方論』은 고대 經方 및 局方 등에 대한 효능을 긍정하였지만 시대적 변화에 맞추어 융통성 있게 활용할 것을 피력하였다. 이 책은 方理, 方義, 用法 및 유의사항 등을 비교적 상세하게 소개하여 실용성이 뛰어나다.

唐宗海의 『六經方證中西通解』는 手稿를 남긴 것인데, 우선 六經理論을 闡明하였고, 뒤이어 六證을 설명하였으며, 證에 따른 처방이 덧붙여진 편제를 구성하였다. 그는 陰陽, 氣化, 形色氣味 등의 이론을 활용하여 처방을 설명한 것으로 독특한 方論을 제시하였다.

근대의 方書는 또한 歌賦의 體裁를 취하여 方劑를 논술한 경우가 일부 있다. 1874년에 간행된 祝春渠의 『歌方集論』은 그 대표적인 例이다. 이 책은 『內經』 『傷寒論』

『金匱要略』 등 고방을 集大成하여 祝氏의 評論을 덧붙였으며 처방에 대한 해석을 病機, 病證과 결합하여 설명하였다. 이 책 역시 근대에 저술된 실용적인 方論으로 간주된다.

7.2 方書의 정리와 편찬

근세의 방제학 이론에 대한 정립과 더불어 고대 方書의 정리 및 편찬도 체계적으로 이루어졌다. 文晟은 『醫方十種匯編』을 편찬하여 『內科摘錄』 『外科摘錄』 『救急便方』 『增訂達生篇』 『婦科雜症』 『慈幼便覽』 『痘疹摘錄』 『偏方補遺』 『藥性摘錄』 『食物本草』 등을 수록하였는데, 咸豊 초년 書稿가 파손되어 1865년 그의 후손들이 다시 『萍鄕文延慶堂新編六種』을 편집하여 간행하여 내과, 외과, 부인과, 소아과 등에 관한 다양한 방제를 총망라하였다. 그 후 曹繩彦의 『古今名醫万方類編』, 吳克潛의 『古今醫方集成』, 蔡陸仙의 『中國醫藥匯海 · 方劑部』 등이 잇따라 간행되었다.

曹氏의 『古今名醫萬方類編』은 蔡繭齋의 『萬方鍼線』을 토대로 病證 및 病種에 따라 처방을 분류한 것으로, 1920년에 완성되었다. 이 책은 『內經』과 『傷寒論』을 비롯한 360여 부의 方書에 나오는 처방을 수록하였고, 그 중에서 『秦承祖方』 『範汪東陽方』, 劉禹錫의 『傳信方』, 陳延之의 『小品方』 및 『御藥院方』 등은 散失된 내용이었다. 그는 각 병증의 뒤에 체계적으로 각 처방을 수록하여 방제학 저서의 문헌정리에 기여가 컸다.

吳氏의 『古今醫方集成』은 고대 方書 170여 부를 정리하여 수록하였으며, 1만여 개의 처방을 나열하여 그 主治, 효능, 구성 약물, 炮製, 복용법 등을 상세하게 서술하였고, 특히 처방의 명칭은 같지만 약물구성과 작용이 서로 다른 처방을 수집하여 쉽게 구분이 되도록 편성하였다.

蔡氏의 『中國醫藥匯海 · 方劑部』는 1937년에 완성된 저서이다. 이 책은 근대에 들어서서 방제학에 관한 문헌정리가 가장 완벽한 저술이다. 내용이 네 부분으로 구성되어 方劑總論, 古今方劑考, 方劑制度(組方配伍), 方劑派別(經方, 禁方, 局方, 單房, 名醫類方, 時方, 民間驗方)의 순서로 서술하였으며, 방제학의 이론 및 발전과정에 대하여 전반적인 논술을 하였다. 또한 方劑의 性味, 氣化, 配合에 대하여 심도 있는 분석을 하여 약물의 구성에 대하여 상세하게 기술하였다. 방제의 작용에 대하여도 諸家學說을 인용하여 그 기전을 설명하였다. 아울러 방제의 病證에 따른 분류로 가장 실용성이 뛰어난 처방을 선별하였다.

그 외 徐士鑾은 『醫方從話』에 醫話의 형식으로 病證과 처방을 수록하였으며, 적지 않은 경험방을 편성하였고, 임상에서 처방을 쉽게 활용할 수 있도록 저술하였다.

7.3 경험방의 취합편찬

이 시기에 單方, 秘方 및 經驗方에 대한 수집을 통하여 편찬된 저술이 가장 큰 성과를 올려 약 300여 종의 方書가 간행되었다. 대표적인 著書는 鮑相璈의 『驗方新編』, 龔自璋의 『醫方簡易新編』, 李克惠 등의 『驗方輯要』 및 丁福保의 『中西醫方匯通』, 王士雄의 『潛齋簡效方』 『四科簡效方』, 黃懷穀의 『經驗良方』, 姚俊의 『經驗良方全集』, 周子薌의 『經驗奇方』, 劉本昌의 『單房新編』 등을 꼽을 수 있다. 鮑氏는 좋은 처방이 있어도 세상에 알리려 하지 않는 일부 醫者의 행태를 보고 20여 년 동안 고금문헌이나 知人에게서 수집한 처방을 정리하여 1864년에 『驗方新編』 16권을 완성하였다. 이 책은 그가 수시로 수집한 처방을 기록한 내용이므로 편성은 허술한 부분이 있지만 單方 및 驗方을 중심으로 저술한 處方集이다. 수록된 내용은 대부분 구성이 간결하고 가격이 저렴하며 쉽게 구할 수 있는 약물로 효능은 뛰어난 처방을 원칙으로 하고 있으며, 外治法에 사용된 처방도 적지 않다. 『驗方新編』이 간행된 이후 처방의 효능이 뛰어나고 간결한 탓에 여러 차례 刻印과 增修를 거치게 되었고, 이러한 과정에서 일부 내용이 訛傳되기도 하였지만 그 가치는 높이 평가되었다.

龔氏 등은 평소에 수집한 처방을 모아 1851년에 『醫方簡易新編』으로 간행하였다. 이 책도 역시 單方 및 驗方을 중심으로 전신의 질환 및 부인과, 소아과, 응급 증상, 외과, 골상에 이르기까지 임상에서 활용되는 처방을 방대하게 기록하였다. 당시 전염병이 창궐하여 痘疹이 盛行하였는데, 이 책에는 소아의 痘症뿐만 아니라 婦人의 痘疹, 임산부의 痘疹에 대한 각종 처방을 함께 수록하여 痘瘡의 치료에 참고가치가 높은 저서이다. 특히 응급상황에 활용되는 처방을 수록하여 임상의 응급치료에도 많은 기여를 하였다. 그 후 이 책의 共著者인 黃統(字伯垂)은 『經驗良方大全』을 간행하게

되며, 名醫 王孟英에 의하여『刪補續編』을 출간하게 되는데, 驗方 및 單方을 위주로 수록된 처방이『醫方簡易新編』과 대부분 같다.

李克惠의『國醫的科學 · 藥理篇』, 葉橘泉의『合理的民間單方』및『單方匯報』, 蔣仲翔의『單方輯異』등에서 발췌하고『經驗新編』을 참작하여 1936년 中央國醫館에서『驗方輯要』를 간행하였다. 이 책은 각 기능계통에 따라 병증을 분류하였고 처방을 덧붙여 설명하였으며, 처방에 대한 實驗, 兼用, 出處, 附錄 등을 나열하였고 특히 單味 처방을 중심으로 서술하였다.

丁氏의『中西醫方匯通』은 시대적 흐름에 따라 중서의학의 融合을 전제로 일본유학 중 수집한 일본의 漢方과 서양의학의 약학이론을 접목시켜 1910년 상해의학서국에서 발행한 처방집이다. 근대에 저술한 다양한 處方集은 임상에서 처방을 효율적으로 활용할 수 있도록 하였고, 方劑學의 이론과 경험을 정리하여 證에 따른 체계적인 처방 분류가 점차 틀을 갖추어 나가게 하였다.

8 中醫廢止論에 대한 중국 의학계의 抗爭

근세에 일어난 아편전쟁 이후 서양의학은 빠르게 중국으로 유입되어 의학계를 장악하였다. 이에 외세를 추종하는 세력과 민족허무주의에 빠져든 일부 학자까지 가세하면서 전통의학에 대한 박해가 시작되었으며, 中醫藥은 폐지의 위기를 맞게 되었다. 정부에서 주도하는 中醫藥廢止論에 항거하는 학계의 투쟁은 날로 고조되었고, 中醫藥을 말살시키려는 당국의 각종 규제는 더욱 강화되어 양측의 갈등은 그 정도가 깊어지기만 하였다.

8.1 북양정부의 中醫藥 폄하

1914년 북경 開業中醫들은 대표를 파견하여 北洋政府 교육부에 北京中醫學會의 등록을 인준할 것을 신청하였지만 교육총장 汪大燮 등은 '중의학이 과학적 근거가 전혀 없다'는 이유를 들어 중의 개업 및 中草藥의 취급을 전면 금지하고 또한 중의과정을 교육과목에서 배제하기로 결정하였다. 이에 중의학계는 크게 반발하고 나섰으며 상해신주의약총회 등의 단체를 주축으로 19개 성의 중의조직이 연합하여 葉晉叔, 劉蓧云, 陳春園 등을 대표로 추대하고 국무원과 교육부에 청원을 하였지만 거절되었다.

1925년 중화교육개진사는 산서 태원에서 회의를 소집하여 李鐘鈺, 丁甘仁 등의 대표들이 교육부에 중의학교의 정규과정 편입을 강력히 요구하는 행동을 위시하여 각 단체에서 꾸준히 당국에 요구하였지만 묵살당하였다. 당시 청원의 내용은 교육부에서 중의전문가를 초빙하여 중의학과목을 개설할 것과 의학교에 중의학과 또는 필요시 중의 전문학교를 설치할 것, 이와 같은 두 가지 사안을 상정하였으나 관철되지 않았다.

8.2 국민당정부의 중의약 폐지정책

남경정부가 집권하면서 중의학에 대한 말살정책은 극에 달하였다. 余岩이 당시에 제시한 中醫廢止에 관한 논조는 당국의 중의말살정책에 이론적 근거를 제공하였다. 余岩(1879~1954, 字 云岫)은 1905년에 국비로 일본유학을 다녀온 인물이다. 최초에 그는 일본에서 의학공부를 마친 후 귀국하여 중의학 연구에 열중하려고 마음을 먹었지만, 일본이 명치유신 이후 서양의 문물을 받아들여 국력이 비약적으로 증강되는 실상을 보고 낡은 전통문화를 모두 버리고 새로운 문화에 눈을 떠야 국익에 도움이 된다는 극단적인 사고에 사로잡혀 '의학혁명'의 일환으로 중의학을 폐지할 것을 강하게 주장하였다. 그는 『靈素商兌』를 비롯하여 많은 글을 써서 중의학 이론이 미신적이고 학술적 가치가 없다고 주장하였다. 中藥에 대해서도 그는 실험적 기법을 도입하여 화학성분을 추출하고 동물실험을 하여 그 효능을 입증하여야 한다고 생각하여 중의약을 전반적으로 서양의학에 편입하거나 대체하려 시도하였다.

1929년 남경정부는 1차 중앙위생위원회의를 소집하여 褚民誼, 顔福慶, 伍連德, 胡宣明, 余云岫 등이 참석한 가운데 4가지 中醫廢止에 관한 사안을 토론하였는데, 즉 첫째는 舊醫를 폐지하여 醫事衛生의 장애를 제거하는 案, 둘째는 醫士를 일괄적으로 등록하는 案, 셋째는 중의 등록 연한 규정에 관한 案, 넷째는 중의사 및 중약을 제한하는 방안이 포함되었다. 특히 余氏는 中醫廢止論에 대한 구체적인 방법을 제시하였는데, 그 내용은 다음과 같다.

① 舊醫의 등록을 시행하여 면허증을 부여하고 영업을 허가하도록 하여 점차 현존 舊醫를 정리한다. 그 등록기한은 民國 19년(1930)까지로 정한다.

② 당국은 의사위생훈련처를 설치하고, 모든 등록을 마친 舊醫는 반드시 훈련처에서 보수교육을 받아야 하며, 수료증을 발급하고 영업허가를 인정한다. 보수교육 수료증은 1933년까지 유효하며, 증서를 소지하지 아니한 경우 영업을 정지한다.

③ 1929년까지 舊醫에 종사하는 자가 만 50세 이상, 국내영업 20년 이상이 된 경우는 보수교육을 면할 수 있으며, 특별 영업 면허증을 발급하되, 법정전염병의 치료와 사망진단서 등의 발급은 허락하지 않는다. 특별 영업 면허증의 유효기간은 15년이며, 만기 후 자동 폐지된다.

④ 舊醫에 대한 신문 등 언론매체를 통한 홍보를 금한다.

⑤ 舊醫와 관련된 연구회는 단순 학술연구의 성격이므로 그 회원은 의료 영업을 할 수 없다.

⑥ 舊醫에 관한 학교의 설립을 금지한다.

余氏는 상기 中醫廢止案을 상정한 동시에 교육부에도 舊醫와 관련된 학교의 설립을 금지할 것을 제안하였다.

이와 같은 민족의학 말살정책에 대하여 곧바로 中醫界는 강력한 항의를 전개하였지만 余氏는 입장을 굽히지 않았다. 그가 비록 의학혁명을 통하여 국가의 의료사업을 향상시키고 국력을 강화하려고 하였지만 사실상 그의 극진적인 사상은 서양의학의 전면 도입과 중의학의 전면 폐지를 주장하여 전통의학에 대한 깊은 편견을 드러냈으며, 그 본질은 '廢醫存藥'의 논조로 압축될 수 있다.

전국 中醫界의 강한 반발에 부딪친 당국은 비록 이와 같은 폐지론을 노골적으로 시행하지 못하였지만 행정절차로 많은 규제를 가하기 시작하였다. 1929년 4월 교육부는 중의학교를 일률적으로 '중의전습소'로 바꾸도록 강요하였다. 곧이어 中醫醫院을 醫室(혹은 醫館, 醫社)로 개칭하도록 하였고, 中醫가 양약이나 서양의학의 의료기계를 사용할 수 없도록 규제하였다. 아울러 약상관리규정을 통하여 중약의 경영에도 많은 제한을 두었다. 중의 관련 저술이나 문장의 발표도 금지하였으며, 중앙국의관이 설치된 이후에도 국의관조직대강을 통하여 중의학교나 중의원을 개설할 수 있도록 한 규정을 다시 번복하고, 중의학교를 학사로 개설하도록 하고, 학교체제에서 배척하여 근본적으로 중의학에 종사하는 의료인에 대한 교육을 원천적으로 차단하였다.

8.3 중의약계의 대항과 투쟁

중앙위생위원회의 의결은 중의학계의 존폐와 중약 무역을 통하여 삶을 영위하던 민생에 심각한 문제를 야기하여 의안이 통과되는 즉시 중의학계의 분개와 반대를 불러일으켰다. 상해중의협회를 위시하여 전국의 중화의약연합회, 중의학회, 중의전문학교, 중국 의학원, 의계춘추사 등 40여 개의 단체가 항의운동을 개시하였다. 1929년 3월 17일 전국중의약단체대표대회가 상해에서 거행되었고, 사회 각층의 호응을 받아 대규모의 파업, 시위 등이 일제히 전개되었다. 국민들은 중의학 수호는 곧 민족문화를 지키는 길이고, 중의학의 폐지를 외세의 문화적 침략으로 간주하여 필사적인 항쟁에 돌입하였다.

당시 전국대표대회의 주석단에 선출된 인물로는 陸仲安, 隨翰英, 蔡濟平, 陳調五, 張梅庵 등이다. 3일 동안 지속된 대회는 중요한 의제를 정리하여 당국에 상정하기로 결정하였다. 그 주요 내용은 전국적으로 영구적인 의약기구를 조직하여 그 명칭을 '전국의약단체총연합회'라고 정하여 위원을 선출하고, 당국에 대한 청원은 집행위원이 담당하기로 하고 謝利恒, 隨翰英, 蔣文芳, 陳存仁, 張梅庵, 秘書 張贊臣 등을 추천하여 국민정부, 행정원, 입법원, 위생부, 교육부 등 각종 기관에 中醫廢止論의 철회를 요구하기로 한 것이다. 또한 國醫의 지위를 향상시키고 國藥의 세율을 경감하며, 양약의 수입세금을 강화하는 등 중약의 보호에 정책을 세우고, 중의학교 및 중의약연구소, 의약도서관, 약물진열소 등 각종 中醫藥과 관련된 기구를 설치할 수 있도록 규정을 개진하며, 國醫의 우수성을 대대적으로 홍보하고, 특히 3월 17일을 중의학계의 단합기념일로 정하여 '國醫日'로 지정할 것을 요구하며, 민중단체와 연대하여 중앙위생회의의 의결에 반대하는 후원회를 결성하는 등의 목표를 담았다.

중의학계의 이와 같은 항의운동은 사회적으로 각계각층의 호응 및 지지를 얻었으며, 청원단의 대표 일행은 남경으로 출발하여 각 정부기관의 관원에게 중의학계의 요구안을 상정하였다. 이러한 항쟁에 당국은 밀리기 시작하였고, 한발 물러서서 중의중약에 대한 폐지의 의향이 없음을 시사하는 등 사회 각계의 반발을 무마하기에 급급했다.

그러나 당국의 각 기관은 곧바로 중의학계의 각종 규제를 잇따라 발표하였고, 중의약계는 다시 분개하여 임시 대표대회를 소집하였다. 5일간의 회기를 마치고 大會決議案을 다시 제출하였다. 程調之, 祝味菊, 謝利恒, 陸淵雷, 蔣文芳, 張梅庵, 伍耀庭 등을 청원단의 대표로 선출하였고, 당국의 기관에 중의가 위생행정에 관여할 수 있도록 하고 藥商에 대한 관리규정을 제정하며 중의학교, 의원의 설립을 완화하고 중의학의 지위를 보장하는 제안을 요구하였다. 당국이 요구한 '전국의약단체총연합회'의 회칙에 대한 수정명령은 사안이 중대하다고 판단하여 연합회의 명칭은 보류하되 구체적인 안건은 회장위원회에서 토의하도록 하였다. 또한 학술정리위원회를 출범시켜 項中, 劉正字, 徐相任, 盧宗强, 梁炳煃, 辛元凱 등을 추천하여 학술정리위원회의 조직법 초안을 작성하기로 결정하였다.

이 초안에서 國醫의 필수 과정을 제정하고, 교재편집위원회를 개편하며, 국의약전을 편찬하고, 약품심사와 통일된 약명, 포제방법 등에 대한 심의를 각 전담 위원회에서 토론을 거치도록 결론을 내렸다. 또한 결의된 사항에는 일본의 皇漢醫藥界와 학술적인 교류를 추진하여 해외 연대에도 다각도로 노력하였다. 특히 이번 임시대회에서는 '전국의약단체총연합회주모건설경제위원회'를 발족시켜 國醫藥의 발전에 기여하기로 결의하였다. 청원대표단이 12월 7일 남경에 도착하여 재차 당국의 각 기관에 중의약발전을 규제하는 각종 행정령을 철회하도록 강력히 요구하자 거듭된 항의에 국민정부는 결국 청원의 내용을 수용하게 되었다.

근세의 중의학은 북양정부 및 국민정부의 장기적인 억압과 각종 규제에도 굴하지 않고 민중의 지지를 얻어 "전국의약단체연합회"를 출범시켰고, 수차례의 청원 내용을 상정하여 중의약의 지위를 스스로 지키고, 민족의학의 수호에 역경을 딛고 큰 성과를 거두었다.

하지만 당국은 '중앙국의관'을 설립하고 규제를 완화시키는 일시적인 방편으로 중의약의 교육, 임상, 학술발전을 온갖 수단으로 방해하였으며, 中醫藥의 말살정책을 늦추지 않았다. 그런 와중에서도 中醫藥은 대중의 일상에 뿌리 깊게 내려진 전통을 토대로 전멸의 위기를 가까스로 넘기며 재기의 기회를 기다렸다.

9 근세 中醫學의 보존

근세의 북양정부 및 국민정부 시기에 중의학이 서양의학과의 대립구도를 형성하면서 온갖 억압에도 그 명맥을 완전히 잃지 않은 가장 큰 이유는 대중의 일상 속에 깊이 뿌리내린 전통이 있었기 때문이다. 특히 중국의 농촌을 중심으로 의료혜택이 아직 미치는 못한 곳에서 중의약은 매우 중요한 역할을 하고 있었다. 수천 년 동안 이어온 中醫學的 치료법은 대중들에게 매우 친숙하였고, 저렴한 비용의 중약은 역시 고가의 서양의학을 이용하기 어려운 대중에게 쉽게 접할 수 있는 치료제로서 그 역할을 충분히 감당하고 있어 당국의 中醫藥에 대한 배척과 탄압은 대중의 반감을 야기할 수밖에 없었다.

9.1 공산당의 의약위생사업

이 시기에 국민당과 정치적으로 대립관계에 처한 공산당은 세력을 주로 농촌지역으로 확산하였고, 산골이나 벽촌을 활동의 근거지로 삼았다. 국민당과의 내전을 3차례, 일본의 침입으로 항일전쟁 8년, 유격전을 중심으로 많은 전투를 치러야 했던 공산당이 이끄는 홍군은 근거지에서 의료시설의 결여와 낙후된 생활환경을 동시에 해결해야 하는 과제를 안고 군대와 민중의 보건을 위생사업의 근본적인 내용으로 인식하였다.

1933년 홍군의 중화 소비에트 임시정부는 '위생운동강요'를 공포하고 대대적으로 환경개선과 전염병 방역에 대중의 자발적인 참여와 의식강화에 중점을 두고 공중보건의 기틀을 만들어갔다. 그 당시 중화 소비에트 임시중앙정부의 내무인민위원부에서 반포한 '위생방역조례'와 중앙군사위원회에서 발표한 '잠정전염병예방조례'는 霍亂, 痢疾, 傷寒, 天花, 鼠疫, 斑疹傷寒, 猩紅熱, 白喉, 流行性 腦脊髓膜炎 등 9종의 전염병에 대한 보고제도, 검역과 격리, 소독 등에 관하여 상세하게 규정하였다.

근대의 중국역사상 공산당은 집권하게 되는 1949년까지 줄곧 대내외적으로 여러 지역을 이동하면서 각종 전투를 치러야 했다. 1927년 공산당이 이끄는 군대를 홍군으로 정하고 국민당과의 내전을 시작으로 항일전쟁 시기에는 팔로군으로 일본에 대항하였고, 다시 국민당과의 내전을 벌이면서 인민해방군으로 개칭하였다. 따라서 군대의 이동에 따라 공산당이 정착하는 곳에서는 야전의원의 형식으로 의료사업이 전개되었고, 1933년에 이르러 대규모의 중앙홍색의원과 황강의원을 세울 수 있었다. 당시의 황강의원은 주로 부상병을 수용하는 병원이었지만 中醫科, 西醫科, 草藥科가 개설되어 있었으며, 군대의 의료는 물론 지역의 주민들을 위한 보건위생 관리에도 노력하였다. 항일전쟁 시기에 후방을 근거지로 각종 대형 병원을 잇따라 세웠고, 군대에서도 위생부를 개설하여 醫政科, 保健科, 材料科, 위생학교, 제약공장, 후방병원 등을 설립하여 軍醫를 중심으로 의료제도가 점차 형성되었다.

9.2 인력양성과 약재의 공급

지속되는 전쟁기간에 의료인원의 확보는 물론 약품의 절대 부족이 가장 큰 문제가 되었다. 산과 들에 자라는 약초는 가장 손쉽게 구할 수 있는 자원이므로 홍군의 장정과 팔로군의 항일투쟁 시기에 中藥은 중요한 약품공급원이 되었다. 근거지가 확보되면서 제약공장이 하나씩 늘어나기 시작하였다. 1932년 서금에 세워진 작은 제약공장은 大黃, 樟腦, 薄荷와 알코올을 혼합하여 소독약품을 생산하였고, 中藥材를 이용하여 각종 丸, 散, 膏, 丹 및 외용약으로 사용되는 敷料(지금의 파스에 해당함) 등을 만들어 軍民에게 공급하였다. 항일전쟁 시기에는 일부 후방에서 약초의 재배를 병행하여 약품의 공급을 원활하게 하였다. 上黨 지역에서는 大黃, 人蔘, 黨蔘 등의 귀중한 약재를 재배하기도 하였다. 1938년에 가동된 연안제약창은 다양한 중약제형의 개발에 노력하여 黃精酒, 瓜蔞酒, 葛根酒, 蒼朮酒, 荊芥油 등의 酒劑와 油劑를 생산하였다.

홍군의 장정, 팔로군의 항일과 국공의 내전을 겪으면서 軍醫 중심으로 발달한 근거지의 의료형태는 內科 질환에 中醫 치료법을 활용하였고, 外傷에 양약을 주로 활용하였지만 전시에 약품 공급의 절대부족으로 中醫 및 中藥은 전쟁에서 부상당한 병사에게 주로 활용하면서 外傷治療 분야에서도 경험을 축적할 수 있었고 北洋政府와 南京國民政府의 中醫에 대한 말상정책과 달리 공산당이 이끄는 근거지의 의료사업은 中醫가 절실히 필요하였다. 1931년 복건 장정현에 설립된 중앙홍색의무학교에서는 中醫과정을 개설하였으며, 『中醫方劑講義』와 같은 교재를 활용하였고, 민서에 세워진 의원에는 중의부가 개설되었다. 홍군의 병원에는 대부분 中藥科와 약초를 채집하는 팀

이 있었고, 후방의 근거지 병원에는 草藥科, 약초채집팀, 中藥房을 갖추었고 민간에 산재된 單方, 偏方 등을 수집하였으며, 실용성이 높은 이질 치료제 香連丸, 齒痛 치료제 牙痛散 등을 개발하였다.

또한 중의연구반을 열어 인력 양성에도 노력하였고, 홍군의 근거지에서 중의 활용도를 높이기 위하여 민간에 산재되어 있던 중의를 끌어 모으는 등 민족의학의 보존에 일정한 기여를 하였다. 항일전쟁이 시작되면서 도시의 中西醫들도 일본에 대항하는 대열에 참여하게 되었고, 공산당의 활동영역으로 의료인재들이 몰리기 시작하였다. 따라서 중의와 서양의학의 협력관계를 강조하고 서로의 장단점을 보완하려는 인식이 자리를 잡게 되었다.

연안을 중심으로 당시 항일투쟁에 합류한 많은 서양의학자들은 적극적으로 침술과 중약에 대한 지식을 습득하기 위하여 중의와 교류를 강화하였다. 연안의과대학의 부교장으로 재직하던 주련은 이 시기에 침술에 심취하여 『新鍼灸學』을 저술하여 저명한 여성 침구학자로 이름을 알렸다. 1938년 연안에서 보건약사를 개설하였는데, 이는 근거지에 설립한 최초의 중의중약 기구이며, 그 후 국의연구회가 창설되어 중의훈련반, 연구실, 도서관, 問診部 등이 줄줄이 문을 열었다. 1945년 연안에서는 중서의연구회가 창립되어 연안으로 모여든 中醫, 西醫, 獸醫 및 藥學에 종사하는 의료인들의 대단합을 독려하여 中西醫의 대립보다 협력의 장을 열어주었다.

10 근대 중의학의 교육

아편전쟁 후 외세의 침입으로 청나라의 국력은 점차 쇠퇴하였다. 일부 '獨立自强'의 정신을 추구하는 관료계층에서 '경사동문관'을 열고 태의원의 醫士, 醫生에게 『素問』『難經』『脈訣』 및 본초와 방제에 관한 내용을 교습하였고, 해마다 봄과 가을에 시험을 실시하였다. 이는 근대 최초의 의학교로서 태의원에서 학교를 세우는 관습의 연장이었다.

광서연간, 양무파의 적극적인 학교 창설에 영향을 받아 청대 명의인 陳虬(字志三)는 光緖 11년(1885)에 '利濟醫學堂'을 세웠다. 자료기록에 따르면 利濟醫學堂은 5년제학교로서 근대에 비교적 큰 영향을 끼친 중의학교로 부각되었다. 1906년에 사천 중경에 설립된 '파현의학당'은 신해혁명 이후에 중의계의 지원을 받아 유지되다가 1916년에 폐교되었다. 광동에 설립되었던 '광주의학구익사'는 1921년 '광주의학위생사'로 개칭하였고 사회 각계의 힘을 모아 중의학 발전에 기여할 수 있도록 견인차 역할을 하였다. 신해혁명 이후에 북양정부의 중의학교 금지령으로 인하여 많은 어려움을 겪은 중의계는 각종 규제에 필사적으로 항쟁하며 학술단체나 저명 의학자의 주도로 민간운영의 중의학교를 세워 중의교육에 박차를 가하였다.

근대 중의 전문학교는 상해, 광주, 태원, 강소, 절강, 복건 등 지역을 중심으로 잇따라 설립되었다. 상해중의전문학교는 1915년 丁甘仁의 노력으로 세워졌다. 이 학교는 5년제 과정을 설치하여 生理, 本草, 傷寒, 方論, 金匱, 明理論, 雜病心法, 溫熱, 四診心法 및 부인과, 소아과, 外科, 醫案 등 17개 과목을 편성하였고, 1927년에는 여자중의전문학교와 합병하여 중의교육사에 많은 영향을 끼쳤다. 절강중의전문학교는 1916년에 창설되어 명의 傅崇黻이 1대 의무주임을 맡았다. 처음에 5년제로 운영되다가 이후 4년제로 바꾸고, 의학통론을 비롯하여 內經, 中藥, 方劑, 診斷, 解剖, 生理 등 기초과목과 傷寒, 溫病, 雜病 등 임상 각 분야의 과목을 개설하였으며 이론과 실기를 병행하는 교육을 실시하였다.

절강람계중의전문학교는 1919년 盛鴻燾가 창립하였고 1923년 내무부에 등록하였다. 1920년 당시의 명의 張山雷를 초빙하여 교무주석에 임명하였다. 이 학교의 전 과목은 모두 張氏가 편찬한 것으로『全體新論疏證』『經脈俞穴新考證』『本草正義』『難經匯注箋證』『脈學正義』『沈氏女科輯要箋正』『錢氏小兒藥證直訣箋正』『瘍科綱要』등 20여 종에 이른다. 산서의학전습소와 의학전문학교는 산서중의개진연구회에서 개설한 교육기관이다. 전습소는 1년반의 과정으로 1927년에 중의과목을 증설하였고, 이후 전문학교로 편입되었다. 산서의학전문학교는 1921년에 4년제로 창설되었다. 이 학교는 중의 및 서양의학 과정을 반씩 편성하였다가 1933년 서양의학교로 전환되었다. 1913년에 설립된 광동중의약전과학교는 5년제의 과정으로 30여 개의 과목을 편성하였으며, 졸업하기 전 6개월은 임상실습 기간으로서 모든 성적이 합격되면 졸업증서를 부여하였다. 1938년 일본이 광주를 점령하면서 학교는 훼손되었고, 다음해 3월 홍콩으로 이전하였으나 홍콩이 다시 함락되면서 폐교하게 되었다. 이 학교는 중국 근대 중의교육의 역사상 가장 오래 운영된 시설로서 큰 영향을 끼쳤다.

1926년 강소 지역에서 부인과 명의로 활약하던 王愼軒은 소주여과학사를 창설하고 『內經衛生學』『內經生理學』『難經脈法精義』『中國藥物學』『中醫調劑學』『中西病理學大綱』『內科診斷學』『古方新論』『女科醫論』『胎產病理學』『女科診斷學』『女科治療學』『產科治療學』 등 20여 개의 강의록을 직접 편찬하여 강의하였다. 그는 국내는 물론 일본, 동남아에 이르기까지 많은 후학을 양성하였다. 1933년 행정원의 명에 따라 학교는 '소주국의학사'로 개칭하고 중앙국의관에 등록하였으며, 1934년 교육부의 문서에 따라 '소주국의학교'로 다시 교명을 바꾸었다. 1936년에는 王氏의 주도로 '소주국의연구원'을 창립하여 내과, 외과, 부인과, 소아과로 나누어 1년의 과정을 설치하여 각종 강연과 임상을 익히도록 하여 중의학의 질적 향상에 기여하였다.

중의학의 발전을 모색하고 전문인력을 양성하기 위하여 1936년 상해의 명의 朱南山은 '新中國醫學院'을 개설하여 4년제로 운영하면서 24개의 교과과목을 개설하였다. 기초 교양과목으로는 醫經, 醫學史, 處方學을 포함하여 일본어 및 독일어와 같은 외국어 과목도 개설하였으며, 기초의학에 대한 과목은 生理學, 解剖學, 化學, 細菌學, 衛生學, 藥物學, 病理學, 診斷學 등을 개설하였고, 임상의학 과목으로는 內科學, 外科學, 耳鼻咽喉科學, 皮膚病花柳病學, 眼科學, 產婦人科學, 兒科學, 鍼灸科學, 推拿科學, 救護學(傷科 및 부상자 구호의 내용을 포함) 등을 개설하여 전반적으로 중의와 서양의학의 교육을 병행하였다. 다음해 3월에는 '신중국의학원연구원'을 증설하여 수료과정은 제한이 없으며 3개월마다 시험을 실시하여 4회에 거친 고시에 합격하면 논문을 작성하도록 하고, 졸업증서를 부여하였다. 이와 같은 기관은 중의학의 교육은 물론 연구에도 많은 기여를 하였다.

북경을 중심으로 당시의 名中醫 蕭龍友, 孔伯華, 施今墨 등은 모두 중의교육에 열성을 보인 교육자이다. 이들은 북경과 천진 등에서 북평국의학원과 화북국의학원을 잇따라 창설하였고, 중의 인재를 대량 배출하였다. 1933년 창립된 '선유현국의학사'는 1935년에 '선유현국의전과학교'로 이름을 바꾸고 4년제 체제를 확립하여 기초 및 임상과목에 대한 시험을 매달, 매학기, 매년마다 실시하였고 졸업 전에 전과목에 대한 통합시험을 실시하여 교육수준의 향상에 노력하였다.

중의학의 소중한 부분인 침구학은 임상에서 활용도가 매우 높았다. 침구학에 우수

인재를 양성하기 위하여 침구학자 承澹安은 1931년 강소 무석에서 '中國鍼灸硏究社'를 창립하고, 1934년에 일본으로 시찰을 떠났다. 귀국 후 침구학 교육의 보급을 위하여 1937년 '중국침구의학전문학교'를 확충하여 3개월 과정의 훈련반, 6개월 과정의 연구반과 2년제의 본과과정으로 과목을 분류 편성하여 임상치료 및 실습을 강화하였다.

1929년에 교육부와 위생부의 공동 주관으로 출범한 "의학교육위원회"는 당시 의학교육의 질과 양을 개선시키기 위한 목적이었지만 사실상 큰 역할을 하지는 못하였다. 1934년의 조사에 의하면 전국에 설립된 의학교는 모두 33곳에 이르렀고, 그 중에 국립이 5곳, 군의교가 2곳, 성립 의학교가 7곳, 사립 의학교가 19곳(교회가 설립한 13곳 포함)이었다. 그러나 이러한 의학교는 통일된 교과과정이 없어 교육방침의 혼란이 뒤따랐고 표준화된 의학용어도 제대로 정리되지 않은 실정이었다. 또한 학교마다 제각각 중국어, 영어, 일본어, 독일어 등을 사용하여 강의를 하는 경우도 있었다. 교육을 담당하는 일선 교사 역시 그 학술적 경향이 영미파나 독일파로 나누어져 갈등이 많았다. 1933년 통계에 따르면 전국적으로 각종 중의학 교육과정을 이수한 학생이 3616명이고, 졸업한 학생은 532명이며, 외국으로 떠난 유학생이 83명이었다. 이 시기 의학교를 제외하고 일부 간호학교와 조산학교가 개설되었는데, 그 학생 수는 매우 적었다. 1949년까지 전국의 공립 및 사립 의과학교의 재학생은 38개 학교의 14,000명에 불과하였다. 근대 중의학 교육을 시행한 학교는 대부분 도시에 집중되었고, 산간벽촌에는 의학교육 시설이 절대적으로 부족하여 대개는 생활속에서 中醫를 자연스럽게 접하거나 일부 현지 명의에게 개별적으로 전수받은 수준에 그쳤다.

11 중의학 관련 학술단체 및 간행물

근대 中醫界는 약 100여 년의 기간에 중의학의 존폐와 관련하여 여러 차례의 위기를 넘기면서 끈질기게 그 명맥을 유지하였다. 이러한 결과는 많은 중의학을 소중히 여기는 학자들의 노력과 떼어놓을 수 없다. 이 시대를 거친 중의계의 의가, 학자, 교육자 등은 학문적 발전을 위하여 많은 저술을 남겼을 뿐만 아니라 학술단체를 통하여 단합된 모습으로 중의학의 보존, 수호 및 발전에 기여하였다. 또한 대량의 간행물을 통하여 중의학의 소중한 자산을 민중에게 알리고 사회적 공감대를 형성하였으며 동시에 학술적 교류를 위한 매개체로 활용하였다.

11.1 중의학회 및 학술단체

광서 32년(1906), 상해 의학계의 저명 인사인 李平書, 顧賓秋, 周雪樵, 黃春甫 등 30여 명은 '상해의무총회'를 발족시켜 중국 근대의 최초 중의학술단체를 창립하였다. 宣統 3년(1911)에는 절강 오흥에서 '호주의학회'가 성립되었고, 이후 '오흥중서의학회', '오흥중의협회', '오흥현국의공회' 등으로 명칭이 바뀌었고, 중의학 이론의 연구 및 학술적 발전에 학자간의 교류를 독려하였다. 중화민국이 들어서면서 중의학회와 학술단체는 신속하게 전국으로 확산되었고, 1937년의 조사에 따르면 중의학회, 중의연구회(사), 의약개진회가 약 100여 개 정도 설립되었다.

대표적인 중의학회는 '신주국의학회', '상해중의학회', '무진중의학회' 등이 있었다. 신주국의총회는 1912년 顏伯卿, 葛吉卿 등 상해 명의들이 조직한 학회로서 내무부에 인준을 얻었으며, 총회를 상해에 설치하고 전국에 수십 개의 분회와 수천 명의 회원을 거느려 규모가 비교적 컸다. 1931년 이 학회는 신주국의학회로 개편되었고, 의약서보사를 운영하면서『神州醫藥學報』『神州醫藥半月刊』『神州國醫學報』등의 간행물을 발행하여 中醫의 합법적 지위를 확보하고 中醫藥의 발전을 위하여 많은 사업을 추진하였다. 1921년 丁甘仁, 夏應堂 등은 상해중의학회를 설립하였으며, 이 학회는 당시 상해의 3대 의학회 중 하나로 부상하였다. 학회가 창설된 이후 丁甘仁, 徐繼鴻, 丁仲英, 謝利恒, 王一仁, 惲鐵樵 등의 제창으로 정기적인 토론회를 개최하였고, 서로 중의학 이론을 연마하고, 난치병에 대한 토의를 벌였으며 중의임상의 향상과 경험교류에 많은 기여를 하였다. 이 학회에서 발행한『中醫雜誌』의 편집자는 王鞠仁, 秦伯未, 趙吉浦, 何天源, 楊先橘 등이며, 이 간행물은 중의학술교류에 가장 중요한 영향을 끼친 학술지로 꼽힌다. 武進中醫學會는 1929년, 그 전신인 무진의학연구회를 개편하여 창설된 단체이다. 그 후 직업단체의 성격을 띠는 무진중의공회로 다시 개편되었다. 1933년 무진국의학회를 증설하여 후학의 양상에 노력하였으며, 중의학술의 발전과 풍토병인 흑열병에 관심을 갖고 심도 있는 토론을 전개하는 등 중국 농촌지역의 질병예방에 대한 기여가 컸다.

중의연구회(사)와 중서의학연구회의 대표 주자로는 산서중의개진연구회, 중국침구학연구사, 중경시국의학술연구회, 중의과학연구사 등이 있었다. 산서중의개진연구회는 1919년 太原市에서 창설되었으며, 근대에 조직된 중의학술단체 중 하나이다. 이 단체는 醫學, 藥學, 方劑學에 대한 연구를 중점으로 진행하였으며, 연구과 실기를 결합시켜 후학양성의 목표를 세우고 의학전습소, 의학전문학교 등을 증설하면서 中醫醫理를 천명하는 한편, 중의학술의 개진에도 많은 노력을 기울였다. 이 단체에서 발행한 『醫學雜誌』는 중의계에서 호평을 얻은 학술지로, 중의학의 교류 및 발전에 중요한 영향을 끼쳤다. 중국침구학연구사는 저명한 침구학자 承澹安의 주도로 1931년에 창설된 기구이다. 1934년 중앙국의관의 공식 인가를 얻어 내정부에 등록하였고, 근대의 국립 침구학술단체로 발돋움하였다. 중경시국의학술연구회는 1936년에 발족하였다. 연구회에는 총무, 연구, 편집, 건설 4개의 부문으로 나누어 학술 연구에 정진하였으며, 국의월간사를 운영하여 1939년에 『國醫月刊』과 『中醫硏究』 2가지 간행물을 발행하였다. 중국과학연구사는 1936년 상해에서 徐愷, 謝利恒 등이 조직한 단체이며, 중의학에 대한 연구는 물론 대내외에 민족의학의 홍보에 적극 나섰고 中西醫匯通을 촉구하는 등 중의 과학화에 앞장섰다. 그 밖에 1910년 정복보 등의 조직으로 창설된 '중서의학연구회'가 상해에서 중서의학 교류를 추진하기 위하여 각계의 학자들을 흡수하였으며, 1935년에는 褚民誼, 丁福保, 宋大仁 등 30명의 저명 인사들이 주도하여 '중서의약연구사'를 출범시켜 醫藥에 관한 문헌정리와 醫藥界의 동정을 조사하고 서양의학의 지식을 전파하며 역대의 본초와 驗方을 수집하는 등, 당시에 中西醫匯通을 통하여 中醫를 수호하려는 시대적 상황에 맞추어 많은 노력을 폈다. 이 硏究社의 월간 간행물인 『中西醫藥』은 중요한 의약학술 간행물 중 하나로 꼽힌다.

의약학회 역시 中醫 및 中藥의 부흥을 도모하기 위하여 각지에서 줄줄이 설립되었다. 1922년 戴雪舫, 張復生, 胡德靑 등이 조직한 '광덕의약학회'를 비롯하여 '전국의약총회'와 중앙국의관의 의약개진회 등이 가장 대표적인 단체로 알려져 있다. 당시에 광덕의약학회는 中醫와 中藥의 학술적 발전과 행정위생에 협력하는 취지로 적극적으로 진료소를 설치하고 의학교를 세우며, 고금 의약저서를 수집하여 연구하는 등 다양한 사업을 전개하였다. 1929년 국민정부 중앙위생위원회의에서 余云岫의 '中醫中藥廢止'

에 관한 제안을 통과시키자 中醫界의 극심한 반발을 불러일으키게 되었고, 잇따라 상해중의협회, 중화의약연합회, 중의학회 등 40여 개의 단체가 단합하여 전국중의약단체대표대회를 개최하게 되었으며, 대회에서 전국의약단체총연합회의 성립을 의결하였다. 전국의약총회는 각 지역에 분회를 두고 中醫藥 學術硏究, 中醫藥 人才育成, 中醫藥 종사자의 합법적 권익보호 등의 사업을 전개하여 中醫學廢止論에 맞서 항쟁하였다. 1935년에 중앙국의관의약개진회가 남경에서 창설되었다. 중앙국의관 3차 이사회의 결정에 따라 각 분관 및 지관의 동사회를 의약개진회로 개편하고 각지에 분회와 지회를 설립하였지만 당시의 상황에서 국의관의 업무수행에만 국한되었고, 의약학 발전에 기여한 바는 크지 않았다.

11.2 중의약 간행물

근대 최초의 중의잡지는 청나라 唐大烈이 주편을 맡은 『吳醫匯講』이다.

20세기 초기에 서양의학이 유입되면서 서양의학에 관한 간행물도 대량으로 흘러들어 중의계에 많은 자극을 주었다. 1908～1920년 사이에 간행된 출판물은 20여 종에 달하며, 『紹興醫藥學報』 『神州醫藥學報』 『醫藥衛生通俗報』 등이 당시에 많은 영향을 끼친 것으로 알려져 있다. 1920～30년도에 들어서서 각종 학술단체 및 중의학교가 잇따라 개설되면서 中醫藥 관련 간행물의 출판도 점차 늘어났으며, 1921～1937년에 출판된 간행물은 약 170종에 이르게 된다. 그러나 정부 당국이 中醫藥에 대한 배척과 말살정책을 실시하여 경제적 어려움을 겪어 中醫界에서 2년 이상 지속적으로 출판한 간행물은 50여 종에 불과하다. 이 시기에 나온 대표적인 간행물은 『醫學雜誌』 『中醫世界』 『醫界春秋』 『杏林醫學月刊』 『神州國醫學報』 『鍼灸雜誌』 등이 있었다. 항일전쟁 시기 상대적으로 후방에 속한 서남지역 즉 중경, 성도, 광동, 광서 등에서 간행된 중의약 학술지는 많지만 북경, 상해 등 함락된 지역은 간행물을 출판하기 어려운 실정이었다. 항일전쟁이 끝난 후에 곧바로 이어진 내전은 경제적 공황을 초래하여 1938～1949년까지의 간행물은 약 70여 종에 불과하다. 현재까지 보존된 1908～1949년까지의 中醫藥 관련 간행물은 약 260여 종으로 집계되어 있다.

『紹興醫藥學報』는 1908년에 창간되어 근대에 가장 일찍 출판된 中醫藥 학술지이다. 이 학술지는 논문, 學說, 醫案, 雜錄, 通訊, 近聞 등의 내용을 게재하는 형식으로 다양한 내용을 다루었으며, 특히 中醫藥의 臨證에 대한 토론과 연구가 핵심적 내용으로 등재되었다. 1923년 中醫藥의 학술적 발전을 도모하기 위하여 裘吉生은 학보를 항주로 이전하면서 『三三醫報』로 이름을 바꾸었다.

『醫學雜誌』는 1921년 산서태원중의개진회에서 연간 6회 발행한 학술지로서 醫務紀要, 論說, 纂述, 醫案, 報告, 通訊, 譯叢, 雜俎 등의 내용으로 구성되었고 국내 학자의 中西醫 학술연구 체험담을 게재하는 등 높은 학술적 가치를 지닌 간행물로 평가받았다.

『中醫雜誌』는 상해중의학회에서 1921년 12월에 창간하여 연간 4회 발행한 잡지이다. 편집을 맡은 王鞠仁을 비롯하여 趙吉浦, 何天源, 楊先橘, 秦伯未, 章成之, 王慎軒 등은 대부분 당시의 유명한 중의 또는 서양의학의 교육자였다. 이 잡지는 專案, 學說, 筆記, 藥物學, 醫案, 驗方, 衛生談, 釋辨錄, 文苑, 醫訊, 會務記載 등 11개 항목으로 나누어 편집하였고, 토론에 심도와 정확성을 기하여 높은 학술적 가치를 선보인 중의 간행물 중 하나로 자리매김하였다.

『醫界春秋』는 1926년 5월에 창간한 월간지로서 상해의계춘추사에서 발행하였다. 당시 中西醫 논쟁이 날로 치열해지는 시점에서 주편을 맡은 張贊臣은 中醫藥에 대한 애착을 지닌 의가였다. 이 간행물은 評壇, 學說, 筆記, 調査, 醫案, 討論, 短刀, 紀事, 藥物, 特載, 雜俎, 餘興, 杏林新訊 등으로 분류하여 내용을 알차게 꾸몄다. 1929년 余云岫의 중의폐지론이 사회적 이슈로 부상하면서 中醫界의 반대운동이 전국으로 확산되었을 때 『醫界春秋』는 학계의 단합과 중의학의 홍보 측면에서 선동 역할을 충실히 수행하여 역사적으로도 소중한 자료로 간직되고 있다. 이 시기에 중의서국에서도 사회적 여론에 참여하여 中醫의 합법적인 지위향상과 전통유지를 위하여 『中醫世界』를 매년 6회(격월간) 발간하게 되었다. 서국에는 秦伯未, 方公浦를 주편으로 초빙하고, 당시의 명의 章次公, 夏應星, 丁福保, 殷受田, 謝利恒, 丁仲英, 張錫純, 裘吉生, 陸翰英, 蔣文芳, 張山雷, 張贊臣, 王慎軒 등 20여 명에게 원고를 요청하였다. 이 잡지는 婦人科, 小兒科, 仲景學說, 藥物學 등에 관한 전문 칼럼을 발행하고, 정기적으로 일본의 의가들이 중의학을 연구하는 동정을 게재하는 등 학술적 연구에 토론의 장을 열어주었다.

당시 중앙국의관의 기관 간행물로 1932년에 월간지 『國醫公報』가 출간되었다. 이 간행물은 정부의 명령, 법규, 공독 등을 등재하여 학술단체 및 의학교에 당국의 시책을 전달하는 한편 論壇, 專著, 學說, 鍼灸, 藥物, 醫案, 醫事評述 등에 대한 내용을 증설하여 점차 학술적인 측면을 늘렸지만 당시 발행된 기타 학술지에 비해 다소 정부의 목소리에 편중된 경향을 드러냈다. 침구학의 부흥을 희망했던 침구학자 承澹安도 뒤질세라 1933년 10월 江蘇 無錫에서 『鍼灸雜誌』(雙月刊)를 창간하였다. 이 잡지는 論文, 專載, 雜著, 醫案, 問答, 醫訊 등 6門으로 나누어 전대 명의들의 遺著나 醫家들의 論述 및 전문저서, 치료경험, 난치병에 대한 토론 등을 게재하였으며, 질병에 대한 질문을 받아 답변을 하기도 하여 대중들의 호응을 받았다.

1937년 우시지역이 함락된 뒤 『鍼灸雜誌』도 폐간되었고, 1951년에 이르러서야 다시 재발행되기 시작하였다. 근세 중서의회통에 대한 학계와 민중의 교감을 이루고 새로운 의학구도에 대한 인식의 전환을 명확히 제시하기 위하여 丁福保는 1939년 4월 상해에서 『國醫新聲』(月刊)을 발행하였다. 中醫와 서양의학을 모두 숙지하였던 丁氏는 '중의과학화'에 대한 적극적인 호소를 발간사에 실었다. 이 잡지는 言論, 專著, 新藥紹介, 文藝 등의 내용으로 구성되어 서양의학의 생리 및 병리학에 대한 기초이론을 중점적으로 게재하였으며, 일부 중약의 성분, 약리작용, 효능, 제제 등을 정리하여 중약제제를 골자로 하는 신약소개 코너를 꾸미었다. 또한 양약의 연구기법과 제약기술에 대한 상세한 설명을 연재하는 등 다양한 지식의 전달을 통하여 임상에서 약물의 활용이나 중의약의 발전 및 수입 양약의 국내 토착화에 많은 기여를 하였으며, 독특한 체계로 편성되어 중요한 학술적 간행물로 자리를 잡았다.

中西醫藥의 학문적 교류에 중요한 영향을 끼친 또 하나의 학술지는 바로 1946년에 창간된 『華西醫藥雜誌』(월간)를 꼽을 수 있다. 周復生이 창간한 이 잡지의 편집장은 任應秋가 맡았고, 汪浩權, 姜春華, 葉橘泉, 沈仲圭, 丁濟民 등 약 20명의 저명 인사가 편집위원으로 활약하였다. 이 잡지는 社論, 來論, 醫學, 藥物, 方劑, 專載, 醫案, 衛生, 文苑, 雜俎 등의 코너로 꾸며져 당시의 위생행정제도, 중의약의 나아갈 방향, 중의교육, 중서의 교류 등 각종 시각에서 의학계의 관심사를 다루었으며, 臨證醫藥에 대한 심도 있는 토론과 연구를 반영하는 등 역시 근대에 빼놓을 수 없는 중요한 中醫藥 간행물 중 하나이다.

그 외에『華光醫藥雜誌』『國醫砥柱』『國醫正言』『新中華醫藥月刊』등은 근세의 中醫藥 발전과 동고동락한 간행물들로서 그 시대의 다양한 모습을 담아냈다.

12 저명한 의가

근대 中醫界에서 많은 활약을 통하여 中醫藥 발전에 크게 기여한 대표적인 인물은 다음과 같다.

12.1 何廉臣

何廉臣은 이름은 炳元이고 절강성 소흥 사람으로 1861년에서 1929년까지 살았다. 어릴 때는 경서를 공부하고 나중에는 유학을 포기하고 의학을 공부하였으며 일찍이 전국중의단체의 조직에 참여하여 당시 의학계에 자못 유명했는데, 평소에 丁福保, 周雪樵, 蔡小香 등과 왕래하였다. 何廉臣은 中醫에 정통하여 임상경험이 풍부하였고, 힘써 中醫 교재를 편찬하였다. 그는 서양의학을 인용하여 中醫 가운데에 융합시킬 것을 주장하였다. 그는 中西匯通學派이다. 그의 저작인『全國名醫驗案類編』은 비교적 좋은 의안이다. 청대 의가인 兪根初가 지은『通俗傷寒論』을 1916년에 정리하여『紹興醫藥月報』에 발표하였다.

12.2 丁甘仁

丁甘仁의 이름은 澤周이고 강소 무진 사람으로 1866년에서 1926년까지 살았다. 丁甘仁은 처음에는 소주에서 의업을 행하다가 보통으로 진료를 하여 의계에는 이름이 나지 않았다. 나중에 상해로 옮겨 개업을 한 후 고질병을 치료하여 의명이 점차 널리 알려졌다. 민국의 초년에 丁甘仁은 상해에서 가장 유명한 中醫로 성공하였는데, 세칭 "丁派"라 하였다. 그는 中醫 교육사업에 대해서 큰 공헌을 하였다. 1916년에 상해중의전문학교가 세워졌는데, 이에 대해 丁甘仁은 "欲振余緖于將湮, 設學堂而造士"라 하였다. 그는 담임교장으로 초빙되었으며, 조기 임과 교사로는 曹穎甫, 丁福甫, 陸淵雷, 祝味菊 등이 있다. 丁甘仁이 만든 中醫 학교는 조기에는 고전의서를 중시하였으며, 졸업생은 비교적 견실한 기초와 계통적 이론과 지식을 갖추어서 그 중에 적지 않은 수가 저명한 中醫 의가가 되었다. 丁甘仁이 일본에 있으면서 업무에 바빠 그 저작은 단지 『喉痧證治概要』뿐이다. 『丁甘仁醫案』은 그의 문인들이 편집한 것이다.

12.3 張山雷

張山雷는 이름은 壽頤이고 강소 가정 사람으로 1872년에서 1934년까지 살았다. 어려서 어머니가 병을 앓자 스스로 中醫를 공부하여 나중에 명의인 黃醴泉, 肘閬仙 등으로부터 내외과를 배웠다. 여러 해의 노력으로 학업이 날로 좋아져 이로부터 의학계에 점차로 두각을 나타내었다. 張山雷는 일생을 中醫 교육과 의료와 저술에 종사하여 많은 날들을 진료와 강의로 보내고 야간을 이용해 글을 썼다. 그가 먼저 황색의교에 있을 때 1919년 절강성 난계현에 중의전문학교가 열리자 張山雷는 교무주임으로 초빙되었다. 그는 재임기간 학교의 교재와 교학대강을 모두 손수 제정하였다. 그의 학술사상의 경향은 衷中參西로부터 中西匯通의 가운데에 있다. 張山雷의 저작은 자못 많은데, 주요한 것으로는 『重訂中風校詮』 『脈學正義』 『沈氏女科輯要箋正』 『錢氏小兒藥證直訣箋正』 『全體新論疏證』 등이 있다.

12.4 惲鐵樵

惲鐵樵는 이름은 樹鈺이고 강소 무진 사람으로 1878년에서 1935년까지 살았다. 惲鐵樵는 어릴 때는 私塾에서 글을 읽고 1906년에 남양공학을 졸업하고 1911년에 상무인서관의 편역원으로 일하며 나중에 『小說月報』를 주편하였다. 1916년에 자식을 잃고서 中醫를 연구하여 1920년에 관을 떠나 의를 행하였는데, 오래지 않아 이름이 났다. 그는 임상의 나머지 시간에 상해의 각 중의학교에서 교육을 겸하였다. 惲鐵樵는 일생을 中醫理論과 中西匯通의 연구에 몰두하였는데, 그의 학술견해는 고의를 밝혀 신지식과 융합하는 것이었다. 1922년에 지은 『群經見智錄』은 그의 학술사상을 반영하고 있다. 惲鐵樵는 당시 중서의학의 학술논쟁에서 중의이론의 과학성을 천명하여 중의학을 부정하는 잘못을 비판하여 중의체계의 안정을 유지시켰다. 惲鐵樵의 의학저작은 『群經見智錄』 외에 『傷寒論硏究』 『溫病明理』 『生理新語』 『脈學發微』 『保赤新書』 『婦科大略』 『風勞鼓證論』 등의 22종이 있으며 모두 모아서 『葯盦醫學叢書』라 한다.

제 11 장

중화인민공화국 성립 이후의 의학

1949년에 중화인민공화국이 성립된 후 의학계도 여러 가지로 변모하였다. 중국은 1953년에서 1957년까지 제 1차 5개년 계획을 시행하였고, 1958년부터 제2차 5개년 계획에 들어갔다. 과학기술, 문화교육사업 등은 "百花齊放, 百家爭鳴", "破除迷信, 解放思想"이라는 기치 아래 새로운 국면을 맞게 되었다.

1 위생사업 정책

해방 후 위생보건사업은 국가제도의 일부분이었다. 중국 인민정치의 협상회의가 통과시킨 공동강령 48조 규정에는 "提倡國民體育, 推廣衛生醫藥事業, 并注意保護母親, 嬰兒和兒童的健康"이라 하고 있다. 1954년에 반포된 중화인민공화국의 헌법규정은 노동조건을 개선하고 노동자의 휴식과 휴양의 조건을 확충하여 아울러 노동자의 年老, 疾病 혹은 노동력 상실시에 물질적으로 도울 수 있는 권리를 갖도록 하는 것이었다.

해방 초기에는 당 중앙이 위생공작 4대 방침을 발표하였다. 그 내용은 다음과 같다. 첫째는 농공업 종사자들의 건강을 위하여 보건의료인을 두어 생산성을 높이는 방침이다. 둘째는 예방위주의 보건사업 방침을 밝혔으며, 향후 의학의 발전방향을 제시하였다. 셋째는 중서의 단결로 보건의료인이 단결·협동하여 새로운 중국의 보건사업에 매진하자는 것이다. 넷째는 보건사업과 군중운동을 결합하여 위생공작을 광범위한 기초 위에 더욱 깊이 전개한다는 것이다.

공산당의 中醫 정책은 중국 의학의 유산을 계승하여 더욱 발전시킬 것을 주장하여 中醫中藥을 경시, 시기하는 잘못된 사상을 비판하고, 아울러 西醫가 中醫를 배울 것을 호소하고, 中西醫가 힘을 합할 것을 강력히 추진하였다.

2 의료위생조직

중화인민공화국은 그 성립시기에 중앙정부 내에 위생부를 설치하여 전국의 위생사업을 관장하도록 하였다. 각급 지방정부도 보통 위생행정기관을 건립하고 책임과 계획을 하고 관할구역과 위생공작을 실시하였다.

해안항구에는 해안 검역소를 세워 위생검역을 맡도록 하였다. 여러 종의 전염병과 지역병을 예방하기 위하여 중앙으로부터 지방에까지 각급 위생방역점을 설립하였다. 열성전염병 발생지역에는 전문방지기구를 설립하였다. 부녀자와 유아의 위생보건은 중앙위생부에 婦幼衛生司를 두고, 각 省과 市에 婦幼衛生處(과)를 두고 縣에는 일급 전직 婦幼衛生幹部를 두고 鄕과 鎭에도 婦幼保健所를 설치하였다.

각 省, 市, 縣과 민족자치구에 모두 국가의원을 설치하고 각 행에 민협의원을 두었다. 1982년의 통계에 따르면 中醫 의원이 전국에 1000여 곳이 있고 中醫 병상이 7만에 달한다.

한편 전문의료기구가 보편적으로 설립되었다. 각 縣, 市에 모두 간부요양원, 공인요양원, 산과의원, 아동의원, 안과의원, 골과의원, 전염병원, 기공요양원 등이 설치되었다. 또한 지방에서 병이 다발하는 것을 근거로 하여 結核病防治院, 麻風病防治院을 두었다. 군대에도 또한 康復醫院을 설립하였다.

3 의학교육

해방 이후에 당은 위생간부를 양성하기 위하여 적극적인 조치를 취하였다. 1956년의 통계에 의하면 西醫師, 藥劑師가 모두 75,000명이며, 中醫는 50만 명에 달한다. 새로 건설한 高等中醫學校가 38곳이며, 중등의교가 176곳, 고등의학원교는 1956년에서 1957년까지 재학생의 수가 46,000명에 달하여 해방전과 비교하면 거의 3배가 증가한 것이다. 1956년에는 北京, 上海, 廣州, 成都 등지에 中醫學院이 세워졌다. 1959년의 통계에 의하면 中醫學院의 학생 수는 3,000여 명이 있으며, 西醫에서 이직하여 中醫를 학습한 사람도 2,100여 명이 있었다. 1982년의 조사에 근거하면 전국의 中醫學院은 이미 24곳에 달하며 학생 수는 25,000명이 있다. 이 외에도 농촌의 위생부대는 매우 큰 발전을 하였으며, 1986년의 통계에 의하면 위생기술인은 173만 명이며 그 중에 의생은 96만 명이고 의사는 26만 명이다.

4 의학연구기구

의학연구기구로서 건국 이후 중국 의학과학원과 중의연구원이 성립되었다. 중국의과학원에는 많은 전문 연구소가 있는데, 예를 들어 기생충연구소, 유행병학, 미생물학연구소, 항균소연구소, 약물연구소, 동물위생, 노동보호와 직업병연구소 등이 있었다. 중의연구원 내에는 내과연구소, 외과연구소, 침구연구소, 중약연구소 등이 설치되었다. 이 외에도 국가는 또한 규모가 큰 생물제품연구소, 생물제품핵정소 등을 설립하였다. 각 성, 시에는 모두 서로 연계된 의학과학분원과 중의중약연구기구를 설립하였다. 1959년의 통계에 근거하면 전국에 이미 전문연구기관 108곳이 있고, 각 성과 시와 연계된 의학원교, 대의원내 부설연구단위 및 기타 전문적인 연구기관의 총 수가 600여 곳에 달했다. 1959년 국가는 의학연구의 경비를 1952년에 비하여 80배 가량 증가시켰다. 中醫科硏事業의 발전은 전망이 밝다. 1983년의 조사에 근거하면 전국의 시급 이상의 중의약연구기구는 모두 48곳으로 그 중 규모가 가장 큰 곳은 인원이 3000명이었다. 고등중의원교는 12개의 학과에서 전업 박사연구생이 있고, 120개 학과의 전업 석사연구생이 있다.

5 중국의 中西醫結合醫의 제도

현대과학의 방법을 중의약학연구에 활용하는 것이 중서의결합이다.

1949년부터 당과 정부에서는 중서의결합을 실천하고자 노력하였다. 1956년 모택동 주석은 "中醫, 中藥의 知識과 西醫, 西藥의 知識을 결합하여 우리나라의 통일된 新醫學과 新藥學을 창조하자"라고 하여 처음으로 중서의결합의 목적을 부여하였다.

1952년 제2차 전국위생사업회의에서 "團結中西醫"를 중국 위생사업의 4대 방침 가운데 하나로 정하였다. 1954년에는 中醫에 대한 정확한 정책을 제정하면서 더욱 中醫와 西醫가 단결하여 중국 의학을 발전시킬 것을 촉구하였다. 1955년부터 북경, 상해, 광주 등지에 2년 반 동안의 서양의학 학습반을 열어 전국적으로 의대를 졸업한 사람들과 일정한 경험을 가진 西醫들을 참여시켜 학습성적에 따라 차등적으로 상장을 주었다. 1955년 12월 北京에 위생부 직속의 중의연구원을 세운 후 현재 중국중의연구원으로 이어지고 있다. 이 시기 전체적으로 몇몇 西醫들이 스스로 中醫를 공부하여 중서의결합의 임상적 관찰을 시작하였다. 예를 들어, 南瓜子로 조충병을 치료하고 川楝子로 회충을 몰아내고 白頭翁으로 痢疾을 멈추게 하고 青木香으로 혈압강하를 시키는 등의 것들로, 西醫로 진단하고 中藥으로 치료하되 변증을 하지 않는 一病一方 혹은 一病一藥의 초기적 결합의 형태였다.

1960년대 중기에 이르러서는 중서의결합 관련 연구가 활발해졌다. 침술마취, 活血化瘀藥의 子宮外姙娠의 치료, 백내장의 침구치료, 만성 재생불량성빈혈 치료, 고혈압의 치료 등이 그러한 것들이다.

1980년대 들어서는 중서의결합을 표방하는 병원과 연구소가 폭발적으로 늘었다. 전국에 28개의 중서의결합박사를 배출하는 기관이 생겼고, 87개의 중서의결합석사를 배출하는 기관이 생겼다. 전국적으로 서의로서 중의를 공부하는 자가 58,000명에 이르게 되었다. 1981년에는 중국중서의결합학회가 창립되어 현재 회원이 35,000명에 이른다. 이 시기에 만들어진 『中西醫結合雜誌』는 현재의 『中國中西醫結合雜誌』의 모태로서 중서의결합을 선도하고 있다.

참고문헌

『黃帝內經素問校釋』(人民衛生出版社, 1982)

『靈樞經校釋』(人民衛生出版社, 1982)

『醫經病源診法名著集成・難經』(華夏出版社, 1997)

『傷寒論』(中國醫葯科技出版社, 1998)

柯琴, 『傷寒金匱溫病名著集成・傷寒來蘇集』(華夏出版社, 1997)

葛洪, 『肘后備急方』(人民衛生出版社, 1996)

江瓘, 『名醫類案』(中國中醫葯出版社, 1996)

高武, 『針灸名著集成・鍼灸節要聚英』(華夏出版社, 1997)

龔信, 『龔廷賢醫學全書・古今醫鑑』(中國中醫藥出版社, 1999)

龔廷賢, 『龔廷賢醫學全書・萬病回春』(中國中醫藥出版社 1999)

龔廷賢, 『龔廷賢醫學全書・壽世保元』(中國中醫藥出版社 1999)

昝殷, 『中醫婦科名著集成・經效產寶』(華夏出版社, 1997)

亟齋居士, 『中醫婦科名著集成・達生篇』(華夏出版社, 1997)

祁坤, 『中醫外科傷科名著集成・外科大成』(華夏出版社, 1997)

羅美, 『古今名醫方論』(中國中醫藥出版社, 1994)

樓英, 『醫學綱目』(中國中醫藥出版社, 1996)

唐容川, 『唐容川醫學全書・本草問答』(中國中醫葯出版社, 1999)

唐容川, 『血證論』(中國中醫葯出版社, 1996)

杜思敬, 『針灸名著集成・鍼經摘英集』(華夏出版社, 1997)

竇漢卿, 『針灸名著集成・鍼經指南』(華夏出版社, 1997)

萬全, 『中醫兒科名著集成・幼科發揮』(華夏出版社, 1997)

武之望, 『濟陰綱目』(中國中醫葯出版社, 1998)

方廣, 『丹溪心法附餘』(대성문화사, 1999)

傅山, 『中醫婦科名著集成・傅青主女科』(華夏出版社, 1997)
傅仁宇, 『審視瑤函』(遼寧科學技術出版社, 1999)
徐鳳, 『針灸名著集成・鍼灸大全』(華夏出版社, 1997)
徐靈胎, 『醫案醫論醫話名著集成・醫學源流論』(華夏出版社, 1997)
徐靈胎, 『徐靈胎醫學全書・傷寒類方』(中國中醫藥出版社, 1999)
徐靈胎, 『徐靈胎醫學全書・神農本草經百種錄』(中國中醫藥出版社, 1999)
薛己, 『內科摘要』(新華書店, 1993)
葉天士, 『葉天士醫學全書・溫熱論』(中國中醫藥出版社, 1999)
葉天士, 『臨証指南醫案』(上海科學技術出版社, 1991)
成無已, 『傷寒金匱溫病名著集成・傷寒明理論』(華夏出版社, 1997)
成無已, 『傷寒金匱溫病名著集成・注解傷寒論』(華夏出版社, 1997)
『聖濟總錄』(人民衛生出版社, 1994)
巢元方, 『諸病源候論』(遼寧科學技術出版社, 1997)
孫思邈, 『備急千金要方校釋』(人民衛生出版社, 1998)
孫思邈, 『千金翼方』(人民衛生出版社, 1994)
孫一奎, 『孫一奎醫學全書・醫旨緒餘』(中國中醫藥出版社, 1999)
孫一奎, 『孫一奎醫學全書・赤水玄珠』(中國中醫藥出版社, 1999)
施發, 『醫經病源診法名著集成・察病指南』(華夏出版社, 1997)
楊繼洲, 『鍼灸大成』(中醫古籍出版社, 1998)
嚴西亭 外, 『本草名著集成・得配本草』(華夏出版社, 1997)
嚴用和, 『中醫方劑名著集成・嚴氏濟生方』(華夏出版社, 1997)
吳謙, 『御纂醫宗金鑑』(人民衛生出版社, 1998)
吳崑, 『吳昆醫學全書・醫方考』(中國中醫藥出版社, 1999)
吳瑭, 『傷寒金匱溫病名著集成・溫病條辨』(華夏出版社, 1997)
吳師機, 『理瀹駢文』(人民衛生出版社, 1984)
吳又可, 『傷寒金匱溫病名著集成・溫疫論』(華夏出版社, 1997)
汪宏, 『醫經病源診法名著集成・望診遵經』(華夏出版社, 1997)
王國瑞, 『針灸名著集成・扁鵲神應鍼灸玉龍經』(華夏出版社, 1997)
王肯堂, 『證治準繩(人民衛生出版社, 1993)
王燾, 『外臺秘要』(人民衛生出版社, 1995)

王綸, 『明醫雜著』(人民衛生出版社, 1995)

王士雄, 『傷寒金匱溫病名著集成・溫熱經緯』(華夏出版社, 1997)

王士雄, 『醫案醫論醫話名著集成・王氏醫案』(華夏出版社, 1997)

王碩, 『中醫方劑名著集成・簡易方』(華夏出版社, 1997)

汪石山, 『汪石山醫學全書・石山醫案』(中國中醫藥出版社, 1999)

王淑和, 『醫經病源診法名著集成・脈經』(華夏出版社, 1997)

王安道, 『醫經溯回集』(人民衛生出版社, 1993)

汪昂, 『本草名著集成・本草備要』(華夏出版社, 1997)

汪昂, 『中醫方劑名著集成・醫方集解』(華夏出版社, 1997)

王維德, 『中醫外科傷科名著集成・外科證治全生集』(華夏出版社, 1997)

王維一, 『針灸名著集成・銅人腧穴鍼灸圖經』(華夏出版社, 1997)

王執中, 『針灸名著集成・針灸資生經』(華夏出版社, 1997)

王執中, 『鍼灸名著集成・針灸資生經(화하출판사, 1997)

王淸任, 『醫林改錯』(遼寧科學技術出版社, 1999)

王好古, 『本草名著集成・湯液本草』(華夏出版社, 1997)

王好古, 『傷寒金匱溫病名著集成・陰證略例』(華夏出版社, 1997)

王好古, 『傷寒金匱溫病名著集成・此事難知』(華夏出版社, 1997)

王好古, 『醫壘元戎』(醫聖堂, 1999)

虞摶, 『醫學正傳』(中醫古籍出版社, 2002)

尤怡, 『傷寒金匱溫病名著集成・金匱要略心典』(華夏出版社, 1997)

尤怡, 『傷寒金匱溫病名著集成・傷寒貫珠集』(華夏出版社, 1997)

危亦林, 『世醫得效方(의성당, 1990)

劉純, 『劉純醫學全書・玉機微義』(中國中醫藥出版社, 1999)

劉純, 『劉純醫學全書・醫經小學』(中國中醫藥出版社, 1999)

喩嘉言, 『喩嘉言醫學全書・醫門法律』(中國中醫藥出版社, 1999)

劉昉, 『幼幼新書』(人民衛生出版社, 1987)

劉涓子, 『劉涓子鬼遺方』(人民衛生出版社, 1986)

劉完素, 『丹溪醫集・傷寒心要』(人民衛生出版社, 1993)

劉完素, 『丹溪醫集・傷寒直格』(人民衛生出版社, 1993)

劉完素, 『丹溪醫集・傷寒標本心法類萃』(人民衛生出版社, 1993)

劉完素,『丹溪醫集・素問病機氣宜保命集』(人民衛生出版社, 1993)
劉完素,『丹溪醫集・素問玄機原病式』(人民衛生出版社, 1993)
劉完素,『丹溪醫集・黃帝素問宣明論方』(人民衛生出版社, 1993)
兪震,『古今醫案按』(中國中醫葯出版社, 1998)
李東垣,『金元四大家醫學全書・內外傷辨惑』(天津科學技術出版社, 1992)
李東垣,『金元四大家醫學全書・蘭室秘藏』(天津科學技術出版社, 1992)
李東垣,『金元四大家醫學全書・脾胃論』(天津科學技術出版社, 1992)
李東垣,『金元四大家醫學全書・藥類法象』(天津科學技術出版社, 1992)
李東垣,『金元四大家醫學全書・用藥心法』(天津科學技術出版社, 1992)
李東垣,『金元四大家醫學全書・醫學發明』(天津科學技術出版社, 1992)
李東垣,『金元四大家醫學全書・珍珠囊藥性賦』(天津科學技術出版社, 1992)
李時珍,『本草綱目』(華夏出版社, 1998)
李時珍,『醫經病源診法名著集成・瀕湖脈學』(華夏出版社, 1997)
李中梓,『醫宗必讀』(上海科學技術出版社, 1987)
李梴,『醫學入門』(고려의학, 1989)
林佩琴,『類證治裁』(中國中醫葯出版社, 1997)
張璐,『張璐醫學全書・張氏醫通』(中國中醫藥出版社, 1999)
張介賓,『景岳全書』(人民衛生出版社, 1995)
張介賓,『類經』(中國中醫藥出版社, 1997)
張介賓,『醫案醫論醫話名著集成・質疑錄』(華夏出版社, 1997)
章楠,『醫門棒喝』(中醫古籍出版社, 1995)
張從正,『子和醫集・儒門事親』(人民衛生出版社, 1994)
張仲景,『金匱要略』(中醫古籍出版社, 1999)
張志聰,『本草名著集成・本草崇原』(華夏出版社, 1997)
張志聰,『張志聰醫學全書・傷寒論集注』(中國中醫藥出版社, 1999)
張志聰,『張志聰醫學全書・素問集注』(中國中醫藥出版社, 1999)
張志聰,『張志聰醫學全書・靈樞集注』(中國中醫藥出版社, 1999)
錢秀昌,『中醫外科傷科名著集成・傷科補要』(華夏出版社, 1997)
錢乙,『中醫兒科名著集成・小兒藥證直訣』(華夏出版社, 1997)
程國彭,『醫學心悟』(天津科學技術出版社, 1999)

齊仲甫,『女科百問』(天津科學技術出版社, 1999)
趙學敏,『本草名著集成・本草綱目拾遺』(華夏出版社, 1997)
趙獻可,『醫案醫論醫話名著集成・醫貫』(華夏出版社, 1997)
朱丹溪,『金元四大家醫學全書・格致餘論』(天津科學技術出版社, 1992)
朱丹溪,『金元四大家醫學全書・局方發揮』(天津科學技術出版社, 1992)
朱丹溪,『金元四大家醫學全書・金匱鉤玄』(天津科學技術出版社, 1992)
朱丹溪,『丹溪心法』(人民衛生出版社, 1993)
朱丹溪,『金元四大家醫學全書・脈因證治』(天津科學技術出版社, 1992)
周巖,『本草名著集成・本草思辨錄』(華夏出版社, 1997)
周楊俊,『傷寒金匱溫病名著集成・金匱玉函經二注』(華夏出版社, 1997)
周學霆,『醫經病源診法名著集成・三指善』(華夏出版社, 1997)
陳會,『神應經』(中國古籍出版社, 2000)
陳嘉謨,『本草名著集成・本草蒙筌』(華夏出版社, 1997)
陳無擇,『中醫方劑名著集成・三因極一病證方論』(華夏出版社 1997)
陳復正,『幼幼集成』(遼寧科學技術出版社, 1999)
陳士鐸,『陳士鐸醫學全書・石室秘錄』(中國中醫藥出版社, 1999)
陳修園,『陳修園醫學全書・金匱要略淺注』(中國中醫藥出版社, 1999)
陳修園,『陳修園醫學全書・傷寒論淺注』(中國中醫藥出版社, 1999)
陳修園,『陳修園醫學全書・醫學實在易』(中國中醫藥出版社, 1999)
陳實功,『中醫外科傷科名著集成・外科正宗』(華夏出版社, 1997)
陳言,『中醫方劑名著集成・三因極一病證方論』(華夏出版社, 1997)
陳自明,『婦人大全良方』(人民衛生出版社, 1996)
陳自明,『外科精要』(人民衛生出版社, 1982)
秦昌遇,『病因脈治』(中國中醫葯出版社, 1998)
崔嘉彦,『醫經病源診法名著集成・崔氏脈訣』(華夏出版社, 1997)
太平惠民和劑局,『太平惠民和劑局方』(中國中醫葯出版社, 1996)
許浚,『東醫寶鑑』(남산당, 1998)
許叔微,『中醫方劑名著集成・普濟本事方』(華夏出版社, 1997)
華佗,『中醫綜合類名著集成・華氏中藏經』(華夏出版社, 1997)
滑壽,『醫經病源診法名著集成・診家樞要』(華夏出版社, 1997)

滑壽,『針灸名著集成・十四經發揮』(華夏出版社, 1997)
黃宮綉,『本草名著集成・本草求眞』(華夏出版社, 1997)
皇甫謐,『針灸名著集成・鍼灸甲乙經』(華夏出版社, 1997)

ㅂ

ㅅ

ㅇ

ㅊ

ㅌ

ㅍ

ㅎ

경원대학교 한의과대학: 김도훈

경희대학교 한의과대학: 김남일, 차웅석, 김홍균

대구한의대학교 한의과대학: 이병욱

대전대학교 한의과대학: 김용진

동국대학교 한의과대학: 박현국, 김기욱

동신대학교 한의과대학: 신영일

동의대학교 한의과대학: 김훈

상지대학교 한의과대학: 방정균

세명대학교 한의과대학: 엄석기

우석대학교 한의과대학: 은석민

원광대학교 한의과대학: 맹웅재, 박경남

한국한의학연구원: 안상우

강좌 중국의학사

1판 1쇄 펴냄 2006년 2월 25일

지은이 김기욱 김남일 김도훈 김용진 김홍균 김 훈 맹웅재 박경남
박현국 방정균 신영일 안상우 엄석기 은석민 이병욱 차웅석
펴낸이 권오현
펴낸곳 대성의학사

값 40,000원

출판등록 1980. 5. 23. 제 6-0215호
경기도 고양시 일산동구 장항동 731-1 성우타워 302
대표전화 031)918-3444 / 팩시밀리 031)918-0108
홈페이지 www.medibook.co.kr

Printed in Seoul, Korea
ISBN 89-88895-86-X (93510)